实用外科常见疾病诊治

主　编　张文涛　林　涛　邓兴旺　郭松韬
　　　　云　成　单英华　王永强　东　星

中国海洋大学出版社
·青岛·

图书在版编目(CIP)数据

实用外科常见疾病诊治 / 张文涛等主编. —青岛：
中国海洋大学出版社,2022.9
ISBN 978-7-5670-3255-2

Ⅰ.①实… Ⅱ.①张… Ⅲ.①外科-常见病-诊疗
Ⅳ.①R6

中国版本图书馆 CIP 数据核字(2022)第 169957 号

出版发行	中国海洋大学出版社			
社　　址	青岛市香港东路 23 号	邮政编码	266071	
出 版 人	刘文菁			
网　　址	http://pub.ouc.edu.cn			
电子信箱	369839221@qq.com			
订购电话	0532－82032573(传真)			
策划编辑	韩玉堂			
责任编辑	韩玉堂	电　　话	0532－85902349	
印　　制	蓬莱利华印刷有限公司			
版　　次	2022 年 10 月第 1 版			
印　　次	2022 年 10 月第 1 次印刷			
成品尺寸	185 mm×260 mm			
印　　张	29			
字　　数	720 千			
印　　数	1～1000			
定　　价	198.00 元			

发现印装质量问题,请致电 0535－5651533,由印刷厂负责调换。

《实用外科常见疾病诊治》编委会

常荣刚　　德州联合医院
熊明松　　贵阳市第二人民医院
王思雷　　滕州市中心人民医院
张海洋　　内蒙古包头市九原区医院
徐　峰　　淄博市第一医院

前　言

　　临床外科作为医学科室的基础,近年来得到了飞速发展。为了适应我国医学快速发展的需要,满足从事外科临床工作的医生和临床实习医师的要求,进一步提高临床外科医师的诊疗技能和水平,我们结合自己多年的临床、科研及教学工作经验,编写了本书。

　　本书涉及普通外科的多个领域,系统介绍了普通外科、神经外科、泌尿外科、骨科和烧伤科等外科常见病、多发病的病因、临床表现、辅助检查、鉴别诊断、治疗要点等。内容简明扼要,实用性强。在保证实用性的基础上,与临床结合紧密,以疾病为中心,学以致用。本书编写过程中,参阅了大量相关专业文献书籍;注重理论与实践的衔接,并力求详尽准确。希望能够对从事外科临床的工作者提供帮助。

　　本书编写设置:主编张文涛编写了前言、第四章,共 40.54 千字;主编林涛编写了第二章第四节至第九节,共 30.43 千字;主编邓兴旺编写了第八章第一节至第十八节,共 102.53 千字;主编郭松韬编写了第二章第十一节至第二十四节,共 102.42 千字;主编云成编写了第五章第十三节至第十五节,共 20.87 千字;主编单英华编写了第九章,共 20.85 千字;主编王永强编写了第六章第一节、第六章第三节至第四节,共 20.82 千字;主编东星编写了第五章第一节、第五章第二十七节至第三十节,共 20.76 千字;副主编王强编写了第五章第二十三节至第二十六节,共 20.74 千字;副主编刘伟鹏编写了第五章第二节,共 10.87 千字;副主编殷茂静编写了第十章第八节,共 10.82 千字;副主编梁万锋编写了第六章第六节、第六章第九节,共 10.75 千字;副主编徐学敏编写了第十章第一节至第七节,共 50.87 千字;副主编李国栋编写了第五章第四节至第九节,共 30.37 千字;副主编薛建光编写了第七章第二节至第三节,共 10.42 千字;副主编宗声编写了第八章第十九节,共 6.18 千字;副主编杨博编写了第二章第十节,共 5.98 千字;副主编张劢编写了第一章,共 27.52 千字;副主编杨成志编写了第五章第三节、第五章第十节、第五章第二十一节、第五章第三十二节至第三十五节,共 50.18 千字;副主编张毅编写了第二章第二十六节,共 5.87 千字;副主编冷继刚编写了第二章第二十五节,共 5.82 千字;副主编仝仲凯编写了第五章第十六节至第二十节,共 30.35 千字;副主编龙胜恩编写了第六章第二节、第六章第五节、第六章第八节,共 20.71 千字;副主编孙培鸣编写了第五章第十二节,共 5.75 千字;副主编许长涛编写了第五章第二十二节,共 5.64 千字;编委潘海鹏编写了第二章第一节,共 3.57 千字;编委陈红伟编写了第二章第二节,共 3.42 千字;编委孙辉伟编写了第五章第十一节,共 5.43 千字;编委张晓舟编写了第三章第一节,共 3.37 千字;编委常荣刚编写了第七章第一节,共 3.29 千字;编委熊明松编写了第二章第三节,共 2.85 千字;编委王思雷编写了第三章第二节,共 2.75 千字;编委张海洋编写了第五章第三十一节,共 3.18 千字;编委徐峰编写了第六章第七节,共 3.08 千字。

　　本书虽经反复讨论、修改和审阅,但是,由于我们的水平和能力有限,书中不足之处在所难免,敬请广大读者批评指正。

编者

2022 年 8 月

目　录

第一章　外科体检

第一节　一般状态检查

一般状态检查是对患者全身状态的概括性观察,对了解患者的全身状况、评价病情的严重程度和正确诊断疾病具有重要意义。以视诊为主,配合触诊和嗅诊。一般状态检查的内容包括全身状态、皮肤、黏膜、淋巴结检查。

一、全身状态检查

全身状态包括生命体征、意识状态、发育与体型、营养状态、面容表情、体位、姿势与步态。

(一)生命体征

生命体征是评价生命活动存在与否及其质量的指标,包括体温、脉搏、呼吸和血压,是护理体检时必须检查的项目之一,测量之后应及时而准确地记录测量结果。

1. 体温(temperature,T)

测量体温是护士观察病情的一种重要方法,它可以客观地反映患者体温的高低和变化规律,从而判断患者的病情变化并采取相应的护理措施。

(1)体温的测量方法及生理变化范围

1)测量体温主要通过水银温度计进行,测量部位可以选择口腔、腋窝或直肠的温度。在使用水银温度计测量体温前,要将温度计杀菌消毒、擦干洗净,并且将水银柱甩至 35 ℃以下。测量口腔体温,将水银温度计的水银头置于舌下,紧闭口腔,5 min 后取出读数。测量腋窝体温前要将腋窝擦干净,不能残留有汗液,将水银头置于腋窝顶部测量 5 min,测量过程中要夹紧胳膊。测量直肠温度要将水银温度计的水银头,从肛门插入直肠 3~4 cm,测量 5 min 之后取出读数。

2)正常体温受新陈代谢和生理变化影响,是一个波动范围,而不是一个固定值。由于体内核心温度不易测量,所以通常用测量口温、腋温、肛温来代表体温。参考范围:口测法为36.3 ℃~37.2 ℃,肛测法为 36.5 ℃~37.7 ℃,腋测法为 36 ℃~37 ℃。

(2)体温异常的临床意义

1)体温过低:体温低于 36.3 ℃称体温过低。见于休克、急性大出血、慢性消耗性疾病、极度衰弱和甲状腺功能减退症患者及过久暴露于低温条件下者。

2)体温升高:体温高于 37.5 ℃称为发热。见于感染、恶性肿瘤、无菌性炎症、组织坏死、内出血和内分泌疾病等患者。

2. 脉搏(pulse,P)

通过测量脉搏可在短时间内获得患者的全身状态、循环功能状态等方面的资料,故在患者评估中有重要意义。特别是对心血管疾病的患者,护士应经常测量其脉搏的变化,每次测量时间不能少于 1 min。

(1)脉搏测量的方法及生理变化范围

1)测量部位:凡浅表靠近骨骼的大动脉都可用以诊脉,常用是桡动脉,其次是颞动脉、颈动脉、股动脉、足背动脉等。

2)测量脉搏的方法:①诊脉前患者应安静,剧烈活动者休息 30 min 后再测;②卧位或坐位;③示指、中指、无名指并拢;④一般患者测 30 s,将所测脉搏值乘 2,即为脉率,对心脏病患者应测 1 min,必要时听心率;⑤记录结果;⑥如发现脉搏短绌,应由两人同时测量,一人听心率,另一人测脉率,由听心率者发出"始""停"口令,计数 1 min,记录方式为心率/脉率。

3)心动周期中,动脉管壁随心脏的收缩和扩张而出现的周期性节律性的搏动即为动脉脉搏。参考范围:60~100 次/分钟。

(2)脉搏异常的临床意义。①速脉:成人脉率超过 100 次/分钟。见于发热、大出血前期、甲状腺功能亢进、心功能不全、周围循环衰竭、心肌炎等情况。②缓脉:成人脉率低于 60 次/分钟。见于颅内压增高、黄疸、甲状腺功能减退、病态窦房结综合征;若成人脉率低于 40 次/分钟,可能为房室传导阻滞,要做好抢救准备。③水冲脉:脉搏骤起骤落,急促而有力。检查时,将患者前臂抬高过头,触其桡动脉可感到急促有力的冲击。水冲脉提示脉压增大,常见于主动脉瓣关闭不全、甲状腺功能亢进等疾病。④交替脉:脉搏节律规则而强弱交替出现。为左心室收缩力强弱交替的结果,是左心功能不全早期的重要体征之一。见于高血压性心脏病、冠状动脉粥样硬化性心脏病。⑤奇脉:平静吸气时脉搏明显减弱或消失,又称吸停脉。见于心包积液和缩窄性心包炎。奇脉是由于心包腔内压力升高,心脏舒张充盈受限,导致吸气时体循环血液回流受限,右心室排出血量不能补偿吸气时的肺循环容量增加,使肺静脉血液回流减少、左心排出量减少而使脉搏减弱。⑥绌脉(脉搏短绌):单位时间内脉率小于心率。对于绌脉的患者应同时听诊心率以作对照。见于期前收缩、心房颤动等。⑦无脉:即脉搏消失,可见于严重休克和大动脉炎患者。

3.呼吸(respiration,R)

护士通过观察患者胸壁或腹壁,可评估患者的心肺功能状态。正常男性及婴幼儿以腹式呼吸为主,女性以胸式呼吸为主。测量时要注意呼吸频率、深度、节律。

(1)呼吸的测量方法及生理性改变

1)护士在测量脉搏后,手仍按在患者手腕处保持诊脉姿势,以免患者紧张而影响测量结果。

2)观察患者胸部或腹部起伏次数,一起一伏为一次,一般患者观察 30 s,将测得数值乘以 2,呼吸异常患者观察 1 min。

3)危重或呼吸微弱患者,如不易观察,可用少许棉花置于患者鼻孔前,观察棉花被吹动的次数,计数 1 min。

4)记录呼吸数值。

5)生理性变化:①年龄越小,呼吸越快,新生儿呼吸约为每分钟 44 次。随着年龄的增长呼吸频率会逐渐减慢。②女性比同龄男性呼吸快。③机体运动,代谢率增加,可使呼吸加快,睡眠和休息时呼吸会减慢。④激动、愤怒等强烈的情绪变化都可使呼吸增快。⑤环境温度升高或海拔增高,都会使呼吸增快。

(2)参考范围:正常成年人静息状态下,呼吸为 12~20 次/分钟,呼吸与脉搏之比为 1:4。

(3)呼吸异常的临床意义

1)呼吸频率改变:若超过 20 次/分钟称呼吸过速,见于发热、贫血、甲状腺功能亢进症等,一般体温每升高 1℃,呼吸大约增加 4 次/分钟。若少于 12 次/分钟,则称呼吸过缓,见于颅内压增高、麻醉剂或镇静剂使用过量。

2)呼吸深度改变:当有严重的代谢性酸中毒时,呼吸深大而稍快称为酸中毒大呼吸(库斯莫尔呼吸),以便排出较多的二氧化碳来调节血中的酸碱平衡。见于糖尿病酮症酸中毒、尿毒症时的酸中毒等。呼吸浅快见于肺气肿等患者;呼吸深快见于剧烈运动者。

3)呼吸节律改变:①潮式呼吸(陈-施呼吸),呼吸由浅慢逐渐变为深快,然后再由深快到浅慢,继之呼吸暂停,周而复始;②间停呼吸(毕奥呼吸),表现为规则呼吸与呼吸暂停相交替。以上两种呼吸节律改变是由于呼吸中枢的兴奋性降低,使调节呼吸的反馈系统失常。以上两种呼吸均提示预后差,其中潮式呼吸最为常见,而间停呼吸更为严重,常发生在呼吸完全停止之前,见于中枢神经系统疾病。

4.血压(blood pressur,BP)

血压是反映循环血量、心脏与血管功能的重要指标。

(1)血压的测量方法和正常范围

1)正常血压数值:一般以肱动脉血压为标准,正常成人安静状态下的血压范围为收缩压 90～139 mmHg,舒张压为 60～89 mmHg,脉压为 30～40 mmHg。[①]

2)血压测量的方法有直接测量法和间接测量法两种。

直接测量血压是指通过外周动脉穿刺技术,将导管置入动脉,并与测压仪相接,测得血压值。与间接测压法相比,直接测压法有其优点:测得结果准确,能持续测量血压;同时也存在不足之处:操作技术要求较高,对机体有创伤,容易出现并发症。目前临床上测量血压均采用间接测量法。

(2)血压异常的临床意义

1)高血压:除生理性变动外,在安静、清醒的条件下至少 3 次非同日血压值达到或超过收缩压 140 mmHg 和(或)舒张压 90 mmHg,称为高血压。若仅收缩压达到标准,则称为单纯收缩期高血压。临床上将其分为原发性高血压和继发性高血压。

2)低血压:收缩压低于 90 mmHg 和舒张压低于 60 mmHg 时称低血压。持续性的低血压多见于休克、心肌梗死等。另外,如患者平卧时间在 5 min 以上后,当站立 1 min 和 5 min 时,其收缩压下降 20 mmHg 以上,并伴有头晕或昏厥,称为直立性低血压。

3)脉压:指收缩压与舒张压之差,正常成人一般为 30～40 mmHg。脉压增大见于主动脉瓣关闭不全和动脉硬化等;脉压减小见于主动脉瓣狭窄、严重心力衰竭及心包积液等。

(二)意识状态

意识是大脑功能活动的综合表现。正常人意识清晰,定向力正常,反应敏锐,思维合理,语言流畅,表达能力正常。凡能影响大脑功能活动的疾病均可引起不同程度的意识改变,称为意识障碍。根据其程度不同,可分为以下几种。

1.嗜睡

嗜睡是最轻的意识障碍,是一种病理性的睡眠状态。患者陷入持续的睡眠状态,可被唤醒,并能正确回答问题和做出各种反应,但反应较迟钝;一旦刺激去除,则又迅速入睡。

---

①临床上仍习惯用毫米汞柱(mmHg)作为某些压力单位。1 kPa＝7.5 mmHg;1 mmHg≈0.133 kPa。全书同。

2.意识模糊

意识模糊是意识水平轻度下降。患者仍保持基本的反应和简单的精神活动,但对时间、地点、人物的定向能力出现障碍。

另有一种以兴奋为主的意识模糊,伴有知觉障碍,称为谵妄。表现为意识模糊,定向力消失,感觉错乱,语言紊乱。见于高热期、药物中毒、酒精中毒等。

3.昏睡

昏睡是接近于不省人事的意识障碍。患者处于熟睡状态,不易被唤醒,虽在强烈刺激下(如大声唤其姓名、压迫眶上神经或摇动患者身体等)勉强可被唤醒,但是答话含糊或答非所问,并很快又再入睡。

4.昏迷

昏迷是最严重的意识障碍。按昏迷程度可分为以下几种。

(1)浅昏迷:意识大部分丧失,无自主运动,对声、光等刺激无反应,而对强烈的疼痛刺激可出现痛苦表情。瞳孔对光反射、角膜反射,吞咽、咳嗽及各种防御反射仍存在。呼吸、血压、脉搏一般无改变。

(2)深昏迷:意识全部丧失,全身肌肉松弛,瞳孔扩大,给予任何刺激均无反应,一切反射均消失,呼吸不规则,血压可下降,大小便失禁。

意识障碍加重常是病情恶化的征象。护士能够及时判断意识障碍的程度,对配合抢救、预防并发症有重要意义。如防止发生烫伤或冻伤,防止食物或痰液误吸入气管造成吸入性肺炎或窒息等意外。

(三)发育与体型

1.发育

发育的正常与否,通常以年龄、智力和体格成长状态(身高、体质量及第二性征)之间的关系来判断。正常者,其年龄、智力与体格成长状态之间的关系是均衡一致的。一般判断成人正常发育的指标为:头部的长度为身高的 1/8~1/7;胸围等于身高的一半;两上肢展开后左右指端的长度等于身高;坐高等于下肢的长度。

机体的发育受种族遗传、内分泌、营养代谢、体育锻炼及生活条件等多种因素的影响。

2.体型

体型是身体各部分发育的外观表现,包括骨骼、肌肉的生长与脂肪分布的状态等。临床上把成年人的体型分为三种。

(1)瘦长型:体高肌瘦、颈细长、肩窄垂、胸廓扁平、腹上角小于 90°。

(2)矮胖型:体格粗壮、颈粗短、肩宽平、胸围大、腹上角大于 90°。

(3)匀称型:身体的各部分结构匀称适中,腹上角 90°左右,一般正常人多为此型。

(四)营养状态

营养状态与食物的摄入、消化、吸收和代谢等因素密切相关,是评估机体的健康情况和疾病程度的重要标志之一。营养状态较易评价,一般根据皮肤、毛发的颜色和光泽、皮下脂肪厚度、肌肉发达程度等综合判断。最简便而迅速的方法是观察皮下脂肪充实的程度,最适宜观察的部位为前臂屈侧或上臂背侧下 1/3 处。临床将其分为良好、中等、不良 3 个等级。

1.良好

皮肤红润有光泽、弹性良好,皮下脂肪丰满且富有弹性,肌肉结实而有力,毛发、指甲润泽,肋间隙及锁骨上窝深浅适中,肩胛部和臀部肌肉丰满。

2.不良

皮肤和黏膜干燥、弹性减低,皮下脂肪菲薄,肌肉松弛无力,指甲粗糙无光泽、毛发稀疏,肋间隙及锁骨上窝凹陷,肩胛骨和髂骨嶙峋突出。

3.中等

介于上述两者之间。

(五)面容与表情

健康人表情自然,神态安怡。患病后常可出现面容和表情的变化。护士主要通过视诊进行观察。临床上常见的典型面容改变有以下几种。

1.急性病容

面色潮红、兴奋不安、呼吸急促、唇有疱疹、痛苦呻吟等。见于急性感染性疾病。

2.慢性病容

面容憔悴、面色晦暗或苍白、目光暗淡、瘦弱无力。见于慢性消耗性疾病,如肝硬化等。

3.二尖瓣面容

面容晦暗、两颊紫红、口唇发绀。见于风湿性心脏病二尖瓣狭窄患者。

4.满月面容

面如满月、皮肤发红,常伴痤疮和胡须生长。见于 Cushing(库欣)综合征和长期应用糖皮质激素的患者。

5.甲状腺功能亢进症面容

面容惊愕、眼球凸出、眼裂增宽、目光炯炯有神、烦躁易怒。见于甲状腺功能亢进症。

6.肢端肥大症面容

头颅增大、面部变长、下颌增大前突、眉弓及两颧隆起、唇舌肥厚、耳鼻增大。见于肢端肥大症。

7.苦笑面容

牙关紧闭,面肌痉挛,呈苦笑状。见于破伤风。

8.面具面容

面部呆板,毫无表情,如戴面具。见于帕金森病、脑炎等。

(六)体位

体位是指患者身体所处的状态。患者可因疾病性质或意识状态不同,而采用各种不同的体位。常见的体位及其临床意义如下。

1.自动体位

身体活动自如,体位可随意改变。见于健康人、轻症患者或疾病早期。

2.被动体位

患者不能随意调整或改变身体的位置。见于极度衰竭或昏迷的患者。

3.强迫体位

为了减轻疾病的痛苦而被迫采用某种体位。主要有以下几种。

(1)强迫卧位:当有急性腹膜炎时,迫使患者取两膝弯曲仰卧位;当有一侧胸膜炎和大量胸腔积液时,迫使患者取患侧卧位,有利于健侧代偿呼吸;当有脊柱疾病时,迫使患者取俯卧位。

(2)强迫坐位(端坐呼吸):患者坐于床沿上,以两手置于膝盖或扶持床边。这种体位可使胸廓辅助呼吸肌运动,使膈肌下降,增加肺通气量,同时下肢回心血量减少,可以减轻心脏的负担。见于心、肺功能不全者。

(3)强迫停立位:在步行时心绞痛突然发作,迫使患者立刻止步站立,以缓解疼痛。

(4)强迫蹲位:在活动过程中,患者因呼吸困难和心悸而突然停止活动并采用蹲踞位或膝胸位以缓解症状。见于先天性发绀型心脏病。

(七)姿势与步态

1.姿势

姿势是指举止的状态。健康成人躯干端正,肢体活动灵活。颈椎疾病时颈部活动受限;腹部疼痛时躯干制动或弯曲;消化性溃疡或胃肠痉挛性疼痛时,患者常捧腹而行。

2.步态

步态是指走动时所表现的姿态。健康人步态稳健,当患某些疾病时可使步态发生改变。

(1)慌张步态:表现为起步后小步急速前行,身体前倾,有难以止步之势。见于震颤麻痹症患者。

(2)醉酒步态:行路时躯体重心不稳,步态紊乱不准确如醉酒状。见于小脑疾病。

(3)跨阈步态:由于足下垂患者在行走时必须抬高下肢才能起步。见于腓总神经麻痹。

(4)剪刀步态:由于双下肢肌张力增高,患者在移步时下肢内收过度,两腿交叉呈剪刀状。见于截瘫和脑性瘫痪患者。

(5)蹒跚步态:患者走路时身体左右摆动似鸭行。见于佝偻病等。

(6)共济失调步态:患者起步时一脚高抬,骤然垂落,且双目向下注视,两脚间距很宽,闭目时不能保持平衡。见于脊髓痨患者。

二、皮肤、黏膜检查

许多全身性疾病在病程中可出现多种皮肤病变和反应。皮肤检查以视诊为主,必要时配合触诊。检查时要重点观察皮肤的颜色、湿度、弹性、皮疹、出血、水肿、蜘蛛痣等。

正常人皮肤红润,湿度适中,富有弹性,无皮疹、出血、水肿等。常见皮肤异常有以下几种。

(一)苍白

皮肤、黏膜苍白多由于血红蛋白减少、末梢毛细血管痉挛或充盈不足所致。

(二)发红

皮肤、黏膜发红是由于毛细血管扩张充血,血流加速或增多及红细胞数量增多所致。生理情况见于运动、饮酒后;病理情况见于发热性疾病,如肺炎球菌肺炎、肺结核及一氧化碳中毒等;皮肤持久性发红见于 Cushing 综合征及真性红细胞增多症。

(三)发绀

发绀是皮肤、黏膜呈青紫色,主要是由血液中还原血红蛋白的绝对量增多(超过 50 g/L)或异常血红蛋白血症而引起。发绀在口唇、鼻尖、颊部和甲床容易观察到。

1.血液中还原血红蛋白增多

血液中还原血红蛋白增多见于心、肺疾病,如发绀型先天性心脏病、心功能不全、严重的呼吸系统疾病及严重休克。但患有严重贫血的患者(血红蛋白<50 g/L)一般不出现发绀。

2.血液中含有异常血红蛋白的衍化物

(1)高铁血红蛋白血症:由于各种化学物质或药物中毒引起血红蛋白分子中二价铁被氧化

成三价铁,从而失去与氧结合的能力。主要见于伯氨喹、亚硝酸盐(大量食用变质蔬菜可致)、磺胺等中毒。

(2)硫化血红蛋白血症:血液中硫化血红蛋白达到 5 g/L 以上,为服用某些含硫药物或化学品。但一般认为本病患者须同时有便秘或服用含硫药物在肠内形成大量硫化氢为先决条件。

(四)黄染

皮肤黏膜发黄称黄染,常见原因有以下几种。

1.黄疸

由于血清总胆红素浓度超过 34 mmol/L 时,渗入皮肤黏膜使之发黄。其特点为:①首先出现于巩膜、硬腭及软腭黏膜,较明显时才表现于皮肤;②巩膜黄染是连续的,近角巩膜缘处黄染轻、色淡,远角巩膜缘处则相反。

2.胡萝卜素增高

过多食用胡萝卜、南瓜、橘子、橘子汁可使皮肤黄染。其特点为:①发黄部位多在手掌、足底皮肤,一般不发生于巩膜和口腔黏膜;②血中胆红素不高;③停止食用这类食物后,皮肤黄染逐渐消退。

3.药物影响

长期服用如呋喃类等药物可引起皮肤黄染。其特点为:①首先出现于皮肤,严重时也可出现于巩膜;②巩膜黄染的特点是近角巩膜缘处黄染重、色深,远角巩膜缘则相反;③停药后皮肤黄染逐渐消退。

除上述外,中年以上的部分患者内眦部可出现分布不均匀的黄色脂肪斑块,应与黄疸相鉴别。

(五)色素沉着

由于表皮基底层的黑色素增加,以致部分或全身皮肤色泽加深。生理情况下,身体外露部位,以及乳头、摩擦部位,生殖器、肛门周围等处皮肤色泽较深。若上述部位色泽明显加深或其他部位出现色素沉着,才具临床意义。见于肝硬化、肝癌晚期等。老年人全身或面部的散在色素斑,称老年斑;而妊娠期妇女面部出现的棕褐色对称性色斑,称妊娠斑。

(六)色素脱失

正常皮肤均含有一定量的色素。若皮肤丧失原有的色素称色素脱失,常见于白癜风、白斑及白化症。

(七)皮疹

皮疹是临床诊断某些疾病的重要依据。常见于皮肤病、传染病、重症感染和过敏反应等。皮疹种类很多,可分为斑疹、玫瑰疹、丘疹、斑丘疹、荨麻疹等。

(八)皮下出血

皮肤出血,除损伤外,常见于血液系统疾病。此外,在重症感染或药物中毒时也可出现。根据其直径大小及伴随情况可分为以下几种。

1.出血点

直径不超过 2 mm。较小的淤点容易和红色的皮疹或小红痣相混淆,应注意鉴别。皮疹在加压时一般可以褪色或消失,淤点和小红痣加压皆不褪色,但小红痣于触诊时感到稍高出皮面,并且表面光亮。

2.紫癜

直径为 3~5 mm。

3.淤斑

直径为 5 mm 以上者。

4.血肿

片状出血伴局部皮肤显著隆起。

(九)蜘蛛痣和肝掌

蜘蛛痣是皮肤小动脉末端分支性扩张所形成的血管痣,形如蜘蛛,一般认为蜘蛛痣的产生与体内雌激素增高有关。常见于慢性肝脏疾病患者,如急、慢性肝炎或肝硬化。多见于头面、颈、上臂及前胸等上腔静脉所属处。慢性肝病患者手掌大、小鱼际处常发红,加压后褪色称为肝掌。某些人有 1~2 个蜘蛛痣无一定临床意义,健康的妊娠妇女也可出现。

检查时用棉签杆或铅笔尖压迫蜘蛛痣中心(中央小动脉干部位),其辐射状小血管网即消失,去除压力又再次出现。

(十)弹性

皮肤的弹性与年龄、营养状态及组织间隙含液量多少有关。随着年龄的增长,皮肤弹性逐渐减退。检查时,用示指和拇指将患者手背皮肤或上臂内侧部位捏起,正常情况下,松手后皮肤皱褶迅速平复;如皮肤皱褶平复缓慢,则为弹性减退。见于休克和严重脱水者。

(十一)水肿

水肿是由于皮下组织的细胞内及组织间隙中液体潴留过多所致。根据局部加压后有无凹陷,可分为凹陷性水肿和非凹陷性水肿。

凹陷性水肿局部加压后可出现凹陷;而黏液性水肿经手指加压后局部组织无凹陷,称非凹陷性水肿。凹陷性水肿根据水肿程度分为轻、中、重度三种。

1.轻度

仅见于眼睑、踝部及胫骨前皮下组织。指压后可见局部组织轻度凹陷,平复较快。

2.中度

全身软组织均可见明显的或较深的组织凹陷,平复缓慢。

3.重度

全身严重水肿,甚至有液体渗出。此外,胸腔、腹腔亦可见积液。

三、淋巴结检查

正常情况下浅表淋巴结很小,一般直径不超过 0.5 cm,表面光滑、质地柔软、无压痛,不易触及,与周围组织无粘连。检查淋巴结时应注意其大小、数目、硬度、活动度、有无粘连,局部有无红肿、触痛等。

(一)淋巴结检查方法

检查方法为视诊和触诊。检查顺序为耳前、耳后、枕部、颌下、颏下、颈前、颈后、锁骨上淋巴结、腋窝、滑车上、腹股沟、腘窝等处。

检查时患者被检查部位的皮肤、肌肉应松弛。护士的示指、中指、无名指三指并拢,其指腹平放于被检查部位的皮肤上进行滑动触诊。

（二)临床意义

1.非特异性淋巴结炎

一般表面光滑、质软、有压痛、无粘连。

2.淋巴结结核

质地稍硬,大小不等,可互相粘连或与周围组织粘连,晚期脓肿破溃后形成瘘管。常发生于颈部血管周围。

3.恶性肿瘤淋巴结转移

转移淋巴结质地坚硬或有橡皮样感,一般无压痛。例如,肺癌可向右侧锁骨上窝或腋部淋巴结群转移;胃癌或食管癌多向左侧锁骨上淋巴结转移。

4.全身性淋巴结肿大

淋巴结肿大遍及全身,大小不等,无粘连。见于淋巴瘤、慢性白血病、传染性单核细胞增多症等。

（张　劢)

第二节　头、颈部检查

头部及其器官是人体最重要的外形特征之一,颈部是气管、血管、神经集中的区域,头、颈部检查为评估患者的生理、心理异常提供依据。头部检查以视诊为主,必要时配合触诊。颈部检查时嘱患者采取舒适的坐位解开领扣,暴露颈部和肩部,以视诊、触诊为主,必要时配合听诊,触诊手法应轻柔,尤其是在颈椎有疾患时更应注意。

一、头部检查

头部检查包括头颅外部一般检查和头部器官检查。

（一)头颅外部一般检查

头颅外部包括头发和头皮、头颅外形、头部运动等。一般以视诊为主,辅以触诊。

1.头发和头皮

头发检查时应注意其颜色、疏密度,是否脱发及脱发的类型和特点。头发的颜色、曲直和疏密度可因种族遗传因素及年龄的不同而异。正常黄种人头发颜色多为黑色、润泽、疏密适中,无脱发。脱发可由伤寒、斑秃等疾病引起,也可见于放射治疗、抗癌药物治疗等。

头皮检查时需分开头发观察头皮颜色,有无头皮屑、头癣、外伤、血肿及瘢痕等。正常人头皮无头癣、炎症、瘢痕等。

2.头颅外形

应注意头颅的大小、外形、有无异常活动。头颅的大小也称头围,以软尺自眉间绕到颅后通过枕骨粗隆测得。新生儿头围约34 cm,随年龄增长而增加,18 岁时头围可达53 cm 或以上,此后几乎不再变化。正常人头颅大小适中,外形无畸形。常见头颅的大小及外形改变如下。

（1)小颅:囟门过早闭合呈现小头畸形,常伴智力发育障碍。

(2)尖颅:亦称塔颅,头顶高尖似塔状,与颜面的比例异常,因矢状缝与冠状缝过早闭合导致。见于先天性疾患尖颅并指(趾)畸形。

(3)方颅:前额左右突出,头顶平坦呈方形。见于小儿佝偻病或先天性梅毒。

(4)巨颅:额、顶、颞、枕部突出膨大呈圆形,头皮静脉怒张,对比之下颜面较小。因其颅内压增高,压迫眼球,形成双目下视、巩膜外露的特殊表情,称"落日"现象。见于脑积水。

3.头部运动

一般通过视诊进行观察。正常人头部活动自如。头部活动受限,见于颈椎疾患;头部不随意颤动,见于震颤麻痹;与颈动脉搏动一致的点头运动,见于严重主动脉瓣关闭不全。

(二)头部器官检查

头部器官包括眼、耳、鼻、口、腮腺。检查方法以视诊为主,辅以触诊。

1.眼

眼包括眼睑、结膜、眼球、巩膜、瞳孔等。

(1)眼睑:注意有无眼睑水肿、睑内翻、上睑下垂、眼睑闭合障碍等。①眼睑水肿:见于肾炎、营养不良、慢性肝病、血管神经性水肿。②睑内翻:由于睑结膜瘢痕形成,使眼睑缘向内翻转,见于沙眼。③上睑下垂:双侧眼睑下垂,见于先天性上睑下垂、重症肌无力;单侧上睑下垂多为动眼神经麻痹所致,见于蛛网膜下隙出血、脑炎、脑外伤等。④眼睑闭合障碍:双侧闭合障碍见于甲状腺功能亢进症;单侧闭合障碍见于面神经麻痹。

(2)结膜:结膜炎、角膜炎时结膜充血发红且伴血管充盈;颗粒与滤泡见于沙眼;结膜苍白见于贫血。

(3)眼球。①眼球突出:双侧眼球突出,见于甲状腺功能亢进症;单侧眼球突出,多因局部炎症或眶内占位性病变所致,偶见于颅内病变。②眼球下陷:双侧下陷见于老年人、严重脱水或消瘦者;单侧下陷见于 Horner(霍纳)综合征。③眼球震颤:指双侧眼球发生一系列有规律的快速往返运动,检查方法为嘱患者眼球随评估者手指所示方向(水平和垂直)运动数次,观察是否出现震颤,自发的眼球震颤见于耳源性眩晕、小脑疾患等。

(4)巩膜:正常呈瓷白色,黄疸时巩膜黄染最明显。检查时应在自然光线下进行。中年以后于内眦部可出现不均匀黄色斑块,由脂肪沉着所致。

(5)瞳孔:正常直径为 3~4 mm。瞳孔缩小受动眼神经的副交感神经支配;瞳孔扩大受交感神经支配。评估瞳孔应注意其大小、形状、位置,双侧是否等圆、等大,对光反射、调节及集合反射等是否正常。

1)瞳孔的形状与大小:正常瞳孔双侧等大、等圆。生理情况下,在光亮处瞳孔较小,暗处瞳孔扩大;婴幼儿和老年人瞳孔较小,青少年瞳孔则较大。病理情况下,双侧瞳孔缩小见于有机磷杀虫药中毒,也可见于吗啡、毛果芸香碱等药物反应;双侧瞳孔扩大见于阿托品或可卡因等药物影响;瞳孔大小不等,常见于脑外伤、脑肿瘤、脑疝等。

2)对光反射:检查时嘱患者注视正前方,用手电筒光源直接照射一侧瞳孔,被照瞳孔立即缩小,移开光照后迅速复原,称直接对光反射。用手隔开两眼,光照一侧瞳孔,另一侧瞳孔亦同时缩小,移开光线,瞳孔扩大,称间接对光反射。对光反射迟钝或消失见于昏迷患者等。

3)调节反射与集合反射:嘱患者注视 1 m 外的目标(通常是检查者的示指尖),将目标迅速移近眼球,至距眼球 5~10 cm 处,正常人瞳孔逐渐缩小,为调节反射;再次将目标由 1 m 外缓慢移近眼球,双眼内聚,为集合反射。调节反射和集合反射均消失,见于动眼神经功能损害。

2.耳

耳的检查包括耳郭、外耳道、鼓膜、乳突、听力等的检查。

(1)耳郭与外耳道:检查时应注意耳郭的外形、大小、位置和对称性,外耳道皮肤是否正常、有无分泌物。耳郭皮下触及痛性结节见于痛风;外耳道局部红肿,伴耳郭牵拉痛见于外耳道疖肿;外耳道有脓性分泌物流出且伴全身症状,见于化脓性中耳炎。

(2)乳突:化脓性中耳炎引流不畅时,可蔓延为乳突炎。检查时可见耳郭后方皮肤红肿,乳突明显压痛。

3.鼻

鼻的检查包括鼻的外形、鼻腔、鼻窦等的检查。

(1)鼻的外观:酒渣鼻时鼻尖、鼻翼处皮肤发红变厚,伴毛细血管扩张及组织肥厚;系统性红斑狼疮时鼻梁部皮肤有红色斑块,且高出皮面并向两面颊部蔓延成蝴蝶状,呈对称性。鼻腔完全堵塞、鼻梁宽平如蛙状,为蛙状鼻,见于肥大性或多发性鼻息肉。吸气时鼻孔张大,呼气时鼻孔回缩为鼻翼扇动,见于严重呼吸困难患者。

(2)鼻腔

1)鼻中隔:正常人鼻中隔居中。鼻中隔偏曲或穿孔,多为鼻腔慢性炎症、外伤所致。

2)鼻出血:单侧出血多见于外伤、感染、鼻咽癌等。双侧出血多由全身性疾病引起,如血小板减少性紫癜、再生障碍性贫血、白血病等。妇女若发生周期性鼻出血,多见于子宫内膜异位症。

3)鼻腔黏膜:急性鼻炎时鼻黏膜肿胀,伴鼻塞和流涕;慢性鼻炎时鼻黏膜肿胀且组织肥厚;慢性萎缩性鼻炎时鼻黏膜萎缩、分泌物减少、嗅觉减退或丧失。

(3)鼻窦:共4对,有窦口与鼻腔相通。引流不畅时,易发生炎症,出现鼻塞、流涕、头痛和鼻窦压痛,常见于鼻窦炎。各鼻窦区压痛检查方法如下。

1)上颌窦:双手固定于患者两侧耳后,拇指分别置于左右颧部向后按压,询问有无压痛,同时比较两侧压痛有无区别。

2)额窦:一只手扶持患者枕部,另一只手的拇指或示指置于眼眶上缘内侧向后、向上按压。

3)筛窦:双手固定于患者两侧耳后,双拇指分别置于鼻根部与眼内眦之间向后方按压,并询问有无压痛。

4)蝶窦:由于解剖位置较深,不能在体表评估。

4.口

(1)口唇:健康人口唇红润有光泽。检查时需注意口唇颜色,有无疱疹、口角糜烂和歪斜。口唇苍白,见于贫血、虚脱、主动脉瓣关闭不全;口唇发绀,见于心、肺功能不全;口唇干燥伴皲裂,见于严重脱水;口唇疱疹,见于大叶性肺炎、流行性脑脊髓膜炎、疟疾等;口角歪斜为面神经麻痹。

(2)口腔黏膜:正常口腔黏膜光洁呈粉红色。在相当于第二磨牙的颊黏膜处出现针帽头大小白色斑点,称麻疹黏膜斑,是麻疹的早期特征;红色黏膜上有白色假膜或外衣,为口腔念珠菌病,多见于衰弱患儿或老年患者。

(3)舌:正常人舌质淡红、柔软、湿润,舌苔薄白,伸舌居中、活动自如、无震颤。评估时应注意舌质、舌苔及其活动状态。

(4)咽部及扁桃体:应注意扁桃体的大小,有无红肿、分泌物等。

1）咽部的检查方法：被评估者取坐位，头略后仰，张大口并发"啊"音，评估者将压舌板在舌的前 2/3 与后 1/3 交界处迅速下压，见软腭上抬，在照明的配合下，可见软腭、腭垂、软腭弓、扁桃体、咽后壁等。

2）扁桃体肿大分度：一般分为三度。不超过咽腭弓者为Ⅰ度；超过咽腭弓者为Ⅱ度；达到或超过咽后壁中线者为Ⅲ度。

3）临床意义：咽部黏膜充血、红肿，黏膜腺液分泌增多，多为急性咽炎；咽部黏膜充血、表面粗糙，并伴淋巴滤泡呈簇状增生，为慢性咽炎；急性扁桃体炎时，见腺体增大、红肿，在扁桃体隐窝内可见黄白色分泌物。

二、颈部检查

1. 颈部运动

正常人颈部伸屈、转动自如。颈部运动受限伴疼痛，见于颈肌扭伤、软组织炎症等。颈部强直为脑膜受刺激导致，见于各种脑膜炎、蛛网膜下隙出血等。

2. 颈部血管

（1）颈静脉怒张：正常人取立位或坐位时颈外静脉常不显露，去枕平卧时稍充盈，充盈水平仅限于锁骨上缘到下颌角距离的下 2/3 以内。

如保持在 $30°～45°$ 的半卧位时颈静脉充盈度超过正常水平或立位、坐位时可见颈静脉充盈，称颈静脉怒张，提示体循环静脉压升高。见于右心衰竭、缩窄性心包炎、心包积液、上腔静脉阻塞综合征等。

（2）颈动脉搏动：正常人颈动脉搏动仅见于剧烈活动后心搏出量增加时，且很微弱。若安静状态下出现颈动脉明显搏动，多见于主动脉瓣关闭不全、高血压、甲状腺功能亢进症、严重贫血患者。

3. 甲状腺

甲状腺在甲状软骨下方及环状软骨前方，正常时看不到且不易触及。

（1）检查方法：可采用视诊、触诊和听诊的方法综合评估，应注意甲状腺的大小、质地、是否对称，有无结节、压痛、震颤等。触诊时，护士站在患者背后，双手拇指放于其颈后，用其他四指从甲状腺软骨两侧进行触摸，或从正面以右手拇指和其他四指在甲状腺软骨两旁进行触诊，同时让患者做吞咽动作。

（2）甲状腺肿大的分度及临床意义：甲状腺肿大分三度，看不到肿大但能触及者为Ⅰ度；能触及且能看到，但在胸锁乳突肌以内者为Ⅱ度；超过胸锁乳突肌外缘者为Ⅲ度。甲状腺肿大常见于以下疾病。

1）甲状腺功能亢进症：为程度不等的弥散性、对称性甲状腺肿大，其质地柔软、表面光滑、无压痛，可有震颤，常闻及"嗡鸣"样血管杂音。

2）单纯性甲状腺肿：腺体肿大明显，呈弥散性或结节性，无压痛及震颤。

3）甲状腺癌：多呈单发的结节，不规则、质硬。

4. 气管

正常人气管居于颈前正中部。检查时嘱患者取坐位或仰卧位，使颈部完全暴露并居自然直立状态。

护士面对患者将示指与无名指分别置于两侧胸锁关节上，再将中指置于气管之上，观察中指是否在示指与无名指中间。正常人居中。大量胸腔积液、积气及纵隔肿瘤可将气管推向健侧；肺不张、肺纤维化和胸膜粘连等可将气管拉向患侧。

（张　劢）

第三节　腹部检查

腹部的范围上至横膈，下至骨盆，前面及侧面为腹壁，后面为脊柱及腰肌，主要包括腹壁、腹膜腔和腹腔脏器。腹部检查对评估患者的消化功能至关重要。

一、腹部体表标志及分区

（一）常用体表标志

1.肋弓下缘

肋弓由第8～10肋软骨连接形成的肋缘和第11、第12浮肋构成。其下缘是腹部体表的上界，常用于腹部的分区，肝、脾的测量及胆囊点的定位。

2.腹上角

腹上角为两侧肋弓在剑突根部形成的交角，常用于体型的判断及肝的测量。

3.脐

脐位于腹部的中心，是腹部四区分法的标志。此处易有脐疝。

4.髂前上棘

髂前上棘为髂嵴前方的突出点，是腹部九区分法的标志，亦是骨髓穿刺的常用部位。

5.腹直肌外缘

腹直肌外缘相当于锁骨中线的延续，常用于胆囊点的定位。

6.腹中线

腹中线是前正中线的延续，为腹部四区分法的垂直线。

7.耻骨联合

耻骨联合是由两耻骨间的纤维软骨连接而成，为腹部体表的下界。

（二）分区

临床常用的腹部分区法有四区分法和九区分法两种。

1.四区分法

通过脐分别划一水平线和一垂直线，两线相交后将腹部分为右上腹部、右下腹部、左上腹部和左下腹部四区。

2.九区分法

两侧肋弓下缘的连线和两侧髂前上棘的连线构成两条水平线，左、右髂前上棘至腹中线的连线中点所作的垂直线构成两条垂直线，四线相交将腹部划分为井字形九区。分别是左右上腹部、左右腰部、左右下腹部、上腹部、中腹部及下腹部。

二、腹部视诊

检查前嘱患者排空膀胱；视诊时，应保持环境温暖，光线充足而柔和；患者取仰卧位，平静呼吸,充分暴露全腹部;护土通常站在患者右侧,自上而下按一定的顺序进行观察。一般正常人腹部平坦,两侧对称,卧位时稍凹陷,立位时稍隆起。视诊内容如下。

(一)腹部外形

注意观察腹部是否对称、有无隆起或凹陷;若腹部有包块或腹腔积液时应测量腹围。

1.腹部膨隆

腹部膨隆指平卧位时前腹壁明显高于肋缘至耻骨联合水平面。可见于生理原因如妊娠、肥胖,或病理原因如腹腔积液、巨大肿瘤等。

(1)全腹膨隆:腹部外形呈球形或椭圆形。常见于大量腹腔积液、胃肠胀气、巨大腹部肿块、妊娠晚期、过度肥胖等。

其中,大量腹腔积液时腹部外形可随体位不同而变化,患者平卧时,因腹壁松弛,液体下沉于腹腔两侧,腹部扁平而宽,称为蛙腹;坐位时,因液体下沉于下腹部而使腹下部膨出,常见于肝硬化门静脉高压症。

(2)局限性膨隆:常因腹部增大的脏器、肿瘤、包块、胃或肠胀气、腹壁包块或疝等导致相应部位出现膨隆。

2.腹部凹陷

腹部凹陷指平卧位时,前腹壁明显低于肋缘至耻骨联合的水平面。

(1)全腹凹陷:常见于显著消瘦、严重脱水等患者。严重时前腹壁凹陷几乎贴近脊柱,使肋弓、髂嵴和耻骨联合显露明显,外形呈舟状,称舟状腹。常见于恶病质。

(2)局部凹陷:较少见,多因手术后腹壁瘢痕收缩所致。

(二)呼吸运动

腹壁随呼吸而上下起伏,称为腹式呼吸。正常成年男性及儿童以腹式呼吸为主;成年女性以胸式呼吸为主。腹式呼吸运动减弱或消失见于腹膜炎症、膈肌麻痹、腹腔积液、急性腹痛等。腹式呼吸增强较少见。

(三)腹壁静脉

正常人在腹壁上一般见不到静脉,只有肤色白皙和较瘦者可隐约见到腹壁静脉。当门静脉循环障碍及上、下腔静脉回流受阻时,腹壁静脉显著扩张或迂曲,称为腹壁静脉曲张。检查时注意曲张静脉的分布及血流方向,有利于判断静脉曲张的来源。

1.检查血流方向

选择一段无分支的曲张静脉,护士将右手示指和中指并拢,压迫该静脉,然后先用一只手指紧压静脉向外划行,使静脉空虚,再抬起该手指,观察静脉是否充盈,若血液迅速充盈静脉,则血流方向为从放松端流向紧压端。

2.判断静脉曲张的来源

正常时脐水平线以上的腹壁静脉血流方向为自下向上;脐水平以下的腹壁静脉血流方向为自上向下。

3.腹壁静脉

门静脉高压时曲张静脉以脐为中心向四周放射,称水母头。上、下腔静脉阻塞时,曲张的静脉位于腹壁两侧;下腔静脉回流受阻时,脐部上、下的腹壁曲张静脉血流方向均由下向上。上腔静脉回流受阻时,脐部上、下腹壁曲张静脉血流方向均由上向下。

(四)胃肠型与蠕动波

正常人腹部一般看不到胃和肠的蠕动波形,除非极度消瘦及腹壁菲薄的老年人。当胃肠道梗阻时,可在腹部见到明显的胃型或肠型,并伴有蠕动波。若幽门梗阻时,上腹部可见胃蠕动波自左而右移动;肠梗阻时,腹壁可见肠蠕动波和肠型。

三、腹部触诊

触诊是腹部体检的主要方法,对腹部体征的认知和疾病的诊断具有重要意义。

一般患者采取仰卧位,两腿屈曲并稍分开,以使腹肌尽量松弛,两手自然置于身体两侧。护士站在患者右侧,面对被检查者,检查时手掌温暖,指甲剪短,手指并拢,用指腹及掌指关节掌面先轻轻放于腹壁上,使患者适应片刻,然后以轻柔动作按顺序触诊。触诊顺序一般自左下腹开始逆时针方向自下而上,先左后右进行触诊。触诊原则是先从健康部位开始,逐渐移向病变区域。边检查边观察患者的表情与反应。若患者精神紧张或有痛苦表情时,可通过谈话来转移其注意力,使腹肌松弛,便于触诊。

触诊内容主要包括腹壁紧张度、压痛及反跳痛、腹腔脏器及腹部包块等。

(一)腹壁紧张度

正常人腹壁触之柔软,易压陷,称为腹壁柔软。当腹内有炎症时腹肌可因反射性痉挛而阻力增大,有明显的抵抗感,称腹肌紧张。病理情况下腹肌的紧张度可增加或减弱。

1.腹壁紧张度增加

(1)急性胃肠道穿孔或实质脏器破裂所致的急性弥漫性腹膜炎:广泛腹壁紧张,甚至腹肌强直,硬如木板,称为板状腹。

(2)结核性腹膜炎:腹壁柔韧且有抵抗感,不易压陷,触之如揉面团,称为揉面感。

(3)急性阑尾炎:可引起右下腹肌紧张。

(4)急性胆囊炎:可引起右上腹肌紧张。

2.腹壁紧张度减弱

由于腹肌张力降低或消失所致。检查时腹壁松软无力,失去弹性。常见于老年体弱者、经产妇、慢性消耗性疾病等。

(二)压痛及反跳痛

1.压痛

正常腹部触诊时不引起疼痛,重压时仅有一种压迫感。若由浅入深按压发生疼痛,称为压痛。压痛的部位常提示存在相关脏器的病变。如肝脏病变常表现为右季肋部压痛;消化性溃疡、胰腺炎等常表现为上腹部压痛;各种原因引起的急性弥漫性腹膜炎常表现为全腹广泛性压痛。压痛局限于某一点,称为压痛点。一些位置较固定的压痛点常为特定疾病的重要诊断依据。如右髂前上棘与脐连线的中外 1/3 交界处为麦氏(Mc Burney)点,此处压痛提示阑尾病变;右锁骨中线与肋缘交界处为胆囊点,此处压痛为胆囊病变的标志。

2.反跳痛

检查者触诊腹部出现压痛后,用并拢的示指、中指、无名指压于原处稍停片刻,使压痛感觉趋于稳定,然后将手突然抬起,若患者感觉腹痛骤然加重,并伴有痛苦表情或呻吟,称为反跳痛。反跳痛提示壁层腹膜已受炎症累及。急性腹膜炎患者常有腹肌紧张、压痛及反跳痛,称为腹膜刺激征。而当腹腔内脏器炎症未累及壁层腹膜时,仅有压痛而无反跳痛。

(三)肝脏触诊

1.触诊方法

护士站在患者右侧,患者一般采取仰卧位。护士以左手掌及四指托住患者的右腰部,大拇指固定在患者的右肋缘上,右手掌平放于患者右侧腹壁上,手指并拢使示指和中指指端或使示指的桡侧缘指向肋缘。触诊一般自脐水平开始向上触摸,自下而上,逐渐向右肋缘移动,嘱患者进行缓慢而自然的腹式呼吸动作。触诊的手法应与呼吸运动密切配合。吸气时,腹壁紧张上抬,右手随之抬起;呼气时,腹壁松弛下陷,右手及时向前、向深部加压触诊,如肝大,则往往可触到自手下滑过的肝下缘。

2.触诊的内容及临床意义

触及肝脏时,应注意其大小、质地、边缘和表面状态、压痛等。

(1)大小:正常成人的肝脏,一般在右锁骨中线的肋缘下触不到,但瘦长体型者深吸气时可触及肝脏下缘,以右锁骨中线肋缘至肝下缘距离计算仅在 1 cm 以内;剑突下一般可触及肝下缘,范围在 3 cm 以内。如超出上述标准,排除肝下移(肝下缘超出范围,但肝上下径正常),提示肝肿大。见于病毒性肝炎、肝淤血、脂肪肝、早期肝硬化等。

(2)质地:一般分为三个等级,质软、质韧和质硬。质软如触及口唇,见于正常肝脏;质韧如触及鼻尖,见于急性肝炎、脂肪肝、慢性肝炎、肝淤血等;质硬如触及前额,见于肝硬化、肝癌等。

(3)表面状态及边缘:正常肝脏表面光滑无结节,边缘整齐且厚薄均匀一致。急性肝炎、脂肪肝、肝淤血时表面光滑,边缘圆钝;肝硬化时表面不光滑,可触及细小结节,边缘锐利;肝癌时表面高低不平,呈不均匀的结节状,边缘不规则,厚薄不一。

(4)压痛:正常肝脏无压痛,急性肝炎、肝淤血、肝脓肿时有压痛。

(四)脾脏触诊

正常不能触及脾脏。内脏下垂、左侧胸腔积液或积气时脾脏随膈肌下移,脾脏向下移位,可触到脾脏。除此以外,能触及脾脏即表示脾大。

1.触诊方法

脾脏触诊有单手触诊法和双手触诊法,常用的是双手触诊法,方法为:患者取仰卧位,双腿稍屈曲,使腹壁尽量松弛,护士立于患者右侧,左手绕过其前方,将手掌平放在患者左腰部并从后向前托起脾脏,右手掌平放于左腹部,与左肋弓成垂直方向,随患者均匀而较深的腹式呼吸,自下而上去迎触脾下缘,直至触及脾下缘或左肋缘为止。如脾脏轻度肿大,仰卧位不易触及,可嘱患者改为右侧卧位进行检查,右下肢伸直,左下肢屈曲,做腹式呼吸进行检查则较易触及脾脏。

2.脾大的分度及临床意义

脾大分为三度,即轻度、中度和高度肿大。

(1)轻度肿大:深吸气时,脾下缘不超过肋缘下 2 cm。常见于急、慢性肝炎,伤寒等。

(2)中度肿大:深吸气时,脾下缘超过肋下缘 2 cm,但在脐水平线以上。常见于肝硬化、慢性淋巴细胞白血病等。

(3)高度肿大:深吸气时,脾下缘超过脐水平线或前正中线。常见于慢性粒细胞白血病、慢性疟疾、淋巴瘤等。

(五)胆囊触诊

正常人胆囊陷存于肝之后,不能触及。胆囊肿大时,可在右肋缘与腹直肌外缘交界处触到梨形或卵圆形肿大的胆囊，一般张力较高，可随呼吸上下移动。常见于急性胆囊炎、结石、肿瘤等。

胆囊触痛检查法：胆囊有炎症但不能触及时，可进行胆囊触痛检查。嘱患者取仰卧位或坐位，腹壁放松，检查者将左手掌平放在患者的右胸下部，拇指以中等力量勾压于右肋下胆囊点处，嘱患者缓慢深吸气。如在深吸气过程中引起疼痛，为胆囊触痛。如患者因疼痛而突然停止吸气，称莫菲（Murphy）征阳性，常见于急性胆囊炎。这是由于发炎的胆囊随吸气下移时，碰到用力按压的拇指引起的疼痛。

（六）膀胱触诊

正常膀胱空虚时位于盆腔内，不能触及。当膀胱内积尿充盈胀大时，其越出耻骨上缘而在下腹中部触到。膀胱触诊一般采用单手滑行触诊法。嘱患者取仰卧屈膝位，腹壁放松，检查者自脐向耻骨联合方向触摸，如为充盈的膀胱触之有囊性感，不能被推移，呈横置的椭圆形或球形，按压时患者感到憋胀、有尿意；排尿或导尿后可缩小或消失。

（七）腹部肿块

腹部触及包块可以是实质脏器的肿大或异位、空腔脏器的扩张、肿瘤、囊肿、炎性肿块、肿大的淋巴结及肠内粪块等。如触到包块应注意其位置、大小、形态、质地、有无压痛、搏动、能否移动、与周围器官和腹壁的关系等，以鉴别肿块来源于何种脏器及其性质。①炎症性肿块，包块与邻近组织粘连，不易推动，压痛明显；②良性肿瘤，包块边界清楚、表面光滑、质地不坚、压痛不显著、活动度较大；③恶性肿瘤，包块巨大、边界模糊、形态不规则、表面凹凸不平且质地坚硬、移动度差。

四、腹部叩诊

腹部叩诊的方法包括直接叩诊法和间接叩诊法，临床上常用的为间接叩诊法。腹部叩诊内容具体如下。

（一）腹部叩诊音

正常腹部叩诊音为鼓音，肝脏、脾脏叩诊呈浊音或实音。明显鼓音见于胃肠高度胀气、人工气腹和胃肠穿孔。而肝、脾等实质脏器极度肿大，以及腹腔内肿物、大量腹腔积液时，鼓音范围缩小，病变部位出现浊音或实音。

（二）肝脏叩诊

1.叩诊方法

一般沿右锁骨中线自上而下由肺部清音区进行叩诊，叩诊音由清音转为浊音时为肝上界，又称肝相对浊音界；再向下进行叩诊，叩诊音由浊音转为实音，即为肝脏绝对浊音界。肝下界叩诊由腹部鼓音区沿锁骨中线或正中线向上进行，叩诊音由鼓音转为浊音时，即为肝下界。

2.正常肝脏上、下界

匀称体型者，肝上界位于右锁骨中线第5肋间，肝下界位于右季肋下缘，二者之间的距离称肝上下径，为9~11 cm；在右腋中线上，其上界为第7肋间，下界相当于第10肋骨水平。矮胖体型者，其肝上、下界均可高1个肋间；瘦长体型者均可低1个肋间。

3.肝浊音界变化的临床意义

（1）肝浊音界扩大：见于肝癌、肝淤血、肝炎等。

（2）肝浊音界缩小：常见于肝硬化、急性重型肝炎等。

(3)肝浊音界消失:叩诊呈鼓音,见于急性胃肠穿孔。

(4)肝浊音界上移:常见于右肺不张、严重腹腔积液。

(5)肝浊音界下移:常见于慢性阻塞性肺气肿、右侧张力性气胸、右侧胸腔大量积液等。

（三）移动性浊音

移动性浊音是指当患者改变体位时浊音区出现相应变动的现象。当腹腔内游离液体超过1 000 mL时,即可叩出移动性浊音。嘱患者取仰卧位,检查者自脐部向一侧腰部叩诊,当鼓音转为浊音时,检查者左手中指不离开腹壁,嘱患者转向右侧卧位,如叩诊该处浊音变为鼓音,表明浊音移动,即为移动性浊音。患者仰卧时,腹腔积液积于腹部两侧,故两侧叩诊呈浊音,腹部中央叩诊呈鼓音;患者侧卧位时,腹腔积液积于下部,肠管上浮,故下部叩诊呈浊音,上部叩诊呈鼓音。见于肝硬化、大量腹腔积液、结核性腹膜炎等。

五、腹部听诊

（一）肠鸣音

肠鸣音是指肠蠕动时,肠腔内气体和液体随之流动所产生的一种断断续续的咕噜声(或气过水声)。正常情况下,肠鸣音有4~5次/分钟,以脐部最明显,餐后频繁而明显,休息时稀疏而微弱。肠蠕动增强时,肠鸣音达10次/分钟以上,但音调不特别高亢者称为肠鸣音活跃,常见于急性肠炎;若肠鸣音响亮、音调高亢则称为肠鸣音亢进,见于机械性肠梗阻。如持续听诊3~5 min或以上才有1次或听不到肠鸣音,称肠鸣音减弱或消失,常见于麻痹性肠梗阻或急性腹膜炎。

（二）振水音

振水音是指胃内气体与液体相撞击而发出的声音。

1.检查方法

患者取仰卧位,检查者将听诊器体件放于上腹部,同时用稍弯曲的四指并拢连续迅速地冲击其上腹部。

2.临床意义

正常人仅在饭后多饮时出现。如空腹或饭后6~8 h以上,胃部仍可闻及振水音,则表示胃排空不良,常见于幽门梗阻、胃扩张等。

六、腹部常见疾病的主要体征

（一）急性阑尾炎

1.视诊

腹式呼吸运动减弱。

2.触诊

右下腹腹肌紧张,麦氏点处有明显压痛及反跳痛。

（二）急性胆囊炎

1.视诊

腹式呼吸运动减弱。

2.触诊

右上腹腹肌紧张,并有明显压痛,莫菲征阳性。

3.叩诊

胆囊处有叩击痛。

(三)急性弥漫性腹膜炎

1.视诊

腹式呼吸运动消失。

2.触诊

全腹腹肌紧张,呈板状腹,伴有明显压痛与反跳痛。

3.叩诊

胃肠空腔脏器穿孔引起者,肝浊音界缩小或消失。

4.听诊

肠鸣音减弱或消失。

(四)机械性肠梗阻

1.视诊

腹式呼吸运动减弱,腹部膨隆,可见肠蠕动及肠型。

2.触诊

全腹腹肌轻度紧张,并具有压痛。

3.叩诊

明显鼓音。

4.听诊

肠鸣音明显亢进,呈金属性高调。

(五)肝硬化门静脉高压

1.视诊

大量腹腔积液时,呈蛙状腹,可见腹壁静脉曲张。

2.触诊

肝缩小变硬,表面呈颗粒状。

3.叩诊

大量腹腔积液时,出现移动性浊音。

（张　劢）

第二章 神经外科疾病

第一节 头皮损伤

一、头皮血肿

头皮血肿多为头部钝器伤所致,如暴力作用在头皮上,由于头皮富含血管,而且有颅骨的衬垫,常致头皮挫伤或头皮血肿,严重时可引起头皮的挫裂伤。

(一)临床表现

1.局部肿块

皮下血肿一般体积小,有时因血肿周围组织肿胀隆起,中央相对凹陷,易误认为凹陷性颅骨骨折。帽状腱膜下血肿,因帽状腱膜组织疏松可蔓及范围较广。骨膜下血肿其特点是局限于某一颅骨范围内,以骨缝为界。

2.休克或贫血

帽状腱膜下血肿的特点之一是出血范围广,常致巨大血肿,可蔓延至全头部,尤其是小儿及体弱者可导致休克或贫血。

(二)辅助检查

1.实验室检查

(1)血常规:了解机体对创伤的反应状况,有无继发感染。

(2)血红蛋白下降表明出血严重。

2.影像学检查

(1)头颅 X 线片,包括正位、侧位和头皮血肿部位切线位平片,可明确颅骨骨折等情况。

(2)必要时可考虑行头颅 CT,以除外颅内异常。

(三)治疗

1.非手术治疗

较小的头皮血肿在 1～2 周可自行吸收,巨大的血肿可能需要 4～6 周吸收。早期给予冷敷以减少出血和疼痛,24～48 h 之后改为热敷以促进其吸收。采用局部适当加压包扎,有利于防止血肿继续扩大。对骨膜下血肿忌用强力加压包扎,以防血液经骨折缝流向颅内,引起硬膜外血肿。为避免感染,尽量减少穿刺抽吸。

2.手术治疗

小儿或巨大头皮血肿出现明显波动时为缩短病程,可在严格皮肤准备和消毒下行分次穿刺抽吸,其后适当加压包扎,并根据情况给予抗生素,必要时尚需补充血容量。包扎的松紧要适当,过松起不到加压作用,过紧可能导致包扎以下疏松组织静脉回流障碍而出现眶内及耳后积血。对婴幼儿骨膜下血肿,若积时较久会有钙盐沉积形成骨性包壳,应及时穿刺抽吸。

二、头皮裂伤

头皮裂伤系由锐器或钝器损伤所致,是最常见的颅脑损伤:前者多造成头皮单纯裂伤,裂口较平直,创缘整齐;后者常致复杂头皮损伤,裂口多不规则,创缘有挫伤痕迹,往往伴有颅骨骨折和脑损伤;而斜向和切线方向的暴力作用在头皮上通常造成头皮撕裂伤。

(一)临床表现

(1)裂口形态、创缘及深度因致伤机制而各不相同,亦可反映致伤物的大致形态。

(2)活动性出血:接诊后常能见到头皮创口有动脉性出血。

(3)休克:在创口较大、伤后就诊时间较长的患者可有出血性休克的临床表现。

(4)须检查创腔深度、污染程度、创底有无骨折或碎骨片,如果发现有脑脊液或脑组织外溢,应按开放性颅脑损伤处理。

(二)辅助检查(注意:各项检查应在急诊止血后进行)

(1)血常规化验,了解机体对创伤的反应状况,有无继发感染。

(2)血红蛋白和血细胞比容持续下降表明出血严重程度。

(3)头颅 X 线,包括正位、侧位和创口部位切线位平片。

(4)必要时可考虑行头颅 CT,以除外颅内异常。

(三)治疗

处理原则是控制出血和防止进一步污染,故应及早实施清创缝合,并常规应用抗生素和TAT。即使伤后逾时 24 h,只要没有明显的感染征象,仍可进行彻底清创一期缝合。

清创缝合方法:备皮,剃发至少伤口周围 8 cm,局麻或全麻后,用灭菌盐水、肥皂水、过氧化氢反复冲洗伤口,并可用消毒软毛刷清除毛发、泥沙、异物及血块等,然后再用碘酊、酒精消毒伤口周围,尽量避免消毒药液进入伤口以免引起疼痛和软组织损伤,对活跃的出血点可用压迫或钳夹的方法暂时控制,在无菌操作下进行清创缝合,首先是控制活动性出血,然后仔细探查骨膜和颅骨,由外及里分层处理,残存的异物和失活组织均应清除,但需尽量保存一切可保留的组织,以免组织缺损过多而缝合困难,术毕需缝合帽状腱膜和皮肤,若伤口张力过大,可考虑帽状腱膜下潜行分离松解或适当延长切口,以利缝合。一般不放置引流。缝合应尽量减少缝合时的张力。

三、头皮撕脱伤

头皮撕脱伤是一种严重的头皮损伤,往往将头皮自帽状腱膜下间隙全层撕脱,甚至累及骨膜造成颅骨外露,多因患者发辫受机械力牵扯所致。

(一)临床表现

(1)休克:失血或疼痛性休克。

(2)活动性出血:接诊后常能见到自头皮创缘有动脉性出血。

(3)较少合并颅骨骨折和脑损伤。

(二)辅助检查(亦应在急诊止血后进行)

(1)血常规化验:了解机体对创伤的反应状况,有无继发感染。

(2)血红蛋白和血细胞比容持续下降表明出血程度严重。

(3)头颅 X 线,包括正位、侧位平片。

（4）必要时可考虑行头颅 CT，以除外颅内异常。

（三）治疗

根据患者就诊时间的早晚、撕脱头皮的存活状况、颅骨是否裸露以及有无感染迹象而采用不同的方法处理。治疗应在压迫止血、防治休克、清创，抗感染的前提下进行。具体方法包括游离皮缘、转移皮瓣、中厚皮片植皮、晚期植皮。对骨膜已撕脱者，需在颅骨外板上多处钻孔达板障，然后植皮。条件允许时，应采用显微外科技术行小血管吻合、头皮原位缝合术，如获成活，可望头发生长。

（潘海鹏）

第二节　颅骨损伤

一、颅盖骨折

（一）线状骨折

1.诊断

（1）有明确的头部受力史。

（2）头皮血肿，着力部位可见头皮挫伤及头皮血肿。

（3）头颅 X 线，包括正位、侧位平片。

（4）必要时可考虑行头颅 CT，以除外颅内异常并经 CT 骨窗可精确骨折部位。

2.治疗

单纯性颅盖骨线状骨折本身无需特殊处理，但应警惕是否合并脑损伤，如脑内血肿或骨膜下血肿，骨折线通过硬脑膜血管沟或静脉窦所在部位时，要警惕硬脑膜外血肿发生的可能。需严密观察及 CT 复查。颅内开放骨折可导致颅内积气，应预防感染和癫痫。如在清创时发现骨折缝中有明显的污染，应将污染的骨折边缘咬除，每边约为 0.5 cm，避免引起颅骨骨髓炎。

（二）凹陷骨折

1.诊断

（1）多见于额、顶部，着力点多有擦伤、挫伤或裂伤。

（2）大多为颅骨全层陷入颅内，偶尔仅内板破裂下凹。

（3）伴有慢性头痛、局灶压迫的症状和体征或脑脊液漏。

（4）儿童多为闭合性凹陷骨折。

（5）余同线状骨折。

2.治疗

（1）凹陷骨折的复位手术，属于开放性者，只要病情稳定，宜尽早进行；如为闭合性者，根据伤情酌定，但一般不超过一周。

（2）儿童多见闭合性凹陷骨折，由于颅骨弹性较好，可行钻孔将陷入骨片撬起复位。而成人多采用摘除陷入骨片。

（3）手术适应证：凹陷深度为 8～10 mm 或深度超过颅骨厚度；骨折片刺破硬膜或开放性

凹陷骨折,造成出血、脑脊液漏或脑组织损伤;凹陷骨折处于功能区。引起压迫症状,如偏瘫、失语和局限性癫痫等脑功能障碍;位于额面部影响美观。

(4)手术禁忌证:非功能区的轻度凹陷骨折;无受压症状,深度不足 0.5 cm 的静脉窦区骨折;年龄较小的婴幼儿,有自行恢复的可能。如无明显局灶症状,可暂不手术。

(5)静脉窦部凹陷骨折处理,一般不考虑手术,但若造成急性颅内压增高、颅内血肿或开放伤出血不易控制时,则需急诊手术,术前充分备血。

二、颅底骨折

(一)临床表现

1.前颅窝骨折

前颅窝骨折累及眶顶和筛骨,可伴有鼻出血、眶周广泛淤血(称"眼镜"征或"熊猫眼"征)以及广泛球结膜下淤血。如硬脑膜及骨膜均破裂,则伴有脑脊液鼻漏(脑脊液经额窦或筛窦由鼻孔流出);若骨折线通过筛板或视神经管,可合并嗅神经或视神经损伤。

2.中颅窝骨折

中颅窝骨折累及蝶骨,可有鼻出血或合并脑脊液鼻漏(脑脊液经蝶窦由鼻孔流出)。如累及颞骨岩部,硬脑膜、骨膜及鼓膜均破裂时,则合并脑脊液耳漏(脑脊液经中耳由外耳道流出);如鼓膜完整,脑脊液则经咽鼓管流向鼻咽部而误认为鼻漏。骨折时常合并有Ⅶ、Ⅷ脑神经损伤。如骨折线通过蝶骨和颞骨的内侧面,尚能伤及垂体或第Ⅱ、Ⅲ、Ⅳ、Ⅴ、Ⅵ脑神经,如骨折端伤及颈动脉海绵窦段,可因颈内动脉-海绵窦瘘的形成而出现搏动性突眼及颅内杂音。破裂孔或颈内动脉管处的破裂,可发生致命性鼻出血或耳出血。

3.后颅窝骨折

骨折线通过颞骨岩部后外侧时,多在伤后数小时至 2 d 内出现乳突部皮下淤血(称 Battle 征)。骨折线通过枕骨鳞部和基底部,可在伤后数小时出现枕下部头皮肿胀,骨折线尚可经过颞骨岩部向前达中颅窝底,骨折线累及斜坡时,可于咽后壁出现黏膜下淤血。枕骨大孔或岩骨后部骨折,可合并后组脑神经(Ⅸ~Ⅻ)损伤症状。

(二)辅助诊断

1.实验室检查

对疑为脑脊液漏的病例,可收集耳、鼻流出液进行葡萄糖定量测定。

2.X 线片

X 线片检查的确诊率仅占 50%。摄颏顶位,有利于确诊;疑为枕部骨折时摄汤(Towne)氏位;如额部受力,伤后一侧视力障碍时,摄柯(Cald-well)氏位。

3.头颅 CT

对颅底骨折的诊断价值更大,了解视神经管、眶内有无骨折、有无脑损伤、气颅等情况。

4.脑脊液漏明显

可行腰穿注入造影剂,然后行 CT 检查(一般冠扫,脑脊液鼻漏常用),寻找漏口。

(三)治疗

1.非手术治疗

单纯性颅底骨折无须特殊治疗,主要观察有无脑损伤及处理脑脊液漏、脑神经损伤等并发症。当合并有脑脊液漏时,应防止颅内感染,禁忌填塞或冲洗,禁忌腰椎穿刺。取头高体位休息或半坐卧位,尽量避免用力咳嗽、打喷嚏和擤鼻涕,静脉或肌内注射抗生素。多数漏口在伤后 1～2 周内自行愈合。超过一个月仍有漏液者,可考虑手术。

2. 手术治疗颅底骨折引起的并发症

(1)脑脊液漏不愈达 1 个月以上者,或反复引发脑膜炎及脑脊液大量漏出的患者,在抗感染前提下,开颅手术修补硬脑膜,以封闭漏口。

(2)对伤后出现视力减退,疑为碎骨片挫伤或血肿压迫视神经者,应在 12 h 内行视神经管减压术。

(3)需要特殊处理的情况如下:创伤性动脉瘤、外伤性颈内动脉海绵窦漏、面部畸形、外伤后面神经麻痹。

(陈红伟)

第三节　开放性颅脑损伤

开放性颅脑损伤是指因火器性或非火器性致伤物打击,导致头皮、颅骨、硬脑膜和脑组织均向外界开放,颅腔与外界空气相通的损伤:除头部开放创伤外,常有不同程度的脑损伤、出血、水肿、感染等继发损害。与闭合性脑损伤相比较,除了损伤原因不同外,因有创口存在,可致失血性休克,易招致颅内感染等特点。颅底骨折伴有脑脊液漏或气颅时,属于内开放性颅脑损伤,并不需要行清创手术。本节主要介绍非火器性开放性颅脑损伤。

一、临床表现

1. 病史

询问受伤时间、致伤物种类及经过何种处理。

2. 头部创口检查

应仔细检查创口大小、形状、有无活动性出血、有无异物及碎骨片、脑组织或脑脊液流出。

3. 意识障碍

取决于脑损伤部位和程度。局限性开放伤未伤及脑重要结构或无颅内压高患者,通常无意识障碍;而广泛性脑损伤,脑干或下丘脑损伤,合并颅内血肿或脑水肿引起颅内压高者,可出现不同程度的意识障碍。

4. 局灶性症状

依脑损伤部位不同,可出现偏瘫、失语、癫痫、同向偏盲、感觉障碍、精神障碍等。

5. 颅内压高症状

创口小,创道内血肿和(或)颅内血肿以及广泛性脑挫裂伤而引起严重颅内压升高者,可出现头痛、呕吐、进行性意识障碍,甚至发生脑疝。

6. 休克症状

如损伤大的血管、静脉窦、合并其他部位出血性损伤或抢救处理不及时,患者会出现面色苍白、脉搏细弱、血压下降等低血容量休克症状。

二、辅助检查

1.实验室检查

(1)血常规:了解失血、失液情况。

(2)腰椎穿刺:主要了解有无颅内感染和颅内压情况,但要慎重。

2.神经影像检查

(1)骨 X 线:了解颅骨骨折的部位、程度、类型、颅内金属异物或碎骨片嵌入的位置等情况。

(2)头颅 CT 扫描:对诊断颅内血肿、脑挫裂伤、蛛网膜下隙出血、脑中线移位、脑室大小形态、脑水肿等有意义,亦可显示颅内异物以及颅骨骨折。

三、治疗

1.急救处理

积极抗休克治疗,补充血容量;制止活动性出血,必要时可暂时闭合伤口止血;无菌敷料包扎、覆盖伤口;伤口有致伤物存留,除非迫不得已,绝对禁止拔除;昏迷患者保持呼吸道通畅;抗感染治疗,预防感染。

2.清创手术

应尽早清除挫碎组织、异物、血肿,修复硬脑膜及头皮创口,变有污染的开放性伤道为清洁的闭合性伤道,为脑损伤的修复创造有利条件。

(1)早期清创术:伤后 6～8 h 内行清创手术,但清创时间多取决于患者伤后来院就诊时间。目前应用抗生素的条件下,早期清创缝合时间最晚可延长至 72 h,清创完毕后应缝好硬脑膜与头皮。伤道与脑室相通时,应清除脑室内积血,留置脑室引流管。如果脑组织膨胀,术后脑压仍高,可以不缝硬脑膜,并视情况做外减压(颞肌下减压或去骨瓣减压术)。伤后 24 h 内,肌内注射破伤风抗毒素 1 500 U。

(2)延期清创术:伤后 4～6 d 开放性颅脑损伤,常因就诊过晚或早期清创不彻底或污染严重等原因,创面已经感染。为避免感染扩散,此类伤口不宜彻底清创,局部用过氧化氢溶液、加入抗生素的生理盐水冲洗干净,保持创面引流通畅,待局部肉芽生长、细菌培养阴性方可将头皮缝合。

(3)晚期清创术:伤后 1 周以上的开放性颅脑损伤,感染严重。此时应保持创口引流通畅,及时换药。同时强力抗感染治疗,防止败血症、脓毒血症的发生,加强营养,增强抵抗力。创面可用高渗液体湿敷,促进肉芽生长,争取消灭创面。

3.特殊伤的处理

钢钎、钉、锥等刺入颅内形成较窄的伤道,有时因致伤物为颅骨骨折处所嵌顿,在现场急救时不要贸然将其拔除,特别是伤在静脉窦所在处或鞍区等部位时,仓促拔出致伤物可能引起颅内大出血或附加损伤而引起不良后果。接诊后应摄头颅正侧位及必要的特殊位置的 X 线,了解伤道以及致伤物大小、形状、方向、深度、是否带有钩刺;以及伤及的范围;如果异物临近大血管、静脉窦,可进一步行脑血管造影、CT 等查明致伤物与血管等临近结构的关系。根据检查所获取的资料,分析可能出现的情况,研究取出致伤物方法;做好充分准备再行手术。

4.静脉窦损伤的处理

手术处理原则是控制出血、避免气栓及恢复窦腔。手术前要做好充分的输血准备。上矢状窦伤时,应先在其周边扩大颅骨骨窗,再取出嵌于静脉窦裂口上的骨片,同时立即以棉片压住窦的破口,并小心检查窦损伤情况。小的裂口用止血海绵或辅以生物胶即可止住,大的破裂口则需用肌筋膜片覆盖于裂口处。缝合固定,亦可取人工硬脑膜修补静脉窦裂口,以达到妥善止血。对于上矢状窦中后段、横窦或乙状窦横断损伤的患者,需予以吻合或修复,重建窦腔血流。

（熊明松）

第四节 脑震荡

脑震荡是一种常见而较轻微的脑部创伤病症,指患者因为意外或头部被猛烈撞击使脑部受震而引发的综合征。其特点为短暂的失忆,清醒后常有头痛、恶心、呕吐等症状,但无任何神经系统缺损。尽管如此,大多数学者认为,意识丧失是脑震荡定义中的基本要素;而其持续时间长短尚无统一标准,一般认为以分钟计算。总之,脑震荡应简单认为是一种意识障碍和昏迷的临床终止,仅表现为短暂的功能紊乱,不产生永久性损害结果。

一、损伤机制

对脑创伤性意识障碍的研究表明,机械性暴力作用于头部后,使脑在颅腔内运动,对脑组织产生剪切、牵张和压迫等作用力。开始阶段,这些作用力对脑组织并不造成任何损害,但随着作用力程度的增加,脑皮质功能出现轻度生理性障碍,产生脑震荡表现。随着作用于脑组织的暴力不断增加,尽管不足以造成神经轴索的断裂,却足以造成皮质活动和脑干暂时且广泛的功能紊乱,导致大脑皮质与脑干网状激活系统之间联系的暂时中断。随着机械作用力的进一步增加,轴索破坏,产生解剖学改变,临床上表现为昏迷时间延长。由于越来越多轴索的破坏,出现脑组织撕裂改变,产生多灶性出血。Gennarelli 与 Adam 等将脑震荡和弥散性脑损伤划分为以下几个主要类型。

1.轻度脑震荡

轻度脑震荡指轻度头伤的患者,表现为暂时性神经功能紊乱,无意识丧失。

2.典型脑震荡

典型脑震荡指创伤所致暂时且可恢复性神经功能缺失的患者,暂时性意识丧失不超过 6 h。

二、病理生理

近年来,应用脑血流测定、微量透析、磁共振频谱分析,以及离子特异性微电极等技术,对脑震荡体内病理生理过程的研究表明,脑震荡后即刻发生了特征性的离子转移,急性脑代谢变化和脑血流的改变,从而可以解释头伤后的意识丧失、脑继发性损害和脑易损性增加等现象。

许多研究证实,脑震荡后大面积脑区中早期出现细胞外钾离子浓度的大幅度增加,持续 $3\sim5$ min。兴奋性氨基酸,尤其是谷氨酸盐,似乎开放了其配基门控通道,导致大量的离子转移。当细胞外钾离子浓度增加超过正常值上限（$4\sim5$ mmol/L）,达到 $20\sim50$ mmol/L 以上时,动作电位受到抑制,出现意识丧失。在一些情况下,钾离子浓度增加超过阈值水平可能需要数秒或更长时间,从而可以解释临床上出现延迟性昏迷的现象。

神经电生理研究发现,因脑干网状结构损害,影响上行激活系统功能是引起意识障碍的重要因素;而脑干和上部颈髓的病理变化则可解释患者的呼吸、心率和血压的改变。另外,脑震荡患者脑电图波幅和节律均发生改变,而半数病例的脑干听觉诱发电位的波形和潜伏期也有改变。

三、临床特点

颅脑外伤后立即出现短暂的意识丧失,历时数分钟至十多分钟,一般不超过半小时;部分患者表现为瞬间意识混乱或恍惚,无昏迷。由于外伤后患者可出现大脑、脑干及颈髓功能的抑制,不仅会出现意识障碍,也可发生血管神经中枢和自主神经调节功能的紊乱,出现心率减慢、血压下降、呼吸暂停或浅慢、面色苍白、出冷汗及四肢松软等一系列反应。但以上症状和体征在患者就诊时往往观察不到。

当意识恢复之后,患者常有头痛、恶心、呕吐、眩晕、畏光及乏力等症状,同时,常伴有明显近事遗忘(逆行性和顺行性遗忘)现象,即对受伤前后的经过不能回忆。脑震荡程度越重,原发性昏迷时间越长,其近事遗忘现象越显著,但远事记忆多无损害。脑震荡恢复期患者常出现头昏、头疼、恶心、呕吐、耳鸣、失眠等症状,一般数周至数月后逐渐消失。但仍有部分患者存在长期头昏、头疼、失眠、烦躁、注意力不集中和记忆力下降等症状。

四、诊断与鉴别诊断

脑震荡的诊断主要以颅脑受伤史、伤后短暂意识改变、近事遗忘及无神经系统阳性体征为依据。目前尚无直接、客观的诊断依据。因此,临床上需通过各种辅助检查方法,如颅骨平片、腰穿、脑电图检查、多次头部 CT 或 MRI,以及动态观察病情变化和转归来鉴别和排除脑挫裂伤,弥散性轴索损伤和迟发性颅内继发病变。脑震荡的鉴别诊断极为重要,要十分警惕大脑的其他损伤被误诊为脑震荡,因而导致延误治疗。

五、治疗

伤后在一定时间内可在急诊室观察,密切注意患者的意识、瞳孔、肢体活动和生命体征的变化。若一旦发生颅内继发性病变或其他并发症,亦能得到及时的诊治。对于回家观察的患者,应嘱患者及其家属,若患者出现头痛加重、恶心、呕吐、意识改变等病情恶化的征兆,应及时来医院就诊,以排除颅内继发性损害,尤其是血肿的形成。脑震荡急性期患者应注意卧床休息,避免外界不良刺激,减少脑力活动,适当给予镇静、镇痛及改善自主神经功能药物等治疗,并注意患者的心理调节和治疗,多数患者在 2 周内恢复正常,预后良好。

(林　涛)

第五节　脑挫裂伤

一、损伤机制和病理

脑挫裂伤是指头部外伤后脑组织发生的器质性损伤。在颅脑损伤中较为常见,一般发生在着力部位或对冲部位,严重时可造成脑深部结构的损伤。损伤的脑组织呈不同的点片状出血、破裂、水肿和坏死,常合并有邻近部位局灶性脑水肿或弥散性脑肿胀以及不同程度的颅内血肿。根据暴力大小、损伤机制和损伤部位,脑挫裂伤有轻重程度之分。临床表现大多为昏迷的时间较长、有神经系统定位体征及脑膜刺激征。伤情严重或处理不及时,致残率和病死率均很高。

脑挫裂伤是脑挫伤和脑裂伤的统称,因为从脑损伤的病理看,挫伤和裂伤常同时并存,区别只在孰轻孰重的问题。通常脑表面的挫裂伤常在暴力打击的部位和对冲的部位,尤其是后者,多较为严重并常发生于额、颞前端和脑底部,这是由于在暴力作用的瞬间脑组织在颅腔内的滑动及碰撞所致。脑实质内的挫裂伤,则常因脑组织的变形和剪切力引起损伤,且以挫伤及点状出血为主。

脑挫裂伤的病理改变,以对冲性脑挫裂伤为例,轻者可见额颞叶脑表面淤血、水肿,软膜下有点片状出血灶,蛛网膜或软脑膜常有裂口,脑脊液呈血性。严重时脑皮质及其下的白质挫碎、破裂,局部出血、水肿,甚至形成血肿,受损皮质血管栓塞,脑组织糜烂、坏死,挫裂区周围有点片状出血灶及软化灶,并呈楔形伸入脑白质。经 4~5 d 坏死的组织开始液化,血液分解,周围组织可见铁锈样含铁血黄素染色,糜烂组织中常混有黑色凝血碎块。至伤后 1~3 周时,局部坏死、液化的区域逐渐吸收囊变,周围有胶质细胞增生修复,邻近脑组织萎缩,蛛网膜增厚并与硬脑膜及脑组织发生粘连,最后形成脑膜脑瘢痕块。

脑挫裂伤早期显微镜下可见神经元细胞质中空泡形成、尼氏体消失、核固缩、碎裂、溶解,神经轴突肿大、断裂,脑皮质分层结构消失,灰白质界限不清,胶质细胞肿胀,毛细血管充血,细胞外间隙水肿明显。此后数日至数周,挫裂伤组织逐渐液化并进入修复阶段,病损区出现格子细胞吞噬解离的细胞碎片及髓鞘,并有胶质细胞增生肥大及纤维细胞长入,局部神经细胞消失,最终为胶质瘢痕所取代。

二、临床表现

脑挫裂伤的临床表现因致伤因素和损伤部位的不同而各异,悬殊甚大,轻者可没有原发性意识障碍,而重者可致深度昏迷甚至死亡。

1.意识障碍

意识障碍是脑挫裂伤最突出的临床表现之一,伤后多立即昏迷,由于伤情不同,昏迷时间由数分钟至数小时、数日、数月乃至迁延性昏迷不等。长期昏迷者多有广泛脑皮质损害或脑干损伤存在。一般以伤后昏迷时间超过 30 min 为判定脑挫裂伤的参考时限。

2.局灶症状

根据损伤部位和程度而有所不同,如果仅伤及额、颞叶前端等所谓"哑区",可无神经系统受损的表现;若伤及脑皮质,可出现相应的瘫痪、失语、视野缺损、感觉障碍以及局灶性癫痫等征象。脑挫裂伤早期没有神经系统阳性体征者,若在观察过程中出现新的定位体征时,即应考虑到颅内继发性损害的可能,应及时进行检查。

3.颅内高压

颅内压增高是脑挫裂伤最常见的症状。头痛只有在患者清醒之后才能陈述,如果伤后持续剧烈头痛、频繁呕吐,或一度好转后又复加重,应究其原因,必要时可行辅助检查,以明确颅内有无血肿、水肿等继发性损害。对昏迷的患者,应注意呕吐时可能误吸进而引起窒息的危险。

4.生命体征的改变

脑挫裂伤患者伤后生命体征多有明显改变,早期表现为血压下降、脉搏细弱及呼吸浅快,这是因为头伤后脑功能抑制所致,常于伤后不久逐渐恢复;如果持续低血压,应注意有无同时存在的复合损伤,特别是胸部、腹部脏器损伤。反之,若生命体征短期内迅即自行恢复且血压继续升高、脉压加大、脉搏洪大有力、脉速变缓、呼吸加深变慢,则应警惕颅内血肿以及脑水肿、脑肿胀的发生。脑挫裂伤患者体温亦可轻度升高,一般约为 38 ℃;若持续高热,则多伴有下丘脑损伤。

5.脑膜激惹征

脑挫裂伤后常伴有蛛网膜下隙出血,患者常有脑膜激惹征象,表现为闭目畏光、卷曲而卧,伤后早期的低热和恶心、呕吐亦与此有关。颈项抗力约于伤后 1 周逐渐消失;如果持久不见好转,应注意有无颅颈交界处损伤或颅内继发感染。

三、诊断

脑挫裂伤患者往往有意识障碍,常给神经系统检查带来困难。对有神经系统阳性体征的患者,可根据定位征象和昏迷情况,判断受损部位和程度。凡意识障碍严重,对外界刺激反应差的患者,即使有神经系统缺损存在,也很难确定。尤其是有多处脑挫裂伤或脑深部损伤的患者,定位诊断困难,常需依靠 CT 扫描及其他必要的辅助检查做出确切的诊断。

1.头颅 X 线片

在病情允许的情况下,颅骨 X 线片检查仍有其重要价值,不仅能了解有无骨折,且对分析致伤机制和判断伤情亦有其特殊意义。

2.CT 扫描

对脑挫裂伤与脑震荡可以做出明确的鉴别诊断,并能清楚地显示脑挫裂伤的部位、程度和有无继发损害,如出血和水肿情况。同时,可根据脑室和脑池的大小、形态和移位的情况间接估计颅内压高低。尤为重要的是,对一些不典型的病例,可以通过多次 CT 扫描,动态地观察脑水肿的演变或迟发性血肿的发生。目前,CT 已作为急性头伤的常规检查,因为单靠外伤史和查体难以做出超早期诊断。Stein 等指出,在 GCS 评分为 13～15 分、危害较小的轻度头伤中,首次 CT 的阳性发现率竟占 18%,并有 5% 需行手术治疗,因此强调早期 CT 检查的必要性。

脑挫伤常发生于着力或对冲部位,病理基础是皮层及深层小出血灶,静脉淤血和脑水肿、脑肿胀;如有软脑膜和血管的断裂,则为脑裂伤,脑挫伤及裂伤常同时发生。CT 表现为低密度脑水肿区中出现多发散在斑点状高密度出血灶,病变较广泛,也可表现为脑室受压移位而具有占位效应。在随访检查时如出血灶吸收,CT 表现为低密度区。脑挫裂伤位置多较表浅,出血灶体积不大,但有时小的脑挫裂伤可发展为广泛的脑水肿,有的甚至可发展为脑内血肿。脑挫裂伤常伴随有蛛网膜下隙出血,这种外伤性蛛网膜下隙出血的 CT 征象与其他原因所致的蛛网膜下隙出血相同,表现为广泛的蛛网膜下隙和脑池甚至脑室出现高密度影,这种高密度影的分布与蛛网膜下隙和脑池、脑室的分布是一致的,CT 值为 25～95 Hu,其中,大脑纵裂池出血形成的条索状窄带高密度影是最常见的征象,尤其是在儿童患者更加明显。伤后 1 周左右密度开始减低,完全吸收后最终消失。

对于脑挫裂伤中弥散性脑损伤的 CT 检查也应引起重视。弥散性脑损伤常表现为脑水肿与脑肿胀,CT 表现为普遍性密度降低,CT 值为 8～20 Hu。如为双侧,则脑室普遍小,脑沟、回消失;如为单侧,则可见脑室向对侧移位。CT 不能区别脑水肿或脑肿胀。部分小儿由于血管系统自身调节功能丧失,可以形成脑充血,CT 值可轻度升高。这类损伤症状重,但 CT 检查阳性发现往往较少,常常导致漏诊。

发生在脑干的挫裂伤因后颅窝骨质伪影 CT 一般难于显示,虽然高分辨率 CT 因其扫描时间短、层面薄、伪影少而有所改进,但对小区域脑干损伤进行诊断仍有困难。此外,30%的脑挫裂伤可累及大脑半球或小脑的多处脑组织,40%可并发其他病变,75%可伴发骨折,因此,对于脑挫裂伤的诊断一定要全面、细致。

3. MRI 扫描

MRI 成像时间较长,某些金属急救设备不能进入机房,加之躁动患者难以合作,一般较少用于急性颅脑创伤的诊断,而多以 CT 为首选检查项目。但在某些特殊情况下,MRI 在诊断上优于 CT,如对脑干、胼胝体、脑神经的显示,对微小脑挫伤灶、轴索损伤及早期脑梗死的显示以及对血肿处于 CT 等密度阶段的诊断和鉴别诊断,MRI 有 CT 所不及的特殊优势。

4. 腰椎穿刺

腰椎穿刺有助于了解脑脊液中含血情况,可以此与脑震荡鉴别,同时可测定颅内压并引流血性脑脊液。但需要指出的是,对有明显颅内高压的患者,应禁忌腰穿检查,以免诱发脑疝。

5. 其他辅助检查

其他辅助检查如脑血管造影检查,现在已较少用,但在无 CT 设施的医院,脑血管造影仍可作为辅助诊断的措施;脑电图检查,主要用于对预后的判断或对癫痫的监测;脑干听觉诱发电位检查,对于分析脑功能受损程度特别是对脑干损伤平面的判定,具有重要参考价值。此外,放射性核素检查对脑挫裂伤后期并发症,如血管栓塞、动静脉瘘、脑脊液漏以及脑积水等病变的诊断,具有重要价值。

四、治疗和预后

脑挫裂伤的治疗当以非手术治疗为主,应尽量减少脑损伤后的一系列病理生理反应,严密观察颅内有无继发血肿、栓塞尤其是血肿的存在,维持内环境稳定及预防各种并发症的发生。除颅内有继发性血肿或有难以遏止的颅内高压需要手术外,一般不须手术处理。

1. 非手术治疗

(1)一般处理:对轻型和部分创伤反应较小的中型脑挫裂伤患者,主要是对症治疗、防治脑水肿,密切观察病情,及时进行颅内压监护,必要时复查 CT 扫描。对处于昏迷状态的中、重型患者,除给予非手术治疗外,应加强护理,有条件时可送入 ICU,采用多道生理监护仪,进行连续监测和专科护理。患者宜侧卧位,保持气道通畅,间断给氧。若预计患者短期内(3～5 d)不能清醒时,宜早行气管切开,以便及时清除分泌物,减少气道阻力及无效腔;同时应抬高床头 15°～30°,以利于颅内静脉回流、降低颅内压。每日出入量应保持平衡,在没有过多失钠的情况下,含盐液体 500 mL/d 即可满足需要,过多可促进脑水肿。含糖液体补给时,应防止血糖过高以免加重脑缺血、缺氧损害及酸中毒,必要时适量给胰岛素予以纠正,并按血糖测定值及时调整用药剂量。若患者于 3～4 d 后仍不能进食时,可放置鼻饲管,给予流质饮食,维持每日热能及营养。此外,对重症患者尚需定期送检复查血液生化,以便指导治疗;同时,应重视心、肺、肝、肾功能及并发症的防治。

（2）特殊处理：严重脑挫裂伤患者常因挣扎、躁动、四肢强直、高热、抽搐而致病情加重，应查明原因给予及时有效的处理。对伤后早期即出现中枢性高热、频繁去脑强直、间脑发作或癫痫持续发作者，宜尽早行亚低温冬眠疗法。外伤性急性脑肿胀又称弥散性脑肿胀（diffuse brain swelling，DBS），是重型脑损伤早期广泛性脑肿大，可能与脑血管麻痹扩张或缺血后急性水肿有关，好发于青少年。一旦发生可采用过度换气、激素及强力脱水，同时冬眠降温、降压也有减轻血管源性脑水肿的作用。弥散性血管内凝血（disseminated intravascular coagulation，DIC），为继发于脑损伤后的凝血异常，其原因是脑组织中富含凝血激酶，外伤后释放入血，激活凝血系统。由于血小板的异常聚积，可使脑皮层、基底节、白质内以及脑干等处小血管发生血栓，随后又因纤维蛋白原溶解而引起继发出血，迟发性颅内血肿亦可能与此有关。血管内凝血需依靠实验室检查始能诊断，即血小板减少、纤维蛋白原降低及凝血酶原时间延长。DIC一旦发生，应在积极治疗颅脑损伤的同时，输给新鲜血液，补充凝血因子及血小板，也可采用肝素抗凝治疗或用抗血纤溶环酸（氨甲环酸）对抗过量纤溶。

（3）降低颅内高压：几乎所有的脑挫裂伤患者都有不同程度的颅内压增高。轻者可酌情给予卧床、输氧、激素及脱水等常规治疗。重症则应早施行过度换气、大剂量激素，并在颅内压监护下进行脱水治疗。伤情严重时尚应考虑亚低温冬眠疗法。此外，严重脑外伤后血液流变学亦有明显变化，表现为全血黏度、血浆黏度、血细胞比容、红细胞聚集性和纤维蛋白原均高，并使红细胞变形能力下降，其程度与病情呈正相关。由于红细胞聚积性增强、变形力下降故而互相叠连形成三维网状结合体，使血液流动的切应力增大、黏度升高，引起微循环淤滞，微血栓形成，进而加重脑的继发性缺血损害。因此，在严重脑挫裂伤的治疗中，应注意血液流变学变化并予及时纠正。目前，神经外科常用的脱水剂甘露醇对血液流变学即存在着双相影响，输入早期血容量增加，血液被稀释；而后期则是血容量下降，血液黏度相对升高。在反复多次使用甘露醇之后，势必引起血液黏度的显著增高产生所谓"反跳现象"，甚至可以加重血管源性脑水肿。因此，在对脑损伤患者行脱水治疗时，宜以血细胞比容为指标，一般以 0.3～0.4 为"最适血细胞比容"。采用低分子右旋糖酐 0.5 g/(kg·d) 静脉滴注施行等容量或高容量血液稀释疗法，维持血液的黏度在"最适红血细胞比容值"水平，以减轻脑水肿及脑继发性损害。

（4）脑功能恢复治疗：目的在于减少伤残率，提高生存质量，使颅脑外伤患者在生活、工作和社交能力上尽可能得到恢复。脑功能恢复虽是对颅脑外伤后期的瘫痪、失语、癫痫以及精神智力等并发症或后遗症的治疗，但必须强调早期预防性治疗的重要性。在颅脑外伤急性期治疗中就应注意保护脑功能，尽量减少废损。当病情较为稳定时，即应给予神经功能恢复的药物，同时开始功能锻炼，包括理疗、按摩、针灸及被动的或主动的功能训练。

2. 手术治疗

脑挫裂伤一般不需要手术治疗，但当有继发性损害引起颅内高压甚至脑疝形成时，则有手术之必要。对伴有颅内血肿 30 mL 以上，CT 示有占位效应、非手术治疗效果欠佳时或颅内压监护压力超过 4.0 kPa（30 mmHg）或顺应性较差时，应及时施行开颅手术清除血肿。对脑挫裂伤严重，因挫碎组织及脑水肿而致进行性颅内压增高，降低颅内压处理无效，颅内压达到 5.33 kPa（40 mmHg）时，应开颅清除碎烂组织，行内、外减压术，放置脑基底池或脑室引流；脑挫裂伤后期并发脑积水时，应先行脑室引流待查明积水原因后再给予相应处理。

（林　涛）

第六节 脑干损伤

一、损伤机制和病理

脑干损伤是指中脑、脑桥和延髓的损伤，是一种严重的颅脑损伤，常分为两种：原发性脑干损伤，外界暴力直接作用下造成的脑干损伤；继发性脑干损伤继发于其他严重的脑损伤之后，因脑疝或脑水肿而引起的脑干损伤。脑干损伤是一种严重的、致命的损伤，有 10%～20% 的重型颅脑损伤合并有脑干损伤，单纯的脑干损伤并不多见。脑干位于脑的中轴底部，背侧与大、小脑相连，腹侧为硬质颅底，恰似蜗牛趴在斜坡上。当外力作用在头部时，不论是直接还是间接暴力都将引起脑组织的冲撞和移动。脑干除在坚硬的颅底上擦挫致伤之外，还受到背负的大脑和小脑产生的牵拉、扭转、挤压及冲击等致伤力，其中尤以挥鞭性、旋转性或枕后暴力对脑干的损伤最大。

通常，前额部受撞击可使脑干冲撞在斜坡上；头侧方着力易使脑干嵌挫在同侧小脑幕切迹缘上；当头颅在扭转运动中致伤时，因为大脑或小脑的转动，能使脑干受到扭曲和牵拉；枕后受力时，脑干可直接撞在斜坡与枕骨大孔上；头部因突然仰俯运动所致挥鞭性损伤中，多为延髓受损；双脚或臀部着力时枕骨发生凹陷骨折，可直接损伤延髓。此外，当头部受击引起颅骨严重变形时，通过脑室内脑脊液冲击波亦可造成中脑导水管周围或四脑室底的损伤。

原发性脑干损伤的病理改变常为挫伤伴灶性出血和水肿，多见于中脑被盖区，脑桥及延髓被盖区次之。继发性脑干损害常因严重颅内高压脑疝形成、脑干受压移位、变形使血管断裂引起出血和软化等病变所致。

弥散性轴索损伤（DAI）系当头部遭受加速性旋转暴力时，因剪应力造成的神经轴索损伤。病理改变主要位于脑的中轴部分，即胼胝体、大脑脚、脑干及小脑上脚等处，多属挫伤、出血及水肿。镜下可见轴索断裂、轴浆溢出，稍久则可见圆形回缩球及血细胞溶解产生含铁血黄素，最后呈囊变及胶质增生。通常 DAI 均有脑干损伤表现，临床上需依靠 CT 或 MRI 检查以确诊。

二、临床表现

原发性脑干损伤的典型表现多为伤后立即陷入持续昏迷状态，轻者对痛刺激可有反应，严重时常呈深度昏迷，所有反射消失，四肢软瘫。伤后早期生命体征即出现紊乱，表现为呼吸节律紊乱，心率及血压波动明显，双侧瞳孔时大时小，眼球位置歪斜或凝视，四肢肌张力增高，频发去大脑强直，常伴有单侧或双侧锥体束征，同时可出现高热、消化道出血、顽固性呃逆，甚至诱发神经源性肺水肿。

1.中脑损伤表现

意识障碍较为突出，因网状结构受损所致，多有程度不同的意识障碍。伤及动眼神经核时，瞳孔可时大时小双侧交替变化，光反应亦常消失，可有眼球歪斜，呈一侧上外、一侧下内的"跷板式"眼球，严重时双瞳散大固定。当脑干在红核与前庭核间受伤时，即出现去大脑强直，表现为四肢伸直、角弓反张，患者头眼垂直运动反射和睫状脊髓反射亦消失。

2.脑桥损伤表现

除有持久意识障碍之外，双侧瞳孔常极度缩小，角膜反射及嚼肌反射消失。由于呼吸节律调节中枢及长吸中枢均位于脑桥,故易致呼吸紊乱,呈现节律不整、陈-施呼吸或抽泣样呼吸。若伤及侧视中枢则呈凝视麻痹,头眼水平运动反射消失。

3.延髓损伤表现

延髓损伤主要表现为呼吸抑制和循环紊乱,患者呼吸缓慢、间断,脉搏快弱,血压下降,心眼反射消失。当延髓吸气和呼气中枢受损时,可在短时间内停止呼吸,但心跳尚可维持数小时或数日,但已属脑死亡状态。

三、诊断

原发性脑干损伤往往与脑挫裂伤或颅内出血同时伴发,临床症状相互交错,难以辨明孰轻孰重、何者为主,特别是就诊较迟的患者,更难区别是原发性损伤还是继发性损害。因此,除少数患者于伤后早期即出现脑干损伤征象且没有颅内压增高可资鉴别外,其余大部分患者均需借助 CT 或 MRI 检查始能明确。

部分脑干损伤患者 CT 不能准确显示,因为:①脑干位于岩骨、后床突、斜坡等骨性结构附近,一些局部假象或者伪影容易引起误诊,有时斜坡后出现的低密度影和岩骨边缘的高密度影即常误诊为梗死或出血;②由于呼吸障碍以及头部活动影响了扫描的清晰度;③尸体解剖和实验观察到,脑干损伤后的出血并非向脑干的侧方延伸,而是沿神经通路延伸。因此,CT 扫描平面必须与脑干轴向垂直才能发现病变。不过在显示脑实质内小出血灶或挫裂伤方面,尤其是对胼胝体和脑干的细微损害,MRI 明显优于 CT。因此,当 CT 难于发现脑干损伤病变而患者又有脑干损伤的临床表现时,应酌情选择 MRI 或脑干诱发电位检查以明确诊断。

脑干听觉诱发电位(BAEP)为脑干听觉通路上的电活动,经大脑皮层传导至头皮的远场电位,它所反映的电生理活动一般不受其他外在病变的干扰,可以较准确地反映脑干损伤的平面及程度。通常在听觉通路病灶以下的各波正常,病灶水平及其上的各波则显示异常或消失。

颅内压监护连续测压有助于鉴别原发性和继发性脑干损伤,虽然两者临床表现基本相同,但原发者颅内压正常,而继发者颅内压明显升高。应用脑干反射与脑干损害平面的对应关系也有助于判断脑干损伤的部位。严重脑损伤时,皮层以下至脑干各平面受损程度和范围不一,其临床表现亦各异,故可通过检查某些生理反射或病理反射来判断脑干受损的部位,以指导治疗、判断预后。

四、治疗和预后

对轻症脑干损伤患者,可按脑挫裂伤处理原则进行治疗,能使部分可逆性脑干损伤患者获救。对重症损伤则疗效甚差,其病死率几乎占颅脑损伤病死率的三分之一,若脑桥、延髓平面受创,则救治希望甚微。因此,在救治此类患者时,必须精心治疗,耐心护理。在治疗过程中,应密切注意防治各种并发症,急性期可予激素、脱水、降温、供氧,纠正呼吸和循环紊乱,维持机体内环境稳定,以减轻脑干功能的继发性损害。出现脑干创伤性水肿时,若 CT 发现脑干肿大、密度减低、脑池压闭,即应予大剂量激素、强力脱水、亚低温冬眠疗法对症处理,从而尽可能降低患者的病死率。恢复期应着重于脑干功能的改善,可用促苏醒药物、恢复神经功能药物、改善微循环药物,同时辅以高压氧舱治疗及功能训练,防治并发症,促进康复。

(林 涛)

第七节 下丘脑损伤

下丘脑损伤系指颅脑损伤过程中,由于颅底骨折或头颅受暴力打击,直接伤及下丘脑而出现的特殊的临床综合征。下丘脑是自主神经系统重要的皮质下中枢,与机体内脏活动、内分泌、物质代谢、体温调节以及维持意识和睡眠有重要关系。因此,下丘脑损伤后临床表现往往严重。单纯下丘脑损伤较少,大多伴发于严重脑挫裂伤和/或脑干损伤。

一、损伤机制与病理

下丘脑深埋在颅底蝶鞍的上方,距离脑表面较远,兼之前方有视神经固定,下方有垂体柄与垂体相连,故单纯原发性下丘脑损伤临床上极为少见,多数情况下合并有广泛而严重的脑挫裂伤、脑干伤。临床常见下丘脑损伤见于下列几种情况:①颅底骨折线穿过蝶鞍或其附近时,移位的骨折片可致下丘脑直接损伤;②重度冲击伤或对冲性脑损伤致脑底部沿纵轴猛烈前后滑动时,由于视神经和垂体柄对下丘脑的相对固定,而产生了牵拉或是剪切的作用力,可能导致下丘脑的直接损伤;③广泛而严重的脑挫裂伤、脑水肿和颅内压增高,水肿、缺血等继发性损伤累及下丘脑。

下丘脑损伤的病理改变多为灶性出血、水肿、缺血、坏死、软化,常常伴有垂体柄和垂体的损伤。

二、临床表现

由于下丘脑是交感(后区)和副交感(前区)的中枢,具有广泛而复杂的生理功能,下丘脑受损后,其临床表现多样。

1.意识与睡眠障碍

下丘脑后外侧区与中脑被盖属于上行网状激活系统,具有维持觉醒的生理功能。下丘脑受损,影响上行网状激活系统功能,患者可表现为不同程度的嗜睡症状,严重者可导致昏迷。

2.呼吸循环功能紊乱

下丘脑损伤后心血管功能可有各种不同变化,血压有高有低,脉搏可快可慢,但总的来说以低血压、脉速较多见,且波动性大,如果低血压合并有低温则预后不良。呼吸节律的紊乱与丘脑下后部分呼吸管理中枢受损有关,常表现为呼吸减慢甚至停止。视前区损伤时可发生急性中枢性肺水肿。

3.体温调节紊乱

一般认为下丘脑前部存在散热中枢,后外侧存在产热和保温中枢。损伤时,机体自身体温调节功能丧失,可导致中枢性高热:体温常骤然升起,高达 41 ℃~42 ℃,但四肢温度较低,使用散热剂常常无效。除了表现为高热外,有的患者还可以表现为体温不升,这种患者通常预后较差。

4.水、电解质代谢紊乱

生理状态下,机体水、电解质代谢受促肾上腺皮质激素(ACTH)和抗利尿激素(ADH)的双重调节,共同维持平衡。ACTH 的释放受下丘脑释放因子的调节,ADH 直接由下丘脑的视上核和视旁核分泌,故下丘脑损伤时对于各个因子造成的损伤不同,而表现为不同的水、电解质代谢紊乱。

（1）尿崩症：ADH 的分泌或是运输障碍,可导致肾小管对游离水的重吸收发生障碍,患者烦渴、多饮、多尿,每日尿量达 4 000~10 000 mL 以上,尿比重低于 1.005。肾功能和血浆渗透压常常没有明显的变化。

（2）低钠血症：下丘脑损伤导致功能失调时,ACTH/ADH 平衡打破,ADH 相对过多,肾小管对游离水的重吸收过度,水潴留,引起血液稀释性低血钠,低血浆渗透压和高血容量,常称这种低血钠、低血渗、高尿钠、高尿渗的表现为抗利尿激素分泌失衡综合征(SIADH)。

（3）高钠血症：下丘脑损伤,尤其是与严重脑损伤同时存在时,患者昏迷无法进食,合并高热、多汗、大脱水等因素,机体水分丧失,血钠增高,导致血液浓缩性高钠血症。血钠可高达 150~180 mmol/L 或以上。高钠血症的患者,表现烦躁、易激惹、四肢腱反射亢进、肌张力增高、抽搐,甚至昏迷。

5.糖代谢紊乱

糖代谢紊乱常常与水电解质紊乱同时存在,表现为多饮多尿、呕吐、定向力障碍、意识模糊,直至昏迷。查血糖可高达 33 mmol/L 以上,血渗透压＞350 mOsm/L,尿酮体阴性或者弱阳性,尿素氮与肌苷的比例大于 30∶1。如不及时处理,患者很快陷入休克,最终死亡,临床常称这种表现为"高渗高糖非酮性昏迷"。

6.急性上消化道出血

由下丘脑前区至延髓迷走神经背核有一神经束,管理上消化道自主神经,其任何一处受损均可引起上消化道病变。故严重脑外伤累及下丘脑时,易致胃、十二指肠黏膜糜烂、坏死、溃疡及出血。其成因可能是上消化道血管收缩、缺血;或因迷走神经过度兴奋;或与胃泌素分泌亢进、胃酸过高有关。除此之外,这类患者还常发生顽固性呃逆、呕吐及腹胀等症状。

7.其他

下丘脑的损伤还可能导致食欲障碍,表现为厌食或是贪食的症状。部分下丘脑-垂体轴损伤的患者,可能遗留性功能障碍。另有一种阵发的面颈部潮红、出汗、心悸、流泪、流涎、颤抖及胃肠不适感,发作历时 1~2 h,称间脑发作,也称下丘脑发作,或是间脑癫痫。

三、检查

1.头颅 X 线片检查

疑有颅骨骨折者应摄正、侧位片。枕部着力伤加摄额枕位(汤氏位)片,凹陷性骨折摄切线位片。疑有视神经损伤摄视神经孔位片,眼眶部骨折摄柯氏位片。

2.腰穿

腰穿了解蛛网膜下隙出血程度及颅内压情况。重型伤颅内高压明显或已出现脑疝征象者禁忌腰穿。

3.CT 扫描

CT 扫描是辅助诊断颅脑损伤的重要依据,能显示颅骨骨折、脑挫裂伤、颅内血肿、蛛网膜下隙出血、脑室出血、气颅、脑水肿或脑肿胀、脑池和脑室受压移位变形、中线结构移位等。病情变化时应行 CT 复查。

4.MRI

急性颅脑损伤患者通常不做 MRI 检查。但对病情稳定的弥散性轴索损伤、大脑半球底部、脑干、局灶性挫裂伤灶和小出血灶、等密度亚急性颅内血肿等,MRI 常优于 CT 扫描。

四、诊断

下丘脑损伤常常与严重的脑挫裂伤、颅内高压或者是脑干损伤同时伴发,因为被后者的症状掩盖,外伤性下丘脑损伤的诊断常常较困难。但是由于下丘脑损伤对于基本生命体征的干扰大,并且潜在致命性的后果,故应引起我们足够的重视,在接诊中保持高度警惕以免遗漏或是延误诊断。

凡是临床上发现不能解释的呼吸、心率、体温、意识、水电解质、高渗高糖非酮性昏迷、顽固消化道出血等情况时,应警惕下丘脑损伤的存在。内分泌功能的检查,如促甲状腺激素、生长激素、催乳素、促肾上腺皮质激素等项的检查可能提示下丘脑-垂体轴的受损情况,对诊断有一定参考价值。高分辨率的 CT 和 MRI 多能显示骨折或者下丘脑局部的挫裂伤、血肿,或是断裂的垂体柄与视交叉。这些都对下丘脑损伤的诊断有辅助作用。

五、治疗

对于下丘脑本身的原发损伤,目前尚无确切有效的特殊疗法。由于下丘脑损伤常常伴发严重广泛的脑损伤,所以,针对脑伤进行的以脱水降颅内压治疗为主的综合治疗,仍然是治疗方面的重点。对于下丘脑损伤所特有的症状,可进行针对性处理,严密监护,维持内环境稳定,细心护理。

1.对呼吸循环功能异常的处理

对呼吸循环功能异常的处理可使用辅助性的药物,如多巴胺、间羟胺等维持血压,确保脑组织得到足够的灌注,避免由于血液灌注不足而引起的继发性脑损伤。必要时可使用人工呼吸机辅助呼吸。

2.对中枢性高热的处理

对中枢性高热的处理可以使用亚低温疗法。尽管学界对于亚低温在原发性脑伤的保护作用上仍存争议,但是在患者因下丘脑损伤导致中枢性高热时,使用物理降温(32 ℃～34 ℃)并辅助冬眠药物的疗法,可以有效降低高温带来的高代谢率和耗氧量,降低颅内压,降低病死率。

3.对于水电解质失衡的患者

则应针对病因,采取相应的方案,尽力维持内环境的稳定。

(1)对于尿崩的患者:应监护其每小时尿量,在量出为入的补液原则下,可以使用双氢克尿噻 25 mg,每日 3 次,如每小时尿量超过 400 mL,可临时应用垂体后叶素 6 U 皮下注射。口服醋酸去氨加压素(弥凝)100～200 μg,每日 3 次,对中枢性尿崩也可以取得较好的疗效。

(2)对低钠血症的患者:如果是 SIADH,则钠离子本身并不缺乏,低钠血症由于 ADH 相对过多、血液稀释而引起,经过:①严格的限水;②利尿;③适度补充 ACTH,25～50 U,肌内注射,每天一次,低钠通常能够纠正。如果是因进食及补液不足引起的低钠血症,则应当根据血钠情况适当补充钠离子。

(3)对下丘脑损伤造成的高钠血症:应当在积极治疗原发病的基础上,逐步扩大血容量,稀释过高的电解质浓度。补液应通过钠离子的浓度,计算出缺水量,48 h 均匀输入。对昏迷的患者,经胃管注入清水也是行之有效的方法。

4.高渗高糖非酮性昏迷患者

多数存在严重的失水及休克,故应及时补充丢失液体,一般使用 0.45% 的盐水,最初 24 h 可达 5～10 L,或采用经胃管注白水的方法。胰岛素开始可以每小时 6 单位静脉输入,每小时监测血糖,根据检查结果调整胰岛素用量。另外,需注意电解质和酸碱失衡的调整。

5.对于急性上消化道出血的患者

对于急性上消化道出血的患者应当遵循禁食、制酸、止血、保护胃黏膜等原则处理,如遇出血较多,则需要反复多次输血补充血容量;急性大出血者,可以考虑手术止血。

(林　涛)

第八节　硬脑膜外血肿

发生于颅骨内板与硬脑膜之间的血肿称为硬脑膜外血肿,占外伤性颅内血肿的 20% ~ 30%;在闭合性颅脑损伤中其发生率为 2.5% ~ 3.5%,仅次于硬脑膜下血肿。临床统计资料显示,外伤性硬脑膜外血肿以特急性或急性多见,约占 85%,亚急性血肿占 11%,慢性者较少见,约占 4%。该类血肿一般为单发,多发者较为少见,但可合并其他类型血肿而构成复合型血肿,其中以外伤着力点处硬脑膜外血肿合并对冲部位硬脑膜下血肿较多。硬脑膜外血肿可发生于任何年龄,但以 15~50 岁的青壮年较为多见。婴幼儿时期该类血肿发生率较成人低,主要是由于该年龄的颅骨血管沟较浅且脑膜中动脉与颅骨尚未紧密靠拢,骨折时脑膜被分离和损伤脑膜中动脉的现象较少之缘故。引起亚急性或慢性硬脑膜外血肿的外力多较轻,着力点的线形骨折可致局部较小的渗血,并逐渐形成血肿。尚有少数病例因发生颅底骨折而出现脑脊液漏,或早期应用了大剂量的脱水剂,致使颅内压低于正常水平,是造成血肿逐渐增大的重要原因。

一、出血来源

创伤性硬脑膜外血肿的来源,主要见于以下血管的损伤,在极少数病例是由于血液成分改变(如血小板减少、凝血机制障碍等)所引起。

1.脑膜中动脉

该血管损伤引起出血者最为多见。脑膜中动脉经颅中窝底的棘孔进入颅内后,沿脑膜中动脉沟走行,在近翼点处分为前、后两支。由于翼点处的颅骨较薄,因外力的作用易于发生骨折而损伤动脉的主干或分支,于硬脑膜外形成血肿。脑膜中动脉沟在蝶骨嵴外端常形成骨管,前支行经此处时即居于骨管内。

若该处发生骨折,容易撕破骨管内的一段动脉,形成颞部硬脑膜外血肿。脑膜中动脉的前支一般大于后支,其骨沟亦较深,故前支较后支容易遭受损伤,发生血肿的机会较多,常位于颞部或颞顶部,而且血肿形成的速度也较快。

通常,脑膜中动脉主干损伤性出血较凶猛,血肿可迅速增大,常于数小时内产生脑疝,临床上特急性硬脑膜外血肿多见于此类出血。部分外伤性骨折仅损伤与脑膜中动脉伴行的脑膜中静脉,因而出血较为缓慢,此类血肿多为亚急性或慢性型。

2.静脉窦

头颅中线部位的骨折可造成上矢状窦的损伤,而枕部着力引起的线形骨折可损伤横窦,形成一侧的矢状窦或横窦旁的血肿;或为两侧的矢状窦或横窦上、下的骑跨性血肿。

3.板障静脉或导血管

外伤性骨折可引起颅骨板障静脉或穿通颅骨的导血管损伤而发生出血,常在硬脑膜外间隙形成血肿。但此类血肿较脑膜中动脉与静脉窦损伤性血肿所形成的时间要缓慢。

4.脑膜前动脉和筛前动脉

见于前额部着力的颅前窝骨折。骨折损伤脑膜前动脉和筛前动脉,常出现额极或额叶底部的硬脑膜外血肿。此部位的血肿形成较脑膜中动脉损伤性血肿稍慢。

5.硬脑膜细小血管

部分病例头部外伤后并无骨折,于头部受伤的瞬间,外力可使硬脑膜与颅骨发生分离,致细小血管撕裂而形成硬脑膜外血肿。该类血肿多位于外伤着力点处,其形成较为缓慢且血肿体积较小。

二、血肿部位

临床上,硬脑膜外血肿最多见于颞部、额顶部和颞顶部。一般来说,发生于脑膜中动脉主干的出血,血肿多位于额区,可向额部或顶部扩展;脑膜中动脉前支损伤性出血,血肿多在额顶部;脑膜中动脉后支的出血,则多在颞顶部;上矢状窦损伤性出血所形成的血肿,则在它的一侧或两侧;由横窦损伤性出血所形成的血肿,多位于枕部或颅后窝,也可同时发生在枕部与颅后窝。脑膜前动脉或筛动脉损伤所形成的血肿,则在额极区或额叶底部。

上述这些血肿部位是发生在头部外伤患者中较为普遍的规律,临床医师可根据自己的经验,结合颅骨骨折部位或骨折线通过脑膜血管与静脉窦的走行进行判断。血肿的发生一般多位于着力点处或其邻近区域。硬脑膜外血肿的部位从发生率来看,依次为颞顶区、额顶部、顶枕区、中线矢状窦旁及颅后窝。

三、血肿成分

硬脑膜外血肿的成分有液态与固态之分,这与出血速度和形成血肿时间的长短有密切关系。例如较大的出血可在短时间内形成大血肿,若为急性硬脑膜外血肿的早期,则血肿为一团粉红色血液(液态),其内可混有黑色的血凝块,血肿成分多为混合性的;随着时间的延长,血凝块的成分会逐渐增多,至中、后期,血肿基本全为黑色的血凝块,其成分为固态的。而较小的出血,于较长时间内才能形成血肿,其体积一般不大,血肿成分亦系固态的。在亚急性或慢性硬脑膜外血肿,由于血肿存在的时间较长,血肿包膜逐渐发生了机化,并可在硬脑膜表面形成一层肉芽组织。尚有一些时间长的慢性硬脑膜外血肿,在其包膜和血肿腔内还可能出现钙化或骨化。这些血肿成分及其改变过程,通过动态 CT 或 MRI 扫描观察,均可十分清楚地显示。

四、主要临床表现

除具备颅内血肿的一般表现外,硬脑膜外血肿者的主要症状特点:多为头部一侧着力致伤,常有额部软组织肿胀,绝大多数有局部颅骨骨折。多数急性硬脑膜外血肿者由于伴发的脑损伤较轻,伤后原发性昏迷时间较短,其中间清醒期较为明显。继发性昏迷出现时间的早晚与损伤血管的性质和血管直径的大小有密切关系,如脑膜中动脉主干或静脉窦损伤性出血迅猛,故继发性昏迷发生较早;脑膜前、中静脉、板障静脉和颅骨导血管的出血较缓慢,中间清醒期较长,继发性昏迷出现较晚。有些原发性脑损伤严重者,伤后持续昏迷进行性加重,无明显中间清醒期,其伴发的颅内血肿常被原发性脑挫裂伤或脑干伤征象所掩盖。部分患者无原发昏迷,伤后数天内出现意识障碍,早期检查若不细致很容易漏诊。

急性或亚急性硬脑膜外血肿者的颅内压增高症状多出现于原发昏迷或再昏迷之前。临床表现为剧烈的头痛,伴有恶心、呕吐、躁动不安、血压升高、脉压增大、心率及呼吸减慢等症状。血肿扩展到一定体积可产生小脑幕切迹疝,于血肿同侧的瞳孔明显散大,对光反射消失;血肿对侧出现较重的偏瘫,瘫痪肢体的肌张力增高,腱反射亢进,并有病理反射。在此阶段伤情多呈急剧发展,较短时间内即可转入脑疝晚期,患者出现双侧瞳孔散大,对光反射消失,病理性呼吸和去脑强直等症状。少数患者的血肿形成迅速,且体积较大,致脑干向对侧移位并嵌压于小脑幕上,最先表现为对侧瞳孔散大,同侧肢体瘫痪等非典型体征,需要立即进行辅助检查以便于确诊。幕下硬脑膜外血肿常出现躯干性共济失调、眼球震颤、颈项强直等表现,因颅后窝体积狭小,血肿继续增大后可使小脑扁桃体向下移位而形成枕骨大孔疝压迫延髓,严重者呼吸、心跳常突然停止,若救治不力可迅速死亡。

慢性硬脑膜外血肿较为少见,可见于额部或枕部受伤者。主要症状为头痛、呕吐,眼底检查多显示有视盘水肿。但意识障碍、偏瘫和失语等症状常不明显或较轻微,可行 CT 或 MRI 扫描检查,确诊后施行手术清除血肿。

五、辅助检查

1.超声波检查

以超声波进行探查,血肿多位于大脑半球的一侧,可见脑中线波向对侧明显移位。

2.颅骨 X 线片

硬脑膜外血肿伴有颅骨骨折者占 95％以上,且绝大多数发生在着力部位,无骨折者很少。经颅骨 X 线片见到不同类型的骨折,常表现为线形、凹陷、洞形或粉碎性骨折。当骨折或骨折线通过脑膜中动脉沟或静脉窦沟时,多可考虑有硬脑膜外血肿的可能。

3.脑血管造影

通过数字减影像的正位和侧位进行观察。典型的硬脑膜外血肿可显示为双凸镜形无血管区及周边血管的受压征。矢状窦(或横窦)旁或跨矢状窦(或横窦)的硬脑膜外血肿,在静脉期可见上静脉窦及注入静脉显影,并见血管受压移位。于伤后数小时内造影者,有时可见显影剂外渗。

4.CT 扫描

头颅 CT 扫描最重要的是能清晰地显示血肿的部位、大小及合并脑损伤的程度等,且可连续、动态地观察血肿的变化。在 CT 扫描片上,于颅骨内板下方,急性血肿为梭形或半月形高密度影,CT 值为 40～100 Hu,密度均匀,边界清楚;亚急性血肿为双凸镜高密度影,系混杂密度。均有同侧侧脑室受压,中线结构向对侧移位。骨窗位像上,尚能显示颅骨骨折。借此可以指导医师做出定位诊断和手术清除血肿。

5.MRI 扫描

MRI 扫描可用于各型血肿的检查,显示硬脑膜外血肿较 CT 优越。血肿的形态与 CT 扫描表现基本相似,并能分辨出低信号的硬脑膜。根据 T_1、T_2 加权像可做出诊断。

六、诊断与鉴别诊断

硬脑膜外血肿通常在受伤后的几个小时内形成,但有时却可能经历一个比较长的时间,即伤后几天后才被发现。依据头部外伤史、着力部位及受伤性质、伤后临床表现,结合影像学检查,对硬脑膜外血肿常可做出明确的诊断。在极少情况下,若神经系统症状迅速恶化,患者的情况既不允许进行头颅X线片,也不能花较多的时间去做CT扫描。此时,医师也可以在没有影像学的情况下,根据病史及临床表现进行诊断和手术探查。本类病变应与硬脑膜下血肿、脑内血肿、局限性脑水肿及弥散性脑肿胀等进行鉴别诊断。以下为这些病变的基本特征。

1.硬脑膜下及脑内血肿

与硬脑膜外血肿比较,受伤时的暴力作用较重,以顶枕及颞后部着力的对冲性脑损伤多见。患者的意识障碍多呈进行性加重,中间清醒期不明显。CT扫描显示硬脑膜下及脑内有不规则形态的高密度影;脑血管造影为硬脑膜下或脑内的无血管区和血肿的占位征象。

2.局限性脑水肿与弥散性脑肿胀

与各类血肿比较,受伤的暴力较重,多见于对冲性脑损伤。常以原发性脑损伤或脑干损伤较重,伤后昏迷时间长,部分患者可有中间清醒期。脑水肿及脑肿胀以一侧为主者,临床表现与血肿基本相似。脑血管造影可见血管拉直,部分显示中线移位。CT扫描见病变区脑组织呈低密度影及散在性的点、片状高密度出血灶,脑室、脑池变小。患者一般对脱水、激素等药物治疗有效。但是少数重症患者于24～48 h内病情可能明显恶化,经药物治疗及手术干预效果均不理想,预后较差。

七、治疗

对于硬脑膜外血肿的处理,原则上是在确诊后即应尽快地施行手术治疗。因此,提倡早期诊断和治疗,尽可能在脑疝发生之前便采用手术清除血肿,并充分地进行减压,以降低致残率和病死率。

(一)手术治疗

1.血肿穿刺抽吸术

对特急(或急性)型巨大液态血肿,可采用颅锥钻孔、血肿穿刺抽吸术。这种治疗最好在小脑幕切迹疝发生之前进行,也可于脑疝发生之中采用。通过快速地穿刺并抽吸出部分血液,能迅速地缓解急性颅内高压所引起的症状。现时均依靠CT扫描定位,采用立体定向技术、以穿刺针穿刺血肿最厚处,对部分病例在抽出部分血液后注入尿激酶液化血凝块,每日1～2次,其血肿的大部分可于数天之内被清除。但应密切观察病情变化,及时复查CT扫描。若抽吸和初次液化后血肿量减少<1/3,或临床症状无明显缓解者,须及时改用骨瓣或骨窗开颅术清除血肿。在亚急性及慢性期内行钻孔穿刺治疗有较好的作用,此期内血肿已有部分液化,将其抽出之后应用神经功能活化剂等药物治疗,效果良好。

2.骨瓣或骨窗开颅术

通过本术可取得足够的显露,便于彻底地清除血肿和止血,术后还可避免遗留颅骨缺损,适用于各型硬脑膜外血肿。由于脑膜中动脉或其分支近端断裂、静脉窦撕裂等出血较多,在短时间内形成的大血肿,已出现严重颅内压增高症状与体征,或有早期颞叶钩回疝表现者,应立即施行本手术。术后若脑组织无明显肿胀,可考虑将骨瓣复位,避免二次颅骨修补术。若患者已处于双侧瞳孔散大、病理性呼吸等晚期脑疝表现,为了迅速减压,可先行血肿穿刺、放出其内的液体部分,以达到部分减压目的,接着进行开颅的术前准备及麻醉。亦采用骨瓣或骨窗开颅术,将血肿予以清除。遇有破裂的动脉或静脉出血,应以电凝处理或缝扎止血,如脑膜中动脉破裂出血,可用电凝、银夹夹闭或缝扎与悬吊止血,必要时可将棘孔填塞。

为了防止术后再出血,当血肿清除后,可将硬脑膜缝合并悬吊于骨膜上,以生理盐水冲洗创面,对创面进行细致的止血。如有静脉窦损伤,可采用肌肉、筋膜或明胶海绵覆盖和压迫,或应用医用胶粘合于破口处,即可顺利地达到止血效果。有的病例当血肿清除后,出血已经停止,医师找不到损伤的血管,可按上法处理。清除硬脑膜外血肿之后,若硬脑膜张力较高,或见硬脑膜之下为蓝色,这种情况可能合并有硬脑膜下或脑内血肿。对此,需切开硬脑膜进行探查,或对外力的对冲部位进行探测。多发性硬脑膜外血肿虽属少见,但亦应有所警惕,一般多发生在邻近区域。当一个血肿清除后,颅内压力无明显减低时,应探查骨折线走行的其他部位,要注意防止遗漏血肿。血肿清除后,同时行去骨瓣或颞肌下减压,于硬脑膜外置管引流24～48 h。

(二)非手术治疗

对于高龄、体质较差、或患有多脏器严重疾病、血肿量<50 mL 的硬脑膜外血肿、且临床症状不很严重者,可采用非手术疗法。应用利尿、脱水、激素、止血、活血化淤及神经营养等药物,也可收到较好的疗效,血肿多能逐渐地被吸收而消散。但是,在非手术治疗期间,应动态地进行 CT 扫描追踪观察,若血肿量有增无减,或患者症状又有加重趋势,则应终止这种治疗而改为手术处理。

(林　涛)

第九节　硬脑膜下血肿

硬脑膜下血肿为颅内出血聚积于硬脑膜和蛛网膜之间而得名,系常见的颅脑损伤继发性病变,在颅内血肿中最为多见,占外伤性颅内血肿的 40%左右。在所有颅脑损伤患者中,约5%于伤后发生硬脑膜下血肿。此类血肿的特点是,约 30%为 2 个以上的多发性血肿;20%系双侧性血肿;在少数患者中,该血肿常与脑内或硬脑膜外血肿伴发,易与硬脑膜外血肿相混淆;此类血肿有时也受继发性脑水肿所引起的颅内压急速升高的限制,出血量可不大,多仅为一层较薄的血肿,局限于脑挫裂伤部位或与挫伤的脑组织混杂在一起。但如脑挫裂伤和脑水肿不重,也可形成较大的血肿。

一、分型与分类

临床上根据血肿出现症状的时间,将硬脑膜下血肿分为急性、亚急性和慢性三种类型;并按其与脑损伤合并存在的状况,又分为单纯型和复合型两大类。

1.单纯型硬脑膜下血肿

单纯型硬脑膜下血肿多系桥静脉损伤所致,一般外伤的暴力较轻,常合并轻微脑损伤,少数可无明显原发性脑损伤。血肿的体积大小不一。

2.复合型硬脑膜下血肿

复合型硬脑膜下血肿常因减速性损伤所致,头部在运动中受伤,尤其是对冲性脑损伤所致的硬脑膜下血肿。一般原发性脑损伤较重,伤后多表现为持续性昏迷,且昏迷程度逐渐加深,部分有中间清醒期或好转期。当血肿增大到一定体积时,患者常发生脑疝,出现瞳孔散大,生命体征不稳定,病情迅速恶化,病死率较高。

二、出血来源

在减速性脑损伤的病例常发生硬脑膜下血肿,其出血来源多系皮质的小动脉或静脉损伤所致,常见为复合型硬脑膜下血肿,即与同部位的脑内血肿、硬脑膜外血肿或脑挫裂伤并存。部分患者由于其血肿与脑挫裂伤和脑水肿伴发,因而,较小的血肿即可出现明显的症状。通常,这种复合型血肿多局限于脑挫裂伤处,有的也向外扩延到脑表面。一部分血肿来源于桥静脉的损伤;也有的系注入上矢状窦的大脑上静脉、注入蝶顶窦的大脑中静脉和颞静脉、注入横窦的下吻合静脉(Labbe'S静脉)等的损伤。此类血肿常较广泛地覆盖于大脑半球的凸面较大范围,并以额顶部者多见。

三、血肿部位

血肿发生的部位与头部着力点和受力方式有密切关系。一般加速性损伤所致的脑挫裂伤,颅内血肿主要发生于同一部位;而减速性损伤所引起的对冲性脑挫裂伤,血肿既可发生于着力侧,也可出现于对冲部位,而以发生在对冲部位者更为多见。如一侧枕部着力的减速性损伤,由于大脑在颅腔内的瞬间相对运动,致使对侧额、颞部的脑组织于凹凸不平的前颅窝底发生挫裂伤及血管撕裂,常在着力部位的脑凸面,以及对冲部位或着力部位的额、颞叶底部和极部,形成急性复合型硬脑膜下血肿,多与脑挫裂伤同时存在。在脑挫裂伤区的血肿较厚,其周围脑表面为一薄层血肿,于挫裂伤灶的深部亦可能伴发脑内血肿,而在枕部着力处可产生颅后窝硬脑膜外或硬脑膜下血肿;枕部中线着力易致双侧额叶与颞极的挫裂伤和硬脑膜下血肿;头部侧方受击的加速性损伤,该类血肿多发生于同侧;而在头部侧方撞击物体的减速性损伤中,同侧多为复合性硬脑膜下血肿,对侧为单纯性硬脑膜下血肿,但有时在着力侧也产生硬脑膜外或脑内血肿;一侧前额部着力的减速性损伤,硬脑膜下血肿多发生在同侧的额底、额极和颞底部,在对冲的枕极和颅后窝则几乎不发生血肿。其原因是,枕叶紧贴光滑的小脑幕,极少出现对冲性脑损伤和对冲部位的硬脑膜下血肿。但老年人因存在一定程度的脑萎缩,且其血管脆性增加,当额部受外力作用后,易发生急性硬脑膜下血肿。

临床经验表明,枕部和前额部着力点越接近中线,发生双侧性硬脑膜下血肿也就越多见。有关静脉或静脉窦损伤性出血发生血肿问题,如为回流到矢状窦的桥静脉或矢状窦被撕裂,血肿除位于大脑凸面外尚可分布于两大脑半球间的纵裂内;如为回流到横窦或岩上窦的脑底部静脉被撕裂,则血肿也可位于脑底部。这类血肿伴有的原发性脑损伤多较轻。

四、主要临床表现

硬脑膜下血肿多伴有较重的脑损伤,故其临床表现的特点:在脑挫裂伤症状的基础上,又加脑受压的表现。

合并有脑挫裂伤的急性或亚急性硬脑膜下血肿者,其临床表现常较重,伤后原发性昏迷多较深。复合型硬脑膜下血肿的中间清醒(好转)期不明显,多数表现为原发性昏迷与继发性昏迷相重叠,昏迷的程度逐渐加深。在脑挫裂伤的基础上,随着血肿体积的不断增大,可在较短时间内发生脑疝而转入深度昏迷状态。与单纯脑挫裂伤比较,其颅内压增高更加显著,生命体征不稳。神经系统局灶性体征较多,如中枢性面、舌瘫和偏瘫、失语及癫痫发作等。发生小脑幕切迹疝时,出现同侧瞳孔散大、眼球固定,对侧肢体瘫痪,如治疗不及时可使病情迅速恶化,尤其是特急(或急性)型硬脑膜下血肿,患者一侧瞳孔散大后不久,对侧瞳孔亦随之散大,即伤后仅 1～2 h 便可进入濒危状态。婴幼儿血肿时,可出现前囟隆起,并可见贫血甚至发生休克。特急(或急性)型硬脑膜下血肿常见于减速、对冲性损伤的病例。

五、辅助检查

1.颅骨 X 线片

颅骨骨折的发生率较硬脑膜外血肿要低,约为 50％。因比,无颅骨骨折的颅内血肿,应考虑以硬脑膜下血肿的可能性较大,而且血肿的位置与骨折线也常不一致。

2.超声波检查

一侧颅内血肿因其占位作用,行超声波检查时常见脑中线波偏移。由于薄层血肿、双侧性血肿及额、颞叶底部血肿占有较大的比例,因而中线波无移位或有轻度移位者,亦不能排除此型血肿的诊断。

3.脑血管造影

脑血管造影对硬脑膜下血肿的诊断有很好的作用:一侧脑表面的硬脑膜下血肿,常表现为同侧脑表面新月形"无血管区",同侧大脑前动脉向对侧移位。双侧性硬脑膜下血肿行单侧脑血管造影,显示为同侧脑表面的新月形"无血管区",大脑前动脉可有轻度移位或无移位。但位于额、颞叶底的硬脑膜下血肿,在脑血管造影片上可无明显改变。

4.CT 扫描

CT 扫描应于接诊后迅速完成。急性血肿表现为颅骨内板下方可见新月形或半月形高密度影,CT 值 70～80 Hu,少数血肿内渗入脑脊液者呈混杂或低密度。亚急性血肿多为混杂密度或低密度,也可为高密度。内侧皮层内可见点、片状出血灶与低密度区的脑水肿带;同侧侧脑室受压、变形,中线向对侧移位。对位于额、颞叶底部和双侧性血肿的诊断较脑血管造影更具特点。采用本检查,一般均可获得诊断,是目前颅脑损伤并发颅内血肿诊断中首选的辅助检查方法。

5.MRI 扫描

MRI 显示硬脑膜下血肿其信号演变与血肿的变化规律相似,在 T_1 和 T_2 加权像上,可表现为等、高或低信号,有的为混杂信号的多种改变,应结合具体情况进行分析与判断。

六、诊断与鉴别诊断

(一)诊断

依据较重的头部外伤史,受伤机制与伤及部位,原发昏迷时间较长或意识障碍不断加深,并出现局限性癫痫发作、脑膜刺激征和颅内压增高征象,以及体温升高,特别是早期出现神经系统局灶体征者,应高度怀疑有硬脑膜下血肿的可能。须及时行辅助检查(如超声波探查、脑血管造影或 CT 与 MRI 扫描),以协助诊断。若已出现意识障碍及典型的小脑幕切迹疝表现时,可根据受伤机制及临床表现,确定血肿的部位,快速行颅锥钻孔探查,如有血肿则先放出其液态部分,而后做开颅血肿清除减压术。

(二)鉴别诊断

1.硬脑膜外血肿

典型的硬脑膜外血肿的特点是原发性脑损伤较轻,有短暂的意识障碍,中间清醒期较明显。继发性昏迷出现时间的早晚与血管损伤的程度和损伤血管的直径有关。病情发展过程中常出现剧烈头痛、呕吐、躁动不安等；并有血压升高、脉搏和呼吸缓慢等颅内压增高表现。CT扫描见原发性脑损伤较轻，于颅骨内板下有呈双凸形高密度影的血肿。

2.脑内血肿

硬脑膜下血肿与脑内血肿受伤机制、临床表现极为相似，但脑内血肿相对少见，病情进展较缓慢，脑血管造影、CT、MRI扫描均可对两者做出鉴别。

3.弥散性脑水肿与脑肿胀

随着CT的日益普及，外伤性弥散性脑水肿与脑肿胀的发现率越来越高。此类患者伤后的持续昏迷为进行性加重，亦可系伤后短暂昏迷，数小时后再昏迷并逐渐加重，多见于顶枕部着力的减速性损伤。CT扫描可显示一个或多脑叶的肿胀和散在性的点、片状出血灶。本病发展迅速，如治疗不及时预后很差。

七、治疗

硬脑膜下血肿患者病情多发展迅速，确诊后应进行手术治疗。手术必须抓紧时间，即使提前几分钟也是有意义的。迅速解除脑受压和恢复脑循环，是提高手术成功率和患者生存质量的关键。

(一)手术治疗

1.颅锥钻孔、血肿穿刺抽吸术

伤后表现急性硬脑膜下血肿、且就诊时已处于脑疝晚期者，可依据外伤着力点、受伤机制、伤后病情变化和影像学检查资料进行综合分析。确定为硬脑膜下血肿后，可于对冲部位的额颞部经颅锥钻孔后，应用特制的穿刺针快速地穿刺，抽出血肿的液态部分，以达到部分减压目的。而后迅速地行骨瓣或骨窗开颅术清除血肿。穿刺之后若病情明显好转者，可保留穿刺针行CT扫描，了解剩余血肿量及合并伤的程度。若局部脑水肿不重，中线偏移轻微者，注入尿激酶进行液化并引流残余血肿，同时密切地观察病情变化，行动态CT扫描监测。如果残余血肿量＞50 mL、脑水肿严重、中线偏移＞1.0 cm，则应改行骨瓣开颅清除血肿，术后脑肿胀明显者须去除骨瓣减压。若无严重合并伤，经穿刺抽吸出大部分血肿，意识清楚，脑疝缓解，复查CT血肿量＜30 mL者，可采用保守疗法。

在无CT检查的条件下，须按受伤机制与着力点，并结合伤员的临床表现做出判断，依顺序钻孔探查：一侧枕部或前额部着力伤，应在前额部眼眶的稍上方和前颞部钻孔，防止遗漏额底、额极和颞底、颞极部的血肿；头部侧方着力者，应在着力侧钻孔，而后于对冲部位钻孔探查。钻孔后如发现硬脑膜张力高，呈暗紫色，表示硬脑膜下有积血，需将硬脑膜切开，如血肿为固态性，应行骨瓣开颅清除血肿；如血肿为液态性，可再钻1～2个孔以引流血肿，并用生理盐水反复冲洗，然后置管引流。

2.骨窗或骨瓣开颅血肿清除术

骨窗或骨瓣开颅血肿清除术是现今治疗硬脑膜下血肿最常用的手术方式，适应于病情发展快、血肿定位明确、血肿以固态为主者。手术应达到充分显露，将血肿及碎裂、坏死的脑组织一并清除，仔细止血。血肿蔓延至颅底者，应仔细冲洗基底池。血肿清除后脑搏动良好，无明显肿胀，但数分或十数分钟后又出现颅内压增高及脑膨出者，可能存在颅内多发血肿，须结合受伤机制对额、颞及脑深部进行探查，或行术中CT扫描协助诊断，如为多发性血肿应予以清除。合并脑室内出血者,应同时行脑室穿刺引流。术后脑疝无缓解时可施行小脑幕切开术。

3. 内减压术

内减压术适用于严重复合性硬脑膜下血肿或已发生脑疝者。急性硬脑膜下血肿伴有严重脑挫裂伤、脑水肿或脑肿胀时,经彻底清除血肿及碎裂的脑组织,颅内压仍不能缓解,常需将颞极与额极予以切除,此为内减压措施。

4. 颞肌下减压术

当一个血肿被清除后,脑部又迅速膨隆,颅内压力很高,须考虑到存在多发性血肿的可能性。须在相应的部位进行钻孔探查,发现血肿予以清除。如钻孔后未发现血肿,或经 CT 扫描排除了血肿,则系脑挫裂伤和脑水肿引起,宜根据脑肿胀的程度行一侧或两侧颞肌下减压,或去除骨瓣减压。

颞肌下减压术是一种传统的术式,将颞肌自颅骨表面充分剥离后,咬除颞骨鳞部及部分额骨与顶骨,骨窗可达 8～10 cm,然后放射状剪开硬脑膜达骨窗边缘,清除硬脑膜下血肿,反复冲洗蛛网膜下隙的积血。止血后间断缝合颞肌与头皮各层。

5. 去骨瓣减压术

去骨瓣减压术即去除骨瓣,敞开硬脑膜,仅将头皮层缝合,以此作为外减压。应根据术中情况决定是否行去骨瓣减压。大骨瓣去除后,由于脑膨出导致的脑移位、变形和脑脊液流向紊乱,早期可使局部水肿加重,脑结构变形,增加了神经缺损;晚期可致脑软化、积液、穿通畸形及癫痫发作等。有学者曾做半侧颅骨切除减压,但疗效欠佳。行大骨瓣减压的指征为:特重型颅脑损伤并发急性硬脑膜下巨大血肿;血肿压迫时间较长,术前已发生脑疝;清除血肿后脑压仍较高,且对脱水治疗无效;弥散性脑损伤伴有严重脑水肿。

（二）非手术治疗

对硬脑膜下血肿者于就诊后应立即给予止血、脱水、吸氧、保持呼吸道通畅等抢救治疗,采取及时、合理的非手术疗法对本类血肿是必需的。临床上也曾遇到已出现浅昏迷及早期小脑幕切迹疝,经非手术治疗意识逐渐清醒、血肿吸收消散者。下列情况可在密切观察病情变化、动态 CT 监测下采用非手术治疗:①意识清楚,病情稳定,无局限性脑受压致神经功能受损,生命体征平稳;②CT 扫描血肿<50 mL,中线移位<1.0 cm,脑室、脑池无明显受压;③颅内压监护的压力<20 mmHg;④高龄、严重脏器功能障碍者。

（林　涛）

第十节　面神经麻痹

一、面神经麻痹

面神经麻痹又称为面瘫,是因为控制面部肌肉运动的面神经损伤引起面部肌肉运动无力或面肌瘫痪的一类疾病。患者常常嘴歪眼斜,眼睛无法闭合,面容变丑,一些患者会留下后遗症,影响日常生活和社会交往,令人十分苦恼。

二、中枢性面瘫

支配面部运动的皮质在脑外侧面的运动区(恰好在中央前回最下方的岛盖上面)。因为眼裂以上面部的运动受双侧皮质支配,因此中枢性面瘫主要影响下面部的肌肉运动,并且不影响面部表情的表达。

(一)核性面瘫

脑桥内面神经核损伤引起核性面瘫,引起第Ⅶ脑神经运动功能的完全性麻痹。可同时伴有相邻神经结构的神经损害的病理表现。

(二)周围性面瘫

损伤同侧半侧面部肌肉运动瘫痪。

(三)病因

引起面瘫常见的原因如下。

(1)感染:带状疱疹病毒感染及耳源性细菌感染,如中耳炎、迷路炎、乳突炎、颞骨化脓性炎症等导致面瘫,约占面瘫病因的42%。

(2)特发性面瘫:又称贝尔麻痹,约占面瘫病因的30%,是由于疲劳、面部或耳后受凉受风而引起的非特异性面神经炎症。

(3)颅底骨折、颞骨骨折、面部外伤等引起的面瘫,约占面瘫病因的8.2%。

(4)听神经瘤、颅底脑膜瘤、胆脂瘤及腮腺瘤等肿瘤本身压迫或手术切除肿瘤引起面瘫约占面瘫病因的5.5%。

(5)其他:糖尿病等代谢障碍、面神经先天畸形等均可导致面瘫。

(四)临床表现

面神经麻痹的临床表现取决于病变所在面神经传导通路的部位。最常见的症状是单侧面部肌肉无力(1%~2%可能是双侧),伴或不伴面部及耳后疼痛,味觉障碍,口干,泪液和唾液腺分泌障碍和听觉过敏。周围性面瘫主要症状为一侧的面部肌肉瘫痪。

(1)不能皱眉。

(2)眼裂增大。

(3)闭眼时眼睑不能闭合或闭合不全,同时眼球向外上方转动并露出白色巩膜。

(4)下眼睑外翻,眼泪溢出眼外。

(5)口角变浅下垂,口偏向对侧。

(6)不能噘嘴和吹口哨。

(7)鼓腮时患侧口角漏气。

(8)流涎,进食及漱口时,水从口角漏出。

(9)食物常滞留于齿颊之间。

中枢性面瘫(核上性或核性面神经麻痹)一般上面部肌肉不受累,并经常合并其他神经系统症状,包括对侧肢体无力或精神状态改变。

此外,中枢性面瘫不会影响面部表情。一些患者还会出现味觉紊乱、眼干或眼泪过多、无法忍受正常噪声(听觉过敏)、耳部疼痛。面瘫还会导致自卑、自我封闭等心理问题。

(五)体格检查

通过闭眼、抬眉、示齿、噘嘴、动口角评价面部运动,查体还应该包括全身查体、神经系统查体、注意有无外耳附近的水疱和结痂,并注意有无腮腺内肿瘤。

三、诊断

面神经麻痹是最常见的脑神经功能障碍,它可以影响所有年龄段的人群。

首先,通过皱眉、抬眉、示齿、噘嘴等动作测试面部的表情肌来确定面神经功能。上运动神经元病变,由于上面部肌肉受双侧神经支配,只有对侧的脸的下半部分受影响。而下运动神经元病变,同侧面部全部肌肉受累。

其次,确定面神经麻痹是一个孤立的症状还是合并有其他神经系统症状/体征。这需要进行全面的神经系统查体。如果确定是多个脑神经障碍,这时需要进行颅脑影像学检查。与此同时,临床病史和相关的检查结果对确定影像学检查结果和明确诊断是至关重要的。中枢性面瘫最常见的原因是对侧皮质或同侧脑桥病变,如缺血性卒中或肿瘤。如果发现中枢性面瘫应行头颅 CT 或磁共振成像检查。核性面神经麻痹可能是脑缺血或肿瘤累及面神经核导致。面神经核邻近结构受累常导致相应的神经系统表现,如患侧第六脑神经麻痹或对侧肢体无力。有外伤史和伴发的急性单侧面瘫、味觉障碍,无听觉过敏,应行颅底 CT 检查。颞部骨折也可引起面神经麻痹。

发热、头痛、畏光、颈项强直或意识水平的改变可能提示脑膜炎,如果同时发生面神经麻痹,需要紧急头颅 CT 检查后行腰椎穿刺脑脊液检查除外颅内感染。应用广谱抗生素治疗有效对确诊有帮助,细菌培养阳性可确诊。耳痛、耳漏、耳后疼痛、发热和面神经麻痹同时出现提示中耳或乳突感染。患者可以无发热,血白细胞计数正常,而血沉明显升高。怀疑颅底骨髓炎应行脑 CT、MRI 检查。

缓慢进行性面神经麻痹伴或不伴耳聋或耳鸣一般提示为肿瘤(如听神经神经鞘瘤、脑膜瘤、或颞骨转移瘤),推荐行增强磁共振成像检查。有蜱接触史的患者应怀疑莱姆病。单侧或双侧面部神经麻痹是莱姆病的早期症状,90%病例血清学检测异常。

腮腺肿瘤引起的面瘫可以在面部看到或在口腔内触及肿块。腮腺肿瘤可以压迫面神经的一个或多个分支,腮腺肿瘤切除术也存在损伤面神经的危险。电生理学检查有助于判断面瘫的严重程度及面瘫的预后。

四、治疗方法

对于局部面神经损伤的病例(如创伤、桥小脑角肿瘤手术损伤等),通常认为通过神经修复手术治疗效果优于保守治疗。如果面肌已经萎缩或纤维化,神经修复手术失去意义。

(一)手术时机

对于完全性面神经损伤病例及早手术治疗。面神经损伤状况不明确时或者面神经解剖完整而没有功能时,应临床观察几个月,并用电生理检查来了解其恢复情况,觉得何时手术治疗。

(二)手术方式

1.面神经修复术

面神经修复术包括面神经减压术、神经吻合术、神经移植术、神经转位术。

2.舌下-面神经吻合术

传统的舌下-面神经端-端吻合术是治疗面瘫最常用的方法之一,它是用舌下神经代替受损伤的面神经来支配面部肌肉,使瘫痪的面肌动起来。其优点是舌下神经是完全的运动神经,而且在大脑皮层面肌和舌肌功能区相邻,修复效果较为理想;其弊端是需要切断面神经,牺牲了面神经自我修复的机会,适用于长期观察面神经功能没有恢复迹象的完全性面瘫患者,不适用于面神经功能部分保留的不完全面瘫患者。而且手术后同侧的舌肌失去神经支配而萎缩,部分患者会影响咀嚼、发声及吞咽功能。

3.改良舌下-面神经吻合术

对于不完全面瘫患者,促进残余的面神经功能恢复对于恢复面瘫患者面容的对称和面部动作的协调性至关重要,临床上往往用康复手段来促进不完全面瘫的自身恢复。但随着面瘫时间延长,受损的面神经会发生变性,面部部分肌肉会因为失去神经支配而发生失用性萎缩。如果错过神经修复的最佳时机,会造成永远遗留面瘫。为了保留残留的面神经功能,同时避免瘫痪面肌发生萎缩,我们在面瘫较早期将舌下神经断端与面神经侧方行端-侧吻合术,不切断面神经治疗面瘫。结果不但保留了原有的面肌功能,而且使瘫痪的面肌及时地得到舌下神经的支配而恢复运动,恢复了面肌功能,减少了面肌的萎缩。解剖上舌下神经比面神经粗大将近一倍,我们应用腓肠神经移植搭桥,将一半的舌下神经与面神经行端-侧吻合,治疗不完全面瘫患者取得了显著效果。所有患者残留的面神经功能得到保护,术后舌肌的运动不受任何影响。舌下-面神经吻合促进不完全面瘫的康复,患者静息状态的面容和面部的运动有了明显的改善。电生理证实患者面部表情肌同时受到同侧残留面神经和舌下神经支配。

手术步骤。①麻醉:气管插管全麻;②体位:仰卧,头偏向健侧;③切口:耳前至颈部沿下颌长 6～8 cm 弧形切口;④解剖暴露面神经:切开皮肤、皮下组织,分离暴露腮腺,解剖暴露面神经主干至分叉处;⑤解剖暴露舌下神经:自胸锁乳突肌前缘分离,暴露颈动脉鞘,浅面暴露舌下神经,斜行穿过颈内动脉表面,测量面神经分叉至舌下神经分出降襻后距离;⑥切取腓肠神经:按腓肠神经体表投影和所取长度,取足踝外侧向上直切口,切开深筋膜,暴露腓肠神经,切取腓肠神经生理盐水纱布包裹备用,术野彻底止血,分层缝合皮下及皮肤;⑦吻合神经:在显微镜下半断舌下神经,将腓肠神经近端与之行端-侧吻合,打开面神经颈面干及颞面干神经外膜,分别将腓肠神经远端两分支分别与面神经颈面干和颞面干端-侧吻合;⑧术野彻底止血,反复冲水清亮,术腔置外引流管一根,接负压吸引。

术后注意事项:①术后 48 h 拔除外引流;②术后 7 d 面部手术切口拆线,术后 14 d 腓肠神经切取切口拆线;③术后 2 周后开始面部肌肉功能锻炼,促进面肌功能康复;④口服甲钴胺、维生素 B_1 营养神经治疗。

4.副-面神经吻合术

1895 年 Balance 首先报道,手术基本与面-舌下神经吻合术相同,手术可遗留患侧斜方肌萎缩和抬肩无力。手术要点如下。

(1)乳突沿胸锁乳突肌的切口。

(2)切除乳突尖前三分之一,暴露分离茎乳孔处面神经。

(3)在乳突尖下 3～4 cm 胸锁乳突肌下方暴露副神经。

(4)切断副神经斜方肌支,将副神经中枢断端转向面神经总干的周围侧-断端做吻合,术野彻底止血,术腔置外引流条。

5.面神经减压术

面神经减压术指通过磨出面神经管周围骨质,解除面神经管骨性结构对肿胀面神经的束缚,减轻面神经肿胀产生的张力,改善面神经的血液循环和内环境。适用于面神经解剖结构完整而自愈性很小的病例。颞骨岩部骨折可引起面神经挫伤和嵌顿伤,如果肌电图显示面神经功能损伤大于90%,建议早期手术。炎症等引起的面瘫,待急性炎症消退后2周再进行手术。贝尔面瘫如果发病3个月仍没有恢复迹象,可以试行面神经减压术。如果病程超过8个月,表情肌严重萎缩,肌电图显示肌电活动消失,则不宜进行此手术。

术前准备:①做好术前知情和解释;②备皮:耳周6 cm范围毛发;③清洁耳郭和外耳道;④术前预防性应用抗生素。

手术方法:①麻醉,气管插管全麻;②体位,侧卧位;③切口,自耳郭上方向乳突尖做一环绕耳郭的弧形切口;④切开皮肤、皮下、骨膜,推开骨膜暴露围绕外耳道后上方骨质;⑤磨除乳突表面骨质,开放乳突窦及乳突气房;⑥暴露砧骨窝,仔细磨薄面神经管垂直部和水平段的骨管,用显微骨膜剥离子开放面神经管,显微剪刀开放面神经外膜,使面神经减压;⑦彻底止血,分层缝合伤口。

(杨 博)

第十一节 脑动静脉畸形

脑动静脉畸形(arteriovenous malformation,AVM)是一种先天性中枢神经系统血管发育异常,主要的病理特征是在病变部位动脉与静脉之间缺乏毛细血管床存在,致使动脉与静脉直接相通,形成动静脉之间的短路,从而导致一系列血流动力学上的变化。临床上主要表现为反复的颅内出血、癫痫发作、头痛及进行性神经功能障碍等。本病是引起颅内自发性蛛网膜下隙出血另一常见的原因,仅次于颅内动脉瘤。

大宗病例研究分析认为脑AVM的人群年发病率约为1/100 000,其中自发性脑出血平均年出血率为2%～4%。脑AVM病例伴出血的总体发生率约为50%,而病死率为10%～15%。Sarvar与McMormick在1978年报告血管畸形患病率为4.05%,他们连续观察4 069例尸解,发现了165例脑血管畸形,其中有AVM 24例,占全部尸检的0.59%,静脉畸形最多,为105例(占2.6%)。

一、发生学

脑动静脉畸形的病因不明。目前普遍认为脑AVM是发生于胚胎时期的先天性疾病。当胚胎刚开始形成神经沟时(胚胎形成第45～60 d),在中胚层内有部分细胞分化为成血管细胞。这些细胞起初排列成条索状,逐渐在细胞条索的中央出现管道,形成原始的血管,进而形成原始血管网。与此同时成血管细胞亦进一步分化为血管内皮细胞(ECs)、血管平滑肌细胞(SMCs)、血管间质细胞、血管外膜细胞等。当胚胎形成神经管时,原始血管网即攀附于神经管的表面,部分甚至伸入神经管内。随着胎儿的发育,血管网又分化出动脉、毛细血管及静脉。随着脑的继续发育有些血管扩大成为脑的主要供血动脉,有些则逐渐闭塞而退化。同时按血管所在部位的深浅又发展出颅外血管、脑膜血管及脑内血管等层次。在胎龄达3个月以上的胚胎中其脑血管基本上已形成了正常人的模式。

Streeter将脑血管这一段发育过程分为下列时期:①原始血管芽胚期;②原始血管网期;

③血管分层期;④脑血管成形期;⑤血管壁成熟期。近年来的研究认识到脑血管之所以能如此按部就班地生成发育,主要是由于各组织、脏器内存在着血管生成的调控机制。这是一套复杂的分子信息通道,由特殊的多肽类及蛋白质组成的血管内皮细胞生长因子(VEGF)及其他许多生长因子,与细胞受体酪氨酸激酶(RTK)及血管内皮细胞生长因子的许多受体的协同活动来完成的。如果胚胎期血管生成的调控机制有障碍,便可在脑血管的不同发生期引发不同的病变或畸形。

二、病理学

1.大体形态

AVM是由一团称为血管巢的畸形血管的所组成,内含有动脉与静脉,在多处动静脉直接相连,中间没有毛细血管的过渡。血管巢的大小不等,可自肉眼勉强可见至整个大脑半球均被涉及。脑的各部位均可发生,但最多见于皮质与白质交界处,呈锥状,其广阔的基部面向脑皮质,尖端指向白质深部,或直达侧脑室壁。有一支至多支增粗的供血动脉供血。引流静脉多呈现扩张、扭曲,内含有鲜红的动脉血。在畸形血管之间杂有变性的脑组织,伴有神经元的缺失以及胶质纤维的增生,常有出血的痕迹。上述表现是动静脉畸形的病理特征之一,是区别于血管性新生物的重要标志。

病变表面的软脑膜及蛛网膜增厚发白,可有出血后的黄染。畸形血管增粗、扭曲、充满血液,呈鲜红色、扭动状搏动。畸形血管管腔大小不一,管壁厚薄不均,腔内有淤血,管壁不完整,各层排列紊乱,管腔间可见陈旧性出血或小血肿形成。供血动脉及动脉化的引流静脉即使在显微镜下亦常不易区别。动脉与引流静脉的管壁都显得厚薄不均,管腔内可见有增厚的内膜,有的可引起管腔的部分堵塞。血栓形成亦常可见到。管壁上可见有粥样硬化斑及钙化。此外,动静脉畸形的邻近脑实质内常有脑萎缩,甚至慢性缺血性梗死。

脑动静脉畸形虽都有动脉与静脉之间的短路,但由于短路的数量、大小、部位等不同,使血管巢的形态有很大的不同。

2.分布

90%以上的AVM位于幕上,位于幕下者不到10%。幕上的AVM大多数涉及大脑皮质,深部结构受累者(脑室及基底核)占10%~15%。胼胝体及其他中线结构受累者占4%~5%。病变多局限于一侧,左、右侧发病基本相等。大脑皮质上的分布以顶叶最多,约占30%,其次是颞叶22%,额叶21%,枕叶10%。

3.显微镜所见

在大体水平,可见病变是由大小不等的血管组成,管壁大多成熟,呈各种不同的切面。动脉中层和弹力层较薄,与静脉难以区别。血管内膜有增生肥厚,有的突向管腔内,使之部分堵塞,血管壁上常有动脉粥样硬化斑块及机化的血凝块,有的血管可扩张成囊状,夹杂于血管之间有变性的脑组织,数量多寡不等,有的因出血而黄染,另有的则因缺血而发生脑梗死。在微观水平,畸形血管管壁欠完整、血管壁各层排列紊乱、胶原纤维断裂、平滑肌纤维不完整,血管内皮细胞因血管收缩而呈圆形或卵圆形。HE及Masson染色表明,病变血管细胞中,胞核椭圆居中,细胞间紧密连接;血管壁内弹性层完整,平滑肌细胞为纺锤形,胞核杆状与管壁纵轴平行;而畸形血管的内皮细胞扁平排列,间隙变宽,胞质内线粒体、核糖体及粗面内质网增多,同时可见多个微囊泡散在分布,有的融合成管状,细胞核变大。最近的研究结果发现,未破裂的脑动静脉畸形发生血管壁内皮细胞受损,中膜层平滑肌细胞减少,胶原纤维增生,而破裂的AVM内皮受损严重,平滑肌明显减少,几乎均为胶原纤维所替代,并高表达内皮生长因子-1(ET-1)。

三、发病机制

脑动静脉畸形的主要缺陷是病变区的动静脉之间缺乏毛细血管,动脉血直接流入静脉,血流阻力减小,产生一系列血流动力学上的改变,主要为局部脑动脉压的降低、脑静脉压的增高及其他脑血供方面的紊乱。

1. 供血动脉的阻力

近年来,供血动脉的阻力(或内部压力)被认为是畸形出血与否的关键性因素之一。尽管大部分供血动脉被认为是低阻力型,但有学者认为,高阻力型的供血动脉较低阻力型更易出血破裂。Spetzler 等研究发现,破裂出血的畸形其平均动脉压及动脉阻力明显增高。1999 年Norris 等用脑动脉造影剂的稀释时间曲线观察供血动脉压力,发现出血的脑 AVM 造影剂峰值密度出现的时间较未破裂出血的脑 AVM 明显延长,提示该血管内阻力较高。但是目前并未证明动脉系统的血流动力学解剖结构异常与出血风险增高有确切联系。

2. 静脉系统病理性变化对脑 AVM 的影响

越来越多的研究者观察到了静脉引流系统对脑 AVM 发展的影响,影响过程是非常复杂的,从 AVM 胚胎时期的发生直到出血都有静脉异常在起作用。Mullan 等认为,脑静脉系统的畸形(CVM)并非动静脉畸形的结果,而是成因或者至少互为因果。目前普遍认为在正常脑组织中存在动静脉血管的吻合,即生理性吻合。而 Moftakhar 等发现,静脉结构异常或者静脉系统的阻塞导致静脉系统高压力,而这种高压力会导致动静脉血管的吻合开放并逐渐形成动静脉畸形。同时,静脉系统的高压力还造成了部分脑组织供血障碍,脑组织的相对缺血造成了血管生成因素的激活,相关血管生成因子会促使动静脉瘘的生成,而动静脉瘘又可加重静脉系统的高压力,进而形成恶性循环。

3. 畸形血管团的血流动力学结构特点

畸形血管血流动力学分布较为特殊。由于畸形血管团中无毛细血管床,阻力明显减小,动脉供血血流更容易通过,因而脑 AVM 结构内血流速度非常快,可达到 $140\sim200$ cm/s。同时由于供血动脉血流不经过毛细血管床,因此引流静脉内的血流呈现"动脉化"、形态迂曲,这些病理性改变造成脑 AVM 的血流量较大,形成了血管的"短路"现象,即大量的血流被分流至阻力较低的供血动脉,而周边正常血管的血流量相对下降,这种现象称"窃血现象"。当脑 AVM体积较大,血流量增加时,"窃血现象"将更明显。

四、临床表现

1. 出血

出血是比较常见的临床表现,一般多发生于年龄较小的病例,可表现为蛛网膜下隙出血、脑内出血或硬脑膜下出血。发病较突然,往往在患者做体力活动或有情绪波动时发病。出现剧烈头痛、呕吐,有时甚至意识丧失,颈项强硬,Kernig 征阳性。

2. 癫痫发作

40%～50%的病例有癫痫发作,其中约半数为首发症状,多见于较大的、有大量"脑盗血"的 AVM 患者。癫痫大发作与局灶性癫痫发生率几乎相等,精神运动性发作和小发作较少出现,最近研究结果显示,位于额部或顶部,位置越近皮层,最大径不少于 3 cm(特别是大于 6 cm),由大脑中动脉或多个动脉系统供血,由浅静脉或浅深静脉共同引流,术前癫痫史超过 1 年的脑 AVM 易于发生癫痫发作。对于弥散型脑 AVM,病变所在位置与致痫灶大多相符。 AVM 发生癫痫主要有两种学说,一种为动静脉短路使脑组织局部缺血,邻近脑组织胶质样变;另一种为 AVM 对脑组织的刺激作用,即点火作用。

3.头痛

60%以上的患者有长期头痛史,可能与脑血管扩张有关。常局限于一侧,类似偏头痛。头痛的部位与病变的位置无明显关系。AVM 出血时头痛的性质即有改变,变得比原有的头痛更为剧烈,且多伴有呕吐。

4.进行性神经功能障碍

进行性神经功能障碍主要表现为运动或感觉性障碍,约见于 40%的病例,其中有 10%左右为 AVM 的首发症状。引起神经功能障碍的主要原因:①"脑盗血"引起的短暂脑缺血发作,常见于较大的 AVM 病例中,多于患者活动(如跑步、驾车等)时发作,历时短暂,但随着发作次数增多,障碍历时越来越长,瘫痪程度亦越趋严重;②由于伴同的脑水肿或脑萎缩所致的神经功能障碍,见于较大的 AVM,特别当病变有部分血栓形成时,这种瘫痪常长期存在,且随着时间进行性加重,临床上有时可疑为颅内肿瘤;③由于出血所引起的脑损害或压迫,都出现于一次出血之后,当出血逐渐吸收,瘫痪可逐步减轻甚至完全恢复正常。

5.智力减退

智力减退多见于巨大型 AVM 中,由于"脑盗血"的程度严重,导致脑的弥散性缺血及脑发育障碍。有时因癫痫的频繁发作,患者受到癫痫放电及抗癫痫药物的双重抑制的影响,亦可使智力衰退。轻度的智力衰退在 AVM 切除后常可逆转,但较重的智力衰退则不能逆转。少数病例以痴呆为首发症状就诊。

6.其他症状

(1)颅内杂音:有些患者自己可以感觉到颅内有同心脏跳动一致杂音,压迫患侧颈总动脉可使杂音降低或消失。

(2)眼球突出:为较少见的 AVM 症状,一般见于病侧,特别是颞叶前端的 AVM,有较大引流静脉导入海绵窦时,引起该窦内静脉压增高,眼静脉的血液回流障碍所致。

五、诊断与鉴别诊断

1.诊断

对有自发性脑内出血的青少年患者应首先考虑脑 AVM 存在的可能,如病史中曾经有癫痫发作,则更应怀疑本病,积极进行辅助检查。头颅 CT 平扫对脑出血的患者可见边界清楚的高密度血肿或血肿吸收后脑软化灶等,有时在血肿的周边可见有不规则混杂密度区,病灶可以被明显增强。由于磁共振的扫描特性,AVM 中的快速血流在 MRI 中均显示为无信号阴影,所以在磁共振成像呈现为具有特殊的"流空效应",畸形血管团、供应动脉及引流静脉均呈黑色而被清楚显示。但 AVM 的确诊是依靠脑血管造影。数字减影血管造影(DSA)可以清楚地显示 AVM 的位置和大小,特别是显示 AVM 的主要供血动脉和引流静脉,脑血管造影应行全脑血管造影,充分了解 AVM 的盗血情况和程度,对于脑膜脑 AVM 应同时包括双侧颈外动脉造影,显示来自颈外动脉的供血分支。同时脑血管造影可以明确 AVM 是否合并脑动脉瘤存在及同 AVM 的关系。

AVM 在脑血管造影影像上具有特征性的表现。由于高速血流，在动脉期，甚至动脉早期，可见到一团不规则扭曲的血管团，有一根或数根供血动脉，同时在动脉期可见扭曲扩张的一条或多条引流静脉显影，导入颅内静脉窦。

2.鉴别诊断

脑 AVM 需与下列情况做鉴别。

(1)海绵状血管畸形：也称海绵状血管瘤，是脑血管畸形类型之一，是由众多薄壁血管组成的海绵状异常血管团，这些畸形血管紧密相贴，血管间没有或极少有脑实质组织。临床也表现为反复的脑内出血和癫痫。但脑血管造影阴性，因此过去常把此类病例归入隐匿性血管畸形。头 MRI 是目前诊断海绵状血管畸形(CM)最敏感的方法。在 MRI T_1 加权像上 CM 大部呈等信号，也可呈低信号；但在 T_2 加权像上，呈高信号，而且在高信号之外缘往往有一环状特异性的低信号区，为含铁血黄素沉积所致。

(2)脑肿瘤卒中：颅内肿瘤，特别是恶性肿瘤，可以以出血为首发临床表现，因此需与AVM 做鉴别。部分恶性肿瘤因供血丰富，在脑血管造影上可以表现出异常的染色，但往往没有明确的供血动脉和早期显影的引流静脉。在头 CT 和磁共振扫描，特别是在强化扫描时，往往可以看见肿瘤的影像学特点。

(3)转移癌：如绒毛膜上皮癌、黑色素瘤等也可有蛛网膜下隙出血表现，在脑血管造影中可见有丰富的血管团，有时亦可见早期出现的引流静脉，因此会和脑 AVM 混淆。但转移癌患者多数年龄较大，病程进展快。血管造影中所见的血管团常不如 AVM 那么成熟，多呈不规则的血窦样。在头 CT 和磁共振扫描，特别是在强化扫描时，往往可以看见肿瘤的影像学特点。在肺、肾、盆腔、乳房、甲状腺、皮肤等处可找到原发肿瘤，可与 AVM 做鉴别。

(4)恶性脑膜瘤：恶性脑膜瘤常有丰富的血供，患者可有癫痫发作、头痛，颅内压增高症状。在脑血管造影中也可见异常染色的血管团和静脉引流显影，但一般无明确的供血动脉及扩张扭曲的引流静脉。而且可见脑膜瘤占位迹象明显。在头 CT 和磁共振扫描，特别是在强化扫描时，往往可以看见肿瘤的影像学特点。CT 扫描可见明显增强的肿瘤，边界清楚，紧贴于颅骨内面，与硬脑膜黏着。表面颅骨有被侵蚀现象，故亦易与脑 AVM 做鉴别。

(5)血管网状细胞瘤(血管母细胞瘤)：好发于后颅窝小脑半球内。由于血供丰富，也可以脑内出血为临床表现，需与后颅窝 AVM 做鉴别。此瘤多数呈囊性，瘤结节较小位于囊壁上。在脑血管造影中有时可见供血动脉及引流静脉，但供血动脉和引流静脉出现的时相往往比AVM 晚。在 CT 扫描中可见有低密度的囊性病变，增强的肿瘤结节位于囊壁的一侧，可与AVM 相区别。但巨大的实质性的血管网状细胞瘤有时鉴别比较困难。血管网状细胞瘤有时可伴有血红细胞增多症及血红蛋白的异常增高，在 AVM 中则从不见此情况。

(6)Moyamoya 病：该病也可表现为脑内出血，症状可与 AVM 相似，但脑血管造影上具有特异性表现，可见颈内动脉末端和大脑前、中动脉狭窄甚至闭塞，同时可伴有烟雾血管形成，和颅内外的侧支循环建立。可以与 AVM 鉴别。

六、治疗

脑 AVM 治疗的主要意义在于降低破裂出血风险。部分以控制癫痫发作及局灶神经功能障碍进展为目的。脑 AVM 的主要治疗方式包括保守或对症治疗、显微外科手术治疗、立体定向放疗、介入栓塞治疗及多种治疗方式联合。对 AVM 的治疗方式选择可根据患者的年龄、全身状况、既往出血史、病灶分级、病灶弥散程度、是否合并动脉瘤、血流量的高低、治疗获益及风险比和患者的意愿等多方面进行综合评估。

(一)手术前评估

1.脑动静脉畸形的自然史

脑 AVM 的自然史研究及 Meta 分析表明,脑 AVM 年平均破裂出血率为 2%～4%,其中未破裂 AVM 年平均破裂出血率为 2.2%,破裂 AVM 年平均再破裂出血率为 4.5%。对破裂 AVM,出血第一年内平均再破裂出血风险增高,为 6%～7%,而随后年破裂出血率恢复至往年平均水平。5%～10%AVM 破裂出血后死亡,30%～50%留有神经功能损伤后遗症。既往有较多研究探讨血流动力学、血管形态学因素及病变临床特点对 AVM 破裂出血率的影响,目前较多接受的观点是既往破裂出血史,深部 AVM,完全深静脉引流,合并动脉瘤为病变破裂出血的危险因素,而部分深静脉引流及性别对破裂出血的影响尚不显著,而传统认为的 AVM 病变较小或老年患者,则出血的风险越高,根据现有证据可能并不支持。

2.病变的分级标准

目前最常用脑 AVM 分级标准是 Spetzler 及 Martin 于 1986 年制订的,根据脑 AVM 所在区域是否具有明显的神经功能、引流静脉的模式及 AVM 血管团的最大径等三项内容作为评级标准制订的 6 分级方案。

(二)治疗

治疗目的在于杜绝病变破裂出血的危险,减少或消除"脑盗血"现象,以改善脑部血供。目前常用的治疗方法有手术切除、血管内栓塞和立体定向放射治疗。

1.脑 AVM 显微切除术

手术治疗一直以来都是脑 AVM 的首选治疗方法,不仅能杜绝出血的后患及脑组织盗血的根源,还可大大降低病变相关癫痫发作的风险。赵继宗教授等通过分析脑 AVM 患者手术效果,认为显微外科手术技术比传统手术更加安全,可显著减低术后并发症。目前认为除部分位于脑干、丘脑等重要功能区的 AVM 外,手术治疗目前仍为脑 AVM 的首选治疗方法。近年来,随着显微手术技术的日臻完善及新技术的采用,脑 AVM 显微切除术的疗效明显提高。

脑动静脉畸形的手术治疗原则是首先阻断主要的供血动脉,降低 AVM 内的压力,然后沿AVM 的周边分离,逐步阻断细小的供血分支,最后阻断主要引流静脉,切除 AVM。但在手术中如何正确判定主要的供血动脉位置,特别是对来自深部的供血动脉,即使是对脑表面的供血分支,有时依靠肉眼也很难做出正确的判断,甚至有时不能准确地区别异常的供血动脉和引流静脉,再就是在手术中对 AVM 的边界的判定等问题一直困扰着神经外科医生,随着科技的发展,许多辅助技术应用于手术中,使神经外科从显微神经外科进入了微创神经外科时代,明显降低手术了风险,提高了手术的疗效。

(1)神经导航辅助显微神经外科切除脑 AVM:自神经导航技术辅助显微神经外科切除脑AVM 以来,先后有超声导航、磁共振导航及全脑血管造影导航(CTA、MRA)获得应用。目前常用的导航技术为磁共振导航及血管造影导航。在 AVM 手术中运用神经导航系统辅助,不仅可以标记主要功能区和传导束位置,而且可预先标记供血动脉、引流静脉及异常血管巢位置。使手术者在手术中不仅可以确定主要供血动脉的位置和 AVM 的边界,同时对邻近功能区的 AVM,使手术者可以准确定位功能区和传导束的位置,尽可能减少对之的损伤,最大限度地保护了病灶周围正常脑组织的脑功能,改善脑 AVM 患者的预后。

神经导航技术对颅内病灶进行精确的三维空间定位并实时动态跟踪靶点,从术前设计最佳的手术入路,制订手术计划到术中通过实时导航帮助术者在显微镜下完成复杂而精细的操作,确保顺利寻找和全切病灶,最大限度地减轻病灶周围的脑组织损伤。同其他导航辅助神经外科手术治疗一样,术中脑组织漂移是干扰神经导航准确性的最主要因素。以下方法可最大限度降低脑组织漂移对导航手术的影响:第一,术中尽量不用脱水药物;第二,术中避免开放或过早开放脑室系统或蛛网膜下隙,避免脑脊液流失;第三,选取合适的体位,选择脑表面无血管区或脑沟为入路,防止过度牵拉脑组织并尽可能减轻脑组织塌陷。

(2)吲哚菁绿造影辅助显微神经外科切除脑 AVM:吲哚菁绿造影长期应用于外科学领域,主要用于眼底血管性疾病诊断及肝脏排泄功能评判,自 2002 年作为术中评价脑血流变化的监测手段开始应用于脑血管病外科手术中。

(3)彩色超声辅助显微神经外科切除脑 AVM:彩色多普勒超声在脑外科手术中同神经导航一样具有影像引导的作用,而且它具有真正的实时引导作用,最主要的是彩色多普勒超声具有脑血流动力学的检测功能,因而在脑 AVM 手术中得到广泛应用。彩色多普勒血流成像是根据像素的多普勒位移产生图像。由于在脑 AVM 病灶中充满着快速流动的血流,与周围脑组织像素位移明显不同,故在超声图像上可见脑实质内呈现特征的多支混乱、无序排列的血管回声影,与周边组织的灰色背景呈现明显的对比,可清晰显示病灶位置和范围以及与周边结构的关系。彩色多普勒超声在宏观上显示病变常为团块状,网状或不规则形状的大小不等的异常五彩镶嵌样血流成像。对脑 AVM 的判断和观察主要有血管阻力指数(RI),血流速度和频谱三项指标。阻力系数目前是判断血管属性的常用指标:RI 值一般高于 0.45 的血管是供应正常脑组织血管,而 RI 值低于 0.45 的血管可以认为是脑 AVM 病灶血管。脑 AVM 的供血动脉管径常较粗,因低阻和血流速度快,血流动力学表现为动脉样血流频谱,即在舒张末期表现为高流速低阻力频谱;引流静脉则管径粗,血流速度快,血流动力学表现缺乏特征性的频谱特症。病变动静脉间的瘘管常在血流动力学方面表现为血管阻力下降,造成血流量的增加,血流循环时间明显加快,因而出现高流速(血流可高于正常的 2~3 倍)低阻力的多普勒血流特征。在手术中可以根据探测血管的阻力指数、血管频谱和流速来判定血管的性质,同样在手术切出 AVM 后,为防止 AVM 残留,应用彩色多普勒超声对残腔扫描,确定是否有异常的血管存在,判断是否有 AVM 残留。

(4)神经电生理辅助显微神经外科切除脑 AVM:影响脑 AVM 术后预后主要有两点,一是损伤功能区;二是病变内部及邻近病变的过路血管受到损伤后出现远隔部位脑组织缺血。侧裂区 AVM 邻近功能区,术后出现感觉运动功能障碍的风险显著增加。此外,在脑组织内存在占位性病变的情况下,脑组织可以"功能重塑"以代偿因占位性病变存在而受损的功能。一般认为,在表浅 AVM 存在的情况下,AVM 周边 1 mm 区域内的脑组织是不具备功能的;AVM 内部的脑组织亦不具备正常功能。而正常脑组织及"功能重塑"后代偿脑组织区域无法通过肉眼识别,同时无法通过其他监测手段予以界定。因此,在显微神经外科手术过程中确定病变邻近功能区范围及监测缺血性事件成为预防 AVM 显微神经外科治疗并发症的关键。

2.血管内介入治疗

随着近来微创、影像技术,特别是栓塞材料的不断发展,血管内栓塞治疗脑 AVM 越来越受到神经科医师的重视。微创栓塞治疗脑 AVM,包括开颅术前或放射治疗前栓塞,目的是阻断深部供血动脉、闭塞畸形团内高流量的动静脉瘘、闭塞或减小畸形血管团的体积、阻断和降低畸形血管团的血流,减少出血和水肿并发症的发生。

通常情况下,神经介入科医师采用"road-block"技术注射 Onyx 胶,即微导管头端在畸形血管团口处,微导管头端通常能阻断血流,然后注射 Onyx 胶,使之逐渐弥散,填充铸型,将畸形血管团全部或部分闭塞,达到治愈 AVM 或减少病灶、减轻临床症状的目的。脑 AVM 是一种复杂的多通道血管畸形,Onyx 胶进入血液后,顺着病灶部位的动力血流方向以及压力梯度向阻力最小的地方渗透。后续注入的栓塞剂可以推着前面的 Onyx 胶继续向前推动和弥散,到达更细小的分支血管,畸形血管团达到满意栓塞效果。当 Onyx 胶反流进入引流静脉或动脉危险吻合口时,停止注胶,等待 2 min,形成铸型。

3.立体定向放射外科治疗

立体定向放射治疗技术是根据立体定向原理,利用窄束大剂量射线聚焦于病灶靶区,使血管内皮细胞破坏,管壁内胶原纤维组织增生和纤维化形成血栓,堵塞血管,最终使血管闭塞,治愈脑 AVM。立体定向放射外科的种类:①立体定向性回旋加速器氦离子放射外科;②立体定向性回旋加速器 Bragg 峰质子束(光子)放射外科;③立体定向性回旋加速器中子束放射外科;④立体定向性聚焦伽玛线放射外科(伽马刀治疗)。立体定向放疗主要优势在于防止开颅损伤,对手术切除困难或风险较大的病变可考虑立体定向放疗。研究表明病变较小、远离功能区、供血动脉无扩张或仅轻度扩张、病灶周围血管增生较少的低流量 AVM,立体定向放疗效果较好。病变体积小于 3 mL 或直径小于 2 cm,放射治疗成功率高。

(郭松韬)

第十二节 颈动脉海绵窦瘘

颈动脉海绵窦瘘(carotid cavernous fistula,CCF)是指海绵窦段的颈内动脉及其分支破裂,使之与海绵窦形成动静脉的异常交通,多由头外伤引起,偶见由颈内动脉海绵窦段动脉瘤破裂引起。由颈内动脉和(或)颈外动脉的硬脑膜分支血管与海绵窦形成的异常动静脉沟通又叫海绵窦硬脑膜动静脉瘘,多为自发性起病,病因不明,可能与炎症、血栓、外伤、激素改变等多种诱因有关。本书主要讨论颈内动脉海绵窦瘘。CCF 较为少见,大宗病例统计在颅脑损伤病例中约占 2.5%,其中以摩托车的车祸最多见。在所有的神经外科患者中约占 0.15%。

一、海绵窦区的解剖

海绵窦因其中有纤维小梁间隔,很像海绵状而由 Winslow 命名。海绵窦分别位于蝶鞍两侧,从眶上裂到颞骨岩尖,长约 2 cm,其中含有颈内动脉虹吸段及其分支,以及动眼神经、滑车神经、展神经和三叉神经的第一、二支(部分三叉神经第二支不进入海绵窦)。在身体内,一般只有相邻的动、静脉壁同时受损破裂时才能形成动静脉瘘,而在海绵窦中只要颈内动脉或其分支破裂即可形成动静脉瘘。

(一)海绵窦段颈内动脉及其分支

颈内动脉经颅底的破裂孔入颅后即进入海绵窦。在海绵窦内颈内动脉向内前上走行,分为后升、后曲、水平、前曲、前升 5 段,然后穿过海绵窦顶进入蛛网膜下隙内。海绵窦内的颈内动脉有以下分支。

1.脑膜垂体干

脑膜垂体干是颈内动脉海绵窦段的最大分支,存在率为 $88\%\sim100\%$,该动脉在颈内动脉后升段或后曲段的内侧壁呈直角向后发出,有三个分支。

(1)小脑幕动脉:向外侧走行,供应邻近的小脑幕,发出分支供应动眼神经和滑车神经,与眼动脉的脑膜支和对侧的同名动脉有吻合。

(2)垂体下动脉:向内下方走行,供应垂体后叶和鞍底的硬脑膜,并与对侧的同名动脉有吻合。

(3)脑膜背侧动脉:穿过海绵窦后侧壁的硬脑膜供应斜坡的硬脑膜和展神经,并与对侧的同名动脉有吻合。

2.海绵窦下外侧动脉

在脑膜垂体干的远侧 $5\sim8$ mm 处由颈内动脉水平段的下外侧壁发出,存在率 $66\%\sim84\%$。供应海绵窦的下外侧壁及卵圆孔和棘孔处的硬膜,在棘孔处与脑膜中动脉的分支有吻合。海绵窦下外侧干是鞍区唯一不直接与对侧同名动脉相吻合的动脉。

3.包膜动脉

在海绵窦下外侧动脉远心端 5 mm 处由颈内动脉下内侧壁发出,存在率 $4\%\sim28\%$,有两个分支。

(1)下包膜动脉:向内侧走行,供应鞍底的硬脑膜和脑垂体前叶,并与垂体下动脉的分支有吻合。

(2)前包膜动脉:向内侧走行,供应蝶鞍前壁的硬脑膜,并与对侧的同名动脉有吻合。

4.眼动脉

眼动脉从颈内动脉海绵窦段的前升段前内侧壁发出,存在率为 8%。

5.原始三叉动脉

胚胎时期的原始三叉动脉在成人仍然残存,是 4 支原始颈动脉-基底动脉吻合中最常见的一种变异,存在率为 $0.02\%\sim0.6\%$,在脑膜垂体干的近心侧从颈内动脉海绵窦段的后升段发出,在小脑上动脉与小脑前下动脉之间与基底动脉交通。

原始三叉动脉的存在常伴有其他血管异常,占 25%,其中 14% 可发生动脉瘤,动脉瘤破裂后即形成 CCF。

(二)海绵窦及其静脉通路

人为将海绵窦划分为五个间隙,即内侧间隙、外侧间隙、前间隙、前下间隙和后上间隙。内侧间隙位于脑垂体和颈内动脉之间,是各间隙之间较狭窄者;外侧间隙位于海绵窦外侧壁与颈内动脉之间;前间隙位于颈内动脉前升段前方的海绵窦,其前端与眼上静脉连接;前下间隙在海绵窦段颈内动脉第一个转折的下方,在此间隙中有展神经;后上间隙在颈内动脉的后上方与海绵窦后部和顶部之间,脑膜垂体干位于此间隙中。

海绵窦内的血流方向不固定,当发生 CCF 时,动脉血涌入海绵窦使窦内压力升高,血液按动脉血注入的部位和方向从一条或多条静脉逆向或顺向引流,海绵窦和引流静脉代偿性扩张。不同的引流方向所产生的临床症状不同。如海绵间窦发育良好,一侧病变可能表现为双侧眼部症状。如果患侧眼静脉引流不畅,血流可经环窦向对侧引流,而出现健侧眼部症状。

(三)海绵窦与脑神经

经海绵窦通过的脑神经有动眼神经、滑车神经、展神经和三叉神经的第一、二支。动眼神经和滑车神经都在鞍背外前方、小脑幕边缘的下内侧进入海绵窦的顶部,在海绵窦壁的硬脑膜夹层内走向眶上裂。三叉神经第一支在海绵窦外下方穿入海绵窦壁,在硬脑膜夹层内向前上斜行入眶上裂。展神经单独从斜坡的外侧、岩骨尖内侧经 Dorello 管穿入海绵窦,在颈内动脉与海绵窦的外侧壁之间的外侧间隙内向前走行。发生 CCF 时这些脑神经都可发生瘫痪,而以展神经瘫痪为多见。

(四)海绵窦区颈内动脉分支与颈外动脉分支之间的吻合

眼眶及海绵窦是颈内与颈外两组动脉相交通最丰富的区域。具体的交通是通过眼动脉分支(筛前动脉、筛后动脉、泪腺动脉、睑动脉、内眦动脉、额动脉、额外侧动脉)和颌内动脉分支(脑膜中动脉、颞深前动脉、眶下动脉、蝶腭动脉)以及颞浅动脉分支互相吻合。海绵窦内颈内动脉的分支与颈外动脉的分支多在海绵窦邻近处互相吻合。

(1)颌内动脉分支穿过眶上裂进入颅内与海绵窦内颈内动脉的分支吻合。

(2)脑膜小动脉(为脑膜中动脉分支或为颌内动脉分支)通过卵圆孔进入颅内,与颈内动脉的分支吻合。

(3)脑膜中动脉与海绵窦下动脉在棘孔邻近处相吻合。

(4)咽升动脉的脑膜支通过舌下神经管进入颅内,与脑膜垂体干的脑膜背支相吻合。了解这些颈内、颈外动脉吻合血管的解剖,对颈外动脉途径用液体栓塞剂栓塞治疗海绵窦硬脑膜动静脉瘘很重要。

二、病因

(一)外伤性 CCF

外伤性 CCF 多见于头部伤引起的颅底骨折,尤其是颞骨和蝶骨的骨折时。致使海绵窦段颈内动脉撕伤或骨折片刺伤,偶见于锐器或火器伤。颈内动脉壁上有多个瘘口或颈内动脉完全断裂和双侧外伤性 CCF 也有报告。外伤可造成颈内动脉壁挫伤和点状出血而形成假性动脉瘤,以后破裂形成 CCF。若动脉壁已有先天性、炎性或动脉硬化性病变,可因轻微的损伤而发生 CCF。

(二)自发性 CCF

约有 60% 的自发性直接型 CCF 有颈内动脉壁中层的病变,包括海绵窦段颈内动脉的动脉瘤、纤维肌肉发育不良、Ehlers-Donlos 综合征Ⅳ型、Marfan 综合征、神经纤维瘤病、迟发性成骨不良、假黄色瘤病、病毒性动脉炎以及少见的原始三叉动脉残留。

三、病理生理

颈内动脉自破裂孔至前床突被骨性结构及硬脑膜所固定,颅底骨折所造成的剪力可使海绵窦段颈内动脉撕裂,动脉血经海绵窦进入静脉系统,动脉系统呈现盗血情况,静脉压高,偶有发生脑出血,患者的症状严重。如果损伤仅在海绵窦段颈内动脉的分支上,属于低流量 CCF。由于动脉壁病变或动脉瘤破裂以及医源性颈动脉损伤造成的 CCF 多属于高流瘘。在少见的病例中可以是残留的原始三叉动脉破裂或其动脉瘤破裂所造成的 CCF。严重损伤可造成颈动脉断裂,病死率极高。

四、临床表现

(一)搏动性突眼

当发生 CCF 时,海绵窦内压力明显升高,血流方向逆转,眶内组织的静脉回流不畅而导致充血、渗出和水肿,造成眼球突出,突出度为 4~24 mm,平均 8~10 mm,并可感觉到与脉搏同步的搏动。用手指触摸眼球可感到有搏动和"猫喘"样震颤。突眼多发生于 CCF 的同侧。极少数病例由于患侧的眼静脉闭塞或变异,动脉血经海绵间窦流入对侧海绵窦,发生对侧眼部充血、水肿,眼肌功能障碍及波动性眼球突出。有时症状可见双侧突眼,多由于海绵间窦发达和瘘口较大,一侧 CCF 的动脉血注入双侧海绵窦,引起双侧搏动性突眼。两侧海绵窦段动脉损伤可发生双侧 CCF,但少见。少数 CCF 患者可无眼球突出,多因为 CCF 的血液不经眼静脉引流。

(二)颅内血管杂音

颅内血管杂音是患者最常见的症状,几乎每个直接型 CCF 患者都有,常是首发症状。清醒的患者可听到连续的机器轰鸣样杂音,与脉搏一致。夜间和安静时更明显,使患者难以入睡和休息。听诊时在眼眶、乳突、颞部、额部、颈部甚至整个头部都能听到吹风样血管杂音,压迫同侧颈动脉可使杂音消失或减弱。

(三)眼结膜充血与水肿

因海绵窦内压力增高使眼眶部静脉回流不畅,眶部、内眦部、眼结膜、视网膜甚至面部、额部都可发生静脉怒张,球结膜充血甚至出血,组织液吸收不良引起眶内组织水肿、渗出,随着病程的发展眼球突出逐渐加重,睑结膜水肿外翻,眼睑不能闭合,可导致暴露性角膜炎。

(四)眼球运动障碍

由于Ⅲ、Ⅳ、Ⅵ脑神经受到扩张海绵窦的牵拉和压迫而出现眼球运动障碍,伴有复视。其中展神经最易受累,此外,眶内容物充血和水肿也可影响眼球运动。但如果眼球运动障碍是在外伤后立即出现的,则可能是损伤的直接结果。扩张的海绵窦还可以压迫其前下方的三叉神经第一、第二支而出现角膜和面部感觉障碍。

(五)进行性视力障碍

约 80% 的 CCF 患者有视力减退,约有一半的患者视力严重受损,甚至失明。视力减退的原因是多方面的,其中主要原因是眼球的缺血。视网膜和脉络膜由眼动脉供血,眼球内的供血受眼内压(正常为 16 mmHg)的影响,动脉压必须超过眼内压动脉血才能进入眼内,眼内压与眼内静脉压相等;眼内的血流速度与动、静脉之间的压力差成正比。任何原因使眼动脉压下降和(或)眼静脉压升高都会减少眼内的供血。当高流量 CCF 存在时,由于有严重的偷流,盗血使眼内缺血,视网膜缺血;大量动脉血逆流入静脉系统,静脉压明显增高,眼静脉回流受阻更进一步使眼内压力升高;又因动脉系统血供障碍可引起晶体混浊和房水混浊;又因三叉神经第一支受损,角膜感觉障碍,长期突眼可发生暴露性角膜炎、角膜溃疡穿孔甚至失明。角膜边缘怒张的静脉阻塞了巩膜静脉窦管引起继发性青光眼;由于眼静脉回流受阻,眼底呈静脉怒张、视盘水肿和扩张的静脉压迫视神经,日久出现视神经萎缩造成视力障碍。有些 CCF 向眼静脉单方向引流,面静脉侧支循环建立不全,致使眶内压急剧升高,患者疼痛难忍,可迅速失明。如果眼压超过 40 mmHg,应考虑紧急手术闭塞瘘口以防永久性视力丧失。如果不能紧急手术,应采取一些辅助的措施以保护视力,口服 β-肾上腺素能受体阻断剂(乙酰唑胺),甘露醇静脉输液以降低眼压。

(六)头痛

常见于患病的早期,一般局限于眼眶和颞部,与局部的和脑膜的血管极度扩张有关。另外,三叉神经的第一、二支受到扩张的海绵窦壁牵拉也可以是头痛的一个原因。体力活动、头部下垂或压迫眼球时头痛加重,压迫同侧的颈动脉可使头痛暂时减轻。

五、诊断

由于眼部症状明显,典型的 CCF 患者诊断不困难,但昏迷或眼眶部有创伤的病例有被延误诊断的可能;低流量 CCF 患者,由于病程发展缓慢,症状轻或不典型,容易被误诊。头部或眼眶部 CT 可显示眼球突出,眼上静脉增粗,眶内肌群弥散性增厚,眼球边缘模糊,眼睑肿胀,球结膜水肿,增强 CT 可见海绵窦区和扩张的眼上静脉明显增强。由于颅内回流静脉扩张,可显示外侧裂区及额顶区有高密度影像伴有周围脑组织相对缺血而形成脑水肿的低密度区。对于外伤性 CCF,CT 可能会发现颅底骨折压迫颈内动脉和视神经管。

头部 MRI、MRA 检查可显示明显扩张的海绵窦、眼上静脉及其他引流静脉。同时 MRI 对 CCF 偷流造成的脑缺血较敏感,对脑干缺血诊断有帮助。脑血管造影是诊断 CCF 的金标准。脑血管造影除了可显示 CCF 外,还可以提供下列重要的资料。

(一)瘘口的部位、大小和数目

当大量造影剂突然进入海绵窦,由于血管影像重叠,很难辨认瘘口的位置,可将造影机器的图像采集调整为每秒 7 帧,做患侧颈内动脉造影,可以看清瘘口的位置,旋转造影的 3 D 重建图像对辨认瘘口有很好的帮助,也可采用压迫患侧颈总动脉同时做椎动脉(侧位)造影,通过后交通动脉逆行充盈瘘口和做对侧颈动脉造影(正位)经前交通动脉显示瘘口。头部外伤由于同一支颈动脉虹吸段有两处损伤,发生两处 CCF。TCCF(外伤性 CCF)单瘘口位于颈内动脉后升段约占 50%,位于水平段约占 40%,位于前升段约占 10%。瘘口直径 1～5 mm,平均为 3 mm。患侧颈内动脉造影,瘘口远侧脑血管往往灌注不良,有 13% 的直接型 CCF 瘘口远侧的血管完全不显影,属于"全偷流"现象,除了完全偷流同侧颈内动脉的血液,同时还通过前、后交通动脉从对侧颈内动脉和椎动脉盗血。遇到此种影像不应误诊为颈内动脉闭塞。

(二)交叉循环试验

在对侧颈内动脉或椎动脉注射造影剂同时闭塞患侧颈总动脉,以便了解 CCF 瘘口大小、位置,同时观察通过脑底动脉环的血循环代偿情况,如果患侧循环时间不延长,或血压降低原血压的三分之一,代偿良好,必要时闭塞颈内动脉,引起大脑半球缺血的危险相对较小。

(三)颈外动脉供血情况

硬脑膜型 CCF 多为颈内颈外动脉参与供血,主要来自颈内动脉脑膜支及颈外的脑膜中动脉、脑膜副动脉、咽升动脉,这些动脉与海绵窦底部或海绵间窦相通。这样的病例经动脉途径栓塞很难治愈,而且容易复发,经静脉途径插管闭塞海绵窦效果好。

(四)静脉引流途径

海绵窦的静脉回流通过下述途径到达颈内静脉。由于海绵窦与周围静脉有广泛的交通,CCF 的主要引流方向各不相同,并与临床症状密切相关。

1.向前引流

颈内动脉的血液经瘘口进入海绵窦,再经眼上静脉和眼下静脉、内眦静脉、面静脉引流入颈静脉,是最多见的引流途径之一。眼部的症状突出。

2.向后外引流

动脉血由海绵窦经岩下窦或岩上窦及基底静脉丛,经横窦、乙状窦引流入颈静脉。可有耳鸣及后组脑神经症状。

3.向上引流

动脉血由海绵窦经蝶顶窦流入外侧裂静脉,再经上吻合静脉引流入上矢状窦,可使脑表面的静脉扩张,破裂可造成蛛网膜下隙出血或硬脑膜下血肿。

4.向下引流

动脉血由海绵窦经颅底和颅骨上的导静脉流向翼丛,引起鼻咽部的静脉扩张,容易导致鼻黏膜出血。

5.向后内引流

动脉血由海绵窦经吻合静脉流入基底静脉,并与大脑大静脉汇合引流入直窦,也可向小脑表面引流。可使脑组织静脉回流障碍而表现为颅内压增高的症状。偶见向脊髓静脉引流造成脊髓静脉高压而出现相应的症状。

6.向对侧引流

动脉血经海绵间窦流入对侧海绵窦及眼静脉,可产生对侧的眼部症状。

CCF的静脉引流途径多不是单一的,多途径的引流是最多见的引流形式。治疗目的是闭塞瘘口,如为硬脑膜型CCF,可经静脉途径闭塞海绵窦,但一定要将海绵窦完全闭塞,不能只闭塞其中的眼上静脉或岩下窦,因为有可能使静脉引流发生改变,使动脉血液经脑皮层静脉引流,增加了颅内出血的危险。

六、鉴别诊断

1.先天性眶板缺损

神经纤维瘤病(NF)的一种表现,患者皮肤上可有咖啡色素斑和多发性神经纤维瘤等。眶板缺损使颞叶脑组织突向眼眶,引起眼球突出,由于脑的搏动传导使眼球也出现搏动。但本病没有颅内杂音,眼眶周围及眼结膜上没有扩张和增生的血管,X线片可见眶顶部有骨质缺损,蝶骨嵴及颞线消失,患侧眼眶扩大等特征。另外,还要与眶后脑膜脑膨出鉴别。

2.海绵窦血栓性静脉炎及炎性假瘤

海绵窦血栓性静脉炎及炎性假瘤均可引起眼结膜的充血和水肿,眼球突出,但没有搏动,更不会有杂音。

患者可有鼻旁窦炎或面部化脓性病灶,可引起眶尖及眶内炎症,引起眼球突出,病程中可有全身性炎症的表现。

3.蝶骨嵴脑膜瘤

特别是扁平型的肿瘤,常可引起患侧单眼突出伴有Ⅲ、Ⅳ、Ⅵ脑神经麻痹及三叉神经眼支分布区的浅感觉减退。但脑瘤的患者可有颅内压增高,而突眼没有搏动,局部骨结构改变,常见增生,没有颅内杂音。

4.眶内肿瘤或眶内动静脉畸形

眶内肿瘤可引起眼球突出,但无眶周杂音。血管畸形可有轻微的搏动性突眼和颅内杂音,但少有眼静脉的充血和水肿。鉴别比较困难,需要做脑血管造影来区别。

5. 颅内静脉窦血栓形成

颅内双侧横窦、乙状窦均发生血栓形成时,脑静脉血可逆流到海绵窦,再经眼上静脉回流。可表现出突眼和眼结膜充血,常为双侧,但没有波动和杂音,要做脑血管造影才能鉴别。

七、治疗

1. 治疗目的

闭塞瘘口,保护视力,消除杂音,使突眼回缩,防止脑出血和脑缺血。

2. 治疗原则

闭塞瘘口。争取一次手术达到最佳的治疗效果。如果瘘口闭塞不完全,侧支循环逐渐建立,瘘口处的血管供应会越来越复杂,使原本直接型的 CCF 发展为复杂型 CCF,使进一步治疗非常困难。尽可能保持颈内动脉通畅。因 CCF 的自然病死率及病残率都不高,治疗应以安全、有效的治疗方法为首选。对于采取闭塞颈内动脉的治疗方法应持慎重态度。如实属必要,则必须做好各种术前的脑缺血耐受实验。但要注意,闭塞患侧颈内动脉近期内没有缺血表现的患者也会随着年龄的增长、动脉硬化等因素的出现,发生脑缺血的机会比正常人多,所以,保持颈内动脉通常非常必要。

3. 治疗方法

直接型 CCF 很少有自然愈合的机会,如果任其发展,将有 5%～10% 的病例可发生颅内出血或大量鼻出血。另外,颅内杂音可使患者难以忍受。大量的盗血可使脑及视网膜缺血而引起脑功能及视力障碍,可因继发性青光眼或视神经萎缩而失明。因此应予以积极治疗。目前治疗直接型 CCF 以动脉途径可脱球囊填塞海绵窦的治疗效果最好。治愈率达 89%～98%。一般情况下球囊到位后颅内杂音立即消失,数小时后结膜充血和水肿明显好转,一周左右突眼可恢复正常。

(郭松韬)

第十三节　烟雾病

烟雾病是一种以颈内动脉远端(虹吸段)和大脑前、中动脉近端狭窄或闭塞伴发异常小的网状血管形成为主要特征的一种脑血管病。20 世纪 60 年代初由日本学者首先报道,因其脑血管造影所见的特殊影像学表现,颈内动脉和大脑前、中动脉狭窄、闭塞后,脑底的异常血管网增生,类似于喷出的烟雾,1969 年 Suzuki 将此病在英文杂志发表,命名为 Moyamoya 病(烟雾病),但也有将其称为脑底异常血管网增生症。

一、流行病学

起初认为此病仅存在于日本,随后世界各地均有报道,包括欧美,但仍以日本最多,韩国、中国次之。日本对此病进行了深入的研究,发现男、女比例为 1：1.8。发病年龄有两个高峰,第一个高峰是 5～9 岁,儿童型临床表现大部分为脑缺血症状;另一个高峰是 45～49 岁,成人型临床表现出血多于缺血。

二、病因

到目前为止,此病病因不明。但通过研究认为可能与变态反应和颈部各种炎性病变刺激等原因造成长期慢性的血管内膜增生和血管修复有关。10%～15%的患者有家族倾向,研究发现染色体 17 q25 异常。

三、病理表现

血管壁中层平滑肌细胞的退行性变导致肌层变薄,病变动脉内膜纤维组织增生、变厚、内弹力层扭曲,形成皱褶,甚至断裂,由于管壁病变程度不同,可造成管腔偏心性狭窄或闭塞,成人与儿童的病理表现相同。早期病变可见于颈内动脉颅内段,大脑前、中动脉的近心端和交通支血管,大脑动脉远端和颈外动脉少见,后循环血管也很少受累。

晚期则是在脑底部可见增生扩张的异常深穿动脉,其管腔大小、管壁厚薄不等,彼此交织成网状,并可见微型动脉瘤形成,这可能是其出血的原因。这些发自 Willis 动脉环、脉络丛前动脉、颈内动脉和大脑后动脉的异常血管除彼此间相互吻合外,还常与大脑前、中动脉的远端相吻合。脑神经细胞呈缺血性萎缩表现,甚至坏死,形成软化灶。在 Moyamoya 患者的肺动脉、肾动脉和胰腺动脉也可见到血管内膜增生性改变,故提出 Moyamoya 病可能是一种全身性疾病。

四、临床表现

Moyamoya 患者常以卒中起病,主要临床表现分两种:①缺血表现,儿童型烟雾患者中 81%以缺血为主要表现,哭闹、吹气球、高强度锻炼和吃热饮等引起的过度换气可诱发此病,出现反复短暂性脑缺血发作(transient ischemic attack,TIA),可见感觉异常、头痛和视力障碍等,但常不引起患者和家属的警惕而被忽略,晚期由于侧支循环失代偿,发生脑梗死而出现运动障碍(占 80.5%),由肌力减弱至全瘫,癫痫(占 8.6%),头痛(占 7.3%),肌肉不自主运动以及精神障碍、智力下降等;②出血表现,疾病晚期,当主干血管闭塞后,代偿增生的异常血管网因管壁薄或微动脉瘤破裂等常引起出血,成年患者中约 60%以出血为主要临床表现。成年患者,特别是 25 岁以上的患者,常表现为突发颅内出血,如脑室内出血,蛛网膜下隙出血和脑实质内出血,由此造成意识障碍,头痛,肢体力弱,言语困难等临床表现,通常出血量不大。Matsushima 等根据病情将患者分成 6 期。

1.1 期(TIA 期)

每月 1～2 次的 TIA 或可逆性缺血性神经功能缺失(reversible ischemic neurological disability,RIND)发作,查体无固定体征,CT 检查也无低密度灶。

2.2 期(反复发作 TIA 期)

每月 2 次以上 TIA 或 RIND 发作,无固定临床体征,CT 检查无低密度灶。

3.3 期(TIA-梗死期)

TIA 或 RIND 反复发作,查体可见恒定的神经体征,CT 上可见低密度灶。

4.4 期(梗死-TIA 期)

以脑梗死起病,以后可伴发 TIA、RIND,偶可伴发再次梗死。

5.5 期(梗死期)

梗死起病以后可反复发作。

6.6 期(破裂出血或其他)

出血的患者和不能归入以上 5 期的患者。

五、辅助检查

1.CT 检查

临床 1、2 期患者(TIA 和 RIND)CT 检查无阳性发现。而 3、4 期患者则可见多发的梗死灶、脑室扩大、脑萎缩影像。强化 CT 扫描,颈内动脉(ICA)末端和大脑前、中动脉起始段不显影,晚期整个 Willis 环消失。CTA 和 MRA 与 DSA 检查相似,可用于确诊。脑出血常见于侧脑室旁,此处是脑表面和脑底部穿支血管的吻合处,血肿也可破入脑室内。

2.MRI 检查

MRI 对新、旧梗死灶、脑萎缩和脑出血的观察较 CT 更清晰。MRA 还可对血管腔进行观察,有学者对常规脑血管造影与 MRA 进行对比,床突上段 ICA 和脑底动脉网的发现符合率达 80% 以上。MRA 较常规脑血管造影损伤小,可对患者进行初筛或复查,特别是对年龄小的患者。

3.脑血流量检测

脑血流量检测表现为脑血流减低。Suzuki 等用氙 CT 对儿童型 Moyamoya 病扫描发现,额颞叶皮层中、重度低灌注,皮层下缺血,而脑中央结构高血流。

4.脑血管造影

Moyamoya 病的诊断主要依据脑血管造影的表现,根据病情进展的不同阶段,脑血管造影有各种变化。Suzuki 等将其分成 6 个阶段。

(1)颈内动脉分叉处狭窄。

(2)异常血管网初步形成,而大脑动脉扩张。

(3)颅底异常血管网明显,大脑前、中动脉可消失。

(4)异常血管网缩小,大脑后动脉消失。

(5)异常血管网减轻,所有的主要血管消失。

(6)网状血管消失,大脑供血均来自于颈外动脉。这一发展过程常见于儿童烟雾病患者,而成人少见。总之在早期 ICA 狭窄时脑底和后循环的软脑膜血管是血液的主要来源,此后颈外动脉的侧支循环代偿供血,最后当 ICA 完全闭塞,大脑后动脉也受累时,大脑主要依靠颈外动脉代偿供血,建立新的供血平衡,病情则趋于平稳。

5.其他检查

PET 和 SPECT 可测得患者局部脑血流,对诊断有帮助。脑电图也可发现异常,可作为诊断的参考。

六、诊断与鉴别诊断

诊断主要靠脑血管造影,对病因不明的患者,在动脉显示双侧颈内动脉末端和大脑前、中动脉起始端 ICA 分叉处的狭窄或闭塞,同时在脑底可见异常的烟雾状增生血管网形成,即可确定诊断。

1.确诊烟雾病

成人:病因不明的双侧 ICA 分叉处狭窄或闭塞＋烟雾状血管形成。儿童:上述变化可双侧也可单侧。

2.可疑烟雾病或单侧烟雾病

成人:病因不明的单侧 ICA 分叉处狭窄或闭塞＋烟雾状血管形成。儿童:阴性。

3.烟雾病综合征

儿童和成人皆可见,单侧或双侧的 ICA 分叉处狭窄或闭塞＋烟雾状血管形成的同时伴有其他疾病,包括先天性和后天获得性疾病,如动脉硬化、自身免疫性疾病、脑膜炎、脑肿瘤、Down 综合征、神经纤维瘤病、脑外伤、放射性脑病等。以前诊断烟雾病主要依靠 DSA 检查,现在高质量的 CTA 和 MRA 影像,亦可确定诊断。

七、治疗

因烟雾病是原因不明的 ICA 分叉处狭窄、闭塞造成的脑缺血,故治疗目的主要是建立新的供血通道。外科手术方法主要包括如下。

(1)直接血管吻合、颞浅动脉-大脑中动脉吻合术(SMA)、脑膜中动脉-大脑中动脉吻合和其他颅内外血管吻合术等。

(2)间接血管吻合,硬脑膜、头皮血管与脑连通术。

(3)颞肌贴敷术。

(4)骨外膜、帽状腱膜贴敷术。

(5)带蒂大网膜颅内移植术,以上方法术中可联合使用。

(6)颈动脉周围交感神经切除术,上颈部星状交感神经节切除术等。

迄今为止,文献报道了许多治疗烟雾病的手术方法,但操作简单,被大家认为效果较好的手术是:①颞浅动脉-大脑中动脉吻合术(SMA),主要用于成人缺血性烟雾病;②脑-硬脑膜-动脉-血管连通术(EDAS),主要用于小儿缺血性烟雾病,因其血管口径小,直接吻合通畅率低;③颞肌贴敷术(EMS);④脑-硬脑膜-动脉-肌-血管连通术(EDAMS);⑤颅骨钻骨术,应用较少。以上方法可联合使用,如①＋③。

手术方法如下。

1)颞浅动脉-大脑中动脉吻合术(SMA),现已为一标准手术。

2)脑-硬脑膜-动脉-血管连通术(EDAS):根据缺血手术部位选取颞浅动脉的前、后支或枕动脉为供血动脉。首先在皮肤标出供血动脉的走行方向,切开皮肤,全程保留供血动脉完整,使血管两侧保留 5～7 mm 的帽状腱膜,游离后牵开,切开其下方的筋膜、肌肉和骨膜,显露颅骨。沿血管走行方向上、下各打两个孔,游离骨瓣。直线切开硬脑膜(大的横过骨瓣的硬脑膜动脉应予以保留),将供血动脉两侧帽状腱膜与硬脑膜缝合,悬吊硬脑膜,复位固定骨瓣,检查动脉是否通畅,勿使其打折,分层缝合伤口。

3)颞肌贴敷术(EMS):将带蒂颞肌修整后,直接贴敷于脑表面,然后将硬脑膜覆盖其上,咬除部分骨瓣下缘,使颞肌通过,复位固定骨瓣,逐层关颅。但也有将 EDAS 和 EMS 两者结合成 EDAMS,以增加供血量。

4)颅骨钻孔术:直线切口,显露颅骨、钻孔,放射状剪开硬脑膜,悬吊,分层关颅。此方法简单易行,主要适用于大脑前动脉供应区缺血的手术治疗,可多处钻孔。

八、预后

本病的自然演变是多样的,是一个缓慢进行的疾病过程,有间歇性发作和突然发作。大多数烟雾病患者都在进展,即或是无症状患者行药物治疗也不能阻止疾病的进展。长期随访观察,特别是儿童,发病5年后患者智商下降。婴儿因常发生缺血性卒中对神经功能影响很大,成人保守治疗经常发生缺血或出血性卒中,半侧烟雾病患者常向对侧发展。

(郭松韬)

第十四节 高血压脑出血

高血压脑出血(hypertensive cerebral hemorrhage,HICH)多发生在中、老年人群,表现为脑实质内突然自发性出血,多有明确高血压病史,是高血压病晚期的严重并发症和脑卒中的主要致死原因。2012年中国卫生统计年鉴报告,2011年部分市县因脑卒中致死者占全部疾病死亡人数的21.72%,仅次于肿瘤,高于冠心病,并列为导致死亡的三大主要病因,严重威胁人民健康。

一、流行病学

我国流行病学调查显示,脑卒中的发病率北方明显高于南方,男性多于女性。

二、病理改变

长期高血压病可导致小动脉壁透明样变性,内膜下脂质和蛋白质沉着,累及全身小动脉,尤其以心、肾、脑血管受影响最大。由于小动脉壁的病变导致强度下降,在长期高血压的作用下,脑底部的穿支动脉可发生大量粟粒状微小动脉瘤,又称Charcot-Bouchard动脉瘤。这些细小的穿支动脉直接自颅底的大动脉发出,承受的血压高于其他部位同等直径的小动脉,在突然升高的血压冲击下容易破裂出血。

脑水肿是脑损伤的重要表现,实验证实,由于凝血级联反应,凝血酶原激活转变为凝血酶,后者具有神经毒性作用,是导致脑水肿的主要原因。正常循环血液中不存在可以测出的凝血酶,但在脑出血后,通过凝血级联反应每毫升血浆可产生210~360 U凝血酶,仅1 U凝血酶就可使1 mL血液在15 s内凝固。已证实由凝血酶原转变为凝血酶的程度与血肿周围脑水肿程度一致,并可被凝血酶抑制剂(如蛋白酶Nexin-1、水蛭素)所抑制。有实验分别用全血或惰性油蜡混合物注入鼠脑,发现仅全血造成周围脑水肿。用微球囊模拟占位效应,可造成脑血流下降,但在头24 h内并无脑水肿出现。用猪脑出血模型试验,24 h内血块收缩,血肿体积变小,周围脑水肿反而明显,同时发现血肿周围血清渗出后1 h,即出现脑水肿。体外实验发现,凝血酶可抑制鸡和鸟的脊髓运动神经元,诱发其退变、死亡。在C_6胶质瘤细胞培养液中加入凝血酶,24 h后标志脑细胞损伤的乳酸脱氢酶(LDH)明显增加,培养基中凝血酶≥500 mmol/L时可致星形细胞和海马神经元死亡。

三、分类

高血压脑出血多按照出血部位分类,多灶性出血罕见。也有按发病时间将其分为特急性、急性和亚急性,或按病情轻重分为轻、中、重型。高血压脑出血按部位分为基底节区出血、丘脑出血、皮层下脑叶出血、脑干(脑桥)出血和小脑出血,其中最多见的是基底节区出血,约占全部高血压脑出血的50%。出血位于幕下的占20%~30%,可以发生在小脑半球、小脑蚓部和脑干,脑干出血主要发生在脑桥,占全部高血压脑出血的 3%～13%。

有人又将基底节区出血细分为壳核型(血肿局限于壳核内)、壳核-内囊型(血肿向内侵犯内囊)、壳核进展型(血肿以壳核为中心向周围扩展,累及内囊、半卵圆中心、放射冠和部分颞叶及侧脑室)及脑室型(血肿巨大,破入侧脑室和第三脑室)等四型。将丘脑出血细分为丘脑型(血肿小,局限于丘脑内)、丘脑-内囊型(血肿向外侵犯内囊)、丘脑底-中脑型(血肿向下侵犯丘脑底部和中脑)和脑室型(向内破入脑室)等四型。

根据出血后患者的意识状态,临床又将其分为五级,以便记录比较,并作为判断手术指征时参考。五级为:Ⅰ级:清醒或嗜睡,伴有不同程度偏瘫和(或)失语;Ⅱ级:嗜睡或朦胧,伴不同程度偏瘫和(或)失语;Ⅲ级:浅昏迷,伴偏瘫,瞳孔等大;Ⅳ级:昏迷,伴偏瘫,瞳孔等大或不等大;Ⅴ级:深昏迷,去脑强直或四肢软瘫,瞳孔单侧或双侧散大。

四、临床表现

高血压脑出血多在血压波动的时候发生,情绪激动、饮酒或过度用力等均可能诱发脑出血。偶有睡眠时发病,推测与快动眼睡眠时相(做梦)的血压波动有关。另外,季节气候的突变也对出血发生有一定影响。脑出血患者急诊时,除个别已出现循环衰竭外,几乎所有的患者都有血压升高。这一方面是原有高血压病未能得到很好控制,更重要的是脑出血的占位效应导致颅内高压所引发的反射性血压升高。

患者的症状和体征与出血部位、出血速度、血肿大小等有关,通常表现为程度不等的突发头痛、恶心呕吐、言语不清、小便失禁、肢体活动障碍和意识障碍。位于非功能区的小量出血可以仅有头痛和轻度神经功能缺失,而出血量大的半球深部出血、丘脑出血或脑干出血的患者可以迅速陷入昏迷,出现去脑强直或四肢软瘫,可在数小时到数日内死亡。典型的基底节区出血(壳核出血最为多见)可有突发的肢体麻木和无力、剧烈头痛、语言不清或失语(出血位于优势半球)、意识障碍、双眼向血肿侧凝视,多有恶心呕吐、小便失禁。丘脑出血常破入脑室,患者有偏侧的颜面和肢体感觉障碍,意识淡漠,反应迟钝,出血向外侧发展侵犯内囊的可以有偏瘫失语,但可能不如基底节出血时明显。

丘脑出血累及中脑的患者早期即出现严重的意识障碍和瞳孔改变。位于一侧的脑桥小量出血可以表现为交叉性瘫痪(出血侧面瘫和对侧肢瘫),双眼向出血侧凝视,脑桥出血量大时可迅速出现意识障碍、四肢瘫痪、眼球固定和针尖样小瞳孔。小脑出血则多表现为头痛、眩晕、频繁呕吐、不能站立行走,仅有约 1/4 的患者出现病灶侧肢体共济失调、眼震、构音障碍等典型小脑体征,血肿大者可侵犯脑干,出现一侧面瘫、外展神经麻痹、双眼同向凝视等,除少数迅速昏迷、死亡外,多数发病时意识清楚,无肢体瘫痪,以后才逐渐有意识障碍。

五、辅助检查

(一)CT 扫描

头部 CT 是最重要的辅助检查手段。在 CT 设备已经普及的今天,对怀疑有脑出血的患者应立即行常规头部 CT 扫描。初发病时脑内血肿在 CT 平扫上呈现明显的不规则片状高密度影(CT 值 28～45 Hu),边缘清晰,与周围的脑组织(CT 值 15～27 Hu)极易区别。数小时后,血肿周围脑组织水肿可出现低密度区,脑内结构受压移位。4～7 d 后血肿的密度逐渐减低(每天降低约 2 Hu),2～3 周后血肿的 CT 值与脑组织相同,此时不要误以为血肿已吸收。

CT检查可以迅速明确诊断,确定出血部位并计算出血肿体积,必要时还可以重复检查,动态观察血肿变化。在常规CT片上也可以用改良的椭圆体体积公式(血肿体积≈血肿长径×宽径×高径/2)简单地估计血肿体积。准确掌握血肿的部位、大小、脑组织水肿和脑结构移位程度,对于决定下一步应采取的治疗措施和判断患者预后帮助极大。

原发性单纯脑室出血甚为少见,临床上多数(>80%)为脑室附近实质内出血破入脑室,依序为:底节、丘脑、小脑、脑桥。脑室出血后,如脑室液中血细胞比容>16%,CT片上才能表现为出血,如<12%则不能提示。此外,脑室液CT值为20～40 Hu提示为血性脑室液,40～80 Hu则为血凝块。

多层螺旋CT动脉血管成像技术(CTA)可以显示脑内主要血管影像,排除血管畸形,有助于判断破裂出血动脉的部位及是否有活动出血,预估血肿继续扩大的可能性。

(二)脑血管造影

脑血管造影通常极少能直接看到造影剂溢出破裂动脉,也不能显示血肿本身,造影本身有一定风险,且耗时费力,但在脑出血的鉴别诊断上脑血管造影仍然有不可替代的作用。对不典型的自发性脑出血,怀疑有脑血管畸形或动脉瘤破裂的患者,除可采用CTA外,必要时应考虑行脑血管造影(DSA)明确诊断。

(三)磁共振扫描

不同时期的脑内血肿在磁共振(MRI)扫描影像上有不同的特点。MRI可以满足高血压脑出血的诊断要求,根据脑内血肿在MRI影像上的特点,还可以大致判断出血的时间,是否有反复多次的出血等。但MR检查需要患者较长时间(10 min以上)静止不动地躺在扫描机内,这对已有意识障碍的患者很难做到。由于CT可以快速准确地做出脑出血的诊断,完全能够满足临床治疗的需要,价格也比MR低很多,因此一般不用MRI作为脑出血患者的首选检查,仅在患者度过脑出血急性期后,诊断上有疑问,需要进一步查明出血原因时,才考虑选用MRI检查。

(四)其他

在不具备以上检查条件时,既往曾用颅脑超声检查以发现可能存在的中线结构移位,但准确性差,早已废用。血肿破入脑室或蛛网膜下隙时,腰穿脑脊液可以呈血性或红细胞计数升高,有助于脑出血和脑梗死的鉴别。CT已明确诊断的患者,无须再行腰穿检查。

六、诊断和鉴别诊断

仅依据病史和典型临床表现,尚不能准确做出高血压脑出血的诊断。虽然多数患者有高血压病史,但因高血压病起病隐袭,部分患者可能从未就医,并不知道自己有高血压病。特别是高血压脑出血的临床表现和神经系统损害与缺血性脑卒中等其他一些神经系统疾病的表现有很多相似之处。有前述典型临床表现的患者,经CT扫描证实脑内常见部位如基底节区、丘脑或脑桥有出血灶并形成血肿,大多数患者已可做出明确诊断,但仍需要与下列疾病做鉴别诊断。

1.脑血管畸形破裂出血

发病年龄多较年轻,部位多位于脑叶或脑室旁,部分单纯脑室自发出血的患者是血管畸形破裂出血。除动静脉畸形外,成年人的"烟雾病"也常以脑出血发病。MRI多可见到相应的异常血管影,脑血管造影可以确诊并有助于确定治疗方案。

2. 颅内动脉瘤破裂出血

少数颅内动脉瘤(如大脑中动脉瘤、前交通动脉瘤等)破裂出血可以在脑内形成血肿,但部位通常靠近动脉瘤多发部位,且同时有蛛网膜下隙出血,有助于鉴别诊断。确诊需行脑血管造影。

3. 脑淀粉样变性

脑淀粉样变性是高龄老年人(70 岁以上)脑出血的常见病因,其病理改变是脑血管壁中层淀粉样蛋白沉积,出血多位于皮层下脑叶内,可以是多发出血,常破入蛛网膜下隙,多伴有老年痴呆,常在夜间发病而无血压升高。

4. 出血性脑梗死

约 10%的脑梗死在梗死灶内或其周边可有出血,但导致大的出血和形成血肿的不多,仅约 2%。患者有充血性心脏病,使用抗凝剂,用溶栓药物(尿激酶、rt-PA)治疗等增加出血性脑梗死的可能性。出血性脑梗死病灶的形状一般与阻塞动脉的分布区域一致,常呈楔形,底边在脑表面,尖端指向深部。MRI 和脑血管造影有助于明确诊断。

5. 创伤性脑内血肿

头部外伤导致的脑挫裂伤和脑内血肿通常位于额底和颞叶前部,患者有明确的外伤史,一般不难鉴别。但常见高血压脑出血的患者在发病时因意识和肢体活动障碍而跌倒,摔伤头部,此时应注意与外伤性脑内血肿鉴别,分清是外伤在先,还是脑出血在先。

6. 肿瘤性出血

脑内原发性肿瘤如多形性胶质母细胞瘤、淋巴瘤等,以及某些脑内转移性肿瘤如黑色素瘤、绒癌、肺癌等的脑内转移灶均可发生瘤内坏死出血。肿瘤性出血多位于额、顶等脑叶内,血肿大小与其占位效应不符,转移瘤常为多发的病灶。增强 CT 或 MRI 有助于明确诊断,必要时也可行脑血管造影检查。

7. 全身凝血机制障碍

全身凝血机制障碍,包括血液系统疾病如白血病、血小板减少性紫癜、再生障碍性贫血等;肝硬化晚期;因其他疾病使用抗凝血药物等。

8. 其他引起脑内出血的原因

其他引起脑内出血的原因包括可以导致脑血流突然增高的情况,如颈内动脉内膜剥脱术或导管扩张+支架术后坏死性脑动脉炎,某些颅内感染性疾病(如真菌、单纯疱疹病毒性脑炎等)也有引发脑内血肿的可能。

七、治疗

高血压脑出血手术治疗的目的主要是清除血肿、降低颅内压,使受压的神经元有恢复的可能性,减少或防止脑出血后一系列继发性病理变化,挽救生命及争取部分神经功能恢复。CT 的问世,不但解决了血肿定位和定量问题,而且结合患者的临床表现,基本上统一了对手术适应证的认识。

此外,手术方法的改进也起到了很大作用。随着近年来微创外科技术的发展,神经外科医生已经可以在 CT 等先进的定位手段帮助下,通过小切口锁孔开颅,在手术显微镜下准确清除血肿,或在 CT 引导监测下简单地经皮钻孔穿刺抽吸血肿,大大减少了手术创伤,使得手术治疗的病死率较内科保守治疗明显下降。

1. 手术适应证

临床回顾性分析表明，无意识障碍者，多无须手术；有明显意识障碍、脑疝尚不明时，外科治疗优于内科；深昏迷、双瞳扩大、生命体征趋于衰竭者，内、外科疗法均不理想。CT 立体定位，血肿穿刺吸除术以及注射纤溶药物溶解血肿的方法，由于定位准确、创伤小，除用于常见部位出血外，现已用于脑深部出血，如丘脑、脑室出血、脑桥出血，手术适应证也较宽。

2. 手术时机

动物实验已经证实脑出血 30 min 后，邻近的脑组织出现"海绵样改变"，3 h 后范围扩大，6 h 后紧靠血肿的脑组织坏死，周围血管特别是静脉出血，12 h 后坏死出血相互融合，说明出血后造成的不可逆性损害，多在 3～6 h 即已形成。尸检统计表明，多数脑出血死亡病例都在出血后早期死亡，因此早期手术有可能降低脑出血病死率和病残程度。

3. 手术前准备

脑出血发病突然，病情进展快，脑损伤的程度在数小时内可迅速加重，因此手术前正确处理对减轻继发性脑损伤，改善预后极为重要。发病早期患者常有头痛、呕吐及一定程度的意识障碍，在运送患者时要注意避免误吸，保持呼吸道通畅，避免因舌后坠导致呼吸困难和缺氧，加重脑损害。急诊室初步判定为高血压脑出血后，应立即给予 20% 的甘露醇静脉快速输注，吸氧和留置导尿，静脉给予降压药控制过高的血压，同时尽快行 CT 扫描明确诊断，完成血常规等必要的化验检查。如果适合手术治疗，应立即剃头备血，争取尽快手术清除血肿，解除对脑组织的压迫。

4. 手术方法

（1）开颅血肿清除术：可采用皮骨瓣成形开颅或钻孔扩大骨窗法。以壳核出血为例，通常在额颞或颞部做马蹄形切口，行骨瓣开颅，也可在血肿距脑皮层表面最近的部位，例如在颞部颧弓上钻孔，穿刺抽出部分积血初步减压后，再延长切口，扩大骨窗直径至 3 cm 左右。剪开硬脑膜后，在手术显微镜下，于血肿距皮层最近处（颞上或颞中回）切开皮层，或经侧裂显露岛叶，在岛叶皮层上切开，进入血肿腔，将血肿清除。小脑出血可根据出血部位，于枕下行中线或旁正中直切口，钻孔后扩大骨窗，十字剪开硬脑膜，穿刺证实后，切开小脑，行血肿清除。脑桥及延髓出血采用枕下入路，中脑出血采用颞下切开小脑幕入路进行手术。

清除血肿时，应在显微镜下于血肿腔内操作，吸引力不要过大，以免损伤周围组织，遇有动脉活动出血，要用双极电凝妥善止血，或用钛夹夹闭。粘连过紧的小血块，可能贴近原发出血点，应予以保留。对血肿周围的脑软化带尽量少扰动，已形成的血肿"包膜"除非诊断需要，不必处理，以免加重损伤。妥善止血后，血肿腔内留置引流管，结束手术。

皮骨瓣成形开颅清除血肿多需全身麻醉，手术创伤大，增加患者负担，现已很少采用。钻孔扩大骨窗法创伤较小，局麻下即可进行，同样可以彻底清除血肿，达到立即减压，且止血满意。

（2）脑室穿刺引流：对出血破入脑室或主要是脑室出血的患者，可行脑室穿刺置管持续引流，脑室内出血量大或已铸型者，可行双侧侧脑室额角穿刺置管持续引流，并经该引流管缓慢注入生理盐水 5～10 mL＋尿激酶 1 万单位/次，夹闭 30 min 后再开放，每天 2 次，将积血融化引出，维持引流数日。

（3）血肿穿刺吸除术：早年由于对血肿部位及出血量不能做出准确判断，仅盲目穿刺，且无法了解抽出量占全部出血量的多少，因此效果不佳。有时还增加再出血机会。CT 问世后，随着临床和实验研究的不断深入,穿刺吸除血肿由于创伤小,操作简便,目前已被广泛采用。

根据 CT 定位,利用立体定向技术或简易定位标尺,标出血肿中心,以此为靶点,确定穿刺点。穿刺点应选在血肿距头皮最近、无大血管或重要功能区处。国内现有专用脑内血肿穿刺套件,局部麻醉下用带硬质套管的钻头直接穿过头皮钻开颅骨并刺入血肿腔,由于外套管一次刺入不再移动,与头皮、颅骨、脑膜及脑组织密贴,减少了损伤出血的概率;或采用常规头皮切口,乳突拉钩牵开后用颅钻钻孔;或在头皮行小切口后,用骨锥直接锥孔,再将穿刺针或吸引管准确置于血肿中心。用注射器抽吸血肿时,抽吸压力可根据血肿性状掌握,有些实验已计算出使用负压范围(31.7 kPa)以保证安全。术中如能吸出血总量的 60%～70%,脑受压即可得到一定缓解,剩余部分可置管引流解决,以免颅内压波动过大,并防止再出血及对周围脑组织造成损伤。出血后数小时内血液凝固,液态血肿仅占血肿量的 1/5,如果不易吸出,不可强求,可用生理盐水冲洗使血肿破碎后再行吸除,但要控制冲洗压力,避免损伤脑组织。术毕计算吸出总量,对残留血肿可注入尿激酶进行溶解,以利引流排出。术后可随时行 CT 复查,并视有无再出血及时采取相应措施。

对血肿破入脑室者,可先吸除脑实质内出血,再根据出血量行一侧或双侧脑室外引流,并定期注入尿激酶。穿刺吸除血肿法适用于各部位出血,特别是深部出血,如丘脑出血、脑实质出血伴脑室出血,进展缓慢的脑干出血也已有成功报道。由于本法不能止血,故只有无活动出血方可进行,有人认为以出血后 3 d 为宜,特别是合并应用尿激酶时,以减少再出血机会。

(4)神经内镜清除血肿:内镜应用历史虽长,但科技含量高的神经外科专用内镜,则是近十余年发展起来的。专用内镜已可制成细管径(<5 mm)、多视角、照明良好以及可供吸引、冲洗、电凝的通道。由于其具有微创特点,应用范围日益扩大,无论脑室或脑实质内出血均可采用,除可满意清除出血,还可通过电凝或激光止血。

5.术后处理

无论何种手术治疗,术后处理要注意:①保持血压稳定,防止过高造成再出血,过低导致脑血流不足;②控制颅内压增高,减少因高颅内压所致的继发性损害;③防治并发症,加强护理,保持水电解质平衡,以及补充营养等。术后常见的并发症是肺部感染、消化道出血、泌尿系感染、肾衰竭等。当患者度过急性期后,即可逐步进行语言、肢体等神经功能康复治疗。

(郭松韬)

第十五节　自发性脑室内出血

一、概念

自发性脑室内出血是指非外伤性因素所致的颅内血管破裂,血液进入脑室系统。自发性脑室内出血又分为原发性与继发性两大类。原发性脑室内出血(primary intraventricular hemorrhage,PIVH)系指出血来源于脑室脉络丛、脑室内及脑室壁和脑室旁区的血管。原发性是指病理表现,即出血部位,而不是指病因不明。根据邻近脑室和脑室旁区的离心走行的血管解剖,脑室周围距室管膜下 1.5 cm 以内血肿亦属于原发性脑室内出血。

二、发生率

自发性脑室内出血占自发性脑出血的 10%～60%,其中原发性脑室内出血占自发性脑室内出血的 7.4%～18.9%,继发性脑室内出血占 81.1%～93.6%,自愈性脑室内出血占自发性脑室内出血的 13.8%～15.6%。

三、病因

1.原发性脑室内出血

最常见的病因是脉络丛动脉瘤及脑动静脉畸形。高血压及颈动脉闭塞、烟雾病也是常见的病因。病因不明者可能与"隐性血管瘤"有关。

2.继发性脑室内出血

常见病因有高血压、动脉瘤、脑动静脉畸形、烟雾病、凝血功能异常等,凝血功能异常一部分是由白血病、再生障碍性贫血、血友病、血小板减少性紫癜、肝病、维生素原减少症等疾病引起,另一部分是阿司匹林、华法林等抗凝药物治疗的并发症。少见或罕见病因有颅内肿瘤卒中、小脑动脉炎、子痫、系统性红斑狼疮、脑曲霉病、遗传蛋白 C 缺乏症、颈动脉内膜切除术后和代谢性疾病等。

四、病理基础及发病机制

脉络丛是脑室内出血的基本来源。血管畸形破裂或粟粒样动脉瘤破裂可引起原发性脑室内出血。脑室旁区的血管瘤可部分突入脑室内,破裂出血引起原发性脑室内出血;脑室内血管异常也可以深部血管囊性动脉瘤的形式出现而发生原发性脑室内出血。隐性血管瘤是原因不明的脑室内出血的主要病理基础。脑实质内出血或蛛网膜下隙出血都有可能引起继发性脑室内出血。因为血肿总是沿着阻力最小的方向扩展,所以,脑实质内的血肿可以穿破脑室壁形成脑室内出血。根据破入脑室的途径,可将继发性脑室内出血分为以下两型。

1.逆流型

蛛网膜下隙出血后血液通过第四脑室的侧孔与正中孔逆流入脑室系统。

2.穿通型

脑实质内血肿或蛛网膜下隙出血直接穿破脑室或破坏脑实质形成血肿,再穿破脑室壁进入脑室系统。此型又分为 7 个亚型:①侧脑室体部或三角区穿通型,最常见(40%);②侧脑室前角穿通型,次之(25%);③第三脑室穿通型,占第三位(16.5%);④第四脑室穿通型,占 8%;⑤侧脑室后角穿通型,少见(3%);⑥穿通部位不明型,占 7%;⑦胼胝体穿通型最少见(0.5%),血肿破坏胼胝体嘴部进入第三脑室。

五、临床表现

自发性脑室内出血临床症状、体征表现轻重不一,重者表现为意识障碍、抽风、偏瘫、失语、高热、肌张力高、膝反射亢进、眼肌活动障碍、瞳孔缩小及双侧病理征阳性,甚至发生脑疝、去脑强直和呼吸循环障碍以及自主神经功能紊乱。轻者可仅表现为脑膜刺激征而无脑定位征或意识障碍,甚至仅表现为定向力等认识功能障碍而无其他症状和体征,这部分患者在 CT 扫描时才发现有脑室内出血;部分病例可呈良性过程,甚至自愈。

六、辅助检查

(一)脑血管造影术

脑血管造影术不仅能发现自发性脑室内出血的病因(如动脉瘤、脑血管畸形、烟雾病和颅内肿瘤等),而且也能显示出脑实质内血肿以及血肿破入脑室表现。血肿破入脑室时正位片表现为外侧豆纹动脉向内侧移位,其远端下压或变直,大脑前动脉仍居中或移位不明显;大脑内静脉明显向对侧移位(超过 6 mm),与大脑前动脉之间有"移位分离"现象,这是血肿破入脑室的特征表现。侧位片可见侧脑室扩大征象,即大脑前动脉膝部呈球形和胼周动脉弧度增大,静脉角变大,室管膜下静脉拉直等。

(二)CT 扫描

CT 扫描是目前诊断自发性脑室内出血首选检查,CT 检查时间以发病后 1 h 至 2 周为宜。1～2 周内 100% 阳性,3～4 周阳性率为 50%,4 周以后血液吸收。脑室内出血表现为脑室内高密度影,偶尔亦可表现为等密度影。CT 扫描可清楚地显示出原发出血部位、血肿大小、形态、脑水肿程度、中线结构移位程度、脑积水的阻塞部位及其程度、穿破脑室的部位和脑室内出血的程度等,为临床指导治疗判断预后提供重要的资料依据。反复 CT 扫描不仅能动态观察血肿的自然过程,而且能发现是否有再出血。

自发性脑室内出血的 CT 诊断标准是脑脊液必须为浓血性或有血块,CT 上才能肉眼看出其密度高于周围脑组织。脑脊液中红细胞比积在 16% 以上才能在 CT 上显示出,而低于 12% 时脑脊液的 CT 值不会发生明显变化,CT 不能显示出。脑室内新鲜血块的 CT 值在 +40～+80 Hu,而血性脑脊液则为 +20～+40 Hu。脑室内血肿的形态可分为点片状、液平状和铸型状三种,而脑脊液-血混合物在 CT 上通常见于枕角,扫描时常见枕角高密度或高低密度影之间的"液平状影"。

1. 脑室内血肿量

根据脑室内血肿占据脑室的面积多少,分为小量脑室内出血(占脑室系统面积的 1/3 以下),占 60%;中量脑室内出血(占脑室系统面积 2/3)占 17.3%;大量脑室内出血(占脑室系统面积 2/3 以上),占 23%。

2. 穿破脑室的部位

继发性脑室内出血中脑实质内血肿穿破脑室的部位可分为侧脑室体部、三角区、前角、第三脑室、第四脑室、后角及部位不明。

3. 闭塞型血肿

CT 上视其脑室内血肿是否充填室间孔、导水管及第三、第四脑室情况而分为闭塞型血肿与非闭塞型血肿两种。脑室内出血出现闭塞型血肿的发生率为 34.6%～51.6%,闭塞型血肿出现急性梗阻性脑积水的发生率为 73.9%;而非闭塞型血肿出现急性梗阻性脑积水的发生率仅为 37.8%。闭塞型血肿除容易梗阻脑脊液循环通路造成脑积水外,还直接压迫中线结构及第三、第四脑室,引起高病死率。

4. 脑室铸型

脑室铸型一般是指 CT 上血肿充满整个脑室。脑室铸型的发生率约为 21.9%。而全脑室系统铸型少见,仅占 6.1%。脑室铸型分为一侧侧脑室铸型、双侧侧脑室铸型、第三脑室铸型、第四脑室铸型及全脑室铸型。

5.CT 随访

(1)脑室内血肿:脑室内血凝块,其密度逐渐降低,平均 12 d 降至正常脑脊液密度(＋1～＋5 亨氏单位(Hu))。脑室内出血后常常继发不同程度的迟发性交通性脑积水,多在发病后 1～4 周出现,这可能与血性脑脊液造成颅底广泛粘连、蛛网膜颗粒阻塞以及蛛网膜下隙纤维化有关。一般脑室内血肿消失的时间为 4～27 d,平均 14.6 d。脑室内出血的 CT 值下降速率为 0.8～4.0 亨氏单位/天,平均 2.4 亨氏单位/天。脑室内血肿消失的先后顺序依次是第四脑室、第三脑室与侧脑室。

(2)脑实质内血肿:血肿的吸收过程中,其密度下降的速率为 0.7 亨氏单位/天。血肿液化、吸收、修复的全部病理过程需要的时间与个体差异、血肿的大小、部位、有无并发症及治疗措施是否恰当等因素有关。直径 4 cm 大小的血肿,整个液化、吸收、修复的过程一般需要 4 个月。

(3)后遗 CT 表现:脑实质内血肿消失后,可遗有低密度区。病灶侧脑室扩大、脑穿通畸形、血肿钙化、脑萎缩等变化,10％的患者无任何痕迹遗留。

七、诊断

凡突然发病、有急性颅内压增高、意识障碍、脑定位征、脑膜刺激征等表现者,均应考虑到有脑室内出血的可能,应及时行 CT 等辅助检查。CTA、MRA 以及 DSA 对于脑室内出血的病因诊断必不可少,详细询问病史以及用药史对于病因诊断也十分重要。

八、治疗

(一)直接手术适应证与手术方法

1.直接手术适应证

(1)意识障碍进行性加重或早期深昏迷者。

(2)大脑半球出血,血肿量超过 30 mL,中线结构移位超过 10 mm 的继发性脑室内出血。

(3)脑实质内血肿大而脑室内血肿小者,或复查 CT 血肿逐渐增大者。

(4)小脑血肿直径大于 3 cm 或脑室引流后好转又恶化的继发性脑室内出血。

(5)脑疝经脑室穿刺脑脊液引流好转后,亦应考虑直接手术。

(6)脑血管造影时发现造影剂外溢者。

2.手术方法

(1)立体定向脑内血肿穿刺吸除术和引流术与及脑室内纤溶治疗:首次准确穿刺血肿可吸出急性期血肿量的 1/3,然后用尿激酶反复冲洗引流。最常用的纤溶药物是尿激酶,用量为 4 000～100 000 IU(平均 6 000 IU)/次,每 6～12 h 注入一次。鉴于陈旧性血块在 5 d 后会对溶栓治疗产生抵抗性,因此,脑室内纤溶治疗应在脑室内出血后 7 d 内进行。脑室内纤溶治疗要比脑实质内出血纤溶治疗安全得多。

(2)骨窗开颅与骨瓣开颅血肿清除术:多采用小切口骨窗开颅血肿清除术,这是在传统的骨窗和骨瓣开颅术基础上的改进。骨瓣开颅的优点是手术暴露好,血块清除彻底,便于清除脑室内的血肿,止血充分。

(3)神经内镜下清除脑室内血肿:神经内镜技术与激光相结合既解决止血、血肿清除不彻底等问题又能在直视下操作,多角度的探头扩大了手术视野。神经内镜下可通过冲洗引流装置迅速清除血肿,还可通过神经内镜器械通道行脑室内引流管置入,行脑室引流。神经内镜可进入室间孔、第三、四脑室,清除其中的血凝块,迅速打通脑脊液循环,缓解梗阻性脑积水。

(二)脑室穿刺脑脊液引流术

由于脑室穿刺脑脊液引流术简单易行,安全有效,紧急时可在床边进行,故可作为自发性脑室内出血患者的首选治疗方法之一,亦可作为直接手术之前的应急治疗措施以缓解症状,为进一步手术治疗赢得时间,分单侧和双侧脑室穿刺脑脊液引流术。

1.适应证

凡内科保守治疗无效或高龄、有心、肺、肝、肾等脏器严重疾病者,以及脑干血肿不能直接手术或脑疝晚期患者,均可试行脑室穿刺脑脊液引流术。尤其对于有急性梗阻性脑积水的原发性脑室内出血患者和有闭塞型血肿的脑室内出血患者,更为适用。

2.作用机制

(1)减少或清除脑室内血液成分:引流血性脑脊液具有减少或清除脑室内血液成分的作用。引流通畅时,每日引流出的脑脊液至少能使脑室内的脑脊液更新七次,随着血性脑脊液引流到体外,脑室内血液成分被减少或清除。

(2)减少和调节脑脊液在颅内的容量,降低和稳定颅内压:当颅内压增高,代偿机能逐渐衰竭时,每减少一单位体积的颅内容物,便有显著的降低颅内压作用;即使脑室穿刺引流出少量脑脊液,颅内压也可以大幅度地下降。另外,脑室内出血时,血清与脑脊液相混合产生一种物质——缓激肽,该物质使血管尤其是小静脉通透性增加,从而使脑脊液的产生大量增加。因此,即使手术清除了脑室内血肿,亦应放置脑室引流管。

(3)打断颅内压增高的恶性循环:急性颅内压增高时,颅内压力波动幅度增大,出现高原波,患者随着脑压周期性急剧升高而出现病情迅速恶化,如不及时控制可导致不可逆性脑干损害。脑室穿刺脑脊液引流可迅速解除此种脑压波,使颅内压波动幅度减少而趋于稳定。

(4)迅速缓解急性梗阻性脑积水:自发性脑室内出血发生后,血肿可填塞室间孔、第三、第四脑室和中脑导水管,血肿的压迫使脑室变形、中线结构移位引起脑脊液循环障碍而发生急性梗阻性脑积水,这是导致早期急性颅内压增高和病死率增高的重要因素之一。脑室穿刺脑脊液引流术能迅速有效地解除急性梗阻性脑积水。

(5)加速脑水肿的廓清,以利脑水肿的消退:自发性脑室内出血发生后,患者出现血管源性脑水肿,水肿区(脑间质)压力增高与非水肿区(脑室内)形成明显的压力梯度差,而水肿液(脑间质液)可以通过扩大的细胞外间隙,大幅度地由高压区向低压区流动,汇入脑室内,随脑脊液一块排出。脑室穿刺脑脊液引流术可降低脑室内压力,加大其间的压力梯度差,从而加速了脑水肿的廓清,促进脑水肿的消退。

(6)间接引流脑实质内血肿:脑实质内血肿液化后,可通过穿破脑室的裂孔进入压力较低的脑室内;脑室引流术不仅能够清除脑室内的积血,也可以间接引流脑实质内的血肿,减轻血块吸收引起的高热反应以及血肿的局部刺激和压迫作用。

(7)血性脑脊液的体外引流减轻了血性脑脊液的刺激作用,从而缓解了临床症状,降低了因血性脑脊液的吸收引起的迟发性交通性脑积水发生几率,从而缩短了临床过程,加快了康复。

(8)脑室穿刺脑脊液引流术的应用,使多数患者不用或少用脱水剂,避免了因脱水剂带来的水、电解质紊乱和肾功能损害等一系列不良反应,从而减少了并发症,降低了病死率。

3.注意事项

(1)钻颅与置管的部位:一般可于含血量少的一侧侧脑室前角或健侧侧脑室置管引流。这样对侧侧脑室内血液需要经过室间孔和第三脑室才能到达引流管,避免了较大的血块对引流管的阻塞。另外,出血侧侧脑室可能有病理性血管,于同侧穿刺时,可能会造成再出血。若室间孔阻塞可同时行双侧侧脑室穿刺脑脊液引流术。

(2)拔管时机:何时拔除脑室引流管,临床上没有统一的时间规定。一般来说,引流的血性脑脊液色泽变淡或颅内压已正常,特别是经 CT 复查后,脑室内血肿明显减少或消失,临床症状好转,即可拔除脑室引流管。若无 CT 检查,亦可在临床表现明显好转后,夹闭引流管观察24 h,若临床表现无变化即可拔管。若引流的脑脊液已变清,但是颅内压仍较高或引流量仍多,可考虑行脑室-腹腔或脑室-左心耳分流术。然而,如果引流后病情明显好转,即使引流出的脑脊液含血量较多,但颅内压已正常,也可以及早拔管,必要时可以间断腰穿放液,以免长期引流并发颅内感染。遇此情况,应酌情尽早地拔除引流管,终止脑脊液引流。

(3)预防感染:继发性化脓性脑室炎和脑膜炎是脑室穿刺脑脊液引流术最严重的并发症,也是造成患者额外死亡的主要原因之一。细菌侵入的最重要的途径是引流管内流动的脑脊液。严格要求无菌操作、避免引流管漏液和逆流、防止引流管外口与脑脊液收集瓶内液体接触以及复查 CT 时夹闭引流管等,都是预防颅内感染的重要环节。

(三)手术时机

手术时机与高血压脑出血一样分为超早期(发病后 7 h 之内)、早期(发病后 7 h 至 3 d)和延期(发病后 3 d 以上)三种。

(郭松韬)

第十六节 小脑出血

自发性小脑出血(cerebellar hemorrhage,CH),是指非外伤引起的小脑实质的脑出血。为幕下脑出血中常见,且预后相对较好的类型。

一、病理生理

高血压是所有自发性脑出血的最常见的因素,近年来,随着对脑血管淀粉样变(cerebral vascular amyloidosis,CAA)在脑出血疾病中的研究深入,过去人们认为的罕见发病原因,现在被认为是老年人脑叶出血非常重要的原因;此外,血管畸形也是引起小脑出血的重要原因之一;在国外资料中,梗死后出血在小脑出血中也不少见。目前认为小脑出血的部位通常发生于齿状核及其附近,表现为小脑半球的血肿,这是高血压引起自发性小脑出血最常见的部位。由于齿状核可由小脑所有动脉供血,所以很难确定出血责任动脉。位于小脑蚓部的出血,较易破入第四脑室与脑室相通,并常凸向脑桥被盖部。其出血责任血管多来自小脑上动脉或小脑后下动脉的远段分支,有时见于动脉瘤。

二、临床表现

自发性小脑出血多急性起病,症状常发生在活动时。突发头痛、恶心、呕吐、头晕是常见首发症状,最常见的表现是患者突然站立或行走时跌倒,但无肢体偏瘫。头痛多表现为枕部疼痛,也有患者表现为额部头痛甚至球后部位的疼痛;呕吐症状也见于大部分患者;患者头晕症状多是真性眩晕(前庭性眩晕),在患者中也较常见。但三个症状并非同时见于大多数患者。此外,患者还表现为构音障碍、耳鸣等症状,但是较之前的症状少见。同时小脑出血由于血肿压迫可能出现脑神经麻痹症状,表现为向同侧凝视麻痹、患侧周围性面瘫、眼球震颤及同侧角膜发射减弱。在清醒患者,如出现同侧步态或肢体共济失调、同侧同向性凝视麻痹和同侧周围性面瘫"三联征"时,常常提示小脑血肿的发生。

小脑出血的患者临床经过常常难以预料,入院时患者清醒或仅表现为嗜睡,短时间内可恶化为昏迷甚至死亡,这是区别于其他部位脑出血的临床特点之一。多数症状恶化的情况发生于患者发病72 h之内,但也有迟发恶化者,临床医生应予以高度警惕。单纯依靠患者入院时临床表现有时很难预测患者的临床过程。

三、诊断

CT扫描为诊断自发性小脑出血和确定其部位提供了简便、经济、迅速且准确的方法,MRI也可作为小脑出血的诊断检查,但检查相对耗时且不够经济。急性血肿在CT表现为小脑部位的高密度影。CT能够显示血肿是否破入脑室,脑干受压情况,以及是否存在脑积水。

这些都为临床确定患者手术指征及预测患者病情变化及预后提供了很重要的信息。同时反复CT复查在病情变化较快的患者中是非常必要的,一旦发现血肿扩大或出现脑积水等征象,即应尽早进行手术治疗,以防止病情进一步恶化。

由于目前各种影像学检查手段,包括CT、CTA、MRI及DSA等检查的广泛应用,临床医师不仅能够早期发现小脑出血,并能够判断小脑出血原因,为下一步临床治疗提供足够的依据。自发性小脑出血需要与动脉瘤、血管畸形及肿瘤引起的小脑出血进行鉴别。

四、治疗

(一)手术指征与禁忌证

关于手术指征的选择上,小脑出血的患者,如出现临床神经功能恶化,或出现脑干受压和(或)急性梗阻性脑积水表现时应尽早行血肿清除术。关于意识状态良好(GCS评分≥13分)的小脑出血患者是否手术目前仍有争议,由于患者术前意识状态与预后密切相关,同时小脑出血后临床变化过程难以预测,患者一旦出现昏迷后行手术治疗往往预后较差,故部分学者认为出现明显第四脑室受压情况时早期应积极手术治疗,不论患者神经功能是否明显恶化。部分学者则认为对于这类患者,如脑积水情况已得到控制,建议观察等待,一旦出现神经功能恶化,则行手术治疗,反之则行保守治疗。总之,对于此类患者是否手术,在病情恶化的风险、临床潜在的后果及手术风险三者间仔细衡量非常重要。

鉴于小脑出血多位于小脑半球齿状核附近,患者的临床症状表现最为重要的原因是颅内压增高所致,其中颅后窝张力的明显增高常是致命性小脑扁桃体疝的主要原因,而因血肿占位效应所致的梗阻性脑积水又进一步加重了高颅内压危象。我们认为对所有小脑出血的病例,除非已至濒死状态,均应采取积极手术清除血肿,尽可能挽救患者生命。

小脑出血的手术禁忌证基本同幕上部位脑出血,年龄并非小脑出血的绝对禁忌证,合并严重心肺功能疾患及凝血功能异常亦应力争纠正后行手术治疗。

（二）手术时机

由于小脑出血的手术指征多以是否出现神经功能恶化情况作为判断标准，文献报道部分患者可能在发病数天甚至数周后行手术治疗，但是可以肯定的是，患者一旦出现进行性脑干功能紊乱时，应立即行颅后窝开颅手术清除血肿减压，以预防不可逆的脑干功能障碍。绝大多数学者均主张临床神经功能恶化前尽早手术，无论患者出血时间长短，都可获得相对良好的预后。

（三）手术方式的选择

1.单纯脑室外引流术

单纯脑室外引流术仅适用于不能耐受全麻开颅患者；或血肿不大仅因破入第四脑室引起早期梗阻性脑积水者。

2.开颅血肿清除术

根据血肿部位选择枕下开颅，枕骨骨窗约 4 cm×4 cm 大小，手术尽量清除小脑内及已破入脑室内积血，打通脑脊液循环，对于合并有脑积水患者建议同时行侧脑室外引流。如条件许可，可置入颅内压监护仪检测颅后窝压力变化情况，尽量将颅内压维持在一定范围以保证足够的脑灌注。开颅手术清除血肿优点在于有效解除血肿占位效应及梗阻性脑积水，避免继发缺血性损害。随着显微外科及微创技术的不断进步，微创颅内血肿清除已逐渐开展，术中行小骨窗（3 cm×3 cm）开颅，显微镜下操作，清除小脑内血肿并仔细止血，脑组织损伤小，术后并发症相对少。

3.内镜辅助下血肿清除术

过去神经内镜下血肿清除术多用于伴脑积水脑室内血肿清除，国外报道取得了较好效果。而内镜下小脑内血肿清除术的疗效仍处于探索阶段，内镜下小脑血肿清除术的经验提出，相对于传统开颅血肿清除术，内镜手术具有手术时间短，且能够缩短患者术后行脑室外引流的时间，并减少患者术后行永久分流的风险。但是由于颅后窝操作空间狭小，内镜下手术操作技术要求较高，能否推广应用还需更多的临床研究。

4.环枕减压及血肿清除术

做枕下正中直切口，上缘于枕外粗隆上 2 cm，下缘达第 5～6 颈椎棘突水平，术中咬除枕骨鳞部、枕大孔后缘、环椎后弓，广泛剪开硬脑膜，达到环枕减压的目的，继之清除血肿。其好处在于能有效地行颅后窝减压，并充分引流脑脊液，疏通脑脊液循环，但手术创伤较大，术后环枕稳定性受一定影响。此术式适用于血肿大且破入第四脑室、手术难以彻底清除血肿的患者。

（四）并发症及预后

小脑出血可能发生的并发症及处理基本同幕上其他部位脑出血情况。不论手术与否，出血后应加强监护，严密观察，以便及时发现可能发生的再出血。

小脑出血的预后与术前意识状态，脑干功能受损程度，手术是否早期并有效缓解高颅内压危象直接相关，但总体而言其预后较之脑干、丘脑等重要功能区的脑出血为好。

（郭松韬）

第十七节　颈动脉及椎-基底动脉的缺血性病变

一、脑的血液循环

脑的动脉系统包括颈内动脉系和椎-基底动脉系,而脑干、小脑、间脑后半部分、颞叶和枕叶则主要由椎-基底动脉系供应。

(一)颈内动脉系统

颈内动脉由颈总动脉发出,在颈部上升至颅底,进入颞部骨部颈内动脉管,前行至破裂孔入颅,大脑半球的绝大部分和间脑的前半部分由颈内动脉系供应。颈内动脉主要包括以下分支。

1.眼动脉

眼动脉较大的分支为视网膜中央动脉,供应视网膜和眼球的血液。

2.后交通动脉

后交通动脉是颈内动脉和椎-基底动脉相互交通的动脉,变异较大。

3.脉络丛前动脉

脉络膜前动脉主要供应侧脑室脉络丛、视束、大脑脚、纹状体以及内囊的一部分。

4.大脑前动脉和前交通动脉

(1)皮质支:①眶动脉,供应额叶直回及眶回的内侧部;②额极动脉,供应额极前部和额极内外侧面的血液;③胼周动脉,供应胼胝体和大脑半球内侧面的血液;④胼缘动脉,供应扣带回、旁中央小叶及额上回;⑤楔前动脉,供应楔前叶 2/3、扣带回后上部及顶上小叶。

(2)中央支:①回返动脉(Heubner 回返动脉),主要对外囊、豆状核前外侧部、尾状核前部及内囊前肢等区域供血;②大脑前动脉近侧段远端的中央支,供应下丘脑的视上区、穹隆柱、胼胝体膝部和透明隔等区域;③大脑前动脉近侧段起始端的中央支,主要供应尾状核前部。

5.大脑中动脉

它是颈内动脉的直接延续,也分为皮质支和中央支。

(1)皮质支:①眶额动脉,供应额叶眶部外侧份和前份;②中央前沟动脉,供应额中回后部和中央前回前部下 3/4 的皮质;③中央沟动脉,供应中央前、后回下 3/4 的皮质;④顶前动脉,供应中央后回下 3/4 及顶间沟前份上下缘的皮质;⑤顶后动脉(缘上回动脉),供应缘上回和顶上小叶下缘的皮质;⑥角回动脉,供应角回和顶上小叶后部的皮质;⑦颞后动脉,供应颞叶上、中、下回后部的皮质;⑧颞前动脉,供应颞极和颞叶中、下回前份的皮质。

(2)中央支:主要包括内、外侧豆纹动脉,供应壳核、尾状核、内囊前肢、膝部的背外侧和内囊后肢的背部。

(二)椎-基底动脉系统

椎动脉起自锁骨下动脉,向上穿行颈椎横突孔后经枕骨大孔入颅,两侧椎动脉汇合成基底动脉。其主要的分支血管有以下几种。

(1)小脑后下动脉:发出延髓支、小脑支和脉络丛支。其中延髓支供应延髓背外侧,小脑支供应小脑蚓部和小脑半球后下面;脉络丛支进入四脑室,参与构成四脑室脉络丛。

(2)小脑前下动脉:供应小脑前下面、绒球、蚓椎、蚓小结及齿状核。

（3）内听动脉（前庭动脉）：供应内耳的结构。

（4）脑桥支：供应脑桥基底和被盖部。

（5）小脑上动脉：供应小脑半球上面、上蚓部、结合臂、小脑髓质、齿状核等中央核团。

（6）大脑后动脉：分为中央支和皮质支。

皮质支包括：①颞下前动脉，供应颞下回前面及背外侧面；②颞下中动脉，供应梭状回皮质及颞下回中部皮质；③颞下后动脉，供应梭状回后部、舌回和枕叶的背外侧面皮质；④顶枕动脉，供应楔叶和楔前叶的后部；⑤距状裂动脉，供应距状裂皮质。中央支主要供应间脑、中脑及内囊的一部分。

（三）脑底动脉环

脑底动脉环又称 Willis 环，由两侧的颈内动脉、后交通动脉、大脑后动脉近侧端、大脑前动脉近侧端和一条前交通动脉构成。

前交通动脉沟通左、右动脉系，后交通动脉沟通颈内动脉系和椎-基底动脉系。脑底动脉环是脑内主要动脉间的吻合结构。

二、缺血性脑血管病的危险因素

（一）高血压病

国内外流行病学研究报告，高血压病是脑血管病最主要的危险因素，而且认为卒中的危险因素可因得到治疗而减少发病率和病死率。我国的脑梗死患者中有高血压者占 70％以上。

（二）脑血管病家族史

一些研究证明，父母或亲属死于脑血管病者子女发病率明显偏高。也有报道双胞胎患脑血管病有一致性，说明遗传因素有一定作用。

（三）糖尿病

国外有人研究（随访 24 年）认为，糖尿病是脑血管病尤其是脑梗死发生的较重要的危险因素。男、女相对危险性分别为 2.6 和 3.1。

（四）心脏病

心功能损伤，特别是充血性心力衰竭，心电图证实左室肥大对脑卒中的发生有重要作用。

（五）咸食与吸烟

咸食与吸烟均与高血压有关，也是缺血性脑血管病的危险因素。

三、缺血性脑血管病的病因

（一）栓塞性梗死

栓塞性梗死分心源性和动脉源性。心源性的病因主要有心房纤颤、近期心肌梗死、人工瓣膜植入、先天性瓣膜病、心内膜炎、心脏附壁血栓、扩张性心肌炎等。动脉源性是指来源于主动脉弓和颅外动脉（颈动脉和椎动脉）血栓性或胆固醇性栓子。

此类梗死具有发病年龄较轻、起病急骤、病情重的特点。

（二）血栓形成性梗死

血栓形成性梗死主要是由于高血脂、动脉硬化和高血压等疾病导致血液黏滞度增高、纤溶系统受抑制以及血管内皮细胞损伤或缺失激活血小板，促发血栓形成。此类梗死具有发病年龄较高、发病前常有短暂性脑缺血发作（TIA）、多发于睡眠休息时等特点。

（三）腔隙性梗死

首先由 Durand Fardel 于 1843 年提出，意指发生在大脑深部的小型软化灶。大多数腔隙性梗死灶的直径在 0.5 cm 左右，最大直径可达 1.8 cm，多分布在基底节、丘脑、脑室旁白质、脑干及小脑等部位，大脑皮层少见。

腔隙性梗死的病因包括高血压、血管炎、动脉硬化玻璃样变和淀粉样血管变性所引起的微动脉粥样硬化、脂质透明变性、纤维素样坏死，但大多数与高血压有关。在所有梗死类型中，此类梗死预后最好。

（四）分水岭梗死

分水岭梗死约占缺血性脑血管病的 10%，多是颈内动脉狭窄或闭塞所导致。

（五）其他病因

动脉壁的炎症，如结核性、梅毒性、化脓性炎症、钩端螺旋体感染、结缔组织病、变态反应性动脉炎等，还可见于先天性血管畸形、真性红细胞增多症、血液高凝状态等。

四、颈内动脉及前循环动脉缺血性病变的临床表现

脑动脉缺血性病变主要表现为闭塞动脉供血区域的功能损害或缺失所致的神经功能障碍。大动脉的闭塞除表现有神经功能障碍外，由于缺血范围大，水肿反应重，常会导致颅内高压、意识障碍，甚至发生脑疝。穿支动脉及后循环动脉闭塞常引起脑深部重要结构及脑干的缺血，也易于发生意识障碍乃至自主神经功能紊乱。

（一）大脑中动脉闭塞

大脑中动脉闭塞表现为病变对侧下半面部、上下肢肌力减弱及感觉减退，常伴有对侧同向偏盲。其他表现还有优势半球缺血引起失语，非优势半球损伤引起偏身失认。局限于大脑中动脉分支的闭塞可产生此综合征的部分症状，常为下肢肌力减弱。

（二）大脑前动脉闭塞

较大脑中动脉闭塞少见，多表现为对侧下肢痉挛性瘫痪。若双侧大脑前动脉受损，会出现意志力低下（意志缺失症）。穿支血管闭塞可出现肢体偏瘫及意识障碍。

（三）颈内动脉闭塞

颈内动脉闭塞特点是大脑前动脉和大脑中动脉均缺血，除了表现上述症状外，还会产生同侧单眼视觉障碍（一过性或持续性）、Horner 综合征。80% 的患者在发病前常有典型性 TIA、无征兆性卒中。也有 10% 的颈内动脉闭塞患者无症状，这是由于 Willis 环或皮层侧支循环提供了充足的血供代偿。

五、椎-基底动脉及后循环动脉缺血性病变的临床表现

后循环梗死包括脑干、小脑、丘脑以及枕叶的梗死。患者表现为双侧肢体肌力弱、感觉异常、颅神经麻痹、共济失调、恶心呕吐、意识障碍。基底动脉顶端栓塞会产生单纯性大脑后动脉梗死，表现为对侧同向偏盲、记忆障碍，可有轻度偏身性麻痹和（或）人格障碍。还有极罕见的梗死局限于双侧丘脑，导致反应性降低、淡漠而不伴运动、感觉、视觉缺失。小脑性卒中的水肿和占位效应会有生命危险，这是因为后颅窝空间狭窄，容易导致枕骨大孔疝。椎动脉内膜剥脱延伸到颅内会引起蛛网膜下隙出血。

六、缺血性脑血管病的影像学检查

(一)CT 表现

急性缺血早期在 CT 上的征象:灰质、白质间的对比度降低;脑组织密度降低;占位效应包括压迫脑沟、蛛网膜下隙,使脑沟变浅、蛛网膜下隙变窄,梗死面积大可导致脑室变形和中线移位。血管闭塞区侧支循环越差,缺血越严重,CT 上异常改变越早。但缺血早期的 CT 征象不能明确地鉴别可逆性和非可逆性缺血。大血管闭塞后,血管的密度增加(大脑中动脉高密度征)。其他以 CT 为基础的技术:氙-CT 可测量脑血流及对可逆、不可逆缺血区域的分辨。CT 灌注像可判断缺血区域的脑血流情况。CT 血管成像可检测出颅内外闭塞的血管。

(二)功能 MRI 技术

对急性缺血发病 3~6 h 的患者行 MRI 弥散及灌注成像(DWI、PWI)。MRI 灌注成像类似于 CT 灌注成像,注射增强剂后,可立即显示脑灌注的改变;MRI 的弥散像对脑缺血的检查最敏感,不到 1 mm,可检查出数分钟前刚闭塞的血管所产生的异常改变,有助于发现血管阻塞或脑损伤的部位。DWI、PWI 的综合应用有助于发现缺血半暗带,为溶栓治疗提供影像依据。DWI 已被美国 FDA 批准用作脑血管患者的检查。

(三)DSA

DSA 对脑血管的正常解剖显示最全面和最精细,仍是目前诊断颅内外血管狭窄的金标准。目前,三维 DSA 已能实时成像,最新的较成功的技术是一次成像三维 DSA,既减少了检查时间,又降低了检查剂量,为脑血管病的诊断和介入治疗提供了更好的条件。但由于脑血管造影术为创伤性检查,可引起不适,严重者导致脑卒中,随着无创性的血管检查技术如多普勒超声、CTA 及 MRA 的发展,脑血管造影的适应证已发生了变化,主要用于颈段动脉、颅内动脉的狭窄或闭塞,脑血管畸形,颅内动脉瘤的诊断。

(四)经颅多普勒超声

经颅多普勒超声可测定血液的流动和方向,借此可判断血管有无闭塞。二维彩色多普勒既能显示脑血管的二维解剖结构,又能进行脉冲多普勒检查,以便测量和计算各项血流参数,并且有彩色多普勒显示血流色彩。

(五)单光子发射断层扫描(SPECT)

单光子发射断层扫描可定性评估脑血流区域,在溶栓治疗中有一定的参考价值。

(郭松韬)

第十八节　脑静脉及静脉窦血栓形成

脑静脉系统包括静脉窦和脑静脉。脑静脉系统血栓形成通常是指脑静脉窦血栓形成(cerebral venous sinus thrombosis,CVST),最早于 1825 年由 Ribes 报道,而脑静脉血栓形成则是 CVST 的进展。CVST 在临床上较为少见,具有较高的病死率和致残率。随着诊断技术的发展和对本病认识的逐渐提高,CVST 的个案或小组病例报道日渐增多,治疗学研究也取得了一定进展。

一、发病率与病死率

(一)发病率

由于 CVST 为一种少见的缺血性脑血管疾病,文献中涉及 CVST 的研究大多建立在个案或小组病例的基础上,缺乏流行病学调查。因此,有关 CVST 的精确发病率迄今未明。Ehlers 等在对 12 500 例因各种疾病死亡者尸检中发现 CVST 16 例(占 0.13%);Kalbag 和 Woolf 报道,1957-1961 年,英格兰和威尔士 CVST 平均每年发病 217 例。由于存在种族差异和研究对象的不同,CVST 的性别分布不尽相同。约旦学者 Nalimaldin 等报道,21 例 CVST 患者中,男性略多于女性(1.6:1);在另一组 25 例患者中男、女之比为 15:1;而 Crawford 等报道为2:5。

(二)病死率

由于早期对 CVST 的研究均建立在尸检的基础上,故多认为 CVST 患者很难免于死亡。脑血管造影技术应用到临床后,越来越多的 CVST 患者在生前即被发现并得到治疗,使 50%~70% 的患者得以生存。在近期的文献报道中,CVST 的病死率降至 5%~30%,平均不到 10%。CVST 病死率的逐渐降低应归功于 CT 和 MRI 等先进的神经影像学技术的相继问世和治疗手段的改进。

二、病因与危险因素

CVST 的病因和诱因很多,但确切的病因和发病机制尚不明确。目前认为,凡能导致静脉回流障碍、静脉壁炎症反应或渗出、血液高凝倾向或血栓前状态的各种因素均可引起 CVST。

在神经外科,血肿清除、肿瘤切除和动脉瘤夹闭等开颅手术,特别是在大脑半球间经颞下入路时,往往会由于忽略对皮质静脉的保护,可能导致 CVST。在神经外科疾病患者中,中老年人、肥胖患者和有卒中史的女性患者是 CVST 的高危人群,脑出血有发展成为急性 CVST 的倾向,而其他颅内疾病(肿瘤和动静脉畸形等)常可引起慢性 CVST。CVST 最常见的危险因素包括妊娠和产褥期、口服避孕药、颅脑损伤、脱水、血液病、恶病质、充血性心力衰竭、休克和糖尿病酮症酸中毒等。此外,创伤、高半胱氨酸血症、多发性硬化、硬脑膜和脑动静脉畸形、前交通动脉瘤、颅内肿瘤(原发性或转移性)、系统性红斑狼疮、肾病综合征、高钠血症、高脂血症、血管炎性疾病、阵发性睡眠性血红蛋白尿、免疫性血小板减少性紫癜、溶血性贫血、血小板增多性血栓形成、蛋白 C 和蛋白 S 缺乏、抗凝血酶Ⅲ缺乏、红细胞增多症、镰状细胞贫血、Behcet 病、Evans 综合征、溃疡性结肠炎、高压电损伤、重度恶性疟疾、大肠杆菌性脓毒血症及腰椎穿刺术后均有合并 CVST 的报道。凝血因子基因多态性也是 CVST 形成的重要危险因素。

三、临床特征、分型与诊断

(一)临床特征

CVST 的临床特征缺乏特异性,最常见的症状包括头痛、局灶性神经功能缺损、癫痫发作、意识障碍及视盘水肿等,这些症状既可单独出现,亦可同时存在。起病方式既可突然发病,亦可经历数周缓慢发病。临床表现可酷似多种神经系统疾病,如缺血或出血性卒中、脑脓肿、脑肿瘤、脑炎、代谢性脑病及良性颅内压增高症等。CVST 的发展将引起相邻脑静脉血栓形成,导致静脉性脑梗死,以出血性梗死居多。后者是造成癫痫、神经损伤或死亡的主要原因。静脉窦阻塞可引起颅内压增高，进而导致视盘水肿和视力减退，若不及时治疗则会发展为致命性脑水肿。

(二)临床分型

根据血栓形成部位可将 CVST 分为皮质静脉血栓形成、硬脑膜静脉窦血栓形成和脑深静脉血栓形成。而在一些文献中常依照在颅内高压基础上伴或不伴其他神经功能障碍，分为特发性颅内高压(intracranial hypertension,ICHP)型和 ICHP 伴随其他神经功能障碍型。这种分型有利于对预后进行前瞻性评估。ICHP 型占全部 CVST 的 $50\%\sim81\%$，其预后通常要好于 ICHP 伴随其他神经功能障碍型。后者的神经功能障碍包括意识水平降低、癫痫和(或)进行性局灶性神经功能障碍等。

(三)诊断

CVST 的临床表现复杂，单纯依靠发病方式、症状和体征很难确诊。CT 和 MRI 问世前，脑血管造影术一直是诊断 CVST 的"金标准"。当前，脑血管造影术已逐渐被 CT 和 MRI 取代。通常，当疑为 CVST 时，最先进行的检查是 CT。单纯 CVST 早期 CT 上可见受累静脉窦呈高密度改变，在上矢状窦血栓形成时，可发现具有特征性的"δ"征。当血栓扩展到相邻脑静脉进而发生静脉性脑梗死时，CT 上的密度改变则取决于是缺血性还是出血性梗死，前者呈低密度，后者呈高密度。

尽管如此，CVST 的 CT 所见常常缺乏特异性，且有 30% 的病例 CT 扫描显示为正常。与 CT 扫描不同，在临床进展期，MRI 的 T_1 和 T_2 加权影像上，几乎均可显示出清晰的高强度信号。其典型演变过程为初期血栓形成静脉窦的流空信号消失，T_1 等信号，T_2 低信号；继之演变为 T_1 与 T_2 高信号；至 16 d 至 3 个月 T_1、T_2 信号减弱，流空信号增强。但是，在 CVST 的超早期(5 d)或晚期(6 周)，MRI 也可出现假阴性或难以判定性质的可疑信号。此时，可通过加做 MRI 或螺旋 CT 静脉造影来弥补。

四、治疗

CVST 的治疗包括外科和内科治疗。外科除了直接进行静脉窦血栓摘除外，窦内药物溶栓、球囊血管成形术及支架置入术等手段，均可用于 CVST 的治疗，并取得了较为满意的效果。但是，目前研究较多、进展较快的，当属内科药物抗凝或溶栓治疗。

(一)血管成形术

血管成形术可短时间内有效再通血管，恢复正常血流，降低颅内压，且不增加出血风险。有关微导管机械切除血栓以及血管内支架或球囊成形术的临床报道较少，其真正的临床价值尚需临床实践验证。

(二)手术治疗

由于脑血管解剖复杂，而导管管径较粗且质地较硬，往往不易通过弯曲的静脉。因此，对于出血或神经功能迅速恶化的患者可开颅直接切除静脉窦血栓。

(三)静脉内普通肝素治疗

用普通肝素治疗 CVST 已有半个世纪，并积累了一定经验。肝素的主要药理学机制是阻止 CVST 的进展，预防相邻静脉发生血栓形成性脑梗死。首次为 1 万单位静脉注射，以后持续静脉点滴，并根据血液学监测调整剂量(使 APTT 维持在对照值的 $2\sim3$ 倍)，疗程为 $7\sim10$ d。常见的不良反应为诱发颅内出血，用药剂量也较难把握。

(四)皮下低分子量肝素治疗

研究表明,皮下低分子量肝素治疗 CVST 的疗效与普通肝素相同,但较少发生出血并发症。其另一优点是剂量较好掌握,仅需体重校正而不需实验室监测。剂量为 $90 \sim 180$ U/24 h,抗凝血因子 Xa,疗程为 $2 \sim 3$ 周,以后继续给予抗凝剂(国际标准值 $2.5 \sim 3.5$)口服。在最近的一项研究中,对 60 例患者进行随机分组,比较了静脉应用低分子肝素和安慰剂的效果。结果安慰剂组单纯性颅内高压发生率比治疗组高 2 倍,其他无显著差异。3 周后,治疗组预后不良者为 20%,安慰剂组为 24%;12 周时两组分别为 13% 和 21%。治疗组未见原有脑出血扩大或再发,甚至在首次 CT 证实有出血性损伤的 15 例患者中也未见到病情恶化者。低分子肝素治疗使绝对危险性降低了 7%,相对危险性降低了 38%。遗憾的是,至今尚未见直接比较低分子肝素与普通肝素治疗 CVST 疗效的研究。因此,也就很难明确静脉内普通肝素和低分子肝素的相对效用。肝素是当前治疗 CVST 的一线药物,经统计证实,肝素使 CVST 患者的病死率降低了 14%,死亡和生活依赖他人的比率降低了 15%,相对危险性分别降低了 70% 和 56%。

(五)尿激酶局部溶栓治疗

尿激酶最早由 Vines 和 Davis 于 1971 年从静脉内给药治疗 CVST。1988 年 Scott 等首次采用尿激酶对 1 例广泛性上矢状窦血栓形成的年轻患者实施局部溶栓治疗——经前额钻孔局部注入尿激酶。在以后数年中,先后有 30 例患者接受了尿激酶局部灌注治疗(剂量 13.9 万~47.0 万单位)。其中一组 13 例,有 12 例静脉窦再通且恢复良好,尽管 4 例发生了出血性梗死,但均未因此而恶化。

(六)重组组织型纤溶酶原激活物(rt-PA)局部溶栓治疗

rt-PA 具有许多药理学优点,如可降低出血危险性,对血栓具有选择性溶解,半衰期短($7 \sim 8$ min),激活纤溶酶原及降解纤维蛋白原等。最近几年 rt-PA 在临床单独或与肝素联合使用。尽管缺乏单独应用肝素的资料,但与肝素联合应用者的血流完全再通率高于单用rt-PA者;血流再通速度也远比尿激酶快。

随着对 CVST 危险因素认识的逐步加深,神经影像技术的日益完善以及生前获得确诊概率的增加,有关 CVST 治疗的研究越来越多,其中也不乏成功的经验,如局部应用尿激酶(UK)或 rt-PA 溶栓治疗比单用肝素血流再通率高,且需时间短。但如何评估疗效-风险比依然是一大难题,证实局部溶栓治疗可改善预后之证据尚嫌不足,而且导致出血的危险性过大。所以,用局部溶栓疗法取代静脉内肝素治疗作为治疗 CVST 第一线药物的地位还为时尚早。今后的迫切任务是,努力集中早期诊断和治疗满意的经验,制订出更好的危险分层标准,这将有助于选择治疗方案。目前,肝素依然是治疗 CVST 的一线药物,rt-PA 的给药方法和最佳剂量尚需进一步探讨。

五、预后及其影响因素

(一)预后

现代神经影像技术和治疗的进展使更多的 CVST 患者得以生存,病死率大大降低。但由于 CVST 的预后存在多样性,故很难准确地前瞻性评价。例如,仅仅表现为头痛的患者,很可能因严重的颅内高压而突然恶化,甚至死亡;而某些早期就表现为深度昏迷或 CT 显示严重出血的患者却可获得完全恢复。临床恢复与血管再通之间也存在很大差异。有时,临床恢复要比血管再通早,甚至血管未获再通者同样可出现临床恢复。

（二）影响因素

研究表明,一些因素可导致临床预后不良:高龄、昏迷、小脑或深部静脉受累、严重颅内压增高、合并感染或存在恶性疾病、CT 扫描显示出血性梗死及发生并发症(如难以控制的癫痫或肺栓塞)。如果血栓从静脉窦扩展到静脉,则可发生难以恢复的严重偏瘫。

(郭松韬)

第十九节　短暂性脑缺血发作

短暂性脑缺血发作(transient ischemic attack,TIA)指急性发作的短暂性、局灶性的神经功能障碍或缺损,病因是由于供应该处脑组织(或视网膜)的血流暂时中断所致。TIA 预示患者处于发生脑梗死、心肌梗死和其他致死性血管性疾病的高度危险中。TIA 症状持续时间越长,24 h 内完全恢复的概率就越低,脑梗死的发生率随之升高。大于 1~2 h 的 TIA 比多次为时短暂的发作更为有害。所以 TIA 的早期诊断以及尽早、及时的治疗是很重要的。

TIA 是脑血管疾病中最有治疗价值的病种。随着医学的进步,对于 TIA 的认识得到了很大提高。

一、历史背景

1951 年美国神经病学家 Fisher 首次提出命名,1958 年提出"TIA 可能持续几分钟到几小时,最常见是几秒钟到 5 min 或 10 min";同年美国国立卫生研究所委员会(NIH)定义 TIA 为一种脑缺血发作,局限性神经功能障碍持续时间<1 h;1964 年 Acheson 和 Hutchinson 提出 1 h 作为 TIA 和中风的时间界限;1975 年 NIH 委员会将持续时间确定为<24 h。目前随着对 TIA 认识的深入,为强调 TIA 的严重性和紧迫状态,有人建议改用"小中风""暂时性中风"、"暂时性脑发作"和"先兆性中风"命名 TIA。最近更提出先兆脑梗死(threatened cerebral infarction,TIB)、迫近中风综合征、紧急中风前综合征等喻义准确和预示病情严重、紧急的名称。2002 年 Albers 提出"TIA 是由局部脑或视网膜缺血所引起的短暂的神经功能缺失发作,典型的临床症状持续不到 1 h,且没有急性梗死的证据。相反,持续存在的临床症状或影像上有肯定的异常梗死就是卒中"。

二、定义

TIA 是由颅内血管病变引起的一过性或短暂性、局灶性脑或视网膜功能障碍;临床症状一般持续 10~15 min,多在 1 h 内,不超过 24 h;不遗留神经功能缺损症状和体征;结构性(CT、MRI)检查无责任病灶。需要强调 TIA 指局部脑缺血,与全脑缺血所致的晕厥在病理生理上是完全不同的,症状学上也有一定的区别。

对于 24 h 这个时间限定,目前越来越受到质疑。动物实验发现脑组织缺血 3 h,局部的缺血损伤不可逆,出现选择性神经元坏死;大脑中动脉阻断缺血 30 min,DWI 发现有异常,但病变是可逆的,2.5 h 后即不可逆。临床研究证实 70% TIA 在 10 min 内消失,绝大多数

TIA<1 h,典型的症状持续数秒到 10～15 min。TIA 持续 1～3 h 神经功能缺损恢复的概率非常低。近年研究发现前循环 TIA 平均发作 14 min,后循环平均 8 min。影像学研究表明超过 1 h 的 TIA 发作多发现有新的实质性脑病损,同样说明有脑梗死病理改变的 TIA 患者临床上可表现为暂时性的体征。

所以有人提出若遇发作超过 1 h 的患者,应按急性脑梗死处理。因此,有人提出急性缺血性脑血管综合征(acute ischemic cerebrovascular syndrome)的概念来描述基于脑缺血这个病理生理基础上的一组临床症状。

三、病因

1.动脉粥样硬化

老年人 TIA 的病因主要是动脉粥样硬化。

2.动脉-动脉栓子

常由大动脉的溃疡型粥样硬化释放出的栓子阻塞远端动脉所致。

3.心源性栓子

最多见的原因为:①心房纤颤;②瓣膜疾病;③左心室血栓形成。

4.病因

如下所述。

(1)血液成分的异常(如真性红细胞增多症、血小板减少症、抗心磷脂抗体综合征等)。

(2)血管炎或者 Moyamoya 病是青少年和儿童 TIA 的常见病因。

(3)夹层动脉瘤。

(4)血流动力学的改变:如任何原因的低血压、心律不齐、锁骨下盗血综合征和药物的不良反应。

四、发病机制

不同年龄组,发病机制有所不同。

(1)源于心脏、颈内动脉系统和颅内某些狭窄动脉的微栓塞和血栓形成学说:以颈内动脉系统颅外段的动脉粥样硬化性病变最常见,也是导致脑血流量减少的主要原因之一。微栓子的产生与颈动脉颅外段管腔狭窄的程度无关,而决定于斑块易脱落的程度。多发斑块为主要的影响因素;微栓子物质常为血凝块和动脉粥样硬化斑块。老年人 TIA 要多考虑动脉硬化。

(2)低灌注学说:必须有动脉硬化的基础或有血管相当程度的狭窄前提下发生;血管无法进行自动调节来保持脑血流恒定;或者低灌注时狭窄的血管更缺血而产生 TIA 的临床表现。

一般而言,颈内动脉系统多见微栓塞,椎-基底动脉系统多见低灌注。

五、临床表现

大部分患者就诊往往在发病间歇期,没有任何阳性体征,诊断通常是依靠病史的回顾。

TIA 的症状是多种多样的,取决于受累血管的分布。

(一)视网膜 TIA(retinal transient ischemic attack,RTIA)

RITIA 也称为发作性黑蒙或短暂性单眼盲。短暂的单眼失明是颈内动脉分支眼动脉缺血的特征性症状,但是少见。患者主诉为短暂性视物模糊、眼前灰暗感或眼前云雾状。RTIA 的发作时间极短暂,一般<15 min,大部分为 1～5 min,罕有超过 30 min 的。阳性视觉现象如

闪光、闪烁发光或城堡样闪光暗点一般为先兆性偏头痛的症状,但颈动脉狭窄超过 75% 的 RTIA 患者也可见此类阳性现象。短暂单眼失明发作时无其他神经功能缺损。患者就医前 RTIA 发作的次数和时间变化很大,从几天到 1 年,从几次到 100 次不等。RTIA 的预后较好,发作后出现偏瘫性中风和视网膜性中风的危险性每年为 2%~4%,较偏瘫性 TIA 的危险率低(12%~13%);当存在有轻度颈动脉狭窄时危险率为 2.3%;而存有严重颈动脉狭窄时前两年的危险率可高达 16.6%。

(二)颈动脉系统 TIA

亦称为短暂偏瘫发作(transient hemispheric attacks,THAs),最常见的症状群为偏侧肢体发作性瘫痪和感觉异常或单肢的发作性瘫痪,以面部和上肢受累严重;其次为对侧纯运动偏瘫、偏身纯感觉障碍,肢体远端受累较重,有时可是唯一表现。主侧颈动脉缺血可表现为失语,伴或不伴对侧偏瘫。偏盲也常发生于颈动脉缺血;认知功能障碍和行为障碍有时也可是其表现。THAs 的罕见形式是肢体摇摆,表现为反复发作的对侧上肢或腿的不自主和不规律的摇摆、颤抖、战栗、抽搐、拍打、摆动。这型 TIA 和癫痫发作难以鉴别。某些脑症状如"异己手综合征",岛叶缺血的面部情感表情的丧失,顶叶的假性手足徐动症等,患者难以叙述,一般医生认识不足,多被忽略。

(三)椎-基底动脉系统 TIA(VBTIAs)

孤立的眩晕、头晕和恶心多不是 TIA 所造成,VBTIAs 可造成发作性眩晕,但同时或其他时间多伴有其他椎-基底动脉的症状和体征发作:包括前庭小脑症状,眼运动异常(如复视),单侧或双侧或交叉的运动和感觉症状、共济失调等。大脑后动脉缺血可表现为皮质性盲和视野缺损。另外,还可以出现猝倒症,常在迅速转头时突然出现双下肢无力而倒地,意识清楚,常在极短时间内自行起立,此发作可能是双侧脑干内网状结构缺血导致机体肌张力突然降低而发生。

六、影像学与 TIA

1.头颅 MRI

TIA 发作后的 DW-MRI 可以提示与临床症状相符脑区的高信号;症状持续时间越长,阳性率越高。

2.经颅多普勒超声(TCD)

TCD 可以评价脑血管功能;可以发现颅外脑血管的狭窄或斑块。同时还可以根据血流检测过程中的异常信号血流,检测和监测有否栓子脱落及栓子的数量。对于颅内脑血管,多普勒超声检查仅仅可以间接反映颅内大血管的流速和流量,无法了解血管的狭窄,必须结合 MRA 或脑血管造影检查。

3.SPECT

TIA 发作间期由于神经元处于慢性低灌注状态,部分神经元的功能尚未完全恢复正常,SPECT 检查可以显示相应大脑区域放射性稀疏和(或)缺损。

4.脑血管造影

MRA 和 CTA 可以发现颅内或颅外血管的狭窄。选择性动脉血管造影是评估颅内外血管病最准确的方法,可以鉴别颅内血管炎、颈或椎动脉内膜分层等疾病。

七、诊断和鉴别诊断

TIA 发作的特征：①好发于 60 岁以上的老年人，男性多于女性；②突然发病，发作持续时间<1 h；③多有反复发作的病史；④神经功能缺损不呈进展性和扩展性。

若身体不同部分按顺序先后受累时，应考虑为偏头痛和癫痫发作。

鉴别诊断：①颅内出血，小的脑实质血肿或硬膜下血肿；②蛛网膜下隙出血（SAH），预兆性发作，可能是由于小的、所谓"前哨"警兆渗漏所致，如动脉瘤扩展，压迫附近的神经、脑组织或动脉内栓子脱离至动脉；③代谢异常，特别是高血糖和低血糖，药物效应；④脑微出血；⑤先兆性偏头痛；⑥部分性癫痫发作并发 Todd's 瘫痪；⑦躯体病样精神障碍；⑧其他：前庭病变、晕厥、周围神经病或神经根病变、眼球病变、周围血管病、动脉炎、中枢神经系统肿瘤等。

八、治疗

TIA 是卒中的高危因素，需对其积极进行治疗，整个治疗应尽可能个体化。治疗的目的是推迟或预防梗死（包括脑梗死和心肌梗死）的发生，治疗脑缺血和保护缺血后的细胞功能。

主要治疗措施：①控制危险因素；②药物治疗：抗血小板聚集、抗凝、降纤；③外科治疗，同时改善脑血流和保护脑细胞。

（一）危险因素的处理

寻找病因和相关的危险因子，同时进行积极治疗。其危险因素与脑卒中相同。

AHA 提出的 TIA 后危险因素干预方案如下。

并发糖尿病，血压<130/85 mmHg；LDL<2.6 mmol/L（100 mg/dL）；fBG<7 mmol/L；戒烟和酒；控制高血压；治疗心脏病；适量体育运动，每周至少 3～4 次，每次 30～60 min。鉴于流行病和实验研究资料关于绝经后雌激素对于血管性疾病影响的矛盾性，AHA 不建议有 TIA 发作的绝经期妇女终止雌激素替代治疗。

（二）药物治疗

抗血小板聚集药物治疗：已证实对有卒中危险因素的患者行抗血小板治疗能有效预防中风。对 TIA 尤其是反复发生 TIA 的患者应首先考虑选用抗血小板药物。

《中国脑血管病防治指南》建议如下。

（1）大多数 TIA 患者首选阿司匹林治疗，推荐剂量为 50～150 mg/d。

（2）有条件时，也可选用阿司匹林 25 mg 和潘生丁缓释剂 200 mg 的复合制剂，每天 2 次，或氯吡格雷 75 mg/d。

（3）如使用噻氯匹定，在治疗过程中应注意检测血常规。

（4）频繁发作 TIA 时，可选用静脉滴注抗血小板聚集药物。

AHA Stroke Council's Ad Hoc Committee 推荐如下。

（1）阿司匹林是一线药物，推荐剂量 50～325 mg/d。

（2）氯吡格雷、阿司匹林 25 mg 和潘生丁缓释剂 200 mg 的复合制剂以及噻氯匹定也是可接受的一线治疗。

与 Ticlid（噻氯匹定）相比，更推荐 Plavix（氯吡格雷），因为不良反应少，Aggrenox（小剂量阿司匹林＋潘生丁缓释剂）比 Plavix 效果更好，两者不良反应发生率相似。

（3）重申心房颤动患者 TIA 后抗凝预防心源性栓塞的重要性和有效性，建议 INR 在 2.5。

（4）非心源性栓塞卒中的预防，抗凝和抗血小板之间无法肯定。

最近发表的 WARSS 结果表明，华法林（INR1.4～2.8）与 Aspirin（325 mg/d）预防卒中再发和降低死亡上效果无统计学差异，但是因为不良反应轻、方便、经济，所以 Aspirin 在以后的治疗指南中似乎有更好的趋势。

（三）抗凝治疗

目前尚无有力的临床试验证据来支持抗凝治疗作为 TIA 的常规治疗。但临床上对心房颤动、频繁发作 TIA 或椎-基底动脉 TIA 患者可考虑选用抗凝治疗。

《中国脑血管病防治指南》建议如下。

（1）抗凝治疗不作为常规治疗。

（2）对于伴发心房颤动和冠心病的 TIA 患者，推荐使用抗凝治疗（感染性心内膜炎除外）。

（3）TIA 患者经抗血小板治疗，症状仍频繁发作，可考虑选用抗凝治疗。

（4）降纤治疗。

《中国脑血管病防治指南》建议 TIA 患者有时存在血液成分的改变，如纤维蛋白原含量明显增高，或频繁发作患者可考虑选用巴曲酶或降纤酶治疗。

（四）TIA（特别是频发 TIA）后立即发生的急性中风的处理

溶栓是首选（NIH 标准）。

（1）适用范围：①发病<1 h；②脑 CT 示无出血或清晰的梗死；③实验室检查示血球容积、血小板、PT/PTT 均正常。

（2）操作：①静脉给予 tPA 0.9 mg/kg，10％于 1 min 内给予，其余量于 60 min 内给予；同时应用神经保护剂，以减少血管再通-再灌注损伤造成进一步的脑损伤；②每小时神经系统检查 1 次，共 6 次，以后每 2 h 检查 1 次，共 12 次（24 h）；③第 2 d 复查 CT 和血液检查。

（3）注意事项：区别 TIA 发作和早期急性梗死的时间界线是 1～2 h。

（五）外科治疗

1. 颈动脉内膜剥脱术（carotid endarterectomy，CEA）

1951 年美国的 Spence 率先开展了颈动脉内膜切除术。1991 年北美有症状颈动脉内膜切除实验协作组（NASCET）和欧洲颈动脉外科实验协作组（ECST）等多中心大规模的随机试验结果公布以后，使得动脉内膜切除术对颈动脉粥样硬化性狭窄的治疗作用得到了肯定。

（1）适应证：①规范内科治疗无效；②反复发作（在 4 个月内）TIA；③颈动脉狭窄程度>70％者；④双侧颈动脉狭窄者；⑤有症状的一侧先手术；⑥症状严重的一侧伴发明显血流动力学改变先手术。

（2）禁忌证：①<50％症状性狭窄；②<60％无症状性狭窄；③不稳定的内科和神经科状态（不稳定的心绞痛、新近的心梗、未控制的充血性心力衰竭、高血压或糖尿病）；④最近大的脑梗死、出血性梗死、进行性中风；⑤意识障碍；⑥外科不能达到的狭窄。

（3）CEA 的危险或并发症：CEA 的并发症降低至≤3％，才能保证 CEA 优于内科治疗。

CEA 的并发症包括围手术期和术后两部分并发症。围手术期并发症有脑卒中、心肌梗死和死亡；术后并发症有颅神经损伤、伤口血肿、高血压、低血压、高灌注综合征、脑出血、癫痫发作和再狭窄。①颅神经损伤：舌下神经、迷走神经、面神经、副神经。②颈动脉内膜剥脱术后高灌注综合征：在高度狭窄和长期低灌注的患者，狭窄远端的低灌注区的脑血管自我调节功能严重受损或麻痹，此处的小血管处于极度扩张状态，以保证适当的血流供应；当正常灌注压或高灌注压再建后,由于血管自我调节的麻痹,自我血管收缩以保护毛细血管床的功能丧失,可造成脑水肿和出血;脑血流的突然增加最常见的临床表现是严重的单侧头痛,特征是直立位时头痛改善,这些头痛患者的脑血流从术前的平均(43 ± 16 mL)/(100 g · min)到术后的(83 ±39 mL)/(100 g · min)。③脑实质内出血:是继发于高灌注的最坏的情况,术后 2 周发生率为0.6%,出血量大,后果严重,病死率高(60%)和预后不良(25%)。④癫痫发作:发生率为 3%,高灌注综合征造成的脑水肿是重要的原因,或为高血压脑病造成。

根据 NASCFT 结果,ICA 狭窄≥70%手术可以长久获益;ICA 狭窄 50%～69%有症状的患者可从手术获益,但是益处较少。NASCET 和其他研究还发现男性患者、中风过的患者,症状为半球的患者分别与女性患者、TIA 患者和视网膜缺血的患者相比,手术获益大,内科治疗中风的危险大;同时提出糖尿病患者、血压偏高的患者、对侧血管有闭塞或者影像学已有明确病灶的患者手术期间发生中风的危险大。因此 AHA Stroke Council′s Ad Hoc Committee 推荐如果考虑给存在 ICA 中度狭窄并发生过 TIA 或卒中的患者手术,需要认真评估患者的所有危险因子,比较一般内科治疗 2～3 年和手术后 2～3 年的中风危险性。

(4)血管介入治疗:相对于外科手术治疗而言,血管介入在缺血性脑血管病的应用历史较短。自 1974 年问世以来,经皮血管成形术(percutaneous transluminal angioplasty,PTA)成为一种比较成熟的血管再通技术被广泛应用于冠状动脉、肾动脉以及髂动脉等全身血管狭窄性病变。PTA 成功运用于颈动脉狭窄的最早报道见于 1980 年。1986 年作为 PTA 技术的进一步发展的经皮血管内支架成形术(percutaneous transluminal angioplastyand stenting,PTAS)正式运用于临床,脑血管病的血管介入治疗开始迅速发展。

颅内段颈内动脉以及分支的狭窄,手术困难,药物疗效差,介入治疗可能是较好的选择。但是由于颅内血管细小迂曲,分支较多,且血管壁的弹力层和肌层较薄,周围又缺乏软组织,故而手术操作困难,风险大,相关报道少。

大多数学者认为颅外段颈动脉狭窄患者符合下列条件可考虑实施 PTA 或 PTAS:①狭窄≥70%;②病变表面光滑,无溃疡、血栓或明显钙化;③狭窄较局限并成环行;④无肿瘤、疤痕等血管外狭窄因素;⑤无严重动脉迂曲;⑥手术难以抵达部位(如颈总动脉近端、颈内动脉颅内段)的狭窄;⑦非动脉粥样硬化性狭窄(如动脉肌纤维发育不良、动脉炎或放射性损伤);⑧复发性颈动脉狭窄;⑨年迈体弱,不能承受或拒绝手术。

禁忌证:①病变严重钙化或有血栓形成;②颈动脉迂曲;③狭窄严重,进入导丝或球囊困难,或进入过程中脑电图监测改变明显;④狭窄<70%的椎动脉系统 TIA,应慎重选择适应证。

其他还有颈外-颈内动脉搭桥治疗,初步研究患者可以获益,但仍需更多的随机临床研究证实,同时评价其远期疗效。

九、预防及预后

TIA 后第一个月内发生脑梗死者 4%～8%;3 月内为 10%～20%;50%的脑梗死发生于 TIA 后 24～48 h。1 年内约有 12%～13%,较一般人群高 13～16 倍,5 年内增至 24%～29%。

故应予积极处理,以减少发生脑梗死的概率。频发性 TIA 更需要急诊处理。积极寻找病因,控制相关危险因素。使用抗血小板聚集药物治疗,必要时抗凝治疗。

(郭松韬)

第二十节 外伤后脑梗死

一、基本概论

脑外伤指由于外物造成的、颅脑部肉眼可见的损伤，一般可引起严重的后果。脑外伤常引起不同程度的永久性功能障碍。这主要取决于损害是在脑组织的某个特定区域（局灶性）还是广泛性的损害（弥散性）。

不同区域的脑损害可引起不同的症状，局灶性症状包括运动、感觉、言语、视觉、听觉异常等症状。而弥散性脑损害常影响记忆、睡眠或导致意识模糊和昏迷。严重的脑外伤会牵拉、扭曲或撕裂脑内的神经、血管及其他组织，神经通路受到破坏，或引起出血、水肿。颅内出血和脑水肿使颅腔内容物增大，但颅腔本身不能相应扩大，其结果是颅内压力升高，脑组织进一步遭到破坏，这时，颅内压力增加将脑向下推移，迫使上部的脑组织和脑干进入与之相联的孔道，这种情况称作脑疝。外伤后疾病进展过程中会引起一系列并发症，其中包括外伤性脑梗死。外伤性脑梗死（traumatic cerebral infarction，TCI）是颅脑损伤常见而严重的并发症，也是颅脑损伤患者死亡及预后差的一个重要原因。随着医疗水平、医学影像学及重型颅脑外伤救治技术的提高，外伤性脑梗死得到确诊的病例越来越多。

（一）定义

外伤后脑梗死是指人体颅脑受到外力伤害后，致使脑部的血液供应不足而进一步引发脑组织缺血或缺氧性坏死，在临床上表现出一系列的神经系统症状，是颅脑外伤患者较为常见的一种并发疾病。当患者脑部受到重力打击后，大部分处于昏迷状态而未能及时发现脑梗死的症状和体征，故颅脑外伤后，对易引起脑梗死的高危因素的重视和检测具有重要意义，只有对患者进行及时明确的诊断及积极有效的治疗，才能有效提高脑外伤者预后。

（二）流行病学

外伤性脑梗死多见于青中年，均有头部外伤史，神经系统定位体征多出现在伤后 24 h 以内。而伤后 2 周或立即出现症状者较少见，脑血管造影，CT 或磁共振检查，可以帮助确诊。

二、发病机制

大部分颅脑外伤后患者在临床诊治过程中可能会出现脑梗死的并发症，且该并发症是导致脑外伤患者致死致残的主要原因之一，该并发症的发病机制较为复杂，且病情发展迅速，当前对其发病机制尚没有很明确的定论，目前多数学者认为可能与以下因素有关。

（一）机械性脑血管损伤

患者头部受到外部损伤，使得颈部向前延伸、后仰或者扭转的程度太过，使得颈部动脉出现损伤，进而引发血管的内膜破裂或出血，血栓形成，血栓扩大或血栓脱落之后会循环进入患者的颅内血管，栓塞基底动脉或大脑后动脉等血管，从而引起脑梗死。当头部受到外部剧烈的机械力作用后，有可能会直接导致患者脑部血管出现损伤，其作用原理和上面所叙述相同；另外，外伤性脑梗死也可能与夹层动脉瘤形成有关。脑血管内层与中层之间，由于外伤损害后，血流撞击作用，导致内膜与中层进行性分离，而形成夹层动脉瘤，血管腔进行性狭窄，最终导致血管闭塞。

(二)脑部血管受压迫

脑挫裂伤、脑水肿、颅内血肿等因素均会导致脑组织移位,推动脑组织压迫大脑表面的血管,使脑血液循环受阻,影响血液供应;颅内压增高,致颅内血流灌注不够以及颅内血肿及水肿致脑组织机械性移位和直接或间接压迫血管是外伤性脑梗死的主要原因。颞叶钩回疝的患者可以使大脑后动脉受压甚至闭塞。大脑镰下疝导致扣带回的移位使大脑前动脉以及它的分支受压,胼缘动脉供血的中央旁小叶、额上回和毗邻的扣带回等区域出现脑梗死。

(三)脑血管痉挛

脑部受到损伤血管破裂出血(脑挫裂伤即外伤性蛛网膜下隙出血),破裂出血的时候会有炎性物质被释放出来,导致血管平滑肌收缩进而形成血栓。

(四)血液流速和凝血状态的改变

创伤导致缺血、缺氧、酸中毒等使大量组织因子释放而导致局部血液处于高凝状态以及颅内的高压均会导致脑血管中血液流动速度减慢。尤其是,重型颅脑损伤后外伤性脑梗死发生率较高,伤情程度和并发脑疝是重型颅脑外伤性脑梗死发生的独立危险因素。

三、临床病理、生理

国外 20 世纪 60～70 年代对外伤性脑梗死已有报道。1990 年 Mirvis 等对 5 例临床用 CT 确诊外伤性脑梗死者作了尸体解剖,光镜检查,证实了位于皮层、皮层下的病变组织均呈急性梗死改变。国内法医学认为系局部性颅内压升高压迫血管而致脑坏死、出血,取名"外伤后继发性脑坏死、出血"。

有明确的颅脑外伤史及其致脑组织挫裂伤、有不规则形或多发病灶;病变大多数沿脑回分布,边界清楚且不超出脑回,尖端指向中心区。镜下观察见病变位于皮层及皮层下,毛细血管、小动静脉高度扩张充血及围管性出血,可见血栓形成和(或)小动、静脉血管壁坏死及炎细胞浸润,晚期均见神经组织变性坏死、或伴白细胞浸润,出现吞噬细胞(格子细胞)及胶质细胞增生等。

外伤性脑梗死的楔形病灶尖端指向中心区与经典性脑缺血性梗死区相似,相当于受累血管的分布区。病变从皮、髓质交界区开始,逐渐扩展到全皮层及蛛网膜下隙。病理变化以瘀血、血流淤(停)滞、出血为主,并继发坏死。其形态学所见与局部孤立点、片状出血、多限于皮质或皮质下浅层髓质等的脑挫伤不同,而与出血性脑梗死相似,故可确认是外伤性脑梗死。根据病灶部位、大小、形状不同,将外伤性脑梗死分成以下 4 种类型。

一是以单侧局部为主的脑梗死,在灰白质交界区或近中线旁的白质与基底核区,多为动脉深穿支终末供血区,梗死范围较小、形状多不规则,尸检难于找到梗死血管。

二是以主干供血动脉受压引起的皮质性梗死,梗死范围大,可累及 1～2 个脑回皮质。在矢状切面,梗死脑回的尖端常提示梗死血管的部位。

三是有动脉深穿支终末供血区的梗死,也合并主干供血动脉受压引起的节段性脑回皮质性梗死。

四是对称性枕部楔叶脑回皮质出血梗死,梗死范围仅限于中线部位的楔叶脑回皮质。

从形态学不仅能推测其梗死血管的部位,尚可根据组织对损伤的反应推测梗死发生的时间,如中性粒细胞在梗死 4 h 后就出现,液化性坏死是 8 日后才出现,修复性瘢痕是 1 个月后方可形成。枕部脑回皮质梗死较多见的原因,主要与供血动脉及其所处的解剖学位置有关。

大脑后动脉引自基底动脉,故后动脉的起始段被基底动脉固定,游移度极小,且贴着大脑脚外侧缘向枕部脑底延伸走行。

当幕上脑肿胀的占位效应致使海马钩回向幕下移位时,首先将后动脉起始段挤压在大脑脚外侧缘,造成相应供血区的低流量灌注或断流。

另外因重力关系,肿胀的脑组织也可对走行于脑底部的后动脉主干,或对其侧支血管形成压迫。导致外伤性脑梗死的原因可有以下几种:血管痉挛、血肿推移使脑移位或脑疝压迫血管变狭窄、血流灌流不足等。

镜下均见有毛细血管、小动脉及小静脉高度扩张、充血、围管性出血及水肿,显示局部严重循环障碍,血液高度淤滞,推测也是与外伤后脑肿胀、血管受压有关。因动脉压比静脉压高,故主要表现局部瘀血。瘀血可引起出血,但本病的出血并非单纯瘀血引起,由于脑外伤后广泛性血管损伤,小动、静脉血管坏死也是出血原因,因而这类梗死大多为出血性。在瘀血的同时,脑疝挤压动脉导致流入量减少。

镜下见晚期患者均有神经细胞的变性、坏死。由此可见血流量减少即可以引起梗死,并非必由栓塞造成。总之,脑血管受损、颅内压增高、血流黏滞度增加、血液流变学发生改变而激活凝血系统等是造成脑损伤脑梗死的主要机制。

此外,外伤后自由基等有害生化反应与表达增强等病理反应,都是导致循环或微循环障碍造成脑缺血、梗死的重要原因。现已公认脑血管受压是脑缺血梗死的主要原因,其原因与以下3种情况有关。

(1)血管受挤压的程度,是造成全供血区灌注是否全部或部分断流的关键。

(2)小脑幕裂孔角径的大小。

(3)血管受挤压后伤者的存活时间与脑回梗死的程度成正比,存活时间短,脑梗死的早期形态学上改变不明显,尸检多不能发现,这也是导致检出率较低的原因。

四、危险因素

外伤性脑梗死是颅脑损伤中常见的并发症,发生机制是由于颅脑损伤后脑血管发生严重阻塞或痉挛,从而导致脑部血液供应不足,脑组织缺血所致,病死率高达45%。由于各研究机构医学影像技术及颅脑损伤救治技术的差异,重型颅脑损伤后外伤性脑梗死发生率存在较大的差异,一般为8%~19.1%。

五、临床表现

(一)症状

患者有明确头部外伤史;伤后在原有症状基础上出现临床症状加重,如出现颅内高压性恶心、呕吐,呼吸急促或减弱,上消化道出血,失语,意识状态模糊,部分患者出现昏迷等。

(二)体征

在原有脑外伤基础上出现心率加快、血压升高,肢体偏瘫或肌力下降,失语,视力障碍,GCS评分下降,甚至瞳孔不等大、对光反射减弱或消失,巴宾斯基征等病理征阳性。

(三)影像学检查

外伤性脑梗死多继发于脑挫裂伤、脑内血肿、大面积脑水肿或脑疝等病变。早期TCI患者临床表现缺乏特异性,易被原发的颅脑外伤造成的头痛、呕吐、肢体偏瘫等症状所掩盖。因而,影像学检查对于外伤性脑梗死的早期诊断,具有重要的作用;CT 扫描是传统的外伤性脑梗死的影像诊断手段,可以在 TCI 出现 24 h 后做出诊断,检查出现的脑皮层低密度影,而该低密度影能够解释患者临床表现出来新的神经功能障碍,或者能够通过患者某血管病变来解释该低密度影。

目前,普通 CT 扫描已不能满足 TCI 的早期诊断的要求,但可以做 PCT 和 CTA 检查来发现梗死的血管和梗死的部位以及该部位血流量、血流速度、血流平均通过时间等参数。而 MRI 扫描可以在早期甚至超早期做出明确诊断,尤其是 MRI 的 DWI 成像可以在发病后 1 h 发病变区域呈现高信号影像,主要表现为局部的脑水肿,T_1WI 等或低信号、T_2WI 呈高信号。有条件的医院可以做 PET、CT 进一步检查,可明确诊断。

六、诊断的标准

由于外伤性脑梗死临床表现缺乏特异性,仅凭临床表现难以早期诊断。以往,CT 是外伤性脑梗死主要的诊断方法。

近年来,由于磁共振成像(MRI)、磁共振造影(MRA)在临床的应用,使外伤性脑梗死可以在早期做出明确诊断。本研究主要参考谭氏提出来的关于颅脑外伤后脑梗死的相关诊断依据如下。

(1)患者有新的神经功能障碍出现,但不能解释为原病灶引发的。

(2)对患者进行 CT 复查,结果显示首次 CT 检查未出现的低密度影,而该低密度影能够解释患者临床表现出来新的神经功能障碍,或者能够通过患者某血管病变来解释该低密度影。

(3)患者确诊非心源性脑梗死等类型或外伤性脑水肿。

七、治疗方法

(1)在常规脑外伤治疗基础上,若确诊为外伤后脑梗死患者,伤后 24 h 无活动性脑出血和心脏功能不全,应予低分子右旋糖酐等扩容,尼莫地平注射液泵注缓解血管痉挛,将血压维持在伤前正常血压稍高水平保证脑组织的血流灌注。

(2)病变周围脑水肿严重,脑室受压明显可适当脱水降颅内压;但是若出现面积较大的梗死且伴有严重脑水肿,中线结构偏移大于 1 cm 应考虑对其进行去大骨瓣减压术,手术后给予扩张脑血管、抗凝药物及脑保护剂等药物。

(3)根据 CTA、MRA 怀疑是血栓形成引起梗死,在排除溶栓禁忌证后则可积极采用全脑血管造影明确诊断,并动脉内溶栓治疗,甚至机械取栓手术。

(4)后期可予高压氧、抗凝、扩张脑血管以及脑细胞保护药物、针灸、康复体能和技能的锻炼等对症支持治疗。

综上所述,颅脑外伤后并发脑梗死患者的病情进展非常快速,患者的预后一般较差,有较高的病死率和致残率,需对其进行积极诊断治疗,以提高患者预后,最大限度保障患者的生活质量以及临床治疗效果;对于 GCS 评分较低、蛛网膜下隙出血、出现脑疝以及有高血压史、糖尿病等高危因素的患者,应提高重视程度。

(郭松韬)

第二十一节 外伤性颅内静脉(窦)损伤

一、概论

静脉及静脉窦损伤是由直接或间接致伤因素损伤颅内的主要静脉和静脉窦,出现静脉性出血、机械性闭塞或血栓形成,引发跨窦颅内血肿、静脉性脑梗死,导致持续性颅内高压。发病率占颅脑损伤的4%(静脉窦破裂通常与颅骨凹陷性骨折或贯通伤有关,大多合并脑挫伤或脑出血)。

如果是开放性损伤,特别是静脉窦完全断裂多见于火器伤,可引发致命性的大出血,常来不及抢救而迅速死亡。如果是闭合性损伤,可发生迟发性静脉性硬膜外血肿,血肿常邻近或跨越静脉窦。

在加速性或减速性损伤过程中脑组织大块移动可引起桥静脉的撕裂,常导致亚急性硬膜下血肿;静脉窦闭塞或血栓形成常与颅骨凹陷骨折、颅内血肿机械性压迫或碎骨片直接刺入有关,多见于上矢状窦、横窦侧裂静脉、上吻合静脉、下吻合静脉等脑静脉损伤,可引起脑组织静脉性脑梗死。

静脉窦引流静脉血栓形成并延伸可导致单独的创伤性静脉窦闭塞。颅脑损伤感染可引起感染性血栓静脉炎,多见于海绵窦和乙状窦。此外,颅脑损伤减压手术后,由于骨瓣大小、位置、修补硬脑膜等措施不当引起脑组织外膨及嵌顿,也是导致静脉性脑梗死的重要原因。

二、流行病学

据报道,战争时期颅脑贯通伤中静脉窦损伤的总体发生率高达12%,而和平年代以车祸伤、坠落伤常见,发生率为1%～4%。

创伤后感染所致静脉血栓发病率及病死率越来越低,过去报道病死率在30%～50%,近年来随抗凝及溶栓治疗的进展,病死率显著下降至5%～30%。

三、发病机制

静脉窦损伤是由于跨越静脉窦的线性、粉碎性、凹陷性骨折以及骨缝分离,骨折片割裂或撕裂静脉窦壁所致。上矢状窦位于大脑镰上缘内,起自盲孔,汇入窦汇。横窦起自窦汇,位于小脑幕后缘枕骨横窦沟内,向外延续为乙状窦,乙状窦汇入颈内静脉。由于静脉窦外壁紧贴颅骨走行,并且还有部分静脉窦壁嵌在颅骨内板的静脉窦沟内,所以,当静脉窦走行处发生颅骨骨折时容易造成静脉窦损伤。

由于各静脉窦所处位置的关系,受伤概率不同。上矢状窦、横窦、乙状窦、窦汇损伤常见,其中上矢状窦损伤最为常见,其次是横窦。由于静脉窦壁是两层硬脑膜衬以内皮细胞形成的,窦壁质地坚韧、无平滑肌、不能收缩,静脉窦损伤后不易止血。开放性静脉窦损伤往往出现大出血,也容易诊断,闭合性静脉窦损伤因血肿和脑水肿产生颅内高压的压迫,可使静脉窦破裂口暂时闭合,这种现象称为压力填塞效应。当颅内高压解除后,原已暂时闭合的静脉窦破口可再次发生出血。

有近一半的静脉窦损伤,手术前诊断比较困难。因为这些静脉窦损伤患者由于压力填塞效应,局部未形成或仅形成少量血肿,影像学检查颅骨骨折征象又不典型,只有在手术中才能发现颅骨骨折存在。

极少数静脉窦损伤患者在手术中证实的确不存在颅骨骨折。有些迟发性颅内血肿、应用强力脱水剂后血肿进一步增大、术中大出血、脑膨出和术后再出血的主要原因,可能与压力填塞效应解除有关。由于静脉窦及邻近区域凹陷性骨折的机械性压迫、碎骨片的直接刺入或颅脑创伤后的感染,均是造成静脉及静脉窦部分闭塞、完全闭塞或血栓形成,导致静脉闭塞性脑梗死的重要因素。

四、临床病理生理

尽管静脉窦损伤的原因、机制有所不同,但最终共同的临床病理生理经过通常一样。

(1)静脉窦损伤大量出血可导致失血性休克。

(2)外伤性静脉和静脉窦血管内皮的损伤、凹陷骨折的机械性压迫、外伤后颅内高压引起静脉及静脉窦受压、创伤后感染。

(3)大剂量脱水药物和止血药不当使用,均可造成血液浓缩、血流滞缓、血黏滞度增加、凝血活性增高、抗凝血活性降低,加之血管内皮血栓形成性胶原蛋白的暴露,促使血小板聚集,形成静脉及静脉窦部分或完全性血栓。静脉及静脉窦血栓形成有两种病理生理机制,一是静脉梗阻所产生的局灶性症状;二是由静脉窦血栓导致颅内高压。在大多数患者中,这两种病理生理过程常同时存在。

脑静脉闭塞产生的局部脑水肿和静脉型梗死,病理检查时可发现静脉扩张、肿胀;脑组织细胞水肿(包括细胞毒性水肿和血管源性水肿);缺血性神经元损害和点状出血。而后者可融合成大的血肿。窦汇、优势侧横窦或乙状窦血栓形成可导致静脉压升高,从而影响了脑脊液的吸收,产生颅内高压。因为影响的是脑脊液循环的最后通路,蛛网膜下隙和脑室之间没有压力梯度,所以脑室并不扩张,也不会导致所有的静脉窦血栓患者都出现脑积水。

五、临床表现

临床表现缺乏特异性。主要有两个方面表现:一是静脉及静脉窦出血,二是静脉及静脉窦闭塞引起严重脑肿胀表现。

(一)基本表现

着力部位在静脉窦或邻近区域出现头皮青紫、肿胀、挫裂伤及血肿。开放性静脉窦损伤可有大量出血,甚至失血性休克。静脉及静脉窦血栓常急性起病,也可历经数天或数周缓慢起病。多有头痛、局灶性神经功能缺失(50%～70%)、癫痫(33%)、意识障碍、视神经盘水肿等症状,静脉窦闭塞时其邻近的头皮、颜面肿胀,静脉怒张迂曲;但老年人症状多较轻。

(二)静脉及静脉窦闭塞或血栓形成特有表现

因受累静脉及静脉窦的部位、范围、血栓形成的程度和速度以及侧支循环建立情况的不同而表现各异。

1.窦性症状

除横窦、窦汇和上矢状窦中段不全闭塞外,因脑水肿、继发出血性梗死或梗死性出血、颅内血肿而呈现各种限局症状。

(1)上矢状窦血栓:以下肢或近端为重的肢体瘫痪(双下肢瘫、偏瘫、三肢或四肢瘫)、局限性癫痫、双眼同向偏斜、皮质觉障碍、精神症状和一过性尿潴留等。

（2）海绵窦血栓：眼睑、结膜肿胀充血和眼球突出（非搏动性且无血管杂音，可与海绵窦内动脉瘤和动静脉瘘鉴别），且可通过环窦而使对侧海绵窦出现相同症状。因动眼神经和三叉神经Ⅰ、Ⅱ受累，眼球活动受限或固定，颜面疼痛和角膜反射消失。

（3）乙状窦血栓：岩窦受累时三叉和展神经麻痹；血栓扩及颈静脉时，舌咽、迷走和副神经受累。

（4）直窦血栓：出现去大脑性强直和不自主运动。

2.静脉性症状

单纯脑静脉血栓形成，多数由静脉窦血栓扩展而来。

（1）浅静脉血栓形成常突然起病，发生头痛、呕吐、视神经盘水肿、局限性癫痫发作、肢体瘫痪、皮质型感觉障碍等颅内压增高及局限型皮层损害的症状、体征。

（2）深静脉血栓形成，临床无特征性表现，主要表现为头痛、精神障碍、意识障碍，还可出现轻偏瘫、锥体束征及去皮质强直或去皮质状态。

3.创伤性感染所致炎性颅内静脉及静脉窦血栓形成表现

除局部感染灶的症状和窦性症状外，还伴有全身症状，如不规则高热、寒战、乏力、全身肌肉酸疼、精神萎靡、皮下瘀血等感染和败血症症状。

静脉及静脉窦血栓患者在临床上常有以下类型。

（1）进行性颅内压增高。

（2）突然发病的神经系统局灶性损害，酷似动脉性卒中但无癫痫发作。

（3）神经系统局灶性损害，有或无癫痫发作和颅内压增高，病情在数天内进展。

（4）神经系统局灶性损害，有或无癫痫发作和颅内压增高，病情在数周或数月内进展。

（5）突然起病的头痛，类似蛛网膜下隙出血或短暂性脑缺血发作。

六、脑脊液检查

脑脊液检查主要是压力增高，可见陈旧性或新鲜红细胞；感染者呈炎性脑脊液改变。压颈试验如下。

（一）Crowe 征阳性

当压迫病窦对侧颈静脉时，出现面部和头皮静脉扩张，为 Crowe 征阳性。

（二）Tobey-Ayer 征

当压迫病窦侧颈静脉脑脊液压力小幅上升，而压迫对侧颈静脉脑脊液压力则迅速升高，为 Tobey-Ayer 征阳性。

此二征阳性提示有静脉窦血栓形成及病变侧别。若此二征阴性，也不能完全排除静脉窦血栓形成，还需结合其他检查。若临床高度怀疑静脉窦血栓形成时，要谨慎做压颈试验，避免诱发脑疝。

七、影像学检查

（一）X 线检查

X 线检查可见静脉窦及邻近区域凹陷性骨折、跨窦线形骨折、骨缝分离以及颅底骨折。颅脑 CT 及 CT 静脉血管成像（CTV），通常表现为静脉窦及邻近区域凹陷性骨折、跨窦线形骨折、骨缝分离或增宽以及相应部位的颅内血肿征象。

（二）静脉窦损伤破裂早期表现

（1）前纵裂池增宽积血伴中线旁小血肿形成。

（2）骨折线横跨静脉窦或颅缝增宽。

（3）近中线区域有凹陷性骨折或伴小血肿形成。

（4）颞底部硬脑膜外血肿伴颅底骨折或血肿密度内外不均。

（三）静脉及静脉窦血栓形成表现

平扫时表现为与静脉或静脉窦形态相像的条索状高密度影或三角形高密度影，前者称为条索征，后者称为三角征。如直窦、Galen 静脉血栓表现为条索征；上矢状窦血栓表现为三角征，并具特征性。增强扫描：约 35% 的静脉窦血栓显示为空三角征，为三角形边缘强化，中央呈等密度或低密度血栓，增强的部分是静脉窦壁的脑膜，血栓本身不增强。CT 的间接征象是脑梗死或出血性梗死，脑组织的水肿和出血，水肿多位于白质，出血往往比较分散，成点片状，中间夹杂水肿的脑组织，梗死的范围和静脉引流范围一致。并可见脑回显影增强。CTV 可显示梗死部位的静脉和静脉窦影像缺失或不清楚，而侧支静脉血管则显像清楚。颅脑磁共振（MRI）及磁共振静脉血管成像（MRV）：脑 MRI 在初期可见 T_1 加权相正常的血液流空现象消失，呈等 T_1 和短 T_2 的血管影；1～2 周后，高铁血红蛋白增多，T_1、T_2 相均呈高信号；晚期流空现象再次出现。MRI 还可显示脑梗死灶。MRV 对较大的脑静脉和静脉窦显示较好，病变脑静脉和静脉窦表现为充盈缺损或不显影。急性期（0～3 d）：血栓静脉表现呈等 T_1、短 T_2 信号；亚急性期（3～15 d）：表现为长 T_1、长 T_2 信号；慢性期 15 d 以后：梗死血管出现不同程度的显影。DSA 检查：直接征象为脑静脉和静脉窦不显影或部分显影，可为单个深静脉、静脉窦或多个静脉窦完全闭塞；间接征象为静脉显影减慢、动静脉循环时间延长、毛细血管期明显滞留，侧支静脉迂曲、扩张，静脉期可见眼静脉、板障静脉等非正常途径引流等征象。

八、诊断

在开放性损伤特别是静脉窦区域贯通伤以及跨过静脉窦骨折情况下，可见大量静脉性出血，静脉及静脉窦损伤较易诊断。但是，在闭合性损伤时静脉及静脉窦损伤的诊断主要依靠病史和影像学检查。约半数患者诊断有一定困难，只能通过颅骨骨折和颅内血肿的部位进行评估。当存在颅骨骨折线横跨静脉窦或窦上颅缝增宽，颅内血肿位于静脉窦部位尤其是骑跨型血肿，有其他原因无法解释的静脉窦阻塞的症状时，则应考虑到静脉窦损伤的可能。颅骨 X 线片及 CT 扫描对诊断意义重大。

值是注意的是有时颅脑 CT 扫描未能扫到顶层，因而未能发现顶部颅骨骨折及小血肿。X 线检查可以发现 CT 所不能显示的一些颅骨骨折线走向。尽管颅脑 CT 可以发现闭塞静脉窦局部的高密度，MRV 可以提供整个静脉系统更好的观察。

但是，MRV 可能在急性创伤的情况下不易进行，因此有可能需要血管造影进行诊断。必要时静脉窦造影可协助诊断。外伤性静脉及静脉窦血栓的诊断依据如下。

（1）急性或亚急性起病，病情在数天到数周逐渐进展，症状的程度也可能有起伏。

（2）临床表现主要有两大方面，一是进行性颅内压增高症状，二是静脉性脑梗死表现。不同原因和部位的静脉及静脉窦血栓有以下不同的临床特点。

在上矢状窦和横窦发生血栓时头痛伴恶心、呕吐、视神经盘水肿最为常见。

当皮质静脉发生血栓时局灶性神经功能损害和癫痫常见。

如海绵窦发生血栓时眼睑水肿、结膜充血、眼球后疼痛、突眼、海绵窦内脑神经的麻痹,其他静脉窦血栓亦有相应的表现。

如脑深部静脉的血栓形成可导致缄默、昏迷或去大脑强直。

创伤后炎性静脉及静脉窦血栓可伴发全身症状,严重者又可继发脑膜炎、脑炎而出现精神错乱、谵妄或昏迷。

(3)病情稳定后再出现症状反复,而颅脑 CT 复查无明显变化。

(4)危险因素:存在跨窦骨折、机械压迫、不当使用止血药和脱水剂、血液浓缩、黏滞度上升、血流缓慢等危险因素。

(5)腰穿测颅内压大于 2.94 kPa(300 mmH$_2$O)。感染者脑脊液尚有炎性改变。横窦或乙状窦血栓时,Tobey-Ayer 征阳性。可有陈旧或新鲜出血。

(6)行颅脑 CT、MRI、MRV 或 DSA 检查证实。

九、治疗方法

静脉及静脉窦损伤的治疗首先要去除病因,对有骨片压迫静脉及静脉窦者应去除压迫骨片,修补漏口;由感染引起者应控制感染;皮质及侧裂区血肿压迫静脉回流的需要清除血肿;对合并严重脑水肿的患者可采取大骨瓣减压;对严重视神经盘水肿濒临失明患者可施行视神经管减压。静脉及静脉窦血栓形成给予全身抗凝或经静脉途径给予尿激酶等溶栓药物进行溶栓治疗。近年来,随着介入治疗技术的发展,经静脉途径直接窦内溶栓取得了较好的效果。

(一)手术方式(手术适应证和禁忌证)

颅内静脉窦破裂通常需要手术修复,但手术有时十分困难。如何迅速有效地控制致命性大出血,同时又尽量维持静脉窦通畅是手术成功的关键。

1.适应证

(1)开放性颅脑损伤伴静脉窦破裂。

(2)需手术治疗的脑挫裂伤或颅内血肿伴静脉窦破裂。

(3)凹陷性骨折伴脑受压或高颅内压症状。

(4)有神经功能障碍且进行性加重。

2.禁忌证

(1)位于静脉窦及其附近的凹陷性骨折无活动性出血;无任何神经功能缺失和静脉窦阻塞症状和体征者。

(2)濒死状态或家属拒绝手术者。

(二)术前准备(术前评估、手术计划)

术前评估:骑跨静脉窦的颅骨线性骨折、窦上或窦旁的粉碎性和凹陷性骨折是造成静脉窦破裂和压迫的主要病因。治疗的方法选择取决于患者的神经系统状况,所涉及的静脉窦的位置,静脉血流损害的程度。对于静脉窦表面的凹陷性骨折,如果是闭合的,没有占位效应,且不会因为美容的原因进行修补的,则不需要处理。如果神经功能障碍是由静脉窦阻塞所造成的,应立即清除骨折片,修补静脉窦,恢复正常血流。

术前准备:对所有明确或可疑静脉窦损伤均应做好充分的手术前准备工作。

(1)注意对术前颅脑影像学检查显示的可疑征象进行分析,有助于手术方式的选择、切口设计、骨瓣位置和大小及判断术中出血来源。

（2）术前留置深静脉导管，保持静脉输液通路通畅。输液、输血，维持血压，保持脑灌注同时避免高血压。

（3）充分备血，手术室内至少先准备 2～4 单位的红细胞。

（4）手术体位采取头高 15°～30°。保证头部高于心脏平面，减少出血和空气栓塞的风险。手术床的头端要易于操作和调整。避免肢体屈曲和头部旋转而造成的颈部静脉梗阻。如果发生空气栓塞，则行右心房插管抽吸术。

（5）任何涉及静脉窦的手术都应配备合适的人员和器械，从而能够处理潜在的严重的出血。首先是心理准备，静脉窦破裂往往出血量较大，出血速度快，注意保持心态平和，忙而不乱，正确处理。必要时准备两套吸引装置和血液回收装置，以便充分暴露静脉窦裂口和血液回输。

（三）术中处理（手术步骤、麻醉、输液、输血）

1.静脉窦破裂和凹陷骨折机械压迫所致静脉窦闭塞手术

手术目的：清除插入静脉窦内的碎骨片或异物，控制出血、解除静脉窦压迫、保持静脉回流通畅，防止静脉窦阻塞造成的神经功能缺损及颅内压增高。

麻醉：气管插管全麻。

切口与骨瓣：在受累静脉窦上作弧形或较大的马蹄形切口。用咬骨钳去除静脉窦边缘的骨质，减轻凹陷性骨折对静脉窦的压迫。充分暴露，以便从近段和远端同时控制静脉窦。

病因处理：手术中清除靠近静脉窦的碎骨片时，不要急着取出碎骨片，应先做好充分准备，如应先在损伤周边正常颅骨上钻孔，在刺入骨片或异物周边先用铣刀或咬骨钳咬除一圈骨质，待充分暴露静脉窦对侧的硬脑膜后方可轻轻掀起碎骨片，避免二次损伤静脉窦。如果骨折片刺入或压迫静脉窦的重要位置，如上矢状窦的中后部、窦汇、优势侧横窦和乙状窦，且没有明显活动性出血和静脉窦阻塞表现，最好不要取出骨折片。当有骨折片引起静脉窦回流障碍时，则必须取出。

控制出血：一般用吸收性明胶海绵和脑棉片暂时压迫控制出血。出血汹涌用长的动脉瘤夹（约 25 mm）临时阻断静脉窦和窦旁静脉。有时静脉窦撕裂明显，可采用 Kapp-Gielchinsky 分流装置将静脉窦中的血液分流。插入静脉窦腔后，这种分流装置的一端膨胀临时阻断远端静脉窦，建议在阻断过程中测量颅内压。如果压力高于 20 mmHg，应用甘露醇同时加大过度换气，直到静脉血流迅速恢复为止。

修复静脉窦：一般在术中发现静脉窦破裂后，先观察静脉窦缺口的部位、大小、类型，显露清楚后，根据具体情况选择相应的修补方式。常用以下修复方法。

（1）压迫、悬吊法：这是最简单、常用的方法。对于静脉窦壁呈点状出血或破口小、出血较少的患者采用单纯吸收性明胶海绵加湿脑棉片压迫或联合医用胶封闭：用吸收性明胶海绵覆盖静脉窦破口，以湿脑棉片压迫止血，用吸引器吸干棉片水分，边冲水边吸，将棉片收缩压力下传进行压迫，也可用手指压迫。但是力度须适宜，既要压迫止血，又要保证静脉窦的畅通。使破口处静脉压与压迫之力内外平衡，不再出血为止。如果压迫力度过大，反而容易出血。5～10 min后轻轻取下脑棉，将医用胶涂于贴覆破口的吸收性明胶海绵上，然后再覆盖一层吸收性明胶海绵，再把离裂口最近处的硬脑膜悬吊固定于骨窗边缘的颅骨或骨桥上。

（2）缝合法：分为直接缝合法、间接缝合法两种。直接缝合法：静脉窦壁破口整齐的患者采用静脉窦破口间断缝合或连续缝合、吸收性明胶海绵压迫和医用胶封闭。缝合时助手手指轻压静脉破口以减少出血逐步缝合。静脉破口较长或出血汹涌者可暂时阻断静脉窦血流,快速缝合后再恢复血流。60 岁以上老年患者静脉窦壁变薄,应避免采用直接缝合法时造成静脉窦撕裂。间接缝合法:用血管缝合线将静脉窦的两侧硬脑膜下各缝 2~4 针提起,裂口用吸收性明胶海绵或肌肉片覆盖后结扎缝线。或者先采用吸收性明胶海绵压迫,然后跨窦 8 字缝合固定止血后再用医用胶封闭加固。采用吸收性明胶海绵压迫止血时用湿润棉片盖在吸收性明胶海绵表面上后,再用吸引器压迫吸引棉片,需压迫 5 min 左右,然后用稍大硬脑膜或颞肌筋膜瓣周边加固缝合、医用胶封闭。

(3)修补法:静脉窦壁缺损或破口不整齐的患者采用硬脑膜瓣修补术。可临时阻断静脉窦血流,在邻近损伤部位,剪开大脑镰或窦旁硬脑膜成瓣状并翻转缝合,进行静脉窦的修补。

(4)焊接法:静脉窦破口处用吸收性明胶海绵覆盖稍做压迫止血,然后用双极电凝直接电凝吸收性明胶海绵进行焊接,但是不能直接电凝静脉窦壁。否则,出血会扩大。

(5)结扎法:在上矢状窦前 1/3 段损伤且已断裂时,如果术中重建困难,可以结扎;上矢状窦中 1/3 段损伤尽量不要实行结扎,要尽可能地修复重建;上矢状窦后 1/3 段损伤在任何情况下都不能结扎。两侧横窦引流常存在明显的不对称。一般右侧横窦为优势侧回流横窦,但也有例外。

非优势侧横窦断裂可行结扎,优势侧横窦断裂需评估非优势侧静脉回流情况,再来决定结扎或重建。结扎单侧引流的优势横窦后果将是灾难性的,所以判断横窦引流的优势侧十分关键。结扎窦汇或乙状窦都会导致持续的颅内高压引起死亡,必须予以重建。

(6)重建法:对静脉窦横径完全断裂者,两端用无损伤动脉夹夹闭,端-端直接吻合,也可用自体静脉血管或人造血管搭桥术。以上方法要根据每个静脉窦破裂患者的具体情况在手术中灵活地综合运用。闭合性颅脑损伤较大骨片整复后尽量放回,常规做硬脑膜外引流。术后处理同其他开颅手术。

2. 静脉及静脉窦血栓形成经静脉窦溶栓技术

可采用经静脉途径机械方法取栓,可通过球囊、取栓器械辅助溶栓。

(1)适应证:①有进行性颅内压增高伴有神经功能障碍;②CT、MR 支持静脉窦血栓形成诊断,DSA 证实静脉窦闭塞;③静脉梗死性出血 2 周以后;④无严重其他脏器功能衰竭;⑤近期无外伤手术史;⑥无出血倾向。

(2)禁忌证:①有双侧颈内静脉完全闭塞,导管难以到位,或溶栓可能会造成大块血栓脱落造成肺梗死;②血栓形成超过 1 个月;③保守治疗后症状好转者;④儿童患者有明显侧支循环建立者。

(3)经静脉窦溶栓方法:①一般采取全麻下进行。②完全肝素化。③一般双侧穿刺,一侧置 6 F 静脉鞘,另一侧置 5 F 动脉鞘。④先行动脉血管造影评价颅内循环状况,明确血栓部位。⑤选择静脉途径放入导引导管,到颈内静脉,使用 0.035 in(0.89 mm)超滑导丝(泥鳅导丝)穿过血栓,反复抽拉,将血栓打碎,然后经窦内给予尿激酶溶栓;如果导引导管距离较远,可以使用导丝导引的微导管穿过血栓,再进行溶栓。⑥术后自然中和肝素;术后 6 h 经低分子肝素继续抗凝 3 d,然后口服华法林半年以上。

(4)注意事项:①如果静脉系统到位有困难,可以经动脉置管给予尿激酶 50 万~100 万单位;②当静脉导管给尿激酶 100 万单位后,血栓未溶,建议保留导管于窦内,持续给药(2 万~3 万 单位/小时),每 24 h 复查造影,尿激酶总量可达 400 万单位;③给药期间要注意穿刺处有无出血,每 2 h 查纤维蛋白原,如果低于 1 g/L,要及时终止溶栓治疗;④在使用机械性碎栓时,一定要小心,避免导丝逆行进入到皮层静脉。

十、展望

随着各地复合手术室的建立,开放手术与血管内介入治疗相结合,以球囊暂时阻断静脉窦血流,控制出血,为手术修补或重建静脉窦提供方便。静脉窦支架的研制和应用,将简化静脉窦损伤患者治疗过程,对于降低病死率和提高治愈率大有裨益。

(郭松韬)

第二十二节　脑膜瘤

脑膜瘤多为良性,只有极少数为恶性,发病率占颅内肿瘤的第二位,仅次于胶质瘤。2007 年,WHO 将脑膜肿瘤分为四大类:脑膜上皮细胞肿瘤、间叶性肿瘤、原发性黑色素细胞性病变、血管网状细胞瘤。各大类肿瘤再细分,共有脑膜肿瘤 40 余种。脑膜肿瘤占颅内原发肿瘤的 14.4%~19.0%,平均发病年龄 45 岁,男女发病率之比为 1:1.8,儿童少见。

一、临床表现

脑膜瘤多为良性,生长缓慢,病程较长,瘤体积较大。头痛和癫痫常为首发症状,老年患者尤以癫痫发作为首发症状。

因肿瘤生长部位不同,还可出现相应的视力视野改变、嗅觉障碍、听觉障碍及肢体运动障碍等。虽瘤体较大,但大多数患者,尤其是老年患者,颅内压增高等临床症状并不明显,即使出现视神经萎缩,头痛也不剧烈,也没有呕吐。但生长于哑区的肿瘤体积较大且脑组织已无法代偿时,患者可出现颅内压增高症状,病情会突然恶化,甚至短时间内出现脑疝。

脑膜瘤可致邻近颅骨骨质改变,骨板受压变薄或被破坏,甚至肿瘤穿破骨板侵犯至帽状腱膜下,此时头皮可见局部隆起。肿瘤还可致颅骨增厚,增厚的颅骨内可含肿瘤组织。

二、特殊检查

(一)脑电图

一般无明显慢波,当肿瘤体积较大时,压迫脑组织引起脑水肿,则可出现慢波。多为局限性异常 Q 波,以棘波为主,背景脑电图改变轻微。血管越丰富的脑膜瘤,其 δ 波越明显。

(二)X 线片

脑膜瘤导致局限性骨质改变,出现内板增厚,骨板弥散增生,外板呈针状放射增生。无论肿瘤细胞侵入与否,颅骨增生部位都提示为肿瘤中心位置。约 10% 的脑膜瘤可致局部骨板变薄或破坏。

(三)脑血管造影

脑膜瘤血管丰富,50% 左右的脑膜瘤血管造影可显示肿瘤染色。造影像上脑膜小动脉网粗细均匀,排列整齐,管腔纤细,轮廓清楚,呈包绕状。肿瘤同时接受颈内、颈外或椎动脉系统的双重供血。血液循环速度比正常脑血流速度慢,造影剂常于瘤中滞留,在造影静脉期甚至窦期仍可见肿瘤染色,即"迟发染色"。

(四)CT

平扫可见孤立、均一的等密度或高密度占位病变,边缘清楚,瘤内可见钙化。瘤周水肿很轻,甚至无水肿,富于血管的肿瘤周围水肿则较广泛,偶可见瘤体周围大片水肿,需与恶性脑膜瘤或其他颅内转移瘤相鉴别。肿瘤强化明显。约 15％脑膜瘤伴有不典型囊变、出血或坏死。

(五)MRI

大多数脑膜瘤信号接近脑灰质。在 T_1WI 图像上常为较为均一的低信号或等信号,少数呈稍高信号,在 T_2WI 上呈等信号或稍高信号。脑膜瘤内,MRI 信号常不均一。MRI 还可显示瘤体内不规则血管影;呈流空效应。因脑膜瘤血供丰富,在增强扫描时呈明显均匀强化效应,但有囊变、坏死时可不均匀,其中 60％肿瘤邻近脑膜发生鼠尾状强化,称为硬膜尾征或脑膜尾征,是肿瘤侵犯邻近脑膜的继发反应,但无特异性。

瘤周常有轻、中度的脑水肿,呈长 T_1、T_2 信号影,无强化效应,这是典型脑膜瘤 MRI 信号特征,具有一定的诊断价值。不典型脑膜瘤多为 Ⅱ～Ⅲ 级脑膜瘤,肿瘤较大,形态多不规则,边缘毛糙,信号常不均匀,瘤周有水肿,MRI 表现多样,容易误诊。

三、治疗原则

(一)手术治疗

手术切除是最有效的治疗方法,多数患者可治愈,切除得越多,复发的概率越小。切除的范围受肿瘤的位置、大小、肿瘤与周围组织的关系、术前有无放疗等因素影响。

1. 体位

仰卧位、侧卧位、俯卧位都是常用的体位,应根据患者肿瘤的部位选择最佳体位。

2. 切口

手术入路应尽量选择距离肿瘤最近的路径,同时避开重要的血管和神经。位于颅底的肿瘤,入路的选择还应当考虑到脑组织的牵拉程度。切口设计的关键在于使肿瘤位于骨窗中心。

3. 手术要点

在显微手术镜下分离肿瘤,操作更细致,更有利于周围脑组织的保护。血供丰富的肿瘤,可在术前栓塞供血动脉,也可在术中结扎供血血管。受到肿瘤侵蚀的硬脑膜和颅骨应一并切除,以防复发。经造影并在术中证实已闭塞的静脉窦也可切除。

4. 术后注意事项

术后应注意控制颅内压,予以抗感染、抗癫痫治疗,还应预防脑脊液漏的发生。

(二)非手术治疗

对于不能全切的脑膜瘤或恶性脑膜瘤,应在术后行放疗;对于复发而不宜再行手术者,可做姑息治疗。

四、诊疗进展

(一)鞍区脑膜瘤的治疗进展

1. 手术治疗

鞍区脑膜瘤占颅内脑膜瘤的 4％～10％。目前最主要的治疗方法仍然是手术治疗。80％以上的鞍区脑膜瘤患者存在视力障碍,保留或改善视觉功能是鞍区脑膜瘤治疗的主要目的。

鞍区脑膜瘤的手术入路有很多,如额底入路、翼点入路、额外侧入路、纵裂入路,以及眶上锁孔入路、经蝶窦入路等。各种手术入路各有其优、缺点,在此不作赘述。

近几年兴起的眶上锁孔入路避免了常规手术入路的开颅过程,选择直接而精确的路径,微创或无创地到达病变部位。若有合适的病例实施手术,眶上锁孔入路可取得满意的疗效,但对于侵入鞍内的肿瘤及大型鞍区肿瘤切除较困难。

经蝶窦入路可避免开颅手术对脑组织的牵拉及损伤,对视神经和视交叉的干扰最小,可较早显露垂体柄,在直视下处理病灶,最大限度地避免了损伤。该入路对于局限于中线生长的,没有重要血管、神经包裹粘连的,以及蝶窦内侵犯的鞍区脑膜瘤具有明显优势。

近年来,微创技术倍受青睐,神经内镜经蝶窦入路技术不断成熟,而各种锁孔入路如眶上锁孔入路、翼点锁孔入路、额外侧锁孔入路等也不断涌现。有分析表明,与其他入路相比,采用眶上锁孔入路及神经内镜经蝶窦入路治疗鞍结节、鞍膈脑膜瘤的患者,其术后视力恢复更好。

2.放射治疗

随着放射外科、神经放射学的发展,放射治疗正向着高剂量、高精准、高疗效、低损伤的方向不断发展,立体定向放射外科(SRS)、分次立体定向放射治疗(FSRT)、三维适形放射治疗、调强适形放射治疗等技术也不断成熟。

3.生物学治疗

目前,分子靶向治疗成为肿瘤治疗的研究热点。

分子靶向治疗利用肿瘤细胞与正常细胞之间的生化及分子差异作为靶点,并依此设计靶向的抗肿瘤药物,其选择性更强,毒副作用更低。

有研究表明,脑膜瘤的发生和生长与内皮生长因子、血管内皮生长因子、血小板源性生长因子、转化生长因子-β 以及胰岛素样生长因子等因子的高表达及其相关受体上调密切相关,而这些都可以作为潜在的靶点进行分子靶向治疗。

(二)非典型性脑膜瘤诊疗进展

非典型性脑膜瘤是 WHO II 级脑膜瘤,介于良性脑膜瘤和恶性脑膜瘤之间。

1.影像学进展

除了 CT 及 MRI,越来越多的学者在诊断中尝试应用一些新的影像学技术,如磁共振波谱(MRS)、磁共振弥散加权成像(DWI)、正电子发射断层显像(PET)等。研究发现,脑膜瘤 MRS 胆碱/肌酸比值、脂质/胆碱比值在不同级别的脑膜瘤中有明显的差异性;通过 DWI 评估一些表观弥散系数,也可提示脑膜瘤的分级;通过 PET 可观察到氟脱氧葡萄糖在高级别的肿瘤中高度聚集。

2.治疗进展

关于手术,许多研究中心都认为全切除术可单独作为 II 级脑膜瘤治疗的首选手段,但最近有研究结果显示,单独采用全切除术结果较差,特别是对于侵袭静脉窦或颅底等部位者,术后复发率往往更高。因非典型脑膜瘤手术后复发率高,许多学者推荐行早期放疗,对非典型脑膜瘤次全切除术患者给予辅助性放射治疗。

对于采取全切除术的患者,有些学者提倡放疗;但也有学者建议观察,并将放疗作为复发后的补救措施。新的治疗措施还包括立体定向放射外科(SRS)、低分次立体定向放射治疗(HFSRT),外部照射放射治疗(EBRT)等。

对于立体定向放射治疗的报道,多为在肿瘤残余或复发的治疗上,大部分是后者。美国放射治疗肿瘤学组和欧洲癌肿研究治疗机构在非典型性脑膜瘤治疗的 II 期临床试验中,采用外部照射放射治疗。HFSRT 通常采用光子治疗更大、定位更准的脑膜瘤,可减少脑膜瘤治疗后水肿的发生。

(三)岩骨斜坡脑膜瘤手术治疗进展

岩骨斜坡位于颅底中央,位置深,与脑干相邻,周围血管、神经丰富。岩骨斜坡即岩斜区脑膜瘤是岩斜区常见肿瘤,约占颅后窝脑膜瘤的 50%,肿瘤基底位于颅后窝上 2/3 斜坡和内听道以内岩骨嵴,瘤细胞起源于蛛网膜细胞或帽细胞。目前,岩斜区脑膜瘤的手术治疗尚存在一些争议。

随着手术显微镜、神经内镜、神经导航及神经电生理监测等技术的应用,以及放射神经外科的兴起,岩斜区脑膜瘤的手术策略向着多元化发展,手术风险及术后残死率均显著下降。

1. 显微外科手术

(1)额-眶-颧入路:由 Hakuba 等于 1986 年最早提出,其后又经 Francisco 等改良,适用于肿瘤主体位于幕上,并累及颅中窝、海绵窦、蝶骨,且向眶壁侵犯的岩斜区脑膜瘤。该入路优点在于距肿瘤近,颞叶牵拉轻,安全性较好;缺点是对于中下岩斜及桥小脑角区暴露不佳,且手术创伤较大,耗时较长,对术者要求较高。此入路目前已很少单独使用,仅作为其他入路的补充。

(2)颞下入路及其改良入路:为早期颅底手术经典入路。该入路优点在于手术操作位于硬脑膜外,避免过分牵拉颞叶,减少血管、神经损伤,降低了手术风险。

(3)经岩骨乙状窦前入路:又称迷路后入路。Sammi 于 1988 年提出该入路,后经改良。

优点在于暴露范围大,手术距离短,小脑及颞叶牵拉轻;缺点在于手术创面较大,且在磨除岩骨后部时易损伤乙状窦、内耳及听神经。此外,因桥小脑角区血管神经遮挡严重,故肿瘤暴露及手术切除较困难。

(4)部分迷路切除入路:又称经半规管脚入路,于迷路后入路基础上,在前半规管及后半规管壶腹部向总脚处分别开窗,并磨除部分骨迷路,完整保留膜迷路。缺点在于易损伤听神经而导致听力丧失,中耳破坏广泛致术后发生脑脊液漏,手术时间较长,风险较大。

(5)枕下乙状窦后入路及其改良:经桥小脑角暴露岩斜区,视野可达岩斜区外侧部。深部及幕上因血管、神经、岩尖以及小脑幕遮挡,暴露不佳。Sammi 等于 2000 年对该入路进行了改良,即乙状窦后内听道上入路,该入路磨除内听道上嵴,并切开小脑幕,以暴露幕上岩斜区及颅中窝,但脑干腹侧及深部斜坡的暴露仍不佳。另外,岩尖磨除及小脑幕切开过程中易损伤滑车神经、三叉神经、岩静脉以及岩上窦,且对于侵犯海绵窦及与第三脑室、中脑紧密粘连的肿瘤,该入路不适用。

(6)枕下远外侧入路:经侧方达颅颈交界,显露椎动脉入硬脑膜处,切除枕骨大孔后缘至枕骨髁或其背内侧,暴露下斜坡及脑干腹外侧部。该入路优点在于:下斜坡、枕骨大孔至 C_5 的脑干及高位延髓腹侧区域显露良好,不需牵拉脑干及颈髓;手术距离短,术野良好,可直视后组脑神经及大血管,肿瘤切除率高,且手术创伤显著降低;较易确认基底动脉、椎动脉及其分支,较易阻断或控制肿瘤血供;于冠状面显露肿瘤与延髓、颈髓的界面,可明确肿瘤与后组脑神经及血管的关系;可同时处理硬脑膜内、外病变,一期全切哑铃形肿瘤。其缺点在于:中上斜坡显露欠佳;易损伤脑神经、椎动脉、颈内静脉及颈静脉球,可致乙状窦出血及栓塞;手术时间较长。

(7)联合入路:根据颅底解剖特点可将颅底外科联合入路大致分为横向联合和纵向联合。横向联合包括前方及后方横向联合,前者如各岩骨侧旁入路联合额-眶-颧入路,可使术野前移,扩大暴露范围;后者如岩骨侧方入路联合枕下远外侧入路或乙状窦后入路,可使术野下移达下斜坡及枕骨大孔区域。纵向联合,即小脑幕上下联合,可使岩斜区暴露良好,通过进一步改良,又可暴露鞍上、海绵窦及颅中窝,并将术野扩大至岩斜区以外区域。联合入路的缺点:因术区解剖结构复杂,手术步骤繁多,对手术者要求较高;鞍上部分显露时有颞叶过度牵拉的可能;术野仍存在如三叉神经、麦克囊到海绵窦后部等死角区;手术时间较长。

2.神经导航技术在显微手术中的应用

自 1986 年第一台神经导航仪应用于临床以来,导航下显微手术发展迅速。应用神经导航辅助暴露颅底术区,可在保证手术安全前提下显著增加肿瘤全切率。导航的优点在于实时反馈功能,可对肿瘤实时定位,术前利于优化切口及骨窗设计,术中可准确定位肿瘤,并避开重要血管、神经。在显微手术过程中注重以下操作技巧,可有效降低手术风险,减少并发症。

(1)分离肿瘤前,应先放出脑池内脑脊液以降低颅内压,再牵拉脑组织。

(2)分离肿瘤时,应暴露肿瘤与正常组织间蛛网膜界面,并沿此界面操作。术中常见肿瘤与重要血管神经粘连紧密,以及蛛网膜界面模糊的情况,需确认软脑膜界面,若此界面存在,可继续分离;若肿瘤已侵犯重要结构,而软脑膜界面已经消失,则不宜强行切除。

(3)切除肿瘤时,应先做包膜内处理,缩小肿瘤体积,以获得充足空间处理肿瘤基底部,切断供血动脉,最后处理肿瘤包膜。

(郭松韬)

第二十三节　垂体腺瘤

垂体腺瘤(pituitary adenoma,PA)是一组源于垂体前叶和垂体后叶及颅咽管上皮残余细胞的肿瘤,是最常见的鞍区占位性病变。最新调查表明,垂体腺瘤占颅内肿瘤的 8%～15%。发生于垂体前叶的垂体腺瘤,良性,约占颅内肿瘤的 10%,仅次于胶质瘤和脑膜瘤。尸检垂体瘤发生率接近 25%。男女发病率总体相当,小于 20 岁或大于 71 岁的人群发病率很低。男女间存在明显的年龄差异:女性有两个发病高峰,即 20～30 岁和 60～70 岁,而男性的发病率则随年龄的增长而增加。垂体腺瘤常具有内分泌腺功能,因而影响机体的新陈代谢,造成多种内分泌功能障碍。按形态和功能将其分为催乳素腺瘤、生长激素腺瘤、促肾上腺皮质激素腺瘤、促甲状腺激素腺瘤、促性腺激素腺瘤、多分泌功能腺瘤、无分泌功能腺瘤等。

一、临床表现

临床表现主要是垂体激素分泌过量或不足引起的一系列内分泌症状和肿瘤压迫鞍区结构导致的相应功能障碍。

(一)内分泌功能紊乱

分泌性垂体瘤可过度分泌激素,早期即可产生相应的内分泌亢进症状。肿瘤压迫、破坏垂体前叶细胞,造成促激素减少及相应靶腺功能减退,出现内分泌功能减退症状。

1.催乳素(PRL)腺瘤

PRL 腺瘤占垂体腺瘤的 40%～60%,多见于 20～30 岁的年轻女性,男性约占 15%。

PRL 增高可抑制下丘脑促性腺激素释放激素的分泌,使雌激素水平降低,黄体生成素(LH)、促卵泡素(FSH)分泌正常或降低。女性患者的典型临床表现为闭经-溢乳-不孕三联征,又称 Forbis-Albright 综合征。早期多出现月经紊乱,如月经量少、延期等,随着 PRL 水平进一步增高,可出现闭经。闭经多伴有溢乳,其他伴随症状还有性欲减退、流产、肥胖、面部阵发性潮红等。

处于青春期的女性患者,可出现发育期延迟及原发性闭经等症状。男性高 PRL 血症,可致血睾酮水平降低,精子生成障碍,精子数量减少、活力降低、形态异常。

临床表现有阳痿、不育、睾丸缩小、性功能减退,部分男性患者还可出现毛发稀疏、肥胖、乳房发育及溢乳等症状。女性患者多可早期确诊,其中约 2/3 为鞍内微腺瘤,神经症状少见。

男性患者往往因性欲减退羞于治疗或未注意到,故在确诊时大多 PRL 水平很高,肿瘤较大并向鞍上或海绵窦生长,且多有头痛及视觉障碍等症状。

2.生长激素(GH)腺瘤

生长激素(GH)腺瘤占分泌性腺瘤的 20%~30%。GH 可促进肌肉、骨、软骨的生长,以及促进蛋白质的合成。垂体生长激素腺瘤过度分泌 GH,并通过胰岛素样生长因子-1(IGF-1)介导作用于各个器官靶点。若 GH 腺瘤发生在青春期骨骺闭合以前,则表现为巨人症;若发生在成人,则表现为肢端肥大症。

(1)巨人症:患者身高异常,甚至达 2 m 以上。生长极迅速,体重远超同龄人。外生殖器发育与正常成人相似,但无性欲。毛发增多,力气极大。成年后约 40% 的患者可有肢端肥大样改变。晚期可有全身无力、嗜睡、头痛、智力减退、毛发脱落、皮肤干燥皱缩、尿崩症等症状。此型患者多早年夭折,平均寿命 20 余岁。

(2)肢端肥大症:患者手、足、头颅、胸廓及肢体进行性增大。手、足肥厚,手指增粗,远端呈球形。前额隆起,耳郭变大,鼻梁宽而扁平,眶嵴及下颌突出明显,口唇增厚,牙缝增宽,皮肤粗糙,色素沉着,毛发增多,女性患者外观男性化。部分患者可因脊柱过度生长而后凸,锁骨、胸骨过度生长而前凸,胸腔增大可呈桶状胸。脊柱增生使椎间孔隙变小从而压迫脊神经根,引起腰背疼痛或其他感觉异常;而椎管狭窄则有可能出现脊髓压迫症。因患者舌、咽、软腭、悬雍垂及鼻旁窦均可出现肥大,故说话时声音嘶哑、低沉,睡眠时打鼾。呼吸道管壁肥厚可致管腔狭窄,影响肺功能。心脏肥大者,少数可出现心力衰竭。其他器官如肝、胃、肠、甲状腺、胸腺等均可出现肥大。血管壁增厚,血压升高。

组织增生可引起多处疼痛,故除头痛外,患者常因全身疼痛而被误诊为"风湿性关节炎"。少数女性患者可出现月经紊乱、闭经,男性早期性欲亢进,晚期性欲减退,尚可导致不孕不育。约 20% 的患者有黏液性水肿或甲状腺功能亢进,约 35% 的患者可并发糖尿病。患者早期精力充沛、易激动,晚期疲惫无力、注意力不集中、记忆力减退、对外界事物缺乏兴趣。少数 GH 腺瘤患者,其肿瘤大小、GH 水平高低与临床表现不尽相符,如肿瘤较大抑或 GH 水平显著升高,而临床表现却甚为轻微;血 GH 水平升高不显著的患者,临床症状反而明显。

3.促肾上腺皮质激素(ACTH)腺瘤

ACTH 腺瘤占垂体腺瘤的 5%~15%。ACTH 腺瘤多发于青壮年,女性多见。一般瘤体较小,不产生神经症状,甚至放射检查也不易发现。其特点为瘤细胞分泌过量的 ACTH 及相关多肽,导致肾上腺皮质增生,产生高皮质醇血症,出现体内多种物质代谢紊乱。

(1)脂肪代谢紊乱:可产生典型的"向心性肥胖",患者头、面、颈部及躯干脂肪增多,形成

"满月脸",颈背交界处脂肪堆积形成"水牛背",四肢脂肪较少,相对瘦小。患者晚期可有动脉粥样硬化改变。

(2)蛋白质代谢紊乱:可导致全身皮肤、肌肉、骨骼等的蛋白质分解过度。表皮、真皮处胶原纤维断裂,暴露皮下血管,形成"紫纹",多见于下肢、腰部、臀部及上臂。血管脆性增加,从而易导致皮肤瘀斑,伤口易感染、不易愈合等。50%的患者可有腰背酸痛,可出现软骨病、佝偻病及病理性压缩性骨折。在儿童则影响其骨骼正常生长。

(3)糖代谢紊乱:可引起类固醇性糖尿病。

(4)性腺功能障碍:70%~80%的女性患者出现闭经、不孕及不同程度的男性化,如乳房萎缩、毛发增多、痤疮、喉结增大、音色低沉等。

(5)高血压:约85%的患者出现高血压症状。

(6)精神症状:约2/3的患者存在精神症状,如轻度失眠、情绪不稳定、易受刺激、记忆力减退,甚至精神变态。

4.促甲状腺激素(TSH)腺瘤

促甲状腺激素(TSH)腺瘤占垂体瘤不足1%。TSH腺瘤表现为甲状腺肿大,可扪及震颤、闻及血管杂音,有时可见突眼及其他甲亢症状,如急躁、易怒、双手颤抖、多汗、消瘦、心动过速等。TSH腺瘤可继发于原发性甲状腺功能减退,可能因甲状腺功能长期减退,TSH细胞代偿性肥大,部分致腺瘤样变,最后形成肿瘤。

5.促性腺激素腺瘤

促性腺激素腺瘤很罕见。促性腺激素腺瘤起病缓慢,因缺乏特异性症状,故早期诊断困难。多见于中年以上男性,主要表现为性功能减退,但无论男女患者,早期多无性欲改变。晚期大多有头痛,视力、视野障碍,常误诊为无功能垂体腺瘤。本病分FSH腺瘤、LH腺瘤、FSH/LH腺瘤3型。

(1)FSH腺瘤:患者血FSH水平明显升高。病程早期,LH、睾酮水平正常,男性第二性征正常,大多数性欲及性功能正常,少数性欲减退,勃起功能差。晚期LH、睾酮水平相继下降,可出现阳痿、睾丸缩小及不育。女性则出现月经紊乱或闭经。

(2)LH腺瘤:患者血LH、睾酮水平明显升高,FSH水平下降,睾丸及第二性征正常,性功能正常。全身皮肤、黏膜可有明显色素沉着。

(3)FSH/LH腺瘤:患者血FSH、LH、睾酮三者水平均升高。早期常无性功能障碍,随着肿瘤体积增大,破坏垂体产生继发性肾上腺皮质功能减退症状,以及阳痿等性功能减退症状。

6.多分泌功能腺瘤

腺瘤内含有两种或两种以上的分泌激素细胞,根据肿瘤所分泌的多种过量激素而产生不同的内分泌亢进症状,出现多种内分泌功能失调症状的混合症候,最常见的是GH+PRL。

7.无分泌功能腺瘤

无分泌功能腺瘤多见于30~50岁人群,男性略多于女性。肿瘤生长较缓,不产生内分泌亢进症状。往往确诊时瘤体已较大,压迫或侵犯垂体已较严重,导致垂体分泌促激素减少,出现垂体功能减退症状。一般认为,促性腺激素的分泌最先受影响,其次为促甲状腺激素,最后影响促肾上腺皮质激素,临床上可同时出现不同程度的功能低下的症状。

(1)促性腺激素分泌不足:男性性欲减退,阳痿,第二性征不明显,皮肤细腻,阴毛呈女性分布;女性月经紊乱或闭经,性欲减退,阴毛、腋毛稀少,或出现肥胖等。

（2）促甲状腺激素分泌不足：患者畏寒、少汗、疲劳、乏力、精神萎靡、食欲减退、嗜睡等。

（3）促肾上腺皮质激素分泌不足：患者虚弱无力、恶心、厌食、免疫力差、易感染、血压偏低、心音弱、心率快、体重偏轻。

（4）生长激素分泌不足：儿童骨骼发育障碍，体格矮小，形成侏儒症。少数肿瘤可压迫后叶或下丘脑，产生尿崩症。

（二）神经症状

神经症状由肿瘤占位效应直接引起。一般无功能腺瘤在确诊时体积已较大，多有鞍上及鞍旁生长，神经症状较明显。分泌性腺瘤因早期产生内分泌亢进症状，确诊时体积较小，肿瘤多位于鞍内或轻微向鞍上生长，一般无神经症状或症状较轻。

1.头痛

约 2/3 的无功能垂体腺瘤患者有头痛症状，但并不十分严重。早期出现头痛是因肿瘤向上生长时，鞍膈被抬挤所致。头痛位于双颞部、前额、鼻根部或眼球后部，间歇性发作。若肿瘤继续生长，穿透鞍膈，则头痛症状可减轻甚至消失。晚期头痛可因肿瘤增大压迫颅底硬脑膜、动脉环等痛觉较敏感的组织所致。肿瘤卒中可引起急性剧烈头痛。

2.视神经受压

肿瘤向上生长，可将鞍膈抬起或突破鞍膈压迫视神经、视交叉，导致视力、视野发生改变。

（1）视力改变：视力的减退与视野的改变并不平行，双侧也并不对称。常到晚期才出现视力改变，主要原因是视神经受压原发性萎缩。肿瘤压迫所致的视神经血液循环障碍也是引起视力下降甚至失明的原因。

（2）视野改变：多为双颞侧偏盲。肿瘤由鞍内向上生长压迫视交叉的下部及后部，将视交叉向前推挤，此时首先受压迫的是位于视交叉下方的视网膜内下象限的纤维，而引起颞侧上象限视野缺损。肿瘤继续向上生长则累及视交叉中层的视网膜内上象限纤维，产生颞侧下象限视野缺损。若肿瘤位于视交叉后方，可先累及位于视交叉后部的黄斑纤维，出现中心视野暗点，称为暗点型视野缺损。若肿瘤偏向侧生长，压迫视束，可出现同向性偏盲，临床上较少见。一般来说，视野的改变与肿瘤的大小是呈正相关的，但如果肿瘤发展缓慢，即使瘤体很大，只要视神经有充分的时间避让，则可不出现视野的改变。

3.其他神经症状

主要由肿瘤向鞍外生长，压迫邻近组织所引起。

（1）肿瘤压迫或侵入海绵窦，可导致第Ⅲ、Ⅳ、Ⅵ对脑神经，以及三叉神经第一支的功能障碍，其中尤以动眼神经最易受累，导致一侧眼睑下垂、眼球运动障碍。肿瘤长至颅中窝可影响颞叶，导致钩回发作，出现幻嗅、幻味、失语及轻度偏瘫。

（2）肿瘤突破鞍膈后向前方发展，可压迫额叶而产生一系列的精神症状，如神志淡漠、欣快、智力减退、癫痫、大小便不能自理、单侧或双侧嗅觉障碍等。

（3）肿瘤长入脚间窝，压迫大脑脚及动眼神经，导致一侧动眼神经麻痹、对侧轻偏瘫，若向后压迫导水管，则可导致阻塞性脑积水。

（4）肿瘤向上生长压迫第三脑室，可导致多种下丘脑症状，如多饮、多尿、嗜睡、健忘、幻觉、迟钝、定向力差，甚至昏迷。

（5）肿瘤向下生长可破坏鞍底，长入蝶窦、鼻咽部，导致鼻塞、反复少量鼻出血及脑脊液鼻漏等。

二、诊断

垂体腺瘤的诊断需根据临床症状、体征、内分泌检查及影像学检查结果综合确定。

(一)内分泌检查

测定垂体及靶腺激素水平有利于了解下丘脑-垂体-靶腺轴的功能,对术前诊断及术后评估具有重要参考价值。诊断分泌性垂体瘤的内分泌指标是:血清 PRL 水平>100 $\mu g/L$;随机 GH 水平>5 $\mu g/L$,口服葡萄糖后 GH 水平>1 $\mu g/L$,胰岛素生长因子-1(IGF-1)水平增高;尿游离皮质醇(UFC)>100 $\mu g/24$ h,血 ACTH 水平>46 $\mu g/L$。皮质醇增高者,应做地塞米松抑制试验,必要时可行胰岛素兴奋试验、促甲状腺激素释放激素(TRH)试验,以及促肾上腺皮质激素释放激素(CRH)刺激试验。

垂体 ACTH 腺瘤临床表现为库欣综合征,分为 ACTH 依赖性和非 ACTH 依赖性,临床上需依靠多项检查才能明确病因。

(二)影像学检查

除需做 CT 及 MRI 外,有时也做脑血管造影以排除脑部动脉瘤或了解肿瘤供血及血管受压情况。怀疑有空蝶鞍或脑脊液鼻漏者,可用碘水 CT 脑池造影检查。

1. CT

CT 对微腺瘤的发现率约为50%,小于 5 mm 的肿瘤发现率仅为30%,做薄层扫描($1\sim2$ mm),发现率可有所提高。微腺瘤的典型表现为垂体前叶侧方的低密度灶或少许增强的圆形病灶;垂体高,女性大于 8 mm,男性大于 6 mm,鞍膈抬高;垂体柄向肿瘤对侧偏移;鞍底局部骨质受压变薄。大腺瘤增强扫描常均匀强化。瘤内可见出血、坏死或囊性变,该区不被强化。

鞍区 CT 薄层扫描加冠状、矢状重建可显示蝶窦中隔与中线间的关系,从而使术者避免在凿开鞍底时偏离中线损伤颈内动脉等组织,减少手术并发症;还可显示鞍底前后左右的大小,对于明显向颅内、海绵窦扩展,或呈侵袭性生长的肿瘤,术中保证鞍底够大,增大显微镜侧方观察范围,利于肿瘤全切。

2. MRI

MRI 是目前诊断垂体瘤的首选方法。微腺瘤垂体上缘膨隆,肿瘤呈低信号,垂体柄向健侧移位,垂体增强动态扫描可显示微腺瘤与正常组织的边界,增强前后证实微腺瘤的准确率为90%,直径小于 5 mm 的发现率为$50\%\sim60\%$。大腺瘤可显示瘤体与视神经、视交叉,以及与周围其他结构如颈内动脉、海绵窦、脑实质等的关系。

术前 MRI 有助于了解肿瘤的质地,以及肿瘤与颈内动脉或基底动脉的关系。对于向鞍上或颅内明显扩展或明显侵袭海绵窦的肿瘤,根据 MRI 判断肿瘤质地,选择手术入路,可提高手术切除的范围。

三、治疗

垂体腺瘤的治疗目的在于控制激素水平、恢复垂体功能、缩小或消除肿瘤、解除颅内占位引起的症状体征等。目前常用的治疗方案包括手术治疗、药物治疗和放射治疗。各治疗方案各有优缺点,手术可快速解除肿瘤对周围组织的压迫,并有效地减少激素分泌,但对已侵犯到鞍旁、海绵窦的垂体腺瘤,手术常不能全切,且风险大、并发症较多;立体定向放射治疗常用于不能耐受手术或是拒绝手术者;放射治疗可控制肿瘤生长,恢复激素水平,但持续时间长,有导致垂体功能减退,放射性脑坏死、脑神经损伤,甚至诱发继发性恶性肿瘤的可能;药物治疗并发症少,但起效慢,终生服药,费用昂贵。

(一)手术治疗

1.经颅手术

经颅手术切除垂体腺瘤很早就应用于临床,现已是非常成熟的术式。适用于:①明显向额颞叶甚至颅后窝发展的巨大垂体腺瘤;②向鞍上发展部分与鞍内部分的连接处明显狭窄的垂体腺瘤;③纤维化、质地坚硬,经蝶窦无法切除的垂体腺瘤。临床上常用手术入路有经额入路、经颞入路、经翼点入路及眶上锁孔入路。随着显微镜及内镜技术的不断发展,经颅手术现在主要用于不适合经蝶手术的患者,如巨大垂体腺瘤、侵袭性的肿瘤、需要联合入路及分期手术的患者。

2.经鼻蝶手术

经蝶手术入路适用于:①突向蝶窦或局限于鞍内的垂体腺瘤;②向鞍上垂直性生长的垂体腺瘤;③蝶窦气化程度良好的垂体腺瘤患者。手术方式主要包括显微镜下经鼻蝶和内镜下经鼻蝶手术,是目前治疗垂体腺瘤最常用的手术入路,约96%的患者可经蝶窦入路手术切除。

以前,伴有甲介型或鞍前型蝶窦的垂体腺瘤患者,因术中定位、暴露鞍底困难,曾被列为经蝶入路手术的禁忌证,或需额外设备于术中定位鞍底,但随着手术技术发展及设备的创新,CT仿真内镜重建能显示蝶窦浅、深部结构的三维解剖图像,可模拟经蝶入路手术过程。

神经内镜下经鼻蝶切除术是近年国内外新出现并迅速推广的一项微创垂体腺瘤切除技术,较以往显微镜手术存在明显的优点:①减少了手术对鼻中隔中上部及鼻腔底黏膜的损伤,术后很少发生鼻中隔穿孔;②不造成鼻中隔骨性骨折,不影响术后鼻外形;③照明条件好,并可放大图像,能更好地显示蝶窦内、鞍内、鞍上等解剖结构,可减少术后并发症的发生;④患者术后反应轻,恢复快。但内镜也有其缺点:内镜缺乏立体层次感,对术者熟练度有较高的要求,需在鼻腔内寻找参照物;操作空间相对于显微镜手术更狭小,手术操作需要特殊训练。

(二)立体定向放射外科

随着计算机技术和放射物理学的发展,立体定向放射外科(SRS)在垂体腺瘤的治疗中取得了较好的效果,肿瘤无进展率和生物治愈率都较高。SRS或FSRT技术在确保肿瘤靶区剂量的同时,能使瘤外的照射剂量迅速减少,保护靶区周围的重要组织,故尤为适用于瘤体较小的垂体腺瘤。

SRS主要适用于:①直径<10 mm的垂体微腺瘤;②直径>10 mm,但视力、视野无明显受损的垂体腺瘤,且MRI检查肿瘤和视交叉之间的距离应在3 mm以上;③手术残留或复发者;④不能耐受手术者。

(三)综合治疗

如在手术切除大部分肿瘤后行放疗或药物治疗控制肿瘤生长,或于放疗或药物治疗使肿瘤缩小、变软后再行手术,可以起到扬长避短、提高疗效、降低风险的效果。

目前,综合治疗也存在一些尚待解决的问题,如放疗与药物治疗的最适间隔时间尚未明确,药物治疗对放疗剂量的影响也尚未明确等,且目前仍无较大的临床研究用于综合治疗的疗效分析。

(郭松韬)

第二十四节 三叉神经鞘瘤

三叉神经鞘瘤起源于三叉神经的颅内段。多发生于三叉神经半月节部,也可发生于三叉神经根部;还可同时累及半月节部和根部,形成哑铃状,跨越颅中、后窝。极个别可破坏颅中窝,向颅外生长。三叉神经鞘瘤占颅内肿瘤的 $0.07\%\sim0.33\%$,颅内神经鞘瘤的 $0.8\%\sim8\%$,好发于中年人,早期症状多不典型,易被忽视。

一、临床表现

以三叉神经损害为主要表现,患者常有一侧面部麻木或阵发性疼痛,患侧咀嚼肌无力及萎缩。肿瘤生长方向不同,导致不同的邻近脑神经和脑组织受损。若肿瘤位于颅中窝,可损害视神经和动眼神经,导致视力、视野障碍,眼球活动受限,眼球突出等。

若肿瘤压迫颞叶内侧面,患者可出现颞叶癫痫、幻嗅等症状。若肿瘤位于颅后窝,可累及滑车神经、面神经、听神经及后组脑神经,出现眼球运动障碍、面瘫、听力下降等症状。若肿瘤压迫、损伤小脑,则可出现共济失调。

晚期,肿瘤可推挤脑干,导致对侧或双侧锥体束征、脑积水等。若肿瘤骑跨颅中、后窝,除可引起相关脑神经症状外,因肿瘤紧贴、压迫大脑脚,还可影响颈内动脉,导致对侧轻偏瘫、高颅内压和小脑损害等症状。

二、辅助检查

1. X 线

平片可见典型的肿瘤进入颅后窝的特征性表现,即岩骨尖前内部骨质破坏;边缘整齐。

2. CT

肿瘤生长部位不同,CT 表现有所差异。若肿瘤位于岩骨尖部的 Meckel 囊处,可见患侧鞍上池肿块影有均匀强化效应,若肿瘤中心坏死,瘤内可见不规则片状或条索状强化影,以及周边环状强化,并可见岩尖部存在骨质破坏。

若肿瘤向颅后窝发展或起源于颅后窝,在小脑-脑桥(C-P)角可见尖圆形肿块影,还可见小脑、脑干及第四脑室受压、变形等间接征象。若肿瘤位于颅中窝,有时可出现肿瘤侵入眶内、眼球外凸等 CT 征象。

3. MRI

常见岩骨尖部高信号消失,病灶呈长 T_1、长 T_2 信号,T_2 加权显示病灶信号强度较脑膜瘤高,注射造影剂强化后效应较脑膜瘤弱。

三、治疗

三叉神经鞘瘤为良性肿瘤,全切后可治愈,手术切除是最佳手段。

1. 开颅手术切除

若患者可耐受全麻和手术,且肿瘤直径在 3.5 cm 以上,应选择开颅手术切除肿瘤,以解除肿瘤压迫,维护神经功能。手术应选择最易接近肿瘤且不对重要神经和血管造成严重损害的入路。常用入路如下。

(1)经颅眶或经颞下入路:适用于颅中窝的神经鞘瘤,也适用于肿瘤累及海绵窦或颞下窝者。

（2）经岩骨入路或扩大经岩骨入路：适用于位于海绵窦后部、体积小到中等的肿瘤。

（3）枕下乙状窦后入路：适用于三叉神经根部的神经鞘瘤。

（4）小脑幕上下联合、经颞下、经乙状窦前入路：适用于跨越颅中、后窝的"哑铃形"大型三叉神经鞘瘤。

2.伽马刀治疗三叉神经鞘瘤

随着显微外科及颅底手术技术的不断发展，70％以上的三叉神经鞘瘤可做到全切或近全切，但三叉神经功能损伤率为38％～75％，永久性功能障碍发生率为13％～86％。

欧美一些学者认为，海绵窦区的肿瘤即使全切后也有可能因窦内残留极少量肿瘤而导致日后复发。近年来，国内外开展了三叉神经鞘瘤放射外科治疗。伽马刀在改善患者临床症状方面，多数患者可获得症状缓解。不能耐受全麻或不愿开颅，且肿瘤直径在3.5 cm以下者，可采用伽马刀控制、缩小甚至消除肿瘤。对行开颅手术而未能全切仍有残留的患者，也可采用伽马刀进行立体定向放射治疗。

（郭松韬）

第二十五节　脑干肿瘤

脑干肿瘤主要包括星形细胞瘤、室管膜瘤、胶质母细胞瘤、海绵状血管畸形、血管网状细胞瘤、结核瘤、脑囊虫及转移瘤等。以往认为脑干肿瘤不能手术切除，现在国内外已有大量手术切除成功的报道。脑干肿瘤的典型症状为"交叉性瘫痪"，即同侧颅神经下运动神经元性瘫伴对侧肢体上运动神经元性瘫。

一、发生率

脑干肿瘤约占颅内肿瘤的1％～8％，其中胶质瘤占40％以上。

二、病理

脑干肿瘤多位于脑桥，呈膨胀性生长，可沿神经纤维束向上或向下延伸。

一般将脑干肿瘤分为三型：①弥散型，约占67％，肿瘤与周围正常的脑干神经组织无分界，瘤细胞间存在有正常的神经元细胞和轴突。肿瘤的病理类型常为不同级别的星形细胞瘤（Ⅰ～Ⅳ级）。②膨胀型，约占22％，肿瘤边界清楚，瘤体与周围脑干神经组织之间有一致密的肿瘤性星形细胞轴突层（肿瘤膜囊壁）。肿瘤的病理学类型多为毛细胞型星形细胞瘤（Ⅰ级），约有40％的肿瘤含有血管性错构瘤，称之为血管星形细胞瘤。③浸润型，约占11％，肿瘤肉眼观似乎有一边界，但实际上瘤细胞已侵入到周围的脑干神经组织内，神经组织已完全被瘤细胞破坏。

肿瘤的病理学类型多见于原始神经外胚层瘤。一般弥散型多为恶性，膨胀型多为良性。

肿瘤大体可见脑干呈对称性或不对称性肿大，表面呈灰白色或粉红色。如肿瘤生长快，恶性程度高，可见出血、坏死，甚至囊性变，囊液呈黄色。

三、临床表现

(一)性别、年龄

男女发病无明显差异。脑干肿瘤可发生在任何年龄,但以儿童多见;高峰年龄在30～40岁或5～10岁。其中星形细胞瘤多发生于儿童及青年,海绵状血管畸形及血管网状细胞瘤常发生于成年人,室管膜瘤中年人多见。

(二)病程

病程一般为1个月至2年,平均5.3个月。由于儿童以恶性胶质瘤多见,故病程短、进展快,病程常在数周至数月内;成年则以星形细胞瘤为多,病程长、进展慢,病程可达数月甚至1年以上。

(三)好发部位及生长方式

半数以上脑干肿瘤位于脑桥,尤其是儿童患者。一般星形细胞瘤及胶质母细胞瘤可发生于脑干的任何部位,可向任何方向发展,即向上、向下、向侧方、向前及向后发展,多呈浸润性生长。

室管膜瘤多发生于第四脑室底部的室管膜或发生于颈髓中央管向延髓发展。血管网状细胞瘤多由延髓背侧长出,向第四脑室发展,也可完全在延髓内,还可由延髓-颈髓接合部的背侧部分或颈髓的背侧部分长出,常常露出表面,呈膨胀性生长。海绵状血管畸形大多数在桥脑,其次在中脑,延髓较少。

(四)症状、体征

其症状、体征与肿瘤的发生部位、病理类型及恶性程度等有密切关系。可分为一般性和局灶性症状、体征两类。

1.一般性症状、体征

以后枕部头痛最为常见,其他有呕吐及精神、智力和性格改变,不少患者伴有排尿困难。早期颅内压增高并不常见,但是,中脑肿瘤极易阻塞导水管,故早期可出现颅内压增高症状。

2.局灶性症状、体征

如下所述。

(1)中脑肿瘤:根据肿瘤侵袭部位不同,常表现为:①Weber综合征,即动眼神经交叉性偏瘫综合征,出现患侧动眼神经麻痹,对侧上、下肢体和面、舌肌中枢性瘫痪;②四叠体综合征,表现为眼睑下垂、上视麻痹、瞳孔固定、对光反应消失、汇聚不能等;③Benedikt综合征,表现为耳聋、患侧动眼神经麻痹及对侧肢体肌张力增强、震颤等。

(2)桥脑肿瘤:儿童患者早期常以复视、易跌跤为首发症状,成年人则常以眩晕、共济失调为首发症状。

常表现为Millard-Gubler综合征,即桥脑半侧损害综合征。90%以上患者有颅神经麻痹症状,约40%患者以外展神经麻痹为首发症状,随着肿瘤发展出现面神经、三叉神经等颅神经损害和肢体的运动感觉障碍。

(3)延髓肿瘤:表现为延髓半侧损害,即Jackson综合征(舌下神经交叉瘫)、Avellis综合征(吞咽、迷走交叉瘫)、Schmidt综合征(病侧Ⅸ～Ⅶ颅神经麻痹及对侧半身偏瘫)、Wallenberg综合征(延髓背外侧综合征)。成人延髓肿瘤首发症状常为呕吐,较早出现后组颅神经麻痹的症状。若肿瘤累及双侧时则出现真性延髓麻痹,同时伴有双侧肢体运动、感觉障碍及程度不等的痉挛性截瘫,早期即有呼吸不规则,晚期可出现呼吸困难或呼吸衰竭。

四、辅助检查

(一)CT 检查

脑干肿瘤多表现为脑干增粗、第四脑室受压变形,肿瘤常为低密度、等密度或混杂密度影,偶有囊性变。通常脑干胶质细胞瘤表现为低密度影和脑干肿胀,少数呈等密度或稍高密度影,囊变甚少,向上可侵及视丘,向后外可发展至脑桥臂及小脑半球。强化扫描可有不均匀增强或环形增强。

海绵状血管畸形在出血的急性期为均匀的高密度影,在亚急性及慢性期为低密度影。

室管膜瘤多呈高密度影,均匀强化,边界相对清楚。

血管网状细胞瘤常为高密度影,可伴囊性变,显著强化。

结核球呈环形高密度影,中央为低密度影,多环状强化。

根据 CT 强化情况将脑干肿瘤分为 3 型:Ⅰ型为无强化病灶,表现为低密度病变;Ⅱ型弥散性强化;Ⅲ型为环形强化。其中Ⅰ型多见,Ⅱ、Ⅲ型较少见。

(二)MRI

一般表现为脑干增粗,其内有长 T_1、长 T_2 不均信号,肿瘤可突向第四脑室、桥小脑角或沿脑干-小脑臂发展。

脑干胶质细胞瘤常呈长 T_1 和长 T_2 信号改变,多无囊变或出血,边界一般不清,形态不规则,多数肿瘤有不同程度的强化。

海绵状血管畸形在出血的急性期 T_1 和 T_2 加权像上皆为均匀的高信号影,轮廓清晰,常呈圆形;在亚急性及慢性期 T_1、T_2 加权像上也皆为高信号影。

室管膜瘤表现为 T_1 加权像低信号影和 T_2 加权像高信号影,可向脑干外发展至第四脑室内或桥小脑角,多均匀强化。

血管网状细胞瘤为 T_1 加权像低信号影和 T_2 加权像高信号影,多呈球形位于延髓后方。

结核球在 T_1 加权像上为低或略低信号,在 T_2 加权像上大多信号不均匀,表现为低、等或略高信号,环状强化。

MRI 检查是诊断脑干肿瘤的主要手段。

五、诊断

对于出现进行性交叉性麻痹或多发性颅神经麻痹合并锥体束损害,无论有无颅内压增高均应首先考虑脑干肿瘤的可能,应进一步检查明确诊断。MRI 检查可判断肿瘤的病理类型及生长类型,为下一步治疗和预后评价提供资料。

六、鉴别诊断

脑干肿瘤应与脑干血肿、脑干脑炎相鉴别,仅根据临床症状及体征有时难以鉴别,需要借助 CT 或 MRI 检查。有时脑干脑炎的 CT 或 MRI 表现与脑干弥散性胶质瘤极为相似,只有进行治疗性鉴别。脑干脑炎经临床应用激素、脱水、抗炎治疗后症状可以减轻、缓解,而脑干肿瘤虽症状可暂时缓解但总的病情是进行性加重。

在脑干肿瘤性质不能确定时,可以通过直接手术或立体定向手术活检加以明确诊断。

七、治疗

(一)一般治疗

一般治疗包括支持治疗和对症治疗、预防感染、维持营养和水电解质平衡。对于有延髓性麻痹、吞咽困难和呼吸衰竭者,应给予鼻饲、气管切开、人工辅助呼吸等。有颅内压增高者,应给予脱水剂,并加用皮质类固醇药物,以改善神经症状。

(二)手术治疗

1.手术目的

①明确肿瘤性质,为下一步治疗及判断预后提供依据;②建立脑脊液循环通路,解除脑积水;③全切除良性肿瘤可望获得治愈效果;④不同程度地切除恶性肿瘤达到充分内减压效果,为放疗争取机会。

2.手术适应证

①良性肿瘤;②外生型肿瘤,尤其是突向第四脑室、一侧桥小脑角或小脑半球者;③局限型非外生型肿瘤;④有囊性变或出血坏死的肿瘤;⑤弥散性恶性肿瘤不宜手术;⑥胶质母细胞瘤,一般不主张手术治疗。

3.手术入路选择

脑干肿瘤手术入路应选择最接近瘤体的途径。中脑及脑桥腹侧肿瘤,可取颞下或颞下翼点入路;中脑背侧肿瘤由枕下小脑幕上入路;脑桥及延髓背侧肿瘤采取颅后窝正中入路;脑干侧方肿瘤由幕上幕下联合入路。

4.手术并发症

(1)颅神经损害:常为术后Ⅸ、Ⅹ颅神经损害加重,应行气管切开及鼻饲,以防止感染并维持营养。

(2)胃肠道出血:脑干肿瘤手术几乎均出现术后胃肠道出血,尤以延髓部位手术更为明显。多在术后4~5 d出现,轻者可自动停止,重者可持续数月,可选用奥美拉唑等药物治疗。

(3)呼吸障碍:术后常有呼吸变慢或变浅,可用人工同步呼吸机加以辅助呼吸,保持正常氧分压。

(4)术后意识障碍:常因术后脑干水肿所致,术后可应用脱水剂及激素治疗。

(5)高热:多为中枢性高热,其次是术后肺部、泌尿系或颅内感染等引起的感染性高热。应严密监测体温变化,采用综合措施有效降温。对中枢性高热者可采用亚冬眠降温。感染性高热应用抗生素。

5.手术效果

手术死亡率为 $1\%\sim8\%$。

(三)放射治疗

放射治疗是治疗脑干肿瘤的主要手段之一。放疗可以单独进行,亦可与手术后治疗相配合。脑干胶质瘤术后放疗可提高疗效,一般总剂量为 $55\sim60$ Gy,在30 d内给予。一般采用放射总量为 $50\sim55$ Gy(5 000~5 500 rad),疗程5~6周。绝大多数适合放疗的脑干肿瘤经过放射治疗可以缓解症状、体征。

(四)化学治疗

化学治疗配合手术及放射治疗,可提高脑干胶质瘤患者的存活率。化学治疗常用药物有尼莫司汀(ACNU)、卡莫司汀(BCNU)、环己亚硝脲(CCNU)、替莫唑胺等,依患者肿瘤类型、年龄及体重等合理用药。

(冷继刚)

第二十六节　脑血管病

脑血管病是指脑血管病变或血流障碍所引起的脑部疾病的总称。广义上,脑血管病变包括血管破裂、血管壁损伤或通透性发生改变、血栓或栓塞引起的血管腔闭塞、凝血机制异常、血液黏度异常或血液成分异常变化导致的疾病。脑血管病是目前造成人类死亡和残疾的主要疾病,其分类和发病形式多种多样,熟悉和掌握其病因、发病机制、诊断及鉴别诊断,对预防和治疗脑血管病至关重要。

一、流行病学

脑血管病的发病率、病死率及致残率均高,脑血管病与心脏病、恶性肿瘤构成了人类的三大死因。全球每年 5500 万死亡者中,10％死于脑卒中。其中 1/3 在工业化国家,其余发生在发展中国家,患病和死亡主要在 65 岁以上的人群。日本是脑卒中发病率、病死率最高的国家之一。我国属于脑卒中高发国家,脑卒中年发病率约 250/10 万。脑卒中的危险因素很多,由于脑梗死与脑出血的发病机制不同,不同类型脑卒中的危险因素可能存在差异。脑卒中的危险因素可分为可干预性因素,如高血压、心脏病、糖尿病、吸烟、酗酒、无症状颈动脉狭窄、抗凝治疗等;不可干预因素,如年龄、性别、种族/民族、遗传因素等。近年来,我国的流行病学发现,脑血管病在人口死因顺序中居第 2 位。我国城市脑卒中的年发病率、年病死率和时间点患病率分别为 219/10 万、116/10 万和 719/10 万;农村地区分别为 185/10 万、142/10 万和 394/10 万。据此估算,全国每年新发脑卒中患者约为 200 万人,每年死于脑卒中的患者约 150 万人,存活的患者人数 600 万～700 万。

我国脑血管病的地理分布表明,除西藏自治区外,呈现北高南低、东高西低的发展趋势。在性别上,男性多于女性,男女之比为(1.1～1.5)∶1。发病具有明显的季节性,寒冷季节发病率高,尤其是出血性卒中的季节性更为明显。

与西方发达国家相比,我国脑血管病的发病率和病死率明显高于心血管病。西方国家出血性脑卒中占全部脑卒中的 8％～15％,而我国则高达 21％～48％。值得注意的是当前我国高血压患者的数量正在快速增长,发病有年轻化趋势,多数患者有高血压且血压控制不良,这可能是导致脑血管病高发的主要原因。随着社会的进步和人民生活水平的提高,以及人口的老龄化,脑卒中的总体发病率呈明显上升趋势。还有研究表明,脑血管病的分布与社会经济地位、职业及种族等有关。其致残率高,约有 3/4 的患者遗留有严重的残疾,丧失劳动能力,给社会及家庭带来沉重的负担。

二、分类

脑血管病的分类方法对临床进行疾病诊断、治疗和预防有很大的指导意义,长期以来分类方法较多:①按病程发展可分为短暂性脑缺血发作、进展性卒中和完全性卒中;②按脑的病理改变可分为缺血性卒中和出血性卒中。

缺血性脑卒中临床较多见,多系动脉硬化等原因,使脑动脉管腔狭窄,血流减少或阻塞,脑血流循环障碍使脑组织受损而发生的一系列症状,包括:①短暂性脑缺血发作(TIA),又称小卒中或一过性脑缺血发作,与脑动脉硬化有关,是脑组织短暂性、缺血性、局灶性损害所致的功能障碍;②脑血栓形成,常由动脉粥样硬化、动脉炎、外伤及其他物理因素、血液病引起脑血管局部病变,形成凝血块堵塞重要血管发病;③脑栓塞,可因多种疾病所产生的栓子进入血液阻塞脑部血管而诱发,临床上以心脏疾病为最常见的原因,其次是骨折、外伤后脂肪入血、寄生虫卵、细菌感染、气胸致空气入血或静脉炎形成的栓子等因素,堵塞脑血管所致。

出血性脑血管疾病包括:①脑出血,脑实质血管自发性破裂导致出血,多由高血压、脑动脉硬化、肿瘤卒中等引起;②蛛网膜下隙出血,脑表面和脑底部的血管破裂,血液直接流入蛛网膜下隙所致,常见原因有动脉瘤破裂、脑血管畸形、高血压、动脉硬化、血液病等。此外,20 世纪70 年代以来,由于 CT 和磁共振的广泛应用,临床上又发现一些出血和梗死并存的脑血管病,即混合性卒中,这种病有学者报道占同期各种脑血管病的 3% 左右。

三、诊断

详细询问病史,了解患者的发病情况(突发、缓慢发作、反复发作),出现的症状及先后顺序(头痛、意识状况、瘫痪、失语、大小便失禁、癫痫等),既往史(高血压、糖尿病、心脏病、高血脂等),存在的危险因素(家族史、烟酒嗜好、肥胖、避孕药等),在查体中发现阳性神经系统体征后,对患者的病情有初步的印象。可对以下问题进行初步判断:①有无脑部病变;②病变的病理性质(出血、梗死、混合性病变);③病变部位(大脑、小脑、脑干、蛛网膜下隙、脑实质内);④累及的血管(颈部、颅内、颈动脉系、椎-基底动脉系、ICA、MCA、ACA 等);⑤可能的病因(高血压、心源性、先天性、代谢性、脑损伤等)。在此基础上再进行实验室和影像学的辅助检查。

1.实验室检查

血常规、生化、凝血、肝肾功能、血脂等的检查。

2.心血管系的检查

病情许可条件下可做胸部 X 线片、心电图检查,如发现异常可再行其他仪器或机械性检查。

3.脑脊液检查

对 CT 未能查到的轻型蛛网膜下隙出血病例,需要做腰穿取液来确定诊断。有的病例脑脊液中红细胞已经消失,但其引流液的黄染可作为诊断的依据。另外,有些脑血管性疾病有炎症表现,如结核、梅毒、真菌及感染性静脉炎引起的脑梗死病例中,脑脊液检查对病因诊断具有较大的帮助。

4.眼底检查

眼底动脉(视网膜中央动脉)是颅内颈内动脉的第一分支眼动脉的终末支,因此,临床上常把它作为观察颈内动脉病变的一个窗口,通过眼底镜观察视网膜动脉可以获得脑出血和脑缺血的诊断。在蛛网膜下隙出血的病例中,眼底常可见到有玻璃体膜下片状出血。其消退缓慢,在蛛网膜下隙出血消失后 1~2 周,仍可见有出血痕迹,可作为曾有出血的有力证据。在长期视网膜缺血的情况下,视网膜的神经纤维层表现像松散的棉花,可于眼底检查见到,是反映颅内动脉有供血障碍的间接证据。脑栓塞性病变中,乳白色发亮的栓子可在视网膜血管内找到,其内含有胆固醇结晶,表明它是来自颈动脉的粥样硬化斑块。

5.影像学检查

(1)CT 扫描:是脑血管疾病患者首选的成像检查。脑出血表现为高密度灶,常呈圆形或椭圆形。蛛网膜下隙出血表现为脑沟、脑池的密度增高。对于脑缺血性病变,CT 表现为有低密度变化,但密度变化和发病时间有直接联系,这最主要依赖于缺血后病理改变,如 TIA 和刚刚发病的脑梗死,CT 表现为正常,如分辨率高,则在发病后 6 h,可见到低密度改变。在发病后 10 余天内,脑梗死区的密度逐渐降低,接近脑脊液的密度。这是由于吞噬细胞将坏死组织移去,使病变组织越发疏松。至 2～3 周后,梗死区的密度又可稍稍升高,因为周围有血管性肉芽形成。

(2)磁共振成像(MRI):MRI 是一项无创的放射诊断技术。对早期出血性脑卒中不如 CT 敏感,但对于早期缺血性脑卒中则比 CT 敏感。但是,在急诊情况下应用 MRI 存在困难,MRI 对运动伪影比较敏感,同时检查时间较长也限制了 MRI 在急性期应用。MRI 优势在于可以获得更多大脑情况,明确有无肿瘤性脑卒中等导致出血的原因,同时,MRI 可以对血管畸形等进行定位,利于术中准确暴露切除。另外,用磁共振波谱(MRS)分析研究脑血管性疾病的病理生理情况,尤其对脑梗死区进行评估,不但能测知梗死区范围并能对梗死区的破坏程度做出判断。

(3)单光子发射计算机断层(SPECT):通过给患者灌注核素,用多架 γ 照相机记录患者靶器官内的放射信号分布,通过计算机处理后得到三维图像。主要功能是测定脑局部血流量,还可以了解脑血流灌注情况、代谢、神经受体等的功能变化。

(4)正电子发射断层扫描(PET):又称神经功能性成像。PET 能检测脑病变部位的血流量、代谢及其他生理学指标,并与脑缺血的病因及病程进展相关联。

(5)经颅多普勒超声(TCD):检测颅内的 Doppler 超声仪,采用的发射探头能发射 2～5 MHz 超声波,能从双侧颞部、双侧眶板及颈后枕骨大孔共 5 个"骨窗"处将声波射入颅内。对双侧 MCA、双侧 ACA、双侧 PCA、基底动脉、双侧椎动脉进行单独的检测。可应用于诊断各种脑血管疾病、鉴定治疗效果、筛选治疗药物、研究脑血流变学等。与 SPECT、PET、XeCT 合称为研究脑血管疾病的四大技术。

(6)氙增强 CT:先让患者吸入 Xe 气和 O_2 混合气体,然后在连续时间内获取氙增强 CT。从取得的图像可计算出脑各区的 CBF。这种技术可对脑血管病进行诊断、判断预后、观察治疗效果等。

(7)脑血管造影:这是观察脑部血管最直接的方法,能了解血管的形态、分布、狭窄、粗细、移位、闭塞等,还可以观察到血管本身的病变,如脑动脉瘤、脑动静脉血管畸形等。

四、治疗

(一)血管性疾病的非手术治疗

本组疾病分类很多,有缺血性、出血性、先天性等。其病因有血液性、高血压、血栓栓塞性、血管壁缺陷性等。这里只对处理的基本原则做一说明。

1.适合于全组的治疗原则

(1)治疗的主要目的是为受损的脑组织提供正常的或有足够的营养的血液,使脑能维持正常的功能及活力,并移去脑组织堆积的代谢产物。

（2）治疗中应根据不同的临床类型、病因、危险因素、发病机制、发病时间等确定治疗方案，实施个体化和整体化治疗原则。有条件的医院，应建立卒中单元，卒中患者应收入卒中单元治疗。

（3）降颅内压治疗：颅内压增高是脑血管病常见的并发症，是死亡的主要原因。常用的降颅内压药物有甘露醇、呋塞米和甘油果糖，其他还有清蛋白。

（4）强调绝对的卧床休息，严密观察患者的意识、瞳孔、血压、呼吸等生命体征的改变，避免患者精神心理上的压抑和刺激。

（5）加强并发症的防治：吸入性和坠积性肺炎、上消化道出血、水电解质紊乱、尿路感染、深静脉血栓、皮肤压疮等。

2.适合于脑内出血的治疗原则

基本治疗原则：①脱水降颅压，减轻脑水肿；②调整血压；③防止继续出血；④减轻血肿造成的继发性损害；⑤促进神经功能恢复⑥防治并发症。

（1）调控血压：脑出血时血压升高，是在颅内压（ICP）增高情况下，为保证脑组织供血出现的脑血管自动调节反应，当 ICP 下降时血压也随着下降，所以首先应进行脱水、降颅内压治疗，暂不使用降压药。脑出血患者血压的控制并无一定的标准，应视患者的年龄、既往有无高血压、有无颅内压增高、出血原因、发病时间等情况而定。一般可根据下列原则：①脑出血患者不要急于降血压，因为脑出血后的血压升高是对颅内压升高的一种反射性自我调节，应先降颅内压后，再根据血压情况决定是否进行降血压治疗。②血压>200/110 mmHg 时，在降颅内压的同时可慎重平稳降血压治疗，使血压维持在略高于发病前水平或 180/105 mmHg 左右；收缩压在 170～200 mmHg 或舒张压在 100～110 mmHg，暂时可不必使用降压药，先脱水降颅内压，并严密观察血压情况，必要时再用降压药；血压降低幅度不宜过大，否则可能造成脑低灌注；收缩压<165 mmHg或舒张压<95 mmHg，不能行降血压治疗。③血压过低者应升压治疗，以保持脑灌注压。

（2）给予止血药：可选用巴曲酶（立止血），每支 1 mL，含 2 kU，供皮下注射。也可使用氨甲苯酸（止血芳酸）或氨基己酸静脉滴注。

（3）亚低温治疗：局部亚低温治疗是脑出血的一种新的辅助治疗方法，能够减轻脑水肿，减少自由基生成，促进神经功能缺损恢复，改善患者预后，且无不良反应，安全有效。初步基础与临床研究认为亚低温是一项有前途的治疗措施，而且越早应用越好。

3.适合于有蛛网膜下隙出血的治疗原则

治疗目的是防治再出血、血管痉挛及脑积水等并发症，降低病死率和致残率。

（1）防治再出血：包括安静休息、调控血压和抗纤溶药物应用。

（2）防治脑血管痉挛：①维持血容量和血压，避免过度脱水，必要时使用升压药；3H 疗法即高血容量、升高血压和血液稀释疗法在国外较多应用于治疗 SAH 后的脑血管痉挛。②早期使用钙通道阻滞药：常用尼莫地平注射液微量泵泵入，也可尼莫地平口服，40～60 mg，每日 4～6 次，共服 21 d，但注意其低血压等不良反应。

（3）防治脑积水：轻度急、慢性脑积水可药物治疗，给予乙酰唑胺 0.25 g，每日 3 次，减少 CSF 分泌，还可选用甘露醇、呋塞米等药物。严重的可选用脑室穿刺 CSF 外引流术。

4.适合于有脑缺血性卒中的治疗原则

TIA 是卒中的高危因素，需对其积极进行治疗，遵循个体化和整体化原则。

（1）药物治疗：抗血小板聚集药物如阿司匹林 50～300 mg，每日 1 次；或氯吡格雷 75 mg，每日 1 次，其与阿司匹林相比上消化道出血的发生率显著减少，在预防血管性事件发生方面优于阿司匹林。抗凝治疗不作为 TIA 常规治疗，对于伴发心房颤动、风湿性心脏病、有人工机械瓣膜的缺血性脑卒中和 TIA 患者，建议使用华法林口服抗凝治疗。钙通道阻滞药尼莫地平 20～40 mg，每日 3 次，可防止血管痉挛，增加血流量，改善微循环。

（2）病因治疗：针对可能存在的脑血管病危险因素，如高血压、糖尿病、血脂异常、心脏疾病等，进行积极治疗是预防 TIA 复发的关键。

（二）血管性疾病的手术治疗

现仅将有关脑卒中等外科治疗做简单介绍。

1.缺血性脑卒中的手术治疗

脑缺血性卒中主要是由于脑血管的粥样硬化引起的管腔狭窄及栓子脱落所造成。根据病情程度可分为短暂性脑缺血发作（TIA）、可逆性脑缺血发作、进行性卒中、完全性卒中。根据病情，可选择不同手术。

（1）去骨瓣减压术：减压术可使颅内压明显减低，限制梗死区的扩大。颅内压和机械压力的下降使脑灌注压升高，导致脑血流增加。手术时机的选择至关重要。临床研究显示，发病后平均 21 h 内手术与发病后 39 h 手术比较，前者病死率明显减少。

（2）颈动脉内膜切除术：是切除增厚的颈动脉内膜粥样硬化斑块，以预防由于斑块脱落引起的脑卒中。手术适应证包括：①多发 TIA，相关颈动脉狭窄；②单次 TIA，相关颈动脉狭窄＞50%；③颈动脉软性粥样硬化斑或有溃疡形成；④抗血小板治疗无效；⑤术者以往对此类患者手术的严重并发症（卒中和死亡）率＜6%；⑥轻、中度卒中相关颈动脉狭窄；⑦无症状颈动脉狭窄，包括狭窄＞70%，软性粥样硬化斑或有溃疡形成，术者以往对此类患者手术的严重并发症率＜3%。

（3）颅内外架桥手术：颅外-颅内旁路手术分为颅外-颅内动脉吻合术和颅外-颅内血管移植吻合术。前者是将颅外供血动脉与颅内受血动脉直接吻合，后者是指在颅外与颅内动脉之间移植一段血管，以完成颅外-颅内动脉吻合。

（4）颞肌脑贴附术：借颞肌内的血管床来改善缺血脑皮质的血供。先做颞肌下减压术，切开硬脑膜，将脑表面的蛛网膜撕开，然后将带血管的颞肌贴附于缺血的脑表面。

（5）血管内介入治疗手术

1）血栓形成的动脉内溶栓术：适应证包括以下几种。a.发病至溶栓治疗时间小于 6 h 或最近 4 h 内卒中症状恶化，椎-基底动脉系统梗死可放宽至 12 h。b.有明显神经功能障碍，瘫痪肢体肌力（指最小肌力）3 级。c.头颅 CT 无低密度灶，且排除脑出血或其他明显的颅内疾病。d.年龄＜75 岁，无严重的心脏、肝、肾疾病；迅速昏迷者，可将年龄上限放宽。e.无出血倾向病史，初步检查无出血倾向。f.家属同意进行溶栓治疗并愿承担相关风险。

2）血管内成形术：也称经皮腔内血管成形术（PTA），经皮穿刺，使球囊导管到达血管狭窄部位，通过膨胀球囊压迫狭窄处扩展管腔，然后在扩张部位置入支架，维持已扩张的动脉管壁。适应证包括以下几种：a.血管狭窄＞50%；b.相关脑组织缺血；c.侧支循环不良；d.狭窄血管结构适合血管成形（狭窄段长度＜10 mm，成角不明显）；e.无一般神经介入治疗的禁忌证。

2.出血性脑卒中的手术治疗

（1）手术的适应证和禁忌证：①经 CT 证实的幕上血肿＞30 mL，幕下血肿＞10 mL 的病例,特别是出现瞳孔不等大,意识障碍加深的患者应尽快手术治疗。②外侧型血肿,因血肿表浅的致残率及病死率均较低,应及时手术;内侧型血肿(基底核区、内囊型、丘脑型、脑干型),因手术效果不佳应慎重选择。③年龄＞70 岁,有明显心、肺、肝、肾功能障碍者手术难以达到预期目标,一般不推荐手术。④深度昏迷、双瞳散大甚至生命体征不稳定者,一般不做手术治疗。

(2)手术方法。

1)开颅血肿清除术:根据血肿部位设计手术入路,直视下清除血肿,充分减压。

2)钻孔血肿引流术:对于情况紧急或不能耐受全身麻醉手术者,可考虑此法引流血肿的液性成分。局部使用尿激酶或链激酶等溶栓药可以促进血肿溶解以利引流,但该法减压不彻底,盲目穿刺可致出血,应慎用。

3)脑室穿刺引流:适用于脑室出血或颅后窝出血引发梗阻性脑积水者。

(张　毅)

第三章 甲状腺外科疾病

第一节 亚急性甲状腺炎

亚急性甲状腺炎又称病毒性甲状腺炎、De Quervain 甲状腺炎、肉芽肿性甲状腺炎或巨细胞性甲状腺炎等,于 1904 年由 De Quervain 首先报告,本病近年来逐渐增多,临床变化较复杂,常有漏诊与误诊,且易复发,起病多见于 20~50 岁成人,但也见于青年与老年,女性多见,男女比例 1:(3~4),该病特点为炎症可自行缓解,进展为原发性甲状腺功能减退者罕见。

一、病因

病因尚未完全阐明,一般认为和病毒感染有关。因为常在本病发病前有上呼吸道感染史或腮腺炎史等,发病常随季节变化,且具有一定的流行性。从患者甲状腺组织中可检出腮腺炎病毒,血中可检出多种病毒抗体,最常见的是柯萨奇病毒抗体,其次是腺病毒抗体、流感病毒抗体、腮腺炎病毒抗体等。但亚急性甲状腺炎确实是由病毒感染的直接证据尚未找到。

本病属自身免疫性疾病的看法也有存在,因为有报告 35.1%~42.0%患者可检出抗甲状腺抗原抗体和抗微粒体抗体。但其滴度不高,也可能是由亚急性甲状腺炎损伤所致。因此,尚不能完全证明本病是自身免疫性疾病。

二、病理

甲状腺呈弥散性肿大,达正常一倍之多,切面可见透明胶质,散在有灰色病灶区。早期镜下滤泡上皮细胞内有淋巴细胞与多形核白细胞浸润,滤泡细胞被破坏,局部上皮细胞及滤泡周围间隙有中性炎细胞浸润。甲状腺上皮细胞变性、坏死,出现局灶性炎性反应,胶质减少或消失,并出现多核巨细胞及肉芽组织,随后出现纤维化,随着病变逐渐恢复滤泡上皮再生,巨细胞逐渐减少和消失,一般均可恢复至正常甲状腺结构。

三、临床表现

本病起病一般较急,起病前常有上呼吸道感染史。首先出现乏力与全身不适,并出现甲状腺部位疼痛,可放射至下颌、耳部或枕部,有时也可以没有疼痛。本病病程可数周数月至 1~2 年,常有复发,一般患者病程为 2~3 个月,故称亚急性甲状腺炎,病情开始时可表现为咽喉痛、头痛、发热(38 ℃~39 ℃)、畏寒、战栗、周身不适、乏力、多汗、食欲下降,可伴有甲状腺功能亢进症状,如心悸、气短、消瘦、易激动、颤抖及大便次数增多等症状。甲状腺肿大可单侧或双侧,呈弥散性或结节性肿大,多无红肿,触之质地中等,有明显压痛,位于一侧者经过一定时间可消失,以后又可在另一侧出现,少数患者伴有声音嘶哑及颈部压迫感症状。

随着病程的演变,个别患者早期有甲状腺功能亢进症状,中期出现甲状腺功能减退及恢复期甲功正常。患者如治疗及时,大多数可得完全恢复,只有极少数患者会发展成永久性甲状腺功能减退症。在轻症或不典型病例中,甲状腺仅略增大,疼痛及压痛轻微,不发热,全身症状轻微。临床上无甲亢及甲减等表现。

四、实验室检查

血白细胞计数及中性粒细胞大多数正常或稍高,红细胞沉降率增速。纸上蛋白电泳显示患者球蛋白水平升高,尤其是 α_2 球蛋白升高。甲状腺功能检查常有 I 吸收率下降,血浆蛋白结合碘(PBI)升高,T_3、T_4 水平升或正常,TSH 水平降低,中、后期 T_3、T_4 水平偏低或正常。甲状腺核素显像示两叶放射性分布不均匀,或表现为稀疏缺损及"冷"结节。

五、诊断与鉴别诊断

本病的诊断主要根据其临床表现与实验室检查做出诊断。患者有急性感染伴有甲状腺肿大、结节、疼痛与压痛,在吞咽及伸颈动作时疼痛更加严重,同时出现全身症状。实验室检查红细胞沉降率增快,血白细胞正常或减少,T_3、T_4 值升高,而甲状腺摄碘率明显降低,一般低于10%,甲状腺核素显像放射性分布不均匀或不显影,甲状腺穿刺活组织检查可明确诊断。试验治疗也可协助诊断,试用强的松 10 mg,每日 3 次,7～14 d 如症状缓解,甲状腺缩小,疼痛减轻,可协助确诊亚急性甲状腺炎。早期应与上呼吸道感染做鉴别诊断。早期症状发热、乏力、咽喉疼、全身不适常误诊为上呼吸道感染、急性扁桃腺炎、咽喉炎等。但使用抗生素治疗无效,甲状腺功能测定 T_3、T_4 正常或偏高,^{131}I 吸收率降低使鉴别不难。其次应与甲亢做鉴别诊断,两者常相混淆。甲亢时,甲状腺功能 T_3、T_4 及 PBI、^{131}I 吸收率均增高,而亚甲炎时甲状腺激素水平可增高,但 ^{131}I 吸收率下降,且甲状腺有明显的疼痛和触压痛。

急性化脓性甲状腺炎时,颈部常伴有蜂窝组织炎症,病因为细菌感染,全身和局部反应严重,血白细胞数显著增高,甲状腺局部出现红、肿、热、痛等表现,对抗生素治疗可收到明显疗效。而亚甲炎表现为全身症状较轻,血白细胞数不升高,抗生素治疗无效等。

慢性淋巴细胞性甲状腺炎起病缓慢,常不知不觉即发展为甲减表现,甲状腺肿大呈对称性或非对称性,质地较硬,无触痛,病程较长可持续数年,甲状腺球蛋白抗体滴度明显升高,微粒体抗体阳性率也极高,对诊断有重要临床价值。T_3、T_4 正常或降低,红细胞沉降率多数正常,^{131}I 吸收率正常或增高或降低。本病如发展为甲状腺功能减退,则为永久性,这与亚急性甲状腺炎的转归不同。

结节性甲状腺肿伴内出血时,患者甲状腺部位可出现疼痛,起病急骤,但全身症状轻微,病程短,强的松治疗无效,常有多年甲状腺肿病史,B 超示甲状腺出血处为囊性,而亚甲炎的甲状腺肿为实质性。

甲状腺癌时,甲状腺结节性肿大呈进行性,质硬如石,颈部淋巴结肿大,消瘦、乏力明显,甲状腺功能开始时正常,以后可有甲减表现,甲状腺核素显像为"冷"结节。

慢性纤维性甲状腺炎一般有广泛的纤维化,累及甲状腺周围组织,产生压迫症状,进展缓慢,可达数年或数十年之久,甲状腺无疼痛,可累及神经和血管而出现声嘶及静脉怒张。T_3、T_4 及 ^{131}I 吸收率均可正常,不难与亚甲炎鉴别。

六、治疗与预后

亚急性甲状腺炎急性期,每日可给强的松 10 mg,每日 3 次,当症状减轻,甲状腺缩小时,约需 2～4 周,即可将强的松减量至 5 mg,每日 3～4 次,2～3 周后,可改维持量,每日 5 mg 维持2～3 周停药,总疗程 2～3 个月,不宜过久。以避免毒不良反应的出现,如有发热时,可加用广谱抗生素 7～10 d,并应对症止痛。

反复发作而甲状腺功能无亢进或正常时均可加用甲状腺片 40 mg,每日 1～2 次,还可起到缩小甲状腺的作用。亚甲炎急性期发热,甲状腺肿伴疼痛剧烈时,应进流食。卧床休息,颈部冷敷,并可加用阿司匹林或其他解热镇痛药。

预后一般良好,不留后遗症,大多数患者在半年左右均可痊愈,仅有少数患者可有复发,表现为甲状腺不见明显缩小或缩小后又增大。本病应预防呼吸道再感染或感冒,防止复发。

(张晓舟)

第二节　甲状腺腺瘤

甲状腺肿瘤常见,可分为良性和恶性两类。甲状腺良性肿瘤最多见的是甲状腺腺瘤。甲状腺腺瘤系来自甲状腺滤泡上皮,少见的有来自甲状腺间质的良性肿瘤,如血管瘤、纤维瘤、畸胎瘤。

一、病因

本病的确切病因尚不清楚。但在地方性甲状腺肿流行的地区,甲状腺腺瘤的发病率明显增高。

二、临床表现

本病多发生于 20～40 岁的青壮年,女性多于男性。甲状腺腺瘤的唯一表现是甲状腺单个结节。因为甲状腺腺瘤生长缓慢,一般不会引起明显的自觉症状。甲状腺的结节往往是患者自己无意中发觉,或被他人发现,甚至是医师在检查中发现的。如果甲状腺腺瘤较大或部位较为特殊,则可以产生压迫邻近器官的相应症状,如压迫气管出现呼吸困难,压迫食管出现吞咽困难,压迫喉返神经引起声嘶。有的甲状腺腺瘤有囊性变,当用力咳嗽或重体力劳动后,囊内发生出血,腺瘤可以迅速肿大,局部压痛,自觉肿块胀痛。几天后症状消失,腺瘤缩小。

甲状腺腺瘤如瘤体直径＞1 cm,临床上即可被触及。甲状腺腺瘤多为圆形或球形结节,边界清楚,表面光滑,质地中等硬,结节随吞咽动作上下移动明显。

对长时间存在的腺瘤,短时间内增大迅速,质地变硬,移动度明显缩小,甚至出现声嘶,或颈部出现肿大的淋巴结,则应考虑腺瘤恶变;如甲状腺腺瘤患者有食欲亢进反而消瘦、怕热、多汗、大便次数增加等症状,则应考虑合并有甲亢,属继发性甲亢或自主性功能腺瘤。

三、诊断和鉴别诊断

大部分典型的甲状腺腺瘤通过甲状腺外诊便可明确诊断。通过甲状腺 SPECT 检查或 B 超检查可以得到证实。常规测定 FT_3、FT_4、TSH 排除合并存在的甲亢。

四、治疗

(一)一般原则

凡诊断为甲状腺腺瘤,都应行手术治疗,对＜20 岁的年轻人,＞40 岁的中年人,特别是男性患者的甲状腺腺瘤应及早手术。对 B 超检查发现的而临床尚未能扪及的小结节,或者临床上可扪及但直径<1 cm 经 B 超证实为囊性者,可不急于手术探查,先试服甲状腺素片 3～6 个月。应逐月随访检查,如结节缩小或消失,便继续服用甲状腺素片,直到完全消失;如结节未消失,甚至反而增大,则应及时手术探查。

甲状腺腺瘤的基本术式是患侧腺叶的次全切除,以往的那种单纯腺瘤剜出术式已被放弃。术中应坚持做快速切片检查。如快速切片报告为乳头状腺瘤,宜作患侧叶的全切或近全切,并切除峡部。如快速切片报告为癌,则应作患侧叶的全切除、峡部切除及对侧叶的次全切除,根据术中探查情况决定是否做患侧的颈鞘探查及淋巴结清扫。

(二)术前准备及治疗

(1)对甲状腺腺瘤合并有甲亢者,包括有症状且 T_3、T_4 增高,或无症状但 T_3、T_4 增高的患者,应在门诊服用抗甲状腺药,使 T_3、T_4 恢复至正常水平后方可进行术前准备,再行手术治疗。

(2)对合并有感染的甲状腺腺瘤,应在门诊进行抗感染治疗,使急性炎症消退后方可手术。

(3)对年龄较大者,应在门诊进行心、肺、肝、肾等方面的检查和相应的治疗,使患者能耐受手术,如高血压、糖尿病患者应适当得到控制后方可收入院。

(4)凡准备施行手术的甲状腺腺瘤患者,宜在门诊开始术前服碘。卢戈碘液,10 滴/次,3 次/天,致使腺瘤变小、变硬,以利于手术操作,减少术中出血。

(三)术后继续随诊治疗

甲状腺腺瘤手术后,一般不会出现甲减,无须服用甲状腺素片。对甲状腺腺瘤手术后,应定期随访,长期观察。

(王思雷)

第四章 乳腺外科疾病

第一节 乳腺增生病

乳腺增生症是最常见的乳腺疾病,约占全部乳腺病的 75%,是一种既非感染亦非肿瘤的增生性病变。多见于 25～45 岁的女性,占育龄妇女的 28%～40%,临床上以乳腺内肿块和胀痛随月经周期和情绪变动而表现相应地加重或减轻为主要症状。本病可发生于青春期后的任何年龄妇女,但以中年妇女最为常见。

一、病因

乳腺在内分泌激素、特别是雌/孕激素的作用下,随着月经周期的变化,会有增生和复旧的改变。由于某些原因引起内分泌激素代谢失衡,雌激素水平增高,可以出现乳腺组织增生过度和复旧不全,经过一段时间以后,增生的乳腺组织不能完全消退,就形成乳腺增生症。

二、病理表现

乳腺增生病病变组织的大体标本为,病变呈弥散性或局限性,质地硬韧而致密,色黄白或灰白,无包膜,切面可见有多个大小不等的半透明颗粒;如为囊性增生,则可见到小囊肿,囊壁大都平滑,囊内含有黄绿色或棕色的黏稠液体,有的还有颗粒状物或乳头状物向囊腔内突出。

由于乳腺增生病的组织形态复杂,所以其组织学分类方法也多种多样。如有学者依乳腺结构在数量和形态上的异常将其分为乳腺组织增生、乳腺腺病(又分为小叶增生期、纤维腺病期及纤维化期)、乳腺囊肿病三大类;也有的学者依乳腺增生的基本组织改变将其分为小叶增生、纤维化、炎性、囊肿、上皮增生、腺病六种类型。也正是由于其组织形态学上的复杂性,所以才造成了本病命名上的混乱性,如小叶增生症、纤维囊性乳腺病、良性上皮增生症、腺病等。

乳腺增生病按导管上皮增生的形态可将其分为四级:Ⅰ级,不伴有导管上皮增生,此级发生率为 70%;Ⅱ级,伴有导管上皮增生,但上皮细胞不呈异型性,其发生率为 20%;Ⅲa 级,伴有导管上皮增生,上皮细胞呈轻度异型性,发生率为 5%;Ⅲb 级,伴有导管上皮增生,上皮细胞呈重度异型性,发生率为 5%,此级恶变率最高,可能恶变率为 75%～100%。

三、临床表现

在不同年龄组有不同特点,未婚女性、已婚未育、尚未哺乳的妇女,其主要症状为乳腺胀痛,可同时累及双侧,但多以一侧偏重。月经前乳腺胀痛明显,月经过后即见减轻并逐渐停止,下次月经来前疼痛再度出现,整个乳房有弥漫性结节感,并伴有触痛。35 岁以后妇女主要症状是乳腺肿块,乳疼和触痛较轻,且与月经周期无关。用手触摸乳房可摸到大小不等、扁圆形或不规则形、质地柔韧的结节,边界不清楚,与皮肤及深部组织无粘连,可被推动。45 岁以后常表现为单个或多个散在的囊性肿物,边界清楚,多伴有钝疼、胀痛或烧灼感。绝经后妇女乳房腺体萎缩,囊性病变更为突出。乳房疼痛的严重程度与结节的有无及范围无相关性,疼痛可向腋下、肩背部放散。少数患者可伴发乳头溢液。

四、诊断

1.乳房触诊

女性乳房是凹凸不平的,许多妇女自己摸到肿块只不过是正常乳腺凸起的区域,在每次月经到来前,这些肿块会变得更加明显更容易触及。就乳腺肿块的特点而言,乳腺增生症常会同时或相继在两侧乳房发现多个大小不等、界限不清的结节,可被推动。乳腺纤维腺瘤肿块多为圆形或卵圆形,境界清楚,表面光滑,与皮肤及周围组织无粘连,活动度大,触之有滑脱感。乳腺癌的肿块多为单发结节,边缘不规则,多数质地较硬,常与皮肤粘连。

2.彩超

彩超方便、无创伤,可多次重复。依据乳腺结节的形状、囊实性、与周围组织的关系,可对乳腺增生症、乳腺纤维腺瘤和乳腺癌做出鉴别诊断。

3.乳腺 X 线摄影

乳腺 X 线摄影具有较高的诊断价值,能清晰显示乳腺各层组织及钙化灶,对鉴别良、恶性病变及早期发现乳腺癌具有一定优势,但对年轻女性、致密型乳腺(腺体密度＞70％)显像欠佳。

4.乳腺核磁共振

乳腺核磁共振能快速获得乳房内部结构的高精确度图像,无电离辐射,对人体没有不良影响。更适合乳房内多发小病灶,位置较深临近胸壁的病灶,以及置入乳房假体患者的检查,故彩超和乳腺 X 线摄影高度可疑病灶时,可进一步行核磁共振检查。

5.乳腺病灶穿刺活检

乳腺结节为排除恶性病变,必要时可进行病灶穿刺检查,该项检查是一种创伤性检查,是诊断和排除乳腺癌的"金标准"。

五、诊断与鉴别诊断

诊断基于排除其他疾病、详细的病史和系统检查、临床表现、辅助检查和活检标本的组织病理学检查。

乳腺增生病患者若临床表现不典型或没有明显的经前乳腺胀痛,仅表现为乳腺肿块者,特别是单侧单个、质硬的肿块,应与乳腺纤维腺瘤及乳腺癌相鉴别。

六、治疗

(一)药物治疗

乳腺增生虽然是良性病,却占了门诊患者的大部分,大部分患者就诊时怀着紧张焦虑的心情,对于乳腺科医生,如何告诉患者正确面对乳腺增生,如何随诊,如何自查才是关键,这种健康教育比药物治疗乳腺增生更加重要。

首先,任何的治疗乳腺增生的药物都只能减轻疼痛症状,并不能从根本上缓解增生,目前治疗乳腺增生病绝大部分用中药疏肝理气及调理等。对于围绝经期疼痛明显时可在月经来潮前服用雌激素抑制剂,如三苯氧胺 10 mg,口服,每日 2 次,连用 1 个月,有报道用维生素 E 治疗亦有缓解疼痛的作用。疼痛严重者可试用甲基睾丸素,但这种治疗有可能加剧人体激素间失衡,不宜常规应用,仅在症状严重,影响正常工作和生活时,才考虑采用。

（二）手术治疗

1.手术目的

(1)明确诊断,排除乳腺恶性疾病。

(2)切除病变腺体,解除症状。

(3)除去乳癌易患因素,预防乳癌发生。

2.手术指征

(1)肿块切除:增生病变仅局限乳腺一处,经长时间药物治疗而症状不缓解,局部表现无改善或肿块明显增大、变硬和有血性分泌物外溢时,应包括肿块周围正常组织在内的肿块切除病检。如发现上皮细胞不典型增生而年龄在45岁以上,又有其他乳腺癌高危因素者,则以单纯乳腺切除为妥。在做乳腺肿块区段切除时,应做乳腺皮肤的梭形(或弧形)切除,但不要损及乳晕,以便在缝合后保持乳腺的正常外形。

(2)单纯乳腺切除:乳腺小且增生病变遍及一侧全乳,在非手术治疗后症状不缓解,肿块继续增大,乳头溢血性分泌物,病理诊断为不典型增生,年龄在40岁以上者,有乳腺癌家族史或患侧乳腺原有慢性病变存在,可行单纯乳腺切除,并做病理检查。年龄在30岁以下,一侧乳腺内多发增生者,可行细胞学检查,也可进行活体组织检查(应在肿块最硬的部位取组织)。如为高度增生,也行乳腺区段切除。术后可以药物治疗及严密观察。

(3)病变弥散及双侧乳腺:经较长时间的药物治疗,症状不好转,肿块有继续长大,溢水样、浆液性或浆液血性及血性分泌物者,多次涂片未发现癌细胞,如年龄在45岁以上者,可在肿块最明显处做大区段乳腺切除,并送病理检查。年龄在35岁以下,有上述情况者,可将较重的一侧乳腺行肿块小区段切除,较轻的一侧在肿块中心切取活体组织检查。如无癌细胞,乳管增生不甚活跃,无上皮细胞间变及化生的,可继续行药物治疗,定期复查。

(4)凡为乳腺囊性增生病行肿块切除、区段切除或单纯乳腺切除者,术前检查未发现癌细胞,术后一律常规再送病理检查。发现癌细胞者,均应尽快在短时间内补加根治手术。

(5)乳腺囊性增生行单纯乳腺切除的适应证:凡病理检查为囊性增生、上皮细胞不典型增生或重度不典型增生,药物治疗效果不佳,年龄在40岁以上,可行保留乳头及乳晕的皮下纯乳腺腺体切除。如在30岁以下,可以肿块区段切除,术后定期复查。

(张文涛)

第二节　急性乳腺炎

急性乳腺炎俗称"乳痈",多是由金黄色葡萄球菌感染所引起,乳腺的急性化脓性感染,几乎所有患者均是产后哺乳的产妇,初产妇尤为多见,发病多在产后3~4周。

其发病原因除产后全身免疫功能下降外,乳汁淤积和细菌入侵是两个重要因素。乳汁淤积有利于入侵细菌的生长繁殖。导致乳汁淤积的原因如下。

(1)乳头发育不良(过小或内陷),妨碍哺乳。

(2)乳汁过多或婴儿吸乳少,以致乳汁排空不畅。

(3)乳管阻塞,影响排乳。

乳头破损,致使细菌沿淋巴管入侵是感染的主要途径。婴儿口含乳头而睡或婴儿患有口腔炎而吸乳,也有利于细菌直接侵入乳管。

一、临床表现

初期患者主要感觉乳房肿胀疼痛;患处出现有压痛的硬块,表面皮肤红热;同时可伴有全身性症状,如畏寒、发热、乏力等。病变如果继续发展,则上述症状加重,疼痛可呈搏动性,并出现寒战、高热、脉搏加快。患侧腋窝淋巴结常肿大,并有压痛。血白细胞计数明显增高。乳腺急性炎症肿块常在数天内局限软化而形成脓肿。脓肿可位于浅表容易发现,也可位于深部需穿刺明确诊断。脓肿可为单房或多房;同一乳腺也可以同时有几个炎症病灶而先后形成几个脓肿。脓肿进一步发展,可向外溃破,或穿破乳管而自乳头流出脓液。向深部侵犯者则可穿至乳房与胸肌间的疏松组织中,形成乳房后脓肿。感染如不及时处理,严重时可并发败血症。

二、诊断要点

(1)哺乳期产妇(尤其是初产妇),出现乳房发胀,并有红、肿、热、痛感染征象。

(2)患乳检查有红肿、压痛,肿块边界不清,如脓肿形成可有波动感,穿刺可抽出脓液。

(3)患者畏寒,有发热、乏力等全身症状。血白细胞计数升高,中性粒细胞增加。

三、治疗

(一)脓肿形成前的治疗

1.停止哺乳

用吸乳器吸出乳汁,保证乳汁通畅排出。

2.局部理疗

局部热敷,每次 30 min,每日 3 次。亦可用红外线、超短波等治疗。水肿明显者可用 25% 硫酸镁溶液湿热敷,也可用金黄散或犁头草、蒲公英、金银花等鲜中草药捣烂外敷。

3.青霉素局部注射

皮试阴性后,将含有 100 万单位青霉素的等渗盐水 20 mL 注射在炎性肿块四周,促使早期炎症消散,必要时每 4~6 h 可重复注射 1 次。

4.抗菌药物

根据病情不同给予红霉素、螺旋霉素口服或青霉素、头孢类抗生素肌内注射或静脉滴注。

(二)脓肿形成后的治疗

急性乳腺炎形成脓肿后应及时切开引流。脓肿切开应注意以下问题。

1.正确选择切口

为避免乳管损伤形成乳瘘,浅脓肿切口应按轮辐状方向切开;深部脓肿或乳房后间隙脓肿应取乳房下缘弧形切口,经乳房后间隙引流。乳晕下脓肿应做乳晕边缘的弧形切口。

2.及早发现深部脓肿

如果炎症明显而无波动感,应考虑深部脓肿的可能,及时进行穿刺,明确诊断。

3.正确处理多房脓肿

术中应仔细探查脓腔,分离隔膜。

4.引流通畅

引流位置要位于脓腔最低点。脓肿巨大时行对口引流。

四、注意事项

(1)避免乳汁淤积,防止乳头损伤,并保持其清洁是预防急性乳腺炎的关键。①妊娠期应经常用温水、肥皂水清洗双侧乳头,保持清洁;②乳头内陷,一般可经常挤捏、提拉矫正;③要养成定时哺乳习惯,不让婴儿含乳头而睡。每次哺乳应将乳汁吸空,如有淤积可用吸乳器或按摩将其排出,乳头如有破损,应及时治疗。

(2)急性乳腺炎后,应停止哺乳,但不一定要终止乳汁分泌,否则影响婴儿喂养,要根据炎症发展情况而定。如感染严重或脓肿引流后并发乳瘘,须终止乳汁分泌。

(3)终止乳汁分泌,可口服乙烯雌酚 1～2 mg,每日 3 次,2～3 d;或肌内注射苯甲雌二醇,每次 2 mg,每日 1 次,至收乳为止。也可用炒麦芽 120 g 煎服,连服 3 d。

(张文涛)

第三节　积乳囊肿

积乳囊肿(galactocele)是因乳汁潴留而引起的囊肿,是乳腺不太常见的疾病,多单个发生,常在哺乳停止后被发现,以外上象限相对多见。它的发病原因是哺乳期,乳腺导管阻塞,乳汁无法排放,淤积而成。肉眼观,积乳囊肿一般在 1～3 cm 大小,椭圆形或圆形,囊壁厚薄不一,但比较完整,囊肿内包含有陈旧的乳汁或浓缩的如奶酪样的液体。显微镜下,囊肿由立方或扁平上皮细胞排列形成,由于脂类的刺激,可见细胞质空泡形成,囊壁常常纤维化。囊肿周围的间质中常有淋巴细胞的浸润,一旦囊肿破裂,囊内物质外溢,可以刺激周围组织,诱发炎性反应。

一、临床诊断

(一)临床表现

积乳囊肿发生于 20～40 岁的育龄妇女,往往在断乳后的数月到 2 年之间被发现,因为随着乳腺组织的日渐复原,乳房内的肿块逐渐显得格外容易被发现。妊娠的中后期也可以发生,但不常被发现。肿块常不大,往往在 1～3 cm,表面极光滑、活动,呈球形或椭圆形,质地稍硬,活动,与皮肤和胸壁无粘连,被覆皮肤也无水肿和颜色改变,一般无自觉痛,也无触痛,无乳头异常分泌物,与月经周期无关,无腋下淋巴结肿大。但个别在有炎症反应时,它的表现可以类似乳腺炎,有红肿热痛,可以与周围组织有粘连及腋下淋巴结肿大。

(二)相关检查

乳腺 X 线摄影检查对积乳囊肿的诊断有意义。一般可见一个圆形或椭圆形的、边界光滑清楚的块影,可发生于乳房的任何部位。这个积乳囊肿在放大的图像中,呈现由脂肪和稠密的液体混合而成,而其中的一些斑驳影可能是乳汁凝结造成。但有时它们在图像上和一些其他的含有脂肪的病灶之间,又不太容易鉴别。这种情况可以借助 B 超帮助。

B 超下可以显示囊肿的情况,液性回声,完整的包膜,囊内呈均匀一致的等回声,中后部有增强的回声光点聚集,此为乳汁的细小凝结块所致。探头在肿块部位加压时,囊肿的形态可以有部分改变。

细针穿刺检查是最常用的。在积乳囊肿中，只要抽到像陈旧的乳汁样、黄白色或灰白色较稠的囊液，诊断就可以确定。有的病程较短者，抽出的囊内液和新鲜乳汁相似，在涂片上往往为脂性蛋白物质和泡沫状细胞。有继发感染时，囊内液混浊，涂片可见较多炎性细胞。

二、鉴别诊断

（一）乳腺纤维腺瘤

乳腺纤维腺瘤是光滑活动的实性肿块，有时呈分叶状，在乳腺 X 线摄片检查中，多呈均匀的密度增高影，在 B 超中，为边界光滑的低回声区，探头在肿块上加压时纤维腺瘤不变形。穿刺活检有重要鉴别意义。

（二）乳腺癌

中后期的乳腺癌，由于它有特征的表现，诊断不难，但早期的乳腺癌则易于与乳腺积乳囊肿发生混淆，癌性肿块坚硬，呈多形性，边界不清，表面欠光滑，常有酒窝征。在乳腺 X 线摄影检查中，有沙粒样钙化，不规则的块影，肿块边缘有毛刺等。

（三）乳腺囊性增生症

乳腺囊性增生症中有较大的囊肿发生时，也会出现类似的临床表现，但囊性增生症的囊肿常成串地多发，活动度较小，患者有周期性的乳房疼痛，往往双乳发生，增生部位常有触痛。针吸活检进针有涩针感，抽到的囊液是浆液状的，与乳汁样的积乳囊肿完全不同。

（四）乳腺囊肿

乳腺单纯囊肿和复合囊肿往往发生的时间和哺乳无关，部分乳腺囊肿有疼痛，部分和月经周期有关，最主要的鉴别在于穿刺所抽取的囊内液体的不同。

三、治疗

积乳囊肿的治疗很简单，就是细针穿刺，完全抽出囊内液，此项操作可以在 B 超下顺利完成。若是在医生掌控之下进行的，可以在穿刺一周后 B 超复查，以证实囊内液已消除。对于还需要生育的女性，或个别囊肿有反复炎症发作者，或囊肿不断增大者，可以考虑行乳腺积乳囊肿摘除术。

（一）穿刺抽液治疗

有些小囊肿能自行消退，或穿刺抽液后消退，故体积小、无症状的囊肿，可将囊内乳汁吸尽，继续观察。

（二）手术切除

较大的囊肿、抽吸治疗肿块不消者，有继发感染反复发作者，应手术切除。方法如下。

（1）麻醉：一般用局麻，皮内麻醉，即用 2％利多卡因，沿切口注射连续皮丘，呈一条线的皮内麻醉。

（2）做一与乳头呈放射状切口，切开皮肤、皮下、脂肪组织。

（3）用手指触找囊肿，触清囊肿后，用弯止血钳顺囊壁做钝性分离。分离中尽量不要分破囊肿。此时若患者有疼痛，可在囊肿周围的乳腺组织内，追加注射麻药。厚壁囊肿常可顺利剥下，一般多无困难，但剥离面应妥善止血。

（4）遇上较韧的粘连条索，不要强行分断，应用止血钳夹住切断结扎，因此类条索中，常有血管和乳管分支。

（5）薄壁囊肿一旦在分离中破裂，只要将囊壁清除完即可，无须切除乳腺正常组织。

（6）切除囊肿后的空腔，做间断缝合。皮下置橡皮引流条，逐层缝合切口，外加敷料包扎，24 h 后拔除橡皮引流条，术后第 9 d 拆线。

（张文涛）

第四节　乳腺导管扩张症

乳腺导管扩张症是乳腺的一根或数根乳导管因某些原因引起扩张，其中以主导管扩张为主，并累及该主导管所属的支导管、小导管及其周围乳腺组织的一系列疾病。由于病变的原因、部位、范围等不同，在临床上可出现乳头溢液、乳晕下肿块、乳晕旁脓肿、乳晕旁瘘管以及浆细胞性乳腺炎等五个类型的临床表现。

一、病因

本病的病因目前尚无一致认识，可能和下列因素有关。

（一）导管排泄障碍

如先天性乳头畸形、凹陷、不洁和外来毛发、纤维阻塞引起乳孔堵塞。导管发育异常，乳腺结构不良，导致上皮增生、炎症、损伤等引起导管狭窄、中断或闭塞，导致导管内分泌物积聚，引起导管扩张。部分中、老年妇女，由于卵巢功能减退，乳腺导管呈退行性变，管壁松弛，肌上皮细胞收缩力减退，导致导管内分泌物积聚而管腔扩张引起本病。

（二）异常激素刺激

有学者发现患者血中性激素水平异常，排卵前期血中雌二醇（E_2）、促黄体素（LH）水平低于正常，而催乳素（PRL）水平高于正常。异常的性激素刺激能促使导管上皮产生异常分泌，导管明显扩张。一般来说，单有阻塞存在而无异常激素刺激促使上皮分泌，不致发生导管扩张。导管排泄不畅，常是溢乳期发展到肿块期的主因。

（三）感染

部分学者认为本病伴有厌氧菌感染或乳晕部感染，浸及皮下波及乳管，经乳管穿通后形成瘘管。或在导管阻塞的基础上，管内脱落的上皮细胞和类脂分泌物大量积聚，并逸出管壁分解后产生化学物质，引起周围组织的化学性刺激和抗原反应，引起以浆细胞为主的炎症过程。

二、病理

（一）大体形态

在乳头及乳晕下区有扭曲扩张的输乳管和大导管，有的形成囊状。受累乳管常为 3～4 条，多者可达十几条同时受累。扩张的导管直径可达 3～4 mm 或更大。切面见扩张的导管及囊内充满黄褐色、奶油样或豆腐渣样黏稠物。管周有纤维组织增生并透明变性，形成白色半透明的纤维性厚壁。相邻的纤维性厚壁互相粘连成黄白相间的硬结，或坚实、边界不清的肿块。

（二）镜下所见

早期改变见乳晕下输乳管及导管有不同程度的扩张,扩张的导管上皮细胞受压萎缩、变薄呈单层立方上皮或扁平上皮,部分导管上皮坏死脱落,脱落的上皮细胞与类脂物质充满和堵塞管腔。若扩张导管内容物外溢或部分管壁破坏,则后期可见管周组织内有大量浆细胞、组织细胞、中性粒细胞及淋巴细胞浸润,或出现异物巨细胞反应、结核样小结节或假脓肿形成。此时应注意与结核及乳腺癌相鉴别。

三、临床表现

根据本病的病理改变过程和病程经过,可将其临床表现分为 3 期。

（一）急性期

早期症状不明显,可有自发性或间歇性乳头溢液,只是在挤压时有分泌物溢出,溢液呈棕黄色或血性、脓性分泌物,此症状可持续多年。随着病情的发展,输乳管内脂性分泌物分解、刺激、侵蚀导管壁并渗出到导管外乳腺间质后,引起急性炎症反应。

此时临床上出现乳晕范围内皮肤红、肿、发热、触痛。腋下可触及肿大的淋巴结并有压痛。全身表现可有寒战、高热。此急性炎症样症状不久即可消退。

（二）亚急性期

此期急性炎症已消退,在原有炎症改变的基础上,发生反应性纤维组织增生。在乳晕区内形成具有轻微疼痛及压痛的肿块。肿块边缘不清,似乳腺脓肿,大小不一。穿刺肿物常可抽出脓汁。有时肿物自然溃破而形成脓瘘。脓肿溃破或切开后,经久不愈,或愈合后又重新有新的小脓肿形成,使炎症持续发展。

（三）慢性期

当病情反复发作后,可出现 1 个或多个边界不清的硬结,多位于乳晕范围内,扪之质地坚实,与周围组织粘连固着,与皮肤粘连则局部皮肤呈橘皮样改变,乳头回缩,重者乳腺变形。可见浆液性或血性溢液。腋窝淋巴结可扪及。临床上有时很难与乳腺癌相鉴别。本期病程长短不一,从数月到数年或更长。

以上临床表现不是所有患者都按其发展规律而出现,即其首发症状不一定是先出现乳头溢液或急性炎症表现,可能是先出现乳晕下肿块,在慢性期中可能出现经久不愈合的乳晕旁瘘管。

四、诊断和鉴别诊断

（一）诊断要点

对本病的诊断主要依靠详细询问病史,了解其临床过程,考虑其发病年龄,再结合下列几点,常可做出正确诊断。

(1)本病多见于 40 岁以上非哺乳期或绝经期妇女,常有哺乳障碍史。病变常限于一侧,但亦有两侧乳腺同时受累者。

(2)乳头溢液有时为本病的首发症状,且为唯一体征。可见单孔或多孔溢液,其性质可为浆液性或血性。多个部位压迫乳腺,均能使分泌物自乳头溢出,病变常累及数目较多的乳管,也可占据乳晕的一大半。乳头溢液常为间歇性,时有时无。

(3)有时乳腺肿块为首发症状,肿块多位于乳晕深部,边缘不清。早期肿块即与皮肤粘连,甚似乳腺癌。

(4)若肿块已成脓,常伴有同侧腋窝淋巴结肿大,但质地较软有压痛,随病情进展肿大的淋巴结可逐渐消退。

(5)因乳腺导管壁及管周纤维组织增生及炎症反应,以致导管短缩、牵拉乳头回缩。有时由于局部皮肤水肿,而呈"橘皮"样改变。

(6)X线乳腺导管造影可清楚地显示扩张的导管和囊肿,了解其病变范围。

(7)肿物针吸细胞学检查,常能抽出脓样物或找到中性粒细胞、坏死物及大量浆细胞、淋巴细胞及细胞残核,对本病的诊断及鉴别诊断非常有帮助。肿物切除后行病理学检查是最可靠的诊断依据。

(二)鉴别诊断

由于本病的病理改变和临床表现较为复杂,因而常易与急性乳腺炎、乳腺囊性增生病,特别是导管内乳头状瘤、乳腺癌相混淆。文献报道本病术前临床误诊率高达 67.4%,其中误诊为乳腺癌的占 16.5%。因误诊为乳腺癌而误行乳腺根治术者也为数不少。由此可见本病的鉴别诊断的重点应放在乳腺癌上。

1. 乳腺癌

其与乳腺导管扩张症的鉴别可归纳为以下几点。

(1)乳腺癌起病缓慢,常在无意中发现乳内肿块,肿块发现之前不伴炎症表现。而乳腺导管扩张症在肿块出现之前,常有局部炎症表现,并有由急性转为慢性的过程。

(2)乳腺癌的肿块多位于乳腺外上、内上象限。而乳腺导管扩张症的肿块多位于乳晕下。乳腺癌的肿块,常是由小变大不断发展增大的过程;而乳腺导管扩张症的肿块,可由肿大变为缩小和反复发作的过程。

(3)乳腺癌的肿块常在晚期才与皮肤粘连,呈"橘皮"样改变和乳头凹陷。而乳腺导管扩张症的肿块早期即与皮肤粘连并出现乳头凹陷。

(4)乳腺癌的腋下淋巴结,常随癌症的病程进展而肿大且质硬,彼此粘连融合成团。而乳腺导管扩张症在早期即可出现腋窝淋巴结肿大,且质软、有压痛。随着局部炎症的消散,淋巴结可由大变小甚至消失。

(5)乳腺X线导管造影,在乳腺癌时见导管有增生及破坏,管壁有中断,失去连续性。而乳腺导管扩张症时,则见导管扩张增粗,管壁光滑、完整、延续,无中断及破坏。

(6)肿块针吸细胞学检查,乳腺癌常可找到癌细胞。而在乳腺导管扩张症时肿物针吸及乳头溢液涂片,常可找到坏死物、脓细胞、浆细胞、淋巴细胞、泡沫细胞等。

临床上在鉴别诊断上还有困难时,可行术前活检或术中冷冻切片检查,以便确诊。

2. 导管内乳头状瘤

导管内乳头状瘤与乳腺导管扩张症都有乳头溢液。前者常为血性、浆液血性或浆液性,一般仅累及一支导管,按压乳晕区某一"压液点"时乳头才有溢液。而后者的溢液则多为浆液性,少见血性、浆液血性,常累及多个导管呈多管溢液,按压乳腺几个不同部位均能使乳头溢液。X线乳腺导管造影:导管内乳头状瘤表现为大导管内有圆形或卵圆形充盈缺损,多为单发也可多发,可引起导管不完全阻塞或中断,近侧导管扩张。而乳腺导管扩张症时,常表现为多个大、中导管扩张,少数可呈囊状扩张,扩张的导管常迂曲走行,呈蚯蚓状。根据以上所见,常能鉴别诊断。

3. 乳腺结核

在乳腺内可表现为结节性肿块、质硬、边界不清、活动较差，病程较长。常形成经久不愈的瘘管，从瘘管中流出干酪样坏死物，瘘管分泌物涂片，若发现抗酸杆菌可确诊。乳腺导管扩张症在脓肿形成后亦可溃破形成瘘管，从瘘管中流出脓性物。涂片检查有脓细胞坏死物、浆细胞、淋巴细胞。若诊断有困难时，可将肿物切除行病理活检确诊。

五、治疗

手术治疗是本病有效的治疗方法。根据不同的发展阶段，采取不同的手术方法。

（一）乳管切除术

乳管切除术适用于病程早期，乳晕下导管普遍性扩张及乳晕下肿块伴乳头溢液者，其方法是沿乳晕边缘作弧形切口，保留乳头，从乳头以下切除所有导管，并楔形切除乳晕下的乳腺肿块组织。

（二）乳腺区段切除术

乳腺区段切除术适用于乳晕下肿块且伴有乳腺导管周围炎者。术中应将此区域所属大导管及肿块周围组织，从乳头起一并切除，以防止术后形成乳晕下囊肿、乳腺瘘管及乳头溢液。

（三）单纯乳腺切除术

单纯乳腺切除术适用于病变广泛，肿块过大，特别是位于乳晕下与皮肤粘连形成窦道者。可行经皮下乳腺全切或乳腺单纯性切除术。

（张文涛）

第五节　乳房纤维腺瘤

乳腺纤维腺瘤是青年女性最常见的一种肿瘤。当肿瘤的构成以腺上皮增生为主，而纤维成分较少时则称为纤维腺瘤；如果纤维组织在肿瘤中占多数，腺管成分较少时，则称为腺纤维瘤；肿瘤组织由大量腺管成分组成时，则称为腺瘤。乳腺纤维腺瘤可发生于青春期后的任何年龄的女性，但以 18～25 岁的青年女性多见。本病的发生与内分泌激素失调有关，如雌激素相对或绝对升高可引起本病。

一、病因

本病的发生原因目前尚不十分清楚，一般认为与雌激素的刺激有密切关系。根据"种子-土壤学说"，某一区域的乳房组织腺上皮细胞或纤维细胞对雌激素的异常敏感而发生过度增生即形成肿瘤，其主要依据有：①该瘤好发于性功能旺盛时期；②妊娠时期乳房纤维腺瘤的生长速度迅速增加；③动物实验证实，注射雌激素可诱发动物该瘤的发生。

二、病理

（一）肉眼所见

肿瘤通常有完整的纤维性包膜，少数尚属早期的腺纤维瘤包膜不完整或不清楚。肿瘤多呈球形或分叶状,与周围组织分界清楚,直径多在 3 cm 以内,质地较韧而富有弹性。肿瘤包膜为质硬的纤维膜,肿瘤实质韧,切面呈瘤实质,边缘外翻状,并且呈不同的形态,当乳房腺上皮较多时呈棕红色,质地软,有黏液感,可见小颗粒状轻微隆起;纤维成分较多者呈灰白色,半透明,质地硬韧;当间质出现黏液变或水肿时,可见切面带有光泽、黏滑、质较脆,瘤间可出现大小不等的裂隙。病程长者病理可见纤维成分增多,切面呈编织状或玻璃样变性、钙化或骨化,乳房囊性增生性纤维瘤切面上可见小囊。

(二)镜下所见

本病的特点是腺上皮和结缔组织均有不同程度的增生,根据增生的比例不同可分为腺瘤、腺纤维瘤、纤维腺瘤 3 种基本类型。根据腺上皮和纤维组织结构的相互关系可分为管内型(又称管型腺纤维瘤)和管周型(又称乳管及腺泡周围型腺纤维瘤)。这只是人为的分型,其实它们之间并没有绝对的界限,生物学特点也无本质的差别,往往可以在同一肿瘤中存在着 2 种类型。

1.腺瘤

腺瘤是由大量的小腺管上皮细胞和少量纤维组织构成的腺瘤样结构,多数有完整的包膜。在妊娠期、哺乳期腺管上皮细胞可呈现分泌现象,形成腺泡,腺泡内可见染色的乳汁,此期肿瘤可迅速增大。

2.腺纤维或纤维腺瘤

腺纤维瘤或纤维腺瘤是指肿瘤组织内腺管增生不明显,而是纤维组织构成瘤体的主要成分;纤维腺瘤是指瘤体以增生的腺管上皮细胞(包括外层为肌上皮,内层为立方上皮或柱状上皮)为主,纤维结构组织较少。其病理学上又分为 2 种类型。

(1)管内型腺纤维瘤:特点为间质增生的纤维组织挤压一个或多个乳管系统,使其变长、弯曲或变形,多呈狭长分支裂隙,横切面上可见增生的纤维组织好似在管内生长,故命名为管内型腺纤维瘤。实际上纤维组织仍在管外。较大的腔隙内,存在上皮包围或伸入间质的乳头结构,腺上皮虽然仍为双层,但往往因受挤压而萎缩,变为扁平而紧密靠拢呈两排密贴状,甚至完全消失。时间较长的肿瘤,纤维组织可以变得致密,发生胶原变或玻璃样变,甚至可以发生钙化或骨化。此类型有恶变倾向,有报道在 1% 以下,应引起注意。

(2)管周型腺纤维瘤:主要由腺管和腺泡及腺管弹力纤维层外的纤维组织构成,腺体成分较多,增生的腺体大小、形态不一,可呈圆形、腺管形,部分腺管较细长,可伴有弯曲或分支。腺体由两层细胞构成,外层为细胞质透明的肌上皮,内层由单层立方或柱状上皮构成。增生的纤维组织围绕在腺管周围,大多较疏松而纤细,伴有黏液变性或较致密的纤维组织,部分可伴有胶原化及玻璃样变性或钙化等改变。

三、临床表现

本病占青年妇女乳房良性肿瘤的第 1 位,高于乳腺恶性肿瘤的几倍到十几倍。本病发病率高,尤其在青年妇女占乳房疾病的首位。男性患本病者罕见。

(一)发病年龄

该病发病年龄在 18~40 岁,60% 以上的患者是 30 岁以下的女性,其中 20~25 岁最多见。

(二)病史

患者多无明显的自觉症状,仅有 14% 的患者在月经期出现乳房钝痛、胀痛或隐痛,多数在游泳、洗澡时自己触及无痛性肿块,部分是由家长或乳房疾病普查时发现。

(三)体征

肿瘤可发生在乳房的任何部位,但以外上象限最多见,占该瘤的 3/4。肿瘤多为单侧乳房单发病变,但一侧乳房多发肿瘤并不少见,约占 16.5%。亦可见双侧乳房同时或先后单发肿瘤,双侧乳房或先后多发肿瘤或一侧单发、一侧多发的患者。瘤体多呈圆形或椭圆形,边界清楚,表面光滑,无触痛,有的可呈分叶状,质地韧但活动度良好,无皮肤水肿及乳头内陷。肿瘤直径多为 1~3 cm,小者须在乳房的连续切片中才能发现,大者直径可>10 cm。月经周期对乳房纤维腺瘤的影响不大,但少数患者在月经周期出现不同程度的胀痛、隐痛、钝痛。

临床上将乳房纤维腺瘤分为以下 3 种类型。

1. 青春期纤维瘤

发生于女性月经初潮前的乳房纤维腺瘤。本型较少见,其特点为生长速度较快,瘤体大,一般>5 cm,皆为青春期小乳房,因此可见肿瘤占据整个乳房,而使乳房皮肤高度紧张\发亮,有时发红,也可见表皮静脉曲张。

2. 普通型

普通型是最为常见的一种类型,瘤体直径多<3 cm。

3. 巨大纤维腺瘤

发病年龄多为青春期和绝经期女性,肿瘤生长迅速,在短期内可生长成较大的肿块,略有疼痛,多数瘤体在 5~7 cm,有报道直径>20 cm 者多与妊娠及哺乳有关。

四、诊断

本病患者多数为青年女性,其发病高峰年龄在 20~25 岁,一般为外上象限的单发结节,但仍有 16.5% 的患者为多发性,也可双侧乳房先后或同时发生。对 25 岁以下未婚或未孕者,触诊时发现乳房肿块呈圆形或椭圆形,质地坚实、表面光滑、边界清楚、活动良好,无压痛及乳头分泌物,腋窝淋巴结无肿大,基本可以肯定诊断。对于触诊发现肿瘤边界不清,或伴有腋窝淋巴结肿大者,应选择以下一项或几项检查。

(一)乳房 X 线片检查

乳房纤维腺瘤 X 线片上表现为圆形或椭圆形阴影,密度均匀,边缘光整锐利。多发性纤维腺瘤表现为均匀一致、中等密度的阴影,大小不等。较大的瘤体肿块边缘可呈分叶状,但光整,界限清晰。肿块周围脂肪组织被挤压后可出现一薄层的透亮晕。部分组织可发生变性、钙化或骨化,但钙化极少见,多发于瘤体内,形状为片状、粗颗粒状,轮廓不规则,应与乳腺癌钙化相区别。乳腺癌钙化多呈线状、短棒状或蚯蚓状。青春型纤维腺瘤 X 线表现与其他纤维腺瘤相似,但极少有钙化,也无透亮晕,X 线乳房导管造影表现为导管系统半球形受压移位。

(二)乳房液晶热图检查

两侧乳房血管热图分布均匀、对称,肿瘤为低温图像或呈正常乳腺热图像,与皮肤血管无联系或无异常血管图像。

(三)B 超检查

乳房纤维腺瘤超声图像呈圆形或椭圆形弱回声肿块,轮廓清晰,边界整齐,内部回声均匀,可有侧边回声,后壁回声增强,有的呈"蝌蚪尾"征肿块。故一般为弱回声,亦可见到中等强度的回声,但分布均匀。某些实性纤维腺瘤透声性很好与囊性相似。少数纤维腺瘤其形态不规则,回声不均匀,或出现钙化而显示肿块后方声影。

(四)近红外线透照检查

多数乳房纤维腺瘤与周围组织透光度一致,部分呈边缘相对锐利、密度均匀的灰色阴影,周围血管无特殊改变。

(五)病理学检查

病理学检查包括针吸细胞学,钳取活体组织检查及切除活体组织检查。针吸细胞学检查对乳房肿瘤诊断符合率达 90% 以上,如有以下情况者应行切除,并行快速病理学检测:①患者年龄超过 35 岁以上者;②有乳房肿瘤家族史者;③乳房肿块近期增长迅速加快者;④乳房肿块伴有同侧腋窝淋巴结肿大者;⑤肿瘤穿刺细胞学检查发现可疑癌细胞者;⑥乳房特殊检查怀疑有恶性者。

五、鉴别诊断

本病与早期乳腺癌很相似,临床检查易误诊,应注意鉴别。其他应与乳腺囊性增生病、乳房结核等相鉴别。

六、治疗

本病的治疗原则是手术切除。手术切除是治疗乳房纤维腺瘤的最佳方法,可以一次治愈,而不影响其功能。可采用肿块切除术、乳房区段切除术,部分患者可行单纯乳房切除术。最常用的方法是乳房肿块切除术。

(一)手术时机

乳房纤维腺瘤的患者,应选择适当的时机进行手术治疗。

(1)>25 岁已婚妇女或>30 岁无论婚否的患者,应立即进行手术治疗,防止恶变。

(2)<25 岁未婚患者,能够确定诊断的,在不影响学习和工作的条件下,可行择期手术,但以婚前切除为宜。

(3)婚后未孕的患者,宜尽早手术,最好在孕前手术切除。

(4)怀孕后确定诊断者,应在怀孕后 3~6 个月内进行手术切除。

(5)如果近期肿块突然增长加速,应考虑恶变,尽快手术。

有报道,手术时的年龄越小,术后复发率越高,此意见尚需引起注意。

(二)手术方法

较小或浅表的肿块,一般做放射状切口。此种切口与乳腺管平行,损伤乳腺管的可能性较小。

如肿块在乳房下方较深的部位,可在乳房下缘胸乳皱襞处作弧形切口。当肿块与皮肤紧密粘连时,须做梭形切口,切除粘连部分的皮肤。切开皮肤及皮下组织,直达肿块。如肿块有完整的包膜,必须将肿块连同包膜一并切除。为不遗留包膜,避免复发,常需连同周围少部分的正常乳房组织一并切除。但要注意,不必切除过多的正常乳房组织,应彻底止血。乳腺组织切口创面上的一些小血管出血,均应逐一缝合结扎止血,以免形成血肿后机化再产生硬结。严密缝合乳房腺体组织的创面,避免残留无效腔。根据需要可放置橡皮片引流,缝合皮下组织及皮肤。最后,用绷带加压包扎伤口。对手术切下的肿块,必须明确其性质,并做病理学检查。早期乳腺癌有时可被误诊为腺纤维瘤而被切除,如病理学检查结果系属恶性,应及时进行乳腺癌根治性切除术。

（三）手术治疗的注意事项

（1）切口选择：应以照顾乳房美学及功能（育龄妇女及未婚女性）及操作方便为原则，少数患者还要照顾到可能进一步行乳房根治性切除的需要。一般采用与乳房腺导管平行的切口，即以乳头为中心的轮辐状切口，不影响育龄妇女的乳腺功能；乳头附近的肿块，可采用乳晕边缘的弧形切口；乳房下方深部的肿块，应选择胸乳皱褶处的弧形切口。

（2）手术操作要点：①切除肿块以无瘤显露为原则；②尽量减少乳房组织内的丝线结扎，尽可能采用可吸收线缝合腺体组织；③肿瘤切除后，应严密止血，逐层缝合，避免留无效腔；④根据需要决定是否放置引流物。

（3）切除组织应进行病理学诊断，如有条件应进行术中快速冷冻病理学检查，以避免漏诊早期乳腺癌。

（张文涛）

第六节　乳房巨大腺纤维瘤

乳房巨大腺纤维瘤又称分叶型腺纤维瘤，占全部乳房肿瘤的 1.56％，占乳房良性肿瘤的 2.5％～6％。

一、病因

本病的发病原因不明，许多学者认为该病与腺纤维瘤有相似的发病因素，即与内分泌失调有关。Helmyth 发现巨大腺纤维瘤主要发生于未婚和未育的妇女；Finster 认为该病多发生在多次妊娠和哺乳时期生理功能达到高峰的乳腺；Goodall 认为多次生产及哺乳可使小的乳房纤维腺瘤迅速生长，变为巨大腺纤维瘤；Cumin 等见到因妊娠而引起乳房纤维腺瘤迅速增大的现象。

多数资料表明乳房巨大腺纤维瘤可发生于性成熟时期至老年不同年龄的女性，而以青春期和围绝经期为发病的两个高峰，不难看出该病的病因可能与雌激素的分泌和代谢失衡有关。

二、病理

（一）大体所见

肿瘤体积大小不等，小者直径也有 5 cm，最大者可达 45 cm，一般在 5～35 cm，平均 15 cm。肿瘤多呈圆形，分叶状，与周围组织分界清楚，但无明显的包膜。切面呈浅红色或灰白色，质地软硬相间，带有大小不等的裂隙或呈囊腔状，有的裂隙狭长而弯曲，常将肿块分割成巨大的叶状，内含血性物，胶冻物或清亮的液体。瘤体内可伴有坏死、黏液样变性、骨或软骨化生。

（二）镜下所见

肿瘤由上皮细胞和纤维组织共同组成，上皮细胞成分多少不一，分化良好，无异型性，组织结构似管内型腺纤维瘤。纤维组织显著增生，细胞数目增多，排列紧密，有时出现细胞的异型性和核分裂象,核异染、深染甚至出现多核巨细胞和畸形细胞。病理方面根据细胞的密度及异型性、核分裂多少以及肿瘤对周围的浸润程度,将其分为 3 级。

Ⅰ级:瘤细胞间变不明显,无异型细胞,核分裂象少见。

Ⅱ级:瘤细胞中度变度,出现异型细胞,核分裂象 4～6 个/HP(高倍视野)。

Ⅲ级:瘤细胞高度变度,核分裂象＞7 个/HP,且出现肿瘤周围浸润现象。

这种分级对区别良性或恶性肿瘤有一定的帮助。有学者认为,在巨大纤维瘤组织学中出现细胞核深染、肥大,核有病理性分裂象即为恶性特征,按恶性处理。也有学者认为,尽管有细胞的异型性,并不一定都绝对是恶性。因为,从组织学上预测该肿瘤的生物学特性是很困难的,主要应从肿瘤切除后是否复发及转移等临床资料作为判断其良恶性的依据。因此,对此类患者术后还应长期随访。

三、临床表现

(一)发病率

有文献报道本病占全部乳腺肿瘤的 1.56％,占乳腺良性肿瘤的 2.3％～6％。由于命名的不一,故发病率的高低也难有一个较准确的数据。

(二)发病年龄和性别

乳房巨大腺纤维瘤可发生于 13～86 岁之间的各年龄组女性,以青春期和围绝经期为两个发病高峰,尤以后者更为多见。男性也可发生,而且还可恶变,只是甚为罕见。

(三)病程

病程长短不一,1 个月到 10 余年,有人报道最长时间达 40 年之久。有时肿瘤发生很快,可在数天内迅速增大,多数自发现肿块到手术时间不到 1 年。有文献报道,病程可能与妊娠和哺乳有关。

(四)症状和体征

一般临床症状不明显或有轻度的乳房胀痛,局部检查所见往往是整个乳房被巨大的肿物所占据。肿块以外上象限为最多见,约占 32％;其次为乳晕下方,占 15％;内下象限占 13％。触诊时可见肿块呈凹凸不平分叶状圆形或不规则形,质地硬韧,有弹性,有时可有囊性感,边界多较清楚,与皮肤胸肌多无粘连,活动度良好,无乳头内陷及皮肤橘皮样变。肿块的大小一般＞5 cm,有报道最大达 45 cm。一般局部皮肤正常,肿瘤较大时可见皮肤菲薄,略呈紫红色,皮温较高,皮下可见扩张的静脉。有时菲薄的皮肤可发生破溃,有脓性分泌物或恶臭。如巨大腺纤维瘤合并有分叶状囊肉瘤,即恶性型或癌变时局部检查,主要表现为肿块活动度差,在皮肤和基底部之间粘连,不易被推动。

四、诊断

本病多发于青春期和围绝经期,病程长,常有长期存在的乳房小肿块、而在短时期内迅速长成巨大肿块的病史,但界限清楚,活动性好,与深浅部组织不粘连。本病的症状多不明显,少数患者有轻度的压痛和胀痛。如肿瘤小时,临床特点不明显,常须组织学检查证实。乳房 X 线片可见圆形或椭圆形致密阴影,阴影周围可见细透明晕,多无边缘毛刺样征。乳房 B 超检查可见球形实体病灶或实性与囊性混合的图像。乳房红外线透照检查,可见边缘清晰无血管改变的阴影,如伴有囊腔形成,可出现不均匀的阴影。乳房巨大腺纤维瘤的良恶性,主要依靠组织学检查,根据细胞的分级而定,但细胞有明显的异型性并不一定都是恶性,部分临床经过却是良性,所以必须结合临床表现,多方面综合分析,来判断肿瘤的良恶性。

五、鉴别诊断

(一)乳房肉瘤

乳房肉瘤多与乳房周围组织粘连,与正常组织分界不清,患者有贫血,一般情况较差,X线有助于诊断。肉瘤表现为单个或多个结节,边界不完整,肿块境界与周围组织结构模糊不清;本病表现为巨大密度均匀的阴影,边界清楚,可见细透明晕。

(二)乳房纤维腺瘤

乳房纤维腺瘤以青年女性(20~25 岁)多见,一般体积较小,生长缓慢,质地较硬,多发或双侧发病者较多,而乳房巨大腺纤维瘤好发于青春期和围绝经期,肿瘤生长迅速,体积较大,常为单侧发病。两者较易区分。

(三)叶状囊肉瘤

两者在临床上较难以鉴别,但发病年龄可作临床鉴别的一项参数,

乳房巨大腺纤维瘤与深部组织粘连,移动度差应疑为分叶状囊肉瘤。病理学鉴别主要表现在叶状囊肉瘤的间质中,出现恶性特征,即肉瘤成分(常见为纤维肉瘤结构),如细胞核深染、核大、核分裂象多见等。

本病的良恶性主要取决于纤维成分的性质,即成纤维细胞明显间变、核分裂象多见,局部浸润,作为判断恶性的主要依据。Treves 等将纤维组织生长活跃、偶尔可见核分裂象者列为良性;纤维组织呈肉瘤样改变者为恶性;介于良恶性之间者为交界性肿瘤。发现恶性者,多数有转移,1/6 有局部复发;交界类见局部复发;良性者预后好。

(四)乳腺癌

病史较短,肿块较小,质地较硬,边界不清,多有皮肤浸润,常见乳头内陷及皮肤"橘皮"样改变,伴有腋窝淋巴结肿大。乳房巨大腺纤维瘤病程较长,肿块较大,质韧,呈分叶状,部分尚有囊性感,边界清楚,皮肤菲薄,皮下静脉血管充盈,多无腋窝淋巴结转移。

六、治疗

本病多属良性,但有一定的恶变率,手术切除肿瘤是治疗该病的最有效方法,对年龄较大如已进入围绝经期或者曾行纤维腺瘤手术后复发者宜行单纯乳房切除术(包括腺体、胸大肌膜及皮肤),以防肿瘤组织残留造成术后复发。对于年龄偏小未婚未育的青年女性患者,若肿瘤较小,行肿瘤局部切除,尽量保留乳腺;若肿瘤较大,保留乳头及正常的乳房组织,行皮下肿瘤切除术。手术时用手指沿肿瘤被膜进行分离,否则因瘤体分叶状遗留肿瘤组织而易复发。术中行快速冷冻切片检查,证实为恶性者,应行整个乳房及区域性淋巴结切除,术后辅以化疗及放疗,可获得满意的疗效。手术切口的选择以保持乳房完整形态,可行放射状切口或沿胸乳皱褶处的弧形切口。

(张文涛)

第七节 乳腺纤维肉瘤

本病在乳腺肉瘤中较为常见,仅次于乳腺叶状囊肉瘤。本病的组织类型复杂多样,一般多来自皮下或筋膜中的纤维组织,其特征为肿瘤内无上皮成分,纯由间叶性成分构成。

一、病因

本病发病原因不明。

二、病理

(一)大体形态

乳腺纤维肉瘤一般瘤体较大,多数直径>5 cm,局限性生长,呈圆形或卵圆形,有不完整的假包膜,质地多数较硬、韧,但局部有时可出现较软或囊性区。切面均匀、湿润有光泽,呈灰红色或灰白色鱼肉样,可有出血坏死和透明变性、黏液变性区,但无分叶状结构。

(二)组织学形态

乳腺纤维肉瘤根据其镜下细胞形态及核分裂多少,分为分化良好的纤维肉瘤和分化不良的纤维肉瘤两类。

1.分化良好的纤维肉瘤

镜下见瘤细胞丰富,细胞形态类似成纤维细胞,呈梭形,整齐均匀一致,异型性不明显,核分裂不很多。细胞核呈长梭形,深染分布均匀,细胞质不多呈粉红色,瘤细胞与胶原纤维一起排列呈编织状。此型纤维肉瘤有浸润性生长,局部切除后可复发,但无转移倾向。

2.分化不良的纤维肉瘤

镜下见瘤细胞丰富,呈束状交错排列,有中度到高度异型性。细胞形态不规则,呈圆形或卵圆形、梭形等,核分裂象多见。细胞质丰富,核大而深染,瘤细胞分化差,不产生胶原纤维,是一种恶性的未分化纤维肉瘤,极易转移与复发。

三、诊断

本病生长缓慢,但可在短时期内迅速增大。多为单发无痛性肿块,偶可见多发肿块,呈圆形或椭圆形,位于乳腺中央或占据整个乳腺。肿块边界清楚,推之可动,乳头多不内陷。少数肿块巨大者乳腺皮肤往往甚薄,常有明显的静脉扩张,偶见与皮肤粘连外观呈橘皮样者。瘤块往往很快侵入胸肌而固定,并大多经血行转移至肺、肝、脑等器官。淋巴结转移较少,因而腋淋巴结往往不肿大。

无痛性乳房肿块病程较长、生长缓慢为本病特点,个别患者病程可达30年以上,发现时往往肿瘤体积已较大。但病程长短和恶性程度并不成比例。体查可见瘤体表皮紧张发亮,但无乳头回缩,皮肤无橘皮样变,少见腋淋巴结转移。触诊可见肿块质地较硬,边界清楚,早期推之可动,当侵入胸肌后则固定。手术切除可见肿块表面有不完全的包膜,为实性,切面呈浅红色鱼肉样。

对乳腺纤维肉瘤应做以下检查。

(一)组织病理学检查

肿块轮廓清楚,有假包膜,切面呈灰白色,有光泽或呈鱼肉样。镜下见瘤细胞呈梭形,细胞核染色质较多,分布均匀;细胞质少,粉红色,胶原纤维较多,与瘤细胞一起排列成"人"字形或羽毛状纵横交错。嗜银纤维较多并围绕每个细胞。

(二)免疫组化检查

免疫组化检查可见纤维肉瘤对 Vimentin I 型胶原呈阳性反应。

(三)钼靶 X 线片

钼靶 X 线片可见肿块呈清楚的圆形或略有分叶,无毛刺,局部可有粗糙密度影像。

四、鉴别诊断

本病常需与乳腺叶状囊肉瘤、乳腺癌及脂肪肉瘤相鉴别,但光依靠临床症状很难鉴别,往往需通过组织病理学检查方能确诊。

(一)乳腺叶状囊肉瘤

乳腺叶状囊肉瘤的临床表现及大体所见与乳腺纤维肉瘤均较相似,但组织学中叶状囊肉瘤有巨大裂隙,使瘤体呈分叶状,可见有上皮细胞衬于裂隙内壁上,这是与纤维肉瘤最为主要的鉴别点。

(二)乳腺癌

乳腺癌可出现乳头溢液、乳头回缩,大体形态见肿块无包膜,与周围组织界限不清,切面为灰白色,质硬呈蟹足状浸润生长,多经淋巴管转移。组织学所见乳腺癌的瘤细胞呈巢状,嗜银染色可见嗜银纤维围绕在细胞团周围。

(三)脂肪肉瘤

脂肪肉瘤瘤体内可查见脂肪母细胞,用苏丹 III 染色可见到细胞质内出现微小的脂肪滴。

五、治疗

本病首选手术治疗。早期施行乳腺单纯切除术,手术后行放疗,预后尚佳。对手术时机和术式的选择一般根据患者具体情况决定。对早期未侵犯胸大肌筋膜者多主张做包括胸大肌筋膜在内的全乳腺切除,对已侵犯胸大肌筋膜者则主张将胸大肌一并切除,对腋淋巴结不肿大者一般不主张行腋窝淋巴结清扫,有肿大者可考虑行同侧腋窝淋巴结清扫。

本病化疗效果不甚理想,可考虑单独或联合应用对间叶组织肿瘤有一定疗效的环磷酰胺(CTX)、放线菌素 D(ACD)、氟尿嘧啶(5-FU)、甲氨蝶呤(MTX)、多柔比星(ADM)等药物。

(张文涛)

第八节　乳腺癌

乳腺癌是女性最常见的恶性肿瘤之一,发病率占全身各种恶性肿瘤的 7%～10%,在妇女仅次于子宫癌,已成为威胁妇女健康的主要病因。它的发病常与遗传有关,以及 40～60 岁之间,绝经期前后的妇女发病率较高。它是一种通常发生在乳房腺上皮组织,严重影响妇女身心健康甚至危及生命的最常见的恶性肿瘤之一。乳腺癌男性罕见,仅 1%～2% 的乳腺患者是男性。

一、病因

乳腺癌的病因尚不清楚。乳腺是多种内分泌激素的靶器官,如雌激素、孕激素及泌乳素等。20 岁前本病很少见,20 岁以后发病率迅速上升,45~50 岁较高,绝经后发病率迅速上升,可能与雌酮含量升高有关。良性乳腺疾病史、生活精神刺激、不哺乳、肿瘤家族史、月经周期长、初潮年龄早、初胎活产年龄大、足月产次少、未生育、营养过剩、肥胖、脂肪饮食与乳腺癌发病均有关。北美、北欧地区乳腺癌发病率为亚、非、拉美地区的 4 倍,低发地区居民移居至高发地区后,第二、三代移民的乳腺癌发病率逐渐升高,提示环境因素及生活方式与乳腺癌的发病有一定关系。

二、病理类型

乳腺癌有多种分型方法,目前国内多采用以下病理分型。

1.非浸润性乳腺癌

非浸润性乳腺癌包括小叶原位癌、导管原位癌。

2.浸润性乳腺癌

浸润性乳腺癌包括浸润性导管癌、乳头状癌、髓样癌、小管癌、腺样囊性癌、黏液腺癌、大汗腺样癌和鳞状细胞癌等。

3.特殊类型癌

特殊类型癌包括分叶状肿瘤、Paget 病、炎性乳腺癌。

三、临床表现

1.乳房肿块

患乳出现无痛性并呈进行性生长的肿块是最常见首发症状。多数患者以乳房无痛性肿块就诊。一般单侧乳房的单发肿块较常见,肿块绝大多数位于乳房外上象限。肿块大小形态不一,一般为不规则形,亦可见圆形、卵圆形等。肿块质地大多为实性,较硬,甚至为石样硬。但富含细胞的髓样癌及小叶癌常较软,黏液癌质地韧,囊性乳头状癌则呈囊状有波动感。肿块可活动,较晚期时活动度较差。

2.乳头改变

(1)乳头溢液:乳头溢液可为乳汁样、水样、血性,50 岁以上患者的乳头血性溢液,乳腺癌可达 64%。但乳腺癌以乳头溢液为唯一症状者少见,多数伴有乳腺肿块。

(2)乳头和乳晕改变:正常乳头双侧对称。癌灶侵及乳头或乳晕时,牵拉乳头,使乳头偏向肿瘤一侧,病变进一步发展可使乳头扁平、回缩、凹陷,直至完全回缩到乳晕下。Paget 病的典型症状是乳头糜烂、结痂等湿疹样改变。

3.乳房皮肤改变

根据乳腺癌病期的早晚可出现不同的皮肤改变。肿瘤侵犯乳房悬韧带,或与皮肤粘连使皮肤外观凹陷,出现"酒窝征"、癌细胞堵塞皮下淋巴管,出现皮肤水肿,呈"橘皮样变"。肿瘤侵入皮内淋巴管,可在肿瘤周围形成卫星结节,如多数小结节成片分布,则出现"铠甲样变"。晚期癌患者皮肤与肿瘤粘连可出现完全固定甚至破溃,呈"菜花样"改变。

局部皮肤颜色由淡红到深红,同时伴有皮肤水肿,触之感皮肤增厚、粗糙、皮温增高,则是炎性乳腺癌特征表现。

4.乳房轮廓改变

由于肿瘤浸润,可使乳房弧度发生变化,出现轻微外凸或凹陷。亦可见乳房抬高,令两侧乳头不在同一水平面上。

5.乳房疼痛

当乳腺癌发展到一定阶段时,可有不同程度的疼痛,表现为持续性或阵发性乳房刺痛、钝痛或隐痛不适。

6.区域淋巴结肿大

乳腺癌细胞常可随淋巴回流转移到该引流区域淋巴结。临床上腋窝淋巴结转移最常见,肿大淋巴结质硬、无痛、可被推动,随着病情进展数目增多,并融合成团,甚至与皮肤或深部组织粘着,值得注意的是,隐匿性乳腺癌往往以腋下或锁骨上淋巴结肿大为首发症状,而乳房内原发病灶很小,临床难以扪及。

四、诊断与鉴别诊断

1.诊断

详细询问病史及临床检查后,大多数可以得出正确诊断。但乳腺组织在不同年龄及月经周期中可出现多种变化,因而应注意体检方法及时机。另外,不能忽视一些早期乳腺癌的体征,如局部乳腺腺体增厚、乳头溢液、乳头糜烂和局部皮肤内陷等。乳腺 X 线检查、超声显像检查、磁共振检查和 CT 检查均有助于乳腺癌的诊断,ECT 有助于骨转移的诊断,正电子发射计算机体层成像(PET)检查是全身扫描能早期发现淋巴结、骨和肺转移的重要方法,有助于乳腺癌的术前分期,制订治疗计划。对隐匿性乳腺癌病灶定位和良恶性鉴别有重要价值。细胞病理学诊断是乳腺癌的最终确诊手段。

2.鉴别诊断

该病需与乳腺腺病、乳腺纤维腺瘤、乳腺囊肿、导管内乳头状瘤、乳腺导管扩张症、乳腺结核、乳房恶性淋巴瘤等相鉴别。

3.分期

完善的诊断除确定乳腺癌的病理类型外,还需记录疾病发展程度及范围,以便制定术后辅助治疗方案,比较治疗效果以及判断预后,因此需有统一的分期方法。分期方法很多,现多采用美国癌症联合委员会(AJCC)建议的乳腺癌 TNM 分期。

五、治疗

手术治疗是乳腺癌的主要治疗方法之一,放疗、化疗、内分泌治疗及生物治疗等在乳腺癌治疗中也占有相当的地位。经典的乳腺癌 Halsted 根治术为癌瘤根治术概念的产生与发展奠定了基础;乳腺癌改良根治术的产生为癌瘤治疗提供了新的研究思路;保留乳房的乳腺癌治疗使癌瘤治疗发生了划时代的革命,使癌瘤治疗从单一的解剖生物学模式向社会心理-生物学模式转化,充分体现了医疗实践的人性化。乳腺癌外科治疗历经了根治术、扩大根治术、改良根治术、保留乳房手术四大历程,形成了当今扩大与缩小手术并存、治愈与生活质量兼顾的个体化规范。但合理的乳腺癌综合治疗策略并不是所有治疗方法简单的叠加。乳腺癌治疗策略的合理选择,除患者因素外,必须避免医者"各自为政"的陈旧观念。即外科、放疗科或内科医生各自仅注意自己治疗手段的适应证,而忽略治疗总体计划的合理设计及各疗法间的有机结合。

(一)乳腺癌术前准备

术前准备是手术治疗的重要环节和成功保证,尤其是对病情较重、年老体弱或者有其他合并疾病的患者要更加重视。乳腺癌的术前准备包括术前诊断评估与术式选择、一般术前准备和特殊术前准备等。

1.术前诊断评估与手术方式选择

术前诊断评估包括定性、定量、定位和分期,不仅要初步查明乳腺病变的性质和类型,还要确定乳腺病灶的数目和位置,是单侧还是双侧,是单个还是多灶性,病变范围多大,位于乳房的哪个象限,距离乳头乳晕有多远。除此之外,还要了解腋窝、锁骨上下和内乳等区域淋巴结转移状态、远处有无转移以及转移状况如何等,据此进行临床分期评估。

乳腺癌的手术方式应以术前检查为依据,根据病变的大小、数目、位置、类型、距乳头乳晕的距离、浸润情况、乳房的大小、淋巴结转移和分期等因素进行综合考量,并结合患者的全身情况和意愿以及医疗条件进行选择。

2.一般术前准备

乳腺癌的一般术前准备与普通手术相同,包括了解和改善患者全身情况、治疗和控制合并疾病、病情和围术期相关情况的告知和心理指导、手术区域皮肤的准备、饮食和术前用药等。

特别要注意的是乳腺癌患者手术前的心理准备。乳房是女性形体美的重要组成部分,爱美之心人皆有之。乳腺癌患者不仅要承担患癌的沉重打击,还要承受乳房丧失美观甚至失去乳房的巨大痛苦,手术可能给患者的工作、社会和家庭生活带来巨大的影响,因此患者往往有很重的心理负担,尤其是年轻、未婚女性和特别爱美者,并可能因此出现过激行为。医护人员应高度重视患者的心理变化,术前应与患者和家属进行深入的沟通和交流,针对性地进行心理疏导和解释,解除患者和家人的后顾之忧,使患者和家属愉快地接受和配合手术,以便患者顺利康复。

3.特殊术前准备

乳腺癌手术相比其他手术也有其特殊性。乳腺癌患者如在哺乳期,应立即断奶并回奶,并禁用雌激素。乳腺癌如属局部晚期,应先行术前化疗等新辅助治疗,待适当时机再行手术。化疗后如有血白细胞减少等化疗并发症,应治疗好转后再手术。有局部糜烂、破溃、出血、感染等情况时术前应予适当治疗和处理。拟在根治手术同时行一期乳房整形、重建或再造的患者应同时做好假体和供区的准备。

(二)乳腺癌根治手术方式、适应证和方法

自 1894 年 Halsted 报道乳腺癌根治术以来,该术式一直作为乳腺癌外科治疗的标准术式,沿用半个多世纪。20 世纪 50 年代,有学者考虑到乳房内侧或中央部的肿瘤向内乳淋巴结转移,因而提出"扩大根治术"的必要性,后来随着对乳腺癌本身生物特性及转移规律的认识,自 20 世纪 70 年代又开展了保留胸肌的"乳腺癌改良根治术"。随着 Fisher 等提出保留乳房手术可以达到与根治术相似的效果以来,保留乳房手术在乳腺癌外科治疗中已占据重要地位,在欧美国家成为手术治疗的主流,但这并不意味传统切除乳房的乳腺癌根治手术失去意义。

乳房切除术仍是乳腺癌患者的选择之一。再后来,Toth 和 Lappert 发展了一种保留皮肤的皮下乳房切除术,保留皮肤方便了乳房重建,在肿瘤安全性方面没有不利的影响。此外,尚有保留乳头乳晕复合体的乳房切除术,后者美容效果更好。随着腔镜技术的成熟,国内外均已开展了腔镜辅助或全腔镜乳腺切除手术,微创优势更为突出,美容效果更佳。

1. 保留乳房和腋窝手术——局部扩大切除和前哨淋巴结活检（SLNB）

近年来，保留乳房手术适应证及禁忌证已逐步成为乳腺癌外科治疗的重点。保留乳房手术应严格掌握手术适应证，病例的选择是否合适将直接影响疗效和保留乳房形体美容效果。选择保留乳房手术首先应考虑肿瘤大小与乳房大小的比例关系。保留乳房手术适合原发肿瘤大小≤3 cm，腋窝淋巴结未触及、无远处转移并具有强烈保留乳房意愿的乳腺癌患者。对于肿瘤大小与乳房大小比例不合适的浸润性乳腺癌患者，可通过术前化疗使肿瘤缩小，从而使患者适合保乳手术。选择保留乳房手术也应考虑肿瘤距离乳头的距离，肿瘤距离乳头 2 cm 以上患者适合选择保乳手术。选择腋窝淋巴结阴性的患者可以降低术后腋窝局部复发的概率。此外，美国国立综合癌症协作网在乳腺癌综合治疗指南中指出了保乳手术治疗的禁忌证。

手术要点：选择行保留乳房手术的乳腺癌患者在术前需全面检查，仔细诊断，行乳腺钼靶或乳腺磁共振检查以排除多中心病灶或微小钙化灶。切口的设计原则以尽量保持乳房外形同时兼顾手术操作方便为准。若肿块位于内上象限者，可顺皮纹即郎格氏线取弧形切口，腋窝则另做切口，位于外上象限者可取弧形切口也可做放射状切口并向腋窝延伸，这样可以使乳房上端在术后保持美容效果。若肿块位于外下或内下象限者取放射状切口，腋窝另做切口。此时沿郎格氏线所做的切口具有明显的美容缺陷，会导致乳头乳晕复合体向乳房下皱襞偏斜。至于肿块表面皮肤是否切除，根据肿块距皮肤距离及局部皮肤是否有轻度改变。

目前对保留乳房手术肿瘤扩大切除范围尚无统一标准，术式主要包括肿瘤局部扩大切除术、乳房部分切除术以及乳房象限切除术等，肿瘤扩大切除术在美容效果上更具优势，临床应用较多，但术后局部复发率相对较高，象限切除术根治性较好，但美容效果一般，目前已较少应用。切开皮肤后，锐性分离皮肤与皮下组织，在距离肿块边缘约 2～3 cm（少数病例为 1 cm）处切除皮下组织、腺体及乳房后间隙筋膜脂肪组织，完整切除肿瘤，切除标本后应对切缘进行标记，在手术标本上标记上、下、内、外侧切缘及基底部切缘，以便明确阳性切缘的部位，标记好各切缘后送病理检查。如切缘阴性则逐层缝合腺体、皮下组织及皮肤，如切缘阳性则需再次扩大切缘切除或改为乳房全切术，腋窝则根据情况选择行前哨淋巴结活检或淋巴结清扫术。

前哨淋巴结探测活检术是通过在瘤周腺体组织或术腔瘤周局部、乳头乳晕复合体周围的淋巴丛内（乳晕下注射）或肿瘤表面皮肤注射示踪剂以探测前哨淋巴结的一种手术技术。常用的示踪剂包括蓝色染料、活性炭和纳米碳、放射性锝^{99m}（^{99m}Tc）-硫胶体（过滤或非过滤）或^{99m}Tc-白蛋白、荧光染料示踪剂（如吲哚菁绿，又名靛氰绿），这些材料可以单独或联合使用。

前哨淋巴结活检从腋窝淋巴引流区域切除 1 个或多个淋巴结进行腋窝淋巴结分期。83％的前哨淋巴结位于Ⅰ水平淋巴结，15.6％位于Ⅱ水平淋巴结，0.5％位于Ⅲ水平淋巴结，0.5％的前哨淋巴结位于内乳区域，0.1％的前哨淋巴结位于锁骨下，其他位置占 0.3％。

SLNB 的适应证包括：①SLNB 用于肿瘤小于 T_2，临床淋巴结检查阴性，无转移的患者；②肿瘤为 T_3，局部晚期肿瘤或多中心肿瘤谨慎考虑使用 SLNB；③既往进行过腋窝手术，术前放疗或化疗，外上象限行大范围手术切除（这些因素可能会阻断引流腋窝的主要淋巴途径）者谨慎选择行 SLNB；④对恶性肿瘤（导管原位）或巨大占位病变（＞2.5 cm）考虑仅行 SLNB 而非腋窝Ⅰ站淋巴结清扫。

术前准备：注射示踪剂。①注射放射性胶体：外科医生或放射科医生可在核医学科或其他放射安全有保证的地点于术前 24 h 内或术中注射^{99m}Tc 示踪剂。对外科医生而言，辐射暴露剂量很低，对其他人员则更低。②蓝色染料的注射方法和注射放射性胶体相似。对外象限的病灶,于术前约 5 min 在乳晕下、瘤周及瘤内注射染色剂,对乳房外上部有瘢痕者,采用真皮注射。对乳房内象限的肿瘤,于术前 10～15 min 在腺体实质内注射染色剂。

手术要点:对于注射放射性胶体探测前哨淋巴结的患者,在切开前使用手持型 γ 探测器扫描并标记所有"热点",手持型 γ 探测器对术中 SLN 的定位非常敏感。定位一个疑似的前哨淋巴结后,离开热点位置 1～2 cm,算作一个本底计数。热点与本底计数比为 10:1,则可以确定 SLN 的位置。在定位的热点处做一个 2～3 cm 切口,如果没有使用放射性示踪剂或 SLN 定位失败,就在腋前线和腋后线间垂直于胸大肌做一皮肤切口。用电切或钝性分离皮下组织至腋筋膜,与切口面平行切开腋窝的两层筋膜。不用考虑筋膜上的蓝色染料,因为所有的腋窝淋巴结都在筋膜下。随着蓝色染料和放射性示踪剂的注入,SLN 会变"热"(放射活性),变蓝,或既变热又变蓝,或只是变得容易触及。这些迹象均表明淋巴结是"前哨淋巴结",即我们所寻找的 SLN。把 γ 探测器插入切口并慢慢在各个方向前后摇动寻找"最热"(计数增加)的方向。切开腋窝的脂肪层,使用探针不断探查切口,以确定方位("路径")。如果顺行切至 SLN,计数应逐渐增加。如果自 SLN 逆行切开,计数会逐渐减小。明确是否跨过 SLN 而切开或重置器械后 SLN 移位。若仍不能找到 SLN,移开所有牵引器,自皮肤往下重新操作。一旦切开腋窝筋膜,操作应注意避开那些蓝染的淋巴管。如果注射了放射性示踪剂,应该用 γ 探测器顺着蓝染的淋巴管去寻找它们的汇合点。向下分离但不要提拉 SLN,避免错误识别 SLN。避免缩小 SLN 的范围。在 SLN 周围脂肪组织的血管中较少发现转移。平行于淋巴管轻轻分离蓝染的 SLN,用无损伤 Allis 钳钳夹 SLN。一旦找到变热和(或)蓝染的淋巴结,可用术者习惯的方式切除,对主要淋巴管进行结扎、钳夹和电凝止血时应小心。如果不结扎淋巴管,可能在分离淋巴结床后导致淋巴性积液(淋巴液积聚)。

计算清扫的淋巴结数目,把 γ 探测器从患者体内取出并将 SLN 置于 γ 探测器尖端。触诊手术分离区并定位可触及到的可疑淋巴结。理论上,如遇上被肿瘤阻断的淋巴结,示踪剂会引流至邻近淋巴结。在清扫全部 SLN 后,记录最终的床旁计数。如果床旁计数高于本底计数的 10%,全面探查术野,寻找遗漏的 SLN。如果扩散区充分重叠,床旁计数应该不低于本底计数的 10%。术中评估 SLN 的方法包括触诊、印片细胞学和冰冻切片检查。彻底止血并逐层缝合切口。

2.单纯乳房切除术

单纯乳房切除术的适应证:已确诊并行乳腺癌保留乳房手术,但最终病理显示切缘阳性的患者,保乳术后局部复发的患者,乳腺原位癌、乳腺癌早期浸润等早期乳腺癌且前哨淋巴结无转移者,乳腺叶状囊肉瘤,乳腺结核病已形成多处窦道且抗结核治疗无效者,乳腺囊性增生病变广泛,有较多沙砾样钙化、活检证实有Ⅱ级不典型增生者。也适用于有乳腺癌根治术指证但因其他原因不能耐受较大手术者和晚期乳腺癌的姑息性切除。预防性对侧乳房单纯切除的适应证如下:有双侧发病的高风险患者(小叶癌,局部晚期,炎性乳腺浸润性癌,多中心病灶且有家族史)且不能进行可靠筛查的患者(行乳房 X 线片或检查有困难者)。

手术要点:对于大多数患者,全身麻醉更为安全。也可单独或联合使用腰麻或硬膜外麻醉或局部阻滞麻醉。单纯乳房切除术的标准切口是一个包括肿瘤和乳头乳晕复合体的梭形切口,适用于任何方位的肿瘤。理论上,如果肿瘤位于 3 点钟方向,可做水平切口(Stewart 切口);如果在 12 点钟,做纵向切口(Hamington 切口)。实际情况下,大多数为水平切口或对角线切口。内侧缘离胸骨边缘 2 cm 或 3 cm,外侧缘应到胸大肌外侧缘或背阔肌边缘。如果考虑即刻重建乳房,则应采用"保留皮肤"的切口。如果要植入假体,可在乳头-乳晕复合体开个小的梭形切口,如果要用组织和皮肤进行组织重建,可在乳头乳晕复合体周围或乳晕上做环状切开。切除乳房需在上至锁骨,下至腹直肌前鞘,内至胸骨旁,外至背阔肌解剖边界内,沿着胸大肌筋膜完整切除乳腺组织及乳头乳晕复合体。皮瓣厚度应为切除所有乳腺实质组织后所留下的薄层皮下脂肪和表面血管,以减少皮瓣坏死风险。皮瓣厚度主要取决于外科医生喜好和技术以及患者体型等因素。然而,如果皮瓣厚度超过 5 mm,就可能明显残留乳腺组织,目前尚无能够可靠评估皮瓣厚度的技术。外科医生通常依据个人喜好选择使用手术刀、剪刀或电刀分离皮瓣。当不需行乳房重建时,手术的目的仅为切除乳房,同时保留足够而不多余的皮肤覆盖胸壁,且利于后期放置假体。在切除乳房时,对于所有的浸润性乳腺癌患者均应切除胸大肌筋膜,而仅在较大肿瘤侵犯肌肉时才需切除部分肌肉组织。

切除乳房时,遇有自胸壁穿出的血管应切断结扎,避免血管断端回缩。彻底止血后,于皮瓣下放置引流管,经腋中线最低位另行戳孔引出并固定,缝合皮下组织和皮肤。对恶性肿瘤皮肤切除范围较大致缝合张力过大者,可行游离皮移植并加压包扎。若需要术中行即刻乳房重建时,则需选择保留皮肤的手术切口。若选择行保留乳头乳晕或保留全部皮肤的乳房切除术,选择的切口包括环乳晕并横向延伸的切口,越过乳晕的内侧或横向延伸切口及乳房下皱襞切口。

对于距离乳头乳晕复合体 1 cm 以内的乳晕后病变、由乳头乳晕复合体延伸出的钙化灶、肿瘤超过 3 cm 或术中乳头乳晕复合体活检阳性的患者不宜选择保留乳头乳晕复合体的乳房切除术。对适合保留乳头乳晕复合体的患者手术时既要保证切缘足够薄又要避免乳头乳晕复合体坏死等问题。

3.改良根治术

乳腺癌改良根治术的适应证:改良根治术的手术范围包括全部乳腺组织,胸大、小肌间的淋巴脂肪组织,腋窝及锁骨下区的淋巴脂肪组织。保留胸大、小肌。适用于临床Ⅰ～Ⅲ期乳腺癌。该手术既可达到根治术的治疗效果,又可以保持患侧上肢良好的功能,减轻术后胸部毁坏程度,得到外科医生的广泛认可和推广,并且存在不同种类的进一步改良。目前主要应用于临床的乳腺癌改良根治术主要包括:乳腺癌改良根治术Ⅰ式(Auchincloss-Madden 法),即手术切除全部乳腺组织,胸大、小肌间的淋巴脂肪组织,腋窝及锁骨下区的淋巴脂肪组织,保留胸大、小肌,主要用于非浸润性癌和Ⅰ期浸润性癌。Ⅱ期临床无明显腋窝肿大淋巴结者也可选用。乳腺癌改良根治术Ⅱ式(Patey 法),即切除胸小肌,而保留胸大肌,淋巴结清扫范围与根治术相当,多应用于腋窝淋巴结转移较多的患者,需进行包括胸肌间 Rotter 淋巴结在内的腋窝淋巴结彻底清扫的进展期乳腺癌患者。

手术要点:按照根治术要点设计切口和分离皮瓣。自内、上方沿胸大肌筋膜深面向外、下方向游离乳房,连同胸大肌筋膜一并分离,切除乳房至胸大肌边缘。解剖胸大肌外侧缘,分离胸大肌边缘并向内侧翻起,分离胸大、小肌,清除胸肌间淋巴结(Rotter 淋巴结)及脂肪组织,注意保护胸肩峰动脉胸肌支和胸前神经外侧支及内侧支。对于腋窝淋巴结转移较广泛的患者可采用 Patey 法切断胸小肌的起止点进行更为彻底的淋巴结清扫。于胸小肌外缘切开喙突筋膜,显露腋静脉及锁骨下静脉,逐一结扎分支,清扫 level Ⅱ区域淋巴结。于胸小肌下方胸壁处向内上方清扫,直至与腋静脉交叉的胸小肌内缘。必要时,将胸小肌向外下牵拉,以清扫 level Ⅲ区域淋巴结。改良根治术Ⅰ式也可清扫胸小肌内侧的 Level Ⅲ区域淋巴结,但因该术式适应证为早期乳腺癌病例,转移至 Level Ⅲ 区域的概率很小,此外行 Level Ⅲ 区域淋巴结清扫后常导致上肢水肿,故不常规清扫 Level Ⅲ 区域淋巴结。

继续清扫 Level Ⅰ 区域淋巴结,注意保护胸长神经、胸背神经及胸背动静脉,选择性保留肋间臂神经。向下分离前锯肌筋膜和腋窝后壁的肩胛下肌、背阔肌表面筋膜,最后将乳房、胸肌间淋巴结、腋窝及锁骨下区域淋巴结整块切除。彻底止血并冲洗伤口,于胸壁及腋窝放置引流管后缝合皮下组织、皮肤并加压包扎。

4.经典根治术

经典的乳腺癌根治术又称 Halsted 根治术,是标准的乳腺癌手术方式,该术式是切除全部乳房及其周围脂肪组织,切除胸大、小肌,清扫腋窝及锁骨下淋巴结和脂肪组织。切除的所有组织均应做到整块切除,以防止术中癌组织播散。作为乳腺癌的基本术式,在任何需要行腋窝淋巴结清扫术的术式中,若想确定进行淋巴结清扫,都需要掌握乳腺癌适应证:目前,乳腺癌根治术主要适用于临床ⅡB~ Ⅲ期乳腺癌伴有胸大肌侵犯、胸大、小肌之间有淋巴结转移且与肌肉粘连者,或腋窝和锁骨下转移淋巴结融合并与静脉粘连或包裹静脉,或淋巴结转移癌侵犯出淋巴结与周围肌肉粘连者。

手术要点:患者取仰卧位,患侧上肢外展 90°,肩胛部垫高,向外侧牵引患肢。根据肿瘤部位及大小选择不同的梭形切口(同单纯乳房切除术),切口边缘需距离肿瘤 3 cm 以上。分离皮瓣时勿过深,以刚露出真皮下脂肪组织为宜。切开皮肤后,可以组织钳提起外侧皮缘,使其成一平面,切开皮肤后距离皮肤约 5 mm 在皮肤与浅筋膜间锐性分离或使用电刀分离皮瓣。

远离切缘 5 cm 以上时皮瓣可逐渐增厚,以保证皮瓣血供。接近终点时保留全层脂肪。注意腋窝处皮瓣不保留脂肪,因腋窝皮肤松弛且与皮下组织连接紧密,可将皮肤绷紧后进行分离,避免剥破皮肤。皮瓣分离的范围为上至锁骨,下至肋弓、腹直肌前鞘,内至胸骨中线,外达背阔肌前缘。分离皮瓣顺序:①横切口,上→下→内侧→外侧、腋窝;②纵切口,外侧、腋窝→内侧。分离完皮瓣后,在腋窝前方分离胸大肌外缘,于锁骨下方、胸大肌和三角肌间沟分开胸大肌至肱骨大结节。在近肱骨胸大肌肌腱处切断胸大肌并向内侧翻起,肱骨处胸大肌断端应妥善结扎。在锁骨下保留 1~2 cm 的胸大肌以保护行走于其中的头静脉和后方的锁骨下静脉。切断结扎胸小肌前方的胸肩峰血管,分离胸小肌,于喙突处切断胸小肌肌健。

将胸小肌翻向内下方,沿血管走行切离胸锁筋膜,显露腋静脉和锁骨下静脉。注意切断结扎腋静脉、锁骨下静脉的分支,清扫锁骨下区和腋窝的全部淋巴脂肪组织,直至显露腋窝后壁的肩胛下肌和背阔肌,期间注意分离保护胸长神经和胸背神经。将胸大、小肌在肋骨和胸骨附着处一一钳夹、切断。同时结扎肋间和内乳血管的穿支血管。将乳房、胸大、小肌、锁骨下及腋窝淋巴脂肪组织整块切除。

术毕以灭菌蒸馏水冲洗术腔,于胸骨旁及腋中线皮瓣底部背阔肌前缘处放置引流管并另行戳孔穿出、固定。缝合皮下组织及皮肤并加压包扎。

5.扩大根治术

乳腺癌扩大根治术的适应证:从整块切除乳腺及局部转移淋巴结的意义上考虑,Halsted 的经典乳腺癌根治术遗漏了同样可以作为乳腺淋巴引流第一站的内乳淋巴结的切除。由此探索开展的乳腺癌扩大根治术正是在根治术的基础上加行胸骨旁(内乳区)淋巴链清扫术。该术式适用于肿瘤位于乳房内侧和中央区的乳腺癌患者,也适合行乳腺癌根治术但可疑有临床或影像学胸骨旁淋巴结转移者。近年来随着放疗技术的进步,可用术后放疗替代内乳淋巴链清扫术。因此,目前已较少应用乳腺癌扩大根治术。但在医疗条件较差,不具备内乳区放疗条件而患者具有乳腺癌扩大根治术指证者仍可考虑采用该术式。

常用的内乳淋巴结清扫术方法有两种。即 1949 年由 Margottini 和 Auchincloss 首先提出的胸膜外清除内乳淋巴结的手术方法(简称为"胸膜外法")和 1952 年由 Urban 等提出的胸膜内清除内乳淋巴结的手术方法(简称为"胸膜内法")。

手术要点:"胸膜外法"扩大根治术的手术要点是在完成乳腺癌根治术后,于胸骨旁横行切开同侧第 1 肋间肌肉组织,显露胸廓内动静脉,胸廓内淋巴链则围绕在该血管周围。分离、结扎、切断胸廓内动静脉;在第 4 肋间切开肋间肌,经第 4 肋间向上分离推开胸横肌及胸膜;在第 4 肋上缘处结扎切断胸廓内动静脉下端;切除第 2 至第 4 肋软骨,在胸膜外将第 1～4 肋间的胸廓内动静脉连同其周围的淋巴及脂肪组织一并切除。"胸膜内法"扩大根治术的手术要点是完成乳腺癌根治术后,同胸膜外法,于胸骨旁分别切断第 1、4 肋间肌、分离、结扎、切断胸廓内动静脉;横向切开第 1 肋间胸膜和第 4 肋间胸横肌及胸膜;先于肋骨和肋软骨交界处切断肋软骨、肋间组织,纵向切开胸膜,再经胸骨旁逐一切断上述组织,使之连同胸廓内淋巴链整块切除;用阔筋膜修补胸膜缺损,根据情况行胸腔引流。

6.乳腺癌腔镜手术

乳腺腔镜手术的发展相对较晚,是在腹腔镜外科发展成熟的基础上探索发展而来。乳腺腔镜手术最早报告应用于乳房整形美容。1992 年 Kompatscher 首先报道用腔镜技术将隆乳术后乳房内挛缩假体取出,成为乳腺腔镜手术的开端。此后腔镜辅助下的义乳植入式隆乳术发展迅速,并发展成为整形美容外科的一个常规手术。此后,腔镜手术广泛应用于乳房整形外科的各个方面,如乳房巨乳缩小术、乳房固定术和乳房重建、男性乳房发育症腺体切除术等。国内医院至今已经开展一系列乳腺腔镜手术,包括乳腺癌腔镜皮下乳腺切除、腔镜腋窝前哨淋巴结活检和淋巴结清扫、腔镜内乳淋巴结活检和清扫、腔镜乳腺癌局部扩大切除、腔镜辅助乳房假体植入、背阔肌瓣和大网膜分离乳房填充成形等。目前,国内多家医院开展各类乳腺腔镜手术。

7.乳腺癌复发、转移的手术治疗

原则上,仅有乳房、胸壁、腋窝或锁骨上等局部或区域复发转移而无远处转移的乳腺癌,如果在术前辅助治疗后能达到局部病变的全部或相对彻底的切除,应争取行局部根治性手术,同时进行综合治疗。对某些有同侧锁骨上转移或内乳区转移的局部晚期的乳腺癌,也适用上述原则,力争完全切除锁骨上和内乳区转移病灶。这样不仅可以改善患者的无病生存期和生存质量,减少其他治疗的费用和不良反应,也可能延长患者总的生存时间。对远处转移病灶的外科处理则存在较多的争议。有人主张,对乳腺癌术后发生的单一的远处转移灶,如果病灶可完全切除,患者全身情况和条件允许,也可以积极进行手术以改善患者的生存。

乳腺癌的手术治疗还包括乳房整形、重建或再造等手术。

(张文涛)

第五章 普外科疾病

第一节 贲门失弛缓症

贲门失弛缓症(achalasia of cardia)是指吞咽时食管体部无蠕动,贲门括约肌弛缓不良的一种疾病。发病机制尚不十分清楚,研究表明,本病可能与迷走神经核病变或大脑皮质功能失调有关,因而是一种食管肌肉神经功能失调性疾病。在病理上,病变累及整个胸内食管而不仅仅局限于贲门部。

本病无种族特异性,发病率约 1/10 万,在所有食管良性疾病中占首位,多见于 20～50 岁青中年。男女比例相近,无家族遗传倾向。

一、临床表现

(1)吞咽困难:无痛性咽下困难是本病最常见最早出现的症状。起病多较缓慢,但亦可较急,初起可轻微,仅在餐后有饱胀感觉而已。多呈间歇性发作,情绪波动、发怒、忧虑、惊骇或进食过冷和辛辣等刺激性食物可诱使其发生。

(2)疼痛部位多在胸骨后及中上腹;也可在胸背部、右侧胸部、右胸骨缘以及左季肋部。疼痛发作有时酷似心绞痛,甚至舌下含硝酸甘油片后可获缓解。

疼痛可能是由于食管平滑肌痉挛或食物滞留性食管炎所致。随着梗阻以上食管的进一步扩张,疼痛反可逐渐减轻。

(3)反流与呕吐:发生率可达 90%,随着咽下困难的加重,食管的进一步扩张,相当量的内容物可潴留在食管内至数小时或数日之久,而在体位改变时反流出来。从食管反流出来的内容物因未进入过胃腔,故无胃内呕吐物的特点,但可混有大量黏液和唾液。在并发食管炎、食管溃疡时,反流物可含有血液。

(4)体重减轻与咽下困难影响食物的摄取有关。随着病程发展,可有体重减轻、营养不良和维生素缺乏等表现。

(5)出血和贫血:患者常可有贫血,偶有由食管炎所致的出血。

(6)其他症状:多因本病的并发症所引起,如肺炎、食管憩室、食管裂孔疝等。

二、辅助检查

1.常规检查

钡餐检查,透视下可见纵隔右上边缘膨出,吞钡后食管无蠕动波出现,食管下端呈对称性漏斗状狭窄,边缘光滑,钡剂通过贲门困难。贲门失弛缓症可分为三型:轻型,食管轻度扩张及少许食物潴留,胃泡存在;中型,食管普遍扩张,有明显食物残渣存留,立位有液平面,胃泡消失;重型,食管的扩张、屈曲、增宽、延长及呈"S"形。

2.其他检查

(1)醋甲胆碱(Mecholyl)试验。正常人皮下注射醋甲胆碱 5～10 mg 后,食管蠕动增加而压力无显著增加。但在本病患者则注射后 1~2 min 起,即可产生食管强力的收缩;食管内压力骤增,从而产生剧烈疼痛和呕吐,X 线征象更加明显(做此试验时应准备阿托品,以备反应剧烈时用)。食管极度扩张者对此药不起反应,以致试验结果为阴性;胃癌累及食管壁肌间神经丛者以及某些弥散性食管痉挛者,此试验也可为阳性。可见,该试验缺乏特异性。

(2)内镜和细胞学检查。对本病的诊断帮助不大,但可用于本病与食管贲门癌等病之间的鉴别诊断,做内镜检查前应将食管内潴留物抽吸掉。

(3)食管内压力测定。测压发现患者食管下括约肌静息压比正常人高出 2~3 倍,由于食管下括约肌不能完全松弛,使食管、胃连接部发生梗阻;食管下段缺乏正常蠕动或蠕动消失,食物不能顺利通过,排空延迟。

三、诊断标准

有吞咽困难、胸骨后疼痛及食物反流等典型症状;X 线检查发现食管下端有逐渐变细的漏斗狭窄区,边缘光滑;排除肿瘤及继发性贲门失弛缓。

四、鉴别诊断

(1)食管癌或贲门癌最需与贲门失弛缓症相鉴别。癌症患者一般年龄较大,钡餐下见局部黏膜呈不规则破坏,狭窄上方食管轻到中度扩张,食管上段蠕动存在;内镜下做病理检查可发现病灶。

(2)食管弥散性痉挛又称非括约肌性食管痉挛,是一种不明原因的原发性食管神经肌肉紊乱疾病,病变常累及食管下 2/3,并引起严重运动障碍。钡餐造影食管下 2/3 呈节段性痉挛收缩,无食管扩张现象。

(3)心绞痛多由劳累诱发,而本病则为吞咽所诱发,并有咽下困难。心电图及动态心电图协助区别。

五、治疗措施

(一)一般治疗

一般治疗包括饮食和药物治疗及精神护理。药物治疗的效果并不理想,仅适用于术前准备及拒绝或不适于做扩张术及外科手术者。抗胆碱能制剂(如阿托品、罂粟碱)、长效亚硝酸盐及镇静剂能降低括约肌张力,减轻疼痛和吞咽困难。钙拮抗剂硝苯地平有良好的效果。

(二)扩张治疗

扩张治疗包括经由食管镜试用探条扩张、水银探条、气囊、静水压、梭形管状扩张等,可获得一定的疗效,但很少能得到真正的痊愈,且扩张治疗需反复进行,并有引起食管破裂的危险,对于高度扩张伸延与弯曲的食管应避免做扩张术。

(三)手术治疗

1.手术适应证

①重症贲门失弛缓症,食管扩张及屈曲明显,扩张器置入困难并有危险;②合并有其他病理改变如膈上憩室、裂孔疝或怀疑癌肿;③曾行扩张治疗失败或穿孔,或导致胃食管反流并发生食管炎者;④症状严重且不能耐受食管扩张者。

2.术前准备

术前准备至关重要,对有营养不良者术前应予纠正,有肺部并发症者予以适当治疗,由于食物潴留和食管炎,术前要置入鼻胃管清洗食管 2～3 d,清洗后注入抗生素溶液,麻醉前重复一次。

3.手术方法

1913 年 Heller 用食管贲门前后壁双侧肌肉纵行切开治疗本病,1923 年 Zaaijer 将 Heller 手术改良为单侧食管贲门前壁肌层纵行切开,使手术更加简便,同时大大减少了食管黏膜损伤的可能性,疗效显著提高,目前该术式已被国内外医生普遍采用,并一致认为是治疗贲门失弛缓症的常规术式。改良 Heller 手术的基本要点:①纵行切开食管肌层,尤其是贲门部的环形肌,切开范围上要达到肥厚的食管肌层水平以上,一般在下肺韧带水平以下;②两侧游离黏膜外肌层达食管周径的 1/2 以上;③贲门下切开要<2 cm,否则会产生反流性食管炎;④强调不要损伤膈食管韧带和食管裂孔。

4.手术并发症

(1)食管黏膜穿孔。是食管肌层切开术后最重要的并发症。术中发现黏膜穿孔需及时缝合修补,术后产生穿孔将会引起脓胸。

(2)反流性食管炎。发生率 20％～50％。内科对症处理可得到缓解。

(3)食管裂孔疝。发生率 5％～10％。因裂孔结构及周围支持组织受损引起。一旦发生如有症状可行裂孔疝修补。

(东　星)

第二节　胃　癌

胃癌的病因比较复杂,研究表明主要与幽门螺杆菌感染、地域及饮食差异、癌前病变与疾病、遗传等有较大相关性。在 20 世纪 80 年代胃癌在全球范围内是最常见的恶性肿瘤,现在也是患病率仅次于肺癌造成肿瘤死亡的主要病因。受持续性地理因素的影响,胃癌的患病率在日本和南美的部分国家患病率较高,在西欧和美国的患病率较低。

一、发病机制

(一)幽门螺杆菌(Hp)感染

幽门螺杆菌感染被认为是胃癌发生和发展的必要条件,国际癌症研究机构(IARC)将幽门螺杆菌归为胃癌的第一类致癌原因。在我国,胃癌高发区成年人 Hp 感染率在 60％以上,比低发区 13％～30％的 Hp 感染率明显要高。

幽门螺杆菌能促使硝酸盐转化成亚硝酸盐及亚硝胺而致癌,引起胃黏膜慢性炎症以及环境致病因素加速黏膜上皮细胞的过度增生,导致畸变致癌。此外,幽门螺杆菌的毒性产物 CagA、VacA 可能具有促癌作用,胃癌患者中抗 CagA 抗体检出率较一般人群明显为高。因此,控制 Hp 感染在胃癌预防和治疗中的作用逐渐引起重视并取得满意效果。

(二)地域差异及饮食方式

胃癌发病有明显的地域性差别,我国胃癌发病率居世界首位,其次是韩国、南美洲各国家以及日本,各地区的差异可达数十倍。在我国的西北与东部沿海地区胃癌发病率明显高于南方地区,长期食用熏烤、盐腌食品的人群中胃远端癌发病率高,与食品中亚硝酸盐、真菌毒素、多环芳烃化合物等致癌物或前致癌物含量高有关。食物中的新鲜蔬菜与水果可有效预防胃癌的发生。

(三)癌前疾病及癌前病变

胃的癌前疾病指的是一些发生胃癌危险性明显增加,如慢性萎缩性胃炎、胃溃疡、胃息肉、胃黏膜巨大皱襞症、残胃等。胃息肉可分为炎性息肉、增生性息肉和腺瘤,前两者恶变可能性很小,胃腺瘤的癌变率为10%～20%,直径超过2 cm时癌变机会加大。

胃的癌前病变指的是容易发生癌变的胃黏膜病理组织学变化,但其本身尚不具备恶性改变,现阶段得到公认的是不典型增生。不典型增生的病理组织学改变主要是细胞的过度增生和丧失了正常的分化,在结构和功能上部分地丧失了与原组织的相似性。

不典型增生分为轻度、中度和重度三级。一般而言,重度不典型增生易发生癌变。不典型增生是癌变过程中必经的一个阶段,这一过程是一个谱带式的连续过程,即“正常-增生-不典型增生-原位癌-浸润癌”。

(四)遗传和基因

遗传与分子生物学研究表明,胃癌患者有血缘关系的亲属其胃癌发病率较对照组高4倍。许多证据表明,胃癌的发生与抑癌基因P53、APC、DCC杂合性丢失和突变有关。分子生物学研究显示,胃癌组织中癌基因c-met、K-ras有明显扩增和过度表达;而胃癌的侵袭性和转移则与CD44v基因的异常表达密切相关。在相关分子机制中,基因的单核苷酸多态性(SNPs)的表达可通过控制炎症细胞因子的产生来调节胃癌的风险。因此,胃癌的癌变是一个多因素、多步骤、多阶段发展过程,涉及癌基因、抑癌基因、凋亡相关基因与转移相关基因等的改变,而基因改变的形式也是多种多样的,如突变、缺失、重排、甲基化等。

(五)其他可能使胃癌发病率及病死率增高的因素

如吸烟、肥胖、过度饮酒等,有资料表明吸烟者的胃癌发病危险大约是不吸烟者的2倍,但确切性仍在进一步研究中。

二、临床表现

胃癌早期并没有十分明确的临床表现。患者经常对早期腹部不适甚至消化不良没有引起足够的重视,往往认为是胃炎症状,实施了6～12个月溃疡对症治疗,易发生误诊。其上腹部疼痛和溃疡病引起的疼痛类似,也和心绞痛相像。但是胃癌的疼痛往往是持续性、无放射的,进食后疼痛并不缓解。随着疾病的发展,患者会出现体重减轻、食欲缺乏、乏力或者恶心。临床症状通常反映了原发肿瘤的部位。近端肿瘤包括胃食管交界区,患者会出现吞咽困难,然而远端肿瘤会出现胃幽门梗阻。

胃壁出现肿瘤侵犯则会出现皮革胃,会出现胃弹性降低,患者容易出现胃部胀满。胃肠道出血较为少见,约有15%的胃癌患者会出现呕血,40%的患者会出现贫血。晚期胃癌肿瘤会侵犯临近的横结肠,从而导致结肠梗阻。早期胃癌多数患者无明显症状,少数患者可出现恶心、呕吐或类上消化道溃疡症状,无明显特异性。进展期胃癌最常见的临床症状主要表现为疼痛与近期体重明显减轻。

典型的体征发生较晚,而且往往提示肿瘤晚期或者出现转移。腹部检查发现较大的腹部包块,以及锁骨上淋巴结肿大、脐周淋巴结肿大、腹腔淋巴结肿大和Krukenberg瘤,可以通过直肠指诊检查发现。随着患者病情的发展,患者可能会出现肝大、黄疸、腹腔积液和肿瘤恶病质的表现。

三、辅助检查

1.X线钡餐检查

数字化X线片胃肠造影技术的应用,使得影像分辨率和清晰度大为提高,目前仍为诊断胃癌的常用方法。常采用气钡双重造影,通过黏膜相和充盈相的观察做出诊断。早期胃癌的主要改变为黏膜相异常,进展期胃癌的形态与胃癌大体分型基本一致。

2.纤维胃镜检查

直接观察胃黏膜病变的部位和范围,并可获取病变组织做病理学检查,是诊断胃癌的最有效方法。

为提高诊断率,对可疑病变组织活检不应少于4~6处,不要局限于一处或取材过少。内镜下刚果红、亚甲蓝活体染色技术,可显著提高小胃癌和微小胃癌的检出率。采用带超声探头的纤维胃镜,对病变区域进行超声探测成像,有助于了解肿瘤浸润深度以及周围脏器和淋巴结有无侵犯和转移。

3.腹部超声

在胃癌诊断中,腹部超声主要用于观察胃的邻近脏器(特别是肝、胰)受浸润及淋巴结转移的情况。

4.螺旋CT与正电子发射成像检查

多排螺旋CT扫描结合三维立体重建和模拟内腔镜技术,是一种新型无创检查手段,有助于胃癌的诊断和术前临床分期。

利用胃癌组织对于[^{18}F]氟-2-脱氧-D-葡萄糖(FDG)的亲和性,采用正电子发射成像技术(PET)可以判断淋巴结与远处转移病灶情况,准确性较高。

5.胃癌的微转移

主要采用连续病理切片、免疫组化、反转录聚合酶链反应(RTPCR)、流式细胞学、细胞遗传学、免疫细胞化学等先进技术。检测淋巴结、骨髓、周围静脉血及腹腔内的微转移灶,阳性率显著高于普通病理检查。

四、诊断与鉴别诊断

大多数胃癌患者经过外科医师初步诊断后,通过X线钡餐或胃镜检查都可获得正确诊断。在少数情况下,胃癌需与胃良性溃疡、胃肉瘤、胃良性肿瘤及慢性胃炎相鉴别。

1.胃良性溃疡

胃良性溃疡与胃癌相比较,胃良性溃疡一般病程较长,曾有典型溃疡疼痛发作史,抗酸剂治疗有效,多不伴有食欲缺乏。除非合并出血、幽门梗阻等严重的并发症,多无明显体征,不会出现近期明显消瘦、贫血、腹部包块甚至左锁骨上窝淋巴结肿大等。更为重要的是X线钡餐和胃镜检查,良性溃疡常小于2.5 cm,圆形或椭圆形龛影,边缘整齐,蠕动波可通过病灶;胃镜下可见黏膜基底平坦,有白色或黄白色苔覆盖,周围黏膜水肿、充血,黏膜皱襞向溃疡集中,而癌性溃疡与此有很大的不同。

2.胃肉瘤

胃原发性恶性淋巴瘤分霍奇金病和非霍奇金淋巴瘤两种类型。后者占绝大多数,以B淋巴细胞为主,无特异性,常被误诊为胃溃疡或胃癌等疾病,误诊率高达 90％以上。胃间质瘤属于胃肠道间质瘤(GIST),源于胃肠道未定向分化的间质细胞,可见于胃的任何部位,但以近侧胃多见。内镜加病理可予以明确提示。

3. 胃良性肿瘤

胃良性肿瘤多无明显临床表现,X 线钡餐为圆形或椭圆形的充盈缺损,而非龛影。胃镜则表现为黏膜下包块。

4. 胃外肿物或脏器压迫

胃外肿物压迫其隆起形态与大小多不恒定,边界不清晰。向胃内充气后可见隆起明显,抽出气体后隆起则缩小或消失。

表面黏膜完整,外观正常,用钳触之无黏膜下滚动感。超声内镜可清晰地显示肿物位于胃壁第 5 层以外。

5. 其他需要相鉴别的相关疾病

如胃憩室等。

五、外科治疗

1. 内镜下黏膜切除(EMR)

早期胃癌是指癌组织局限在黏膜层或黏膜下层,而不论癌肿大小及有否淋巴结转移。目前,无论早期胃癌抑或进展期可切除胃癌,其标准根治术式均为胃大部切除术＋D_2 淋巴结清扫。但其创伤大,存在一定病死率,且部分患者生活质量严重下降。随着内镜技术的发展,发现早期胃癌经内镜下治疗仍能获得高达 96％～99％的 5 年生存率,且能满足人们越来越高的对生活质量的要求。因此,对某些早期胃癌,内镜下治疗会是一个更好的选择。

EMR 适应证由淋巴结转移的风险度、病变部位及大小和可利用的设备及技术决定。对于该适应证的界定一直存在争议。

目前公认的 EMR 绝对适应证是由日本胃癌协会推荐的:①分化型腺癌;②黏膜内癌;③直径≤2 mm;④无溃疡。EMR 应尽量遵循单块切除的原则。因为分块切除难以重现整个病变,造成病理评估困难,不能有效判断是否完全切除、有否脉管浸润而影响后续治疗,增加了胃癌的复发率。Ono 等数据统计显示,分 3 块或 3 块以上切除,其癌肿的完全切除率为单块切除的一半甚至更低,胃癌局部复发率可高达 20％以上。只有符合适应证,才能尽可能地提高单块切除率,降低复发率。

EMR 最常见的术后并发症为出血,已有报道的 EMR 术后出血率为 1.4％～20％,而因为严重出血而需要输血的患者可达 4％～14％。即时出血常发生在位于上 1/3 胃的癌肿切除时。术中应及时处理,如用热活检钳夹闭或电凝烧灼出血的小血管,严重者可用钛夹夹闭小血管。

2. 早期胃癌缩小手术

缩小手术主要是胃切除范围的缩小和淋巴结清扫程度的缩小。按日本胃癌治疗纲要及规约规定,胃切除范围的缩小是指胃局部切除、节段切除及保留幽门胃切除术。后者是淋巴结清扫范围的缩小。

3. 远端胃大部切除术

胃大部切除术是临床最常见的胃癌手术方式,迄今为止它的应用已有百余年的历史了,在临床实践中被广泛使用,并取得了良好的疗效。胃大部切除术后的消化道重建方式有多种,其主要目的是减少并发症,提高患者术后远期整体生活质量。

目前临床常用的远端胃大部切除术后的三种消化道重建方式分别是 Billroth Ⅰ式吻合术、Billroth Ⅱ式吻合术和胃空肠 Roux-en-Y 吻合术。

Billroth Ⅰ式吻合术是在 1881 年由 Billroth 首先应用的,所以由此而得名。其吻合术是在胃大部切除后,将残胃与十二指肠直接吻合。Billroth Ⅱ式吻合术是 Billroth 于 1885 年继 Billroth Ⅰ式胃大部切除术后应用的,简称 Billroth Ⅱ式。即胃大部切除后将残胃与距十二指肠 Treitz 韧带 15～20 cm 处空肠吻合,而将十二指肠残端关闭。胃空肠 Roux-en-Y 吻合术的原则是在距屈氏(Treitz)韧带 10～15 cm 处切断空肠,将远端空肠经结肠前或后与残胃吻合,距此吻合口下 50 cm 左右行近、远端空肠端侧或侧侧吻合。

三种术式的特点为 Billroth Ⅰ式吻合术手术。

(1)操作较简单,吻合后的胃肠道接近于正常解剖生理状态。

(2)能减少或避免胆汁、胰液反流入残胃,从而减少了残胃炎、残胃癌的发生。

(3)胆囊收缩素分泌细胞主要位于十二指肠内。

Billroth Ⅰ式吻合术后食物经过十二指肠,能有效地刺激胆囊收缩素细胞分泌胆囊收缩素,降低了手术后胆囊炎、胆囊结石的发病率。所以该术式术后由于胃肠道功能紊乱而引起的并发症较少,但其缺点是对肿瘤较大的患者,不适合做 Billroth Ⅰ式吻合。

因为要完全切除肿瘤,有损伤胰腺或胆管的危险,如切除不足,吻合口张力大,而且术后易复发。而 Billroth Ⅱ式吻合术的优点是能切除足够大小的胃而不必担心吻合口张力过大问题,术后吻合口溃疡发生率低;缺点是手术操作比较复杂,胃空肠吻合改变了正常解剖生理关系,术后发生各种后遗症较多,胆汁、胰液必经胃空肠吻合口,致碱性反流性胃炎,胃肠功能紊乱的可能性较 Billroth Ⅰ式为多。

相比之下,胃空肠 Roux-en-Y 吻合术的优点是在于能较好地预防胆汁、胰液反流。空肠间吻合夹角越小,其抗反流效果越佳;两个吻合口之间的距离应在 50 cm 左右,过短则抗反流作用不佳。其缺点则是手术操作较烦琐,如不同时切断迷走神经,易引发吻合口溃疡。此外,胃切除术后的后遗症也并未减少,因此只适用于部分患者。

4.经腹根治性近端胃大部切除术

贲门胃底癌发病率近年来有所上升,其治疗仍以手术切除为最佳选择。但采用何种术式,意见尚未统一。临床上既往常采用经胸全胃切除术治疗,认为可以保证手术切除的彻底性,但近年的研究认为全胃切除与其 5 年生存率的提高并不相称,而全胃切除创伤大、术后并发症发生率及病死率较高。

同时该类患者年龄较大,心肺功能均欠佳,经胸全胃切除必将影响其呼吸循环系统,增加术后肺部感染、心力衰竭等并发症发生机会。临床体会经腹根治性近端胃切除术治疗贲门胃底癌,术后并发症发生率低、手术安全性较大、住院时间短,有利于患者的恢复和改善预后。

全胃切除术因失去了整个胃,也就失去了食物储存的作用,限制了进食量,影响了营养物质摄入,尤其全胃切除后内因子缺乏,使患者常伴有中重度贫血及消瘦,术后的综合治疗常受到影响。根治性近端胃切除由于保留了远侧胃,胃的功能得以部分保留,重建的消化道更符合生理要求,患者的全身营养状况获得维持,为综合性治疗奠定了基础。幽门管的保留可防止肠内容物反流入胃而引起的反流性胃炎或食管炎。

胃癌的预后主要取决于病期的早晚及其淋巴结转移情况。胃底癌由于其解剖位置特殊,症状出现时大多已为进展期,且多已有淋巴结转移及肿瘤侵犯周围组织和邻近器官。肿瘤侵犯肌层即可有第5、6组淋巴结转移,随外侵程度加重,邻近淋巴结及向下和远处转移率增加,除大结节融合型淋巴结术中容易确认有转移外,即使有经验的外科医师也难以确认一般型和孤立小结节型淋巴结有否转移,且有部分区域淋巴结尚未转移但已有淋巴管癌细胞侵袭。

因此根治性近端胃切除治疗胃底癌常有淋巴结清除不彻底,导致术后复发和转移,手术治疗后2年生存率较低,低于贲门癌。

手术操作注意事项如下几点。

(1)取上腹部正中切口,切除剑突,有利于术野的良好显露,若需经胸也可方便延长切口。

(2)食管下段要充分游离6~8 cm,在贲门上方切断迷走神经,以保证食管切除的长度。

(3)术中如发现吻合口张力过大,可游离十二指肠并推向中线,减小吻合口张力。

(4)术中胃管应置入十二指肠降部,保证有效的胃肠减压,有利于吻合口愈合,一旦发生吻合口漏可经此管行肠内营养,促进愈合。

5. 经胸腹根治性全胃切除术

该手术技术:气管插管加静脉复合麻醉,右侧卧位约45°,上腹正中切口左侧绕脐下3 cm,D_2淋巴结清扫,幽门下3 cm切断十二指肠,术中探查肿瘤大小、部位、外侵程度,如侵犯腹腔食管或食管切除后断端较高吻合有困难,则左侧第6肋间开胸至左侧腋中线,清扫膈上食管旁淋巴结,主动脉弓下平面切断食管,食管空肠Roux-en-Y吻合,第8肋间放胸管。术中常规放置空肠营养管至肠肠吻合口下10 cm处。

胸腹联合切口优点在于:①术野开阔,能够切除病灶以上足够长度的食管,防止食管残端癌细胞残留;②有利于清扫食管旁膈上淋巴结以及腹腔相关淋巴结,膈肌受侵犯时可以将部分膈肌切除;③易于消化道重建,防止因追求食管残端阴性切除腹段食管过高,造成吻合困难,术后易发生吻合口漏。

6. 全胃切除术

(1)适应证:我国于20世纪50~60年代陆续开展胃癌手术治疗,当时因医疗条件落后切除范围小,术后5年生存率不超过20%。全胃切除术偶有报道。从20世纪70年代开始,各大医院开始用全胃切除术治疗胃癌,但适应证为全胃癌和皮革胃,对胃上部癌多采用近端胃切除术。

近几年来,人们逐渐认识了胃上部癌的特殊性。①胃上部癌不易早期发现,就诊时多为Ⅲ期以上;②胃底贲门癌多属浸润生长型,恶性程度高,生物学行为差。

因此,不少学者主张对胃上部癌行全胃切除术。同时,由于医学科学的迅猛发展,尤其是围术期各种强化监测及营养处理的进步,以及外科技术,尤其是吻合器的应用和改进,已大大降低全胃切除术的手术病死率和并发症发生率,几乎达到近端胃切除的水平,为全胃切除术奠定了安全保障。

此外,近端胃切除后有排空障碍、反流性食管炎及残胃癌等后期并发症。因此,除早期和原位癌外,对胃上部癌多主张全胃切除术。

(2)手术技术:由于吻合器的应用和改进,全胃切除术的高年资外科医师并非难题,但手术技巧是否合理和娴熟则直接关系到患者的术后并发症、术后生活质量及存活时间,这也是东西方之间治疗结果不同的主要原因之一。总结大量文献,很多名家近几年认同的有两个手术技巧方面的问题值得在此强调。

食管裂孔周围切除如下。

胃底贲门癌多侵犯食管裂孔周围组织,将食管裂孔周围组织包括部分膈肌切除,既可防止癌组织残留,又可将食管裂孔上的小淋巴结一并清扫,达到根治目的,延长存活时间。

全胃切除术后尤其是癌肿侵犯食管下端者,由于部分食管应被切除,吻合时食管下拉,术后由于食管的收缩会将空肠储袋上拉,因食管裂孔的阻挡而发生吻合口裂漏,是部分术后吻合口漏的根源。将食管裂孔周围组织切除后空肠储袋可自由升降,避免了吻合口漏的发生。

食管裂孔切除后膈肌还可纵向切开,扩大食管的显露,对侵犯食管 5 cm 以内的病变可避免开胸。

关于食管裂孔切除的方法,则是将食管裂孔周围的膈肌半圆形切除 2 cm。首先要切断三角韧带,将肝左外叶折向右侧,切除裂孔周围膈肌组织,注意一定要缝扎膈肌和膈静脉,电刀切断和结扎不可取,因为随着术后膈肌恢复运动,会发生结扎线脱落而再出血。此外,还要注重淋巴结清扫技巧。全胃切除术的淋巴结清扫要坚持左中右三个重点区,即肝门上下肝十二指肠韧带(右),腹腔动脉干(中)和脾门(左),此三处的清扫重在显露,一般来讲,腹腔动脉干更易显露,清扫较为彻底,左右两侧的清扫则容易忽略。近来的大量研究表明,左右两侧的清扫同样重要。

7.扩大切除术

胃癌扩大切除术包括大器官切除和扩大淋巴结清扫术。对于胃癌已侵及器官者主张将受累的器官、组织连同淋巴结整块切除,包括胃癌合并胰脾联合切除术、胃癌合并胰十二指肠切除术、胃癌合并横结肠系膜和横结肠切除术、胃癌合并部分肝切除术、左上腹脏器联合切除术、将胃及引流淋巴结的大小网膜和横结肠及其系膜、脾、胰体尾切除等,必要时将左肝、左肾、左肾上腺、部分食管及部分膈肌切除。

Appleby 手术为在腹腔动脉根部离断,同时行远侧 2/3 胰、脾、全胃及相应区域淋巴结与原发病灶整块切除。胃癌扩大切除术的淋巴结清扫应包括所有的第二站淋巴结和部分甚至全部的第三站淋巴结。

8.姑息手术

在临床上早期胃癌多无症状或仅有轻微症状。但是当临床症状明显时,病变大多已属晚期。胃癌姑息性手术是指患者肿瘤浸润超过浆膜层并累及周围重要脏器,比如发生肝转移、腹膜转移或广泛的淋巴转移,为了解决胃癌带来的出血、梗阻或者疼痛等问题,于是对原发癌施行胃大部切除术,通过手术切除一部分肿瘤。这种姑息性切除术能有效减少出血、梗阻、疼痛等肿瘤并发症的发生。通过这种胃癌姑息性手术,相对有效地提高了患者的生命长度和质量。

9.腹腔镜胃癌根治术

通常在治疗原则中,该类术式应遵循传统性开腹手术有关肿瘤的根治原则。主要包含对肿瘤及其周围组织整块切除和操作非接触性原则,足够边缘及彻底淋巴清扫等。而合理实施淋巴结清扫为该类术式最为关键的问题。

且必须遵循以下两点。

(1)严格遵照国际上公认的日本胃癌相应规约要求,判断肿瘤部位及分期以选择实施不同程度的清扫范围,以达到彻底实施清扫患者各组淋巴结的目的。

(2)清扫时力求遵守整块切除原则。

该术式依腹腔镜有关技术可分成全腹腔镜根治术、腹腔镜辅助根治术以及手助腹腔镜根治术;依手术方式加腹腔镜可分成根治性近、远端胃大部分切除术以及全胃切除术;依照淋巴结有关清扫范围可分成 D_1、D_1+D_α、D_1+D_β、D_2、D_3 等。手术方式和类型的选择与患者肿瘤的大小、部位以及分期,术者的经验、熟练程度、患者的情况等诸多因素密切相关。

(刘伟鹏)

第三节　胃间质瘤

一、病因

胃间质瘤(GST)是胃肠道间质瘤(GIST)的一种,是消化道最常见的间叶源性肿瘤,在生物学行为和临床表现上可以从良性至恶性,免疫组化检测通常表达 CD117,显示卡哈尔(Cajal)细胞分化,大多数病例具有 c-kit 或 PDGFRA 活化突变。

二、发病机制

1.组织学

目前认为 GST 起源于胃肠道间质干细胞-Cajal 细胞(ICC)或向 Cajal 细胞分化。Cajal 细胞不属于神经细胞却与神经功能密切相关,以西班牙解剖学家 Santiago Ramonv Cajal 的名字命名。该细胞呈网状结构分布于胃肠道的肌层之间,是胃肠道慢波活动(基本电节律)的起搏点,类似于心脏窦房结区的起搏细胞,调节内脏的运动,参与胃肠道的运动性疾病(如巨结肠病变和胃肠道动力障碍)和胃肠道肿瘤的发病机制。该细胞是胃肠道中唯一表达 c-kit 和 CD34 的细胞,而胃肠道间质瘤也同时表达上述表型(c-kit 和 CD34)。组织学上,依据瘤细胞的形态通常将 GST 分为 3 大类:梭形细胞型(70%)、上皮样细胞型(20%)和梭形细胞-上皮样细胞混合型(10%)。

2.病理特点

肿瘤大小不等,通常界限清楚,但一般无包膜,有时可见假包膜。约有 95% 肿瘤呈孤立性肿块,而其中有 10%~40% 的肿块已浸润周围组织。

病变位于黏膜下层、肌壁内或浆膜下层,可伴有黏膜溃疡。切面质地从稍硬到柔软,呈灰白色到红棕色不等;其颜色与有无出血及出血的程度有关。大肿块可伴有出血坏死和囊性变。恶性 GST 常表现为囊性肿块。

三、临床症状与鉴别诊断

(一)临床表现

GST 占消化道恶性肿瘤的 2.2%,年发病率为 20/100 万,主要发病年龄为 40~70 岁,中位年龄 58 岁,男性稍多于女性。多发于胃和小肠,其中发生于胃占 52%~58%,小肠占 25%~35%,结直肠占 25%~11%,食管占 0~5%。GST 的临床表现缺乏特异性。

最多见的症状为不明原因的腹部不适、隐痛或可扪及腹部肿块,其次是由肿瘤引起的消化道出血或仅表现为贫血。其他少见症状有食欲缺乏、体重下降。恶心、腹泻、便秘和肠梗阻等。

十二指肠的 GST 能引起梗阻性黄疸。有的患者以远处转移为首发症状。近 1/3 的患者没有临床症状，多在做常规体格检查、内镜检查、影像学检查，甚至是因其他疾病手术而发现的。

GST 肿瘤一般在消化道内呈腔内生长，肿瘤的直径为 1～40 cm。直径较大的肿瘤临床上可表现为坏死、出血及类似溃疡的症状；直径较小的临床上一般很少有症状，因而容易被认为是良性肿瘤。GST 的复发率极高，通常复发的部位在局部或肝，但周围淋巴结的转移很少见。

(二)辅助检查

钡餐造影胃肠局部黏膜隆起，呈凸向腔内类圆形充盈缺损，胃镜下可见黏膜下肿块，顶部可有中心性溃疡。黏膜活检检出率低，超声内镜可以发现直径<2 cm 胃壁肿瘤。CT、MRI 扫描有助于发现胃肠腔外生长的结节状肿块，以及有无肿瘤转移。组织标本的免疫组化检测显示 CD117 和 CD34 过度表达，有助于病理学最终确诊。GIST 应视为具有恶性潜能的肿瘤，肿瘤危险程度与有无转移、是否浸润周围组织显著相关，肿瘤长径>5 cm 和核分裂数>5/50 高倍视野是判断良恶性的重要指标。肿瘤的大小和核分裂象是关系到肿瘤恶性程度和患者预后、生存的最重要因素；肿瘤直径>5 cm 以及核分裂象>5/50 高倍视野的患者预后差。

(三)诊断与鉴别诊断

GST 的诊断新标准。对于临床上发现的消化道(包括肠系膜、网膜、后腹膜)实体肿瘤，在排除了其他消化道常见肿瘤后，可考虑 GST。一般有以下诊断步骤：①CT 扫描和内镜检查证实为实体性肿瘤；②肿瘤组织具有梭形细胞和上皮样细胞两种基本的"金标准"。主要与胃癌、胃溃疡等相鉴别，如前所述。

四、治疗

手术目标是尽量争取达到 R_0 切除。如果初次手术仅为 R_1 切除，预计再次手术难度低并且风险可以控制，不会造成主要功能脏器损伤的，可以考虑二次手术。在完整切除肿瘤的同时，应避免肿瘤破裂和术中播散。GST 很少发生淋巴结转移。除非有明确淋巴结转移迹象，一般情况下不必常规清扫。肿瘤破溃出血原因之一为较少发生的自发性出血，另外是手术中触摸肿瘤不当造成破溃出血，因此术中探查要细心轻柔。对于术后切缘阳性，目前国内、外学者倾向于采用分子靶向药物治疗。

(一)术中处理

理论上 GIST 均为有恶性潜能的肿瘤，因此，临床一旦确诊应采取积极的治疗措施。

1.操作要点及注意事项

(1)单纯 GST 手术：一般采取局部切除、楔形切除、胃次全切除或全胃切除，切缘 1～2 cm、满足切除要求即可。近端胃切除术适用于 GST 切除缝合后可能造成贲门狭窄者。原则：①多病灶、巨大的 GST 或同时伴发胃癌时，可以采取全胃切除，否则应尽量避免全胃切除术；②单灶性病变，估计需全胃切除者可先行术前药物治疗，联合脏器切除应该在保障手术安全和充分考虑脏器功能的前提下，争取达到 R_0 切除；③胃 GST 很少发生淋巴结转移，一般不推荐常规进行淋巴结清扫。

(2)合并小肠 GIST 手术：对于直径 2～3 cm 的位于小肠的 GIST，如包膜完整、无出血坏死者可适当减少切缘距离。小肠间质瘤相对较小，切除后行小肠端端吻合即可；有时肿瘤与肠系膜血管成为一体，以空肠上段为多见。无法切除者，可药物治疗后再考虑二次手术。10%～15% 的病例出现淋巴结转移，要酌情掌握所属淋巴结清扫范围。小肠 GIST 可有淋巴结转移,宜酌情清扫周围淋巴结。

(3)合并十二指肠和直肠 GIST 手术:十二指肠和直肠 GIST 手术应根据原发肿瘤的大小、部位、肿瘤与周围脏器的粘连程度以及有无瘤体破裂等情况综合考虑。

决定手术方式如下。

十二指肠的 GIST,可行胰十二指肠切除术、局部切除及肠壁修补、十二指肠第 3、4 段及近端部分空肠切除、胃大部切除等。

直肠的 GIST,手术方式一般分为局部切除、直肠前切除和直肠腹会阴联合根治术。

近年来,由于分子靶向药物的使用,腹会阴根治术日益减少,推荐适应证为以下几点:①药物治疗后肿瘤未见缩小;②肿瘤巨大,位于肛门 5 cm 以下,且与直肠壁无法分离;③复发的病例,在经过一线、二线药物治疗后,未见明显改善影响排便功能者。

2.术式选择

手术方式包括:局部切除、楔形切除、胃大部切除、全胃切除、联合脏器切除。

(1)局部切除:对于直径<2 cm 的胃间质瘤可予观察,原则上不应过早进行手术治疗;对于直径≥2 cm 的胃间质瘤,应考虑局部切除。由于绝大多数胃间质瘤位于胃体及胃底部,因此,腹腔镜操作可能比较困难。另外,胃间质瘤来源于胃壁肌层,内镜黏膜剥离术很难完整切除肿瘤。局部切除是局限性胃间质瘤最常用的手术方法,通常手术切缘保留 1 cm 即可,采用电刀或超声刀可以避免出血,污染腹腔。肿瘤切除后,胃壁可直接缝合或用闭合器闭合。

(2)楔形切除:楔形切除是治疗胃间质瘤的常用手术方法。根据胃间质瘤的病理生物学特征,手术时无须行胃周淋巴结清扫,1~3 cm 的手术切缘即可以达到根治性切除的目的。胃间质瘤的解剖位置以胃体和胃底为主,很少位于胃窦或贲门处。对于最常见的胃体大弯侧间质瘤,即使肿瘤直径>10 cm,也可以采取胃壁楔形切除,应避免创伤性较大的胃次全手术导致胃功能障碍。如果肿瘤接近胃窦或胃小弯侧,预计切除肿瘤对残胃影响较大时,可以在保护好腹腔以及保障安全切缘的前提下切开胃壁,沿肿瘤根部用电刀或超声刀将其切除,随后检查胃壁缺损情况。在最大程度保持胃腔通畅的前提下,用 4-0 丝线缝合牵引,用线性切割闭合器闭合胃腔。对于贲门和胃窦幽门附近的胃间质瘤,应该审慎决定手术方式,尽量避免近端或远端胃部分切除。不能一味追求局部或楔形切除,以免缝合重建后造成贲门或幽门口狭窄,甚至梗阻。

(3)近端胃次全切除:手术指征应该严格限定于发生在贲门处的肿瘤,贲门部的肿瘤(尤其是位于贲门口处的肿瘤)无论大小均有可能行近端胃切除。如果在探查过程中不能明确肿瘤与贲门的关系,建议沿肿瘤浆膜面剖开胃壁,明确肿瘤与贲门的关系,理论上如果肿瘤边缘距贲门 2~3 cm 即可以行肿瘤局部或胃楔形切除。近端胃切除术后,患者因贲门被切除,无法控制肠液反流至食管形成反流性食管炎,需在术后长期服用奥美拉唑等药物,且患者的睡眠、饮食均会受到影响。因此,对于体积较小的肿瘤不要轻易行近端胃切除。对于直径≤5 cm 的GIST 尽量行保留贲门的手术。

(4)远端胃次全切除:是治疗胃体巨大间质瘤比较常用的术式。对于发生于远端 1/3 胃及大部分胃体的间质瘤,远端胃次全切除是比较合理的术式。具体术式的选择主要依据胃间质瘤基底部占据胃壁范围。如果胃间质瘤基底部长度超过胃腔半周,采取远端胃次全切除。

全胃切除:虽然也是治疗胃间质瘤的手术方式之一,但较少应用。因胃间质瘤多为外生型,肿瘤虽然巨大,但是其基底部往往比较小,多数情况下可以采取胃楔形切除,实际操作中应该充分评估肿瘤位置。

尽可能避免全胃切除手术,以免造成术后反流等一系列并发症,严重影响患者的生命质量。全胃切除术中应注意防止出血造成术中污染、肿瘤细胞播散可能。采用纱布缝合保护创面,术中操作轻柔,避免过度挤压肿瘤。手术过程力求简单,不必清扫过多淋巴结。全胃切除后一般采取 Roux-en-Y 消化道重建。

(5)联合脏器切除:对于胃体大弯侧巨大间质瘤同时侵犯横结肠者,应该尽量将包括原发灶的肿瘤一并联合切除。胃大弯侧巨大间质瘤易直接侵犯脾及胰尾。为保证 R_0 切除,一般可以选择胃大部或楔形切除联合脾、胰尾切除,尽量保持胰腺完整性。该术式虽为联合脏器手术,由于对胃功能干扰小,因此,对患者的影响较小。术中尽量避免损伤胰腺,原则上应最大程度保留胰腺组织,对胰腺断端止血确切,防止胰液漏。

(二)术后处理

1.并发症处理

(1)缝合口破裂或吻合口漏:是术后经常发生的一种非常严重的并发症,多因组织水肿、营养不良、吻合技术欠缺等。术中消化道黏膜外翻,缝针间距过大或过密,吻合部位组织血供阻断,吻合口张力过大,吻合口成角、扭曲等因素都可导致。因此,操作应确保黏膜内翻,吻合部位无张力,吻合口牢固,重要的是确保吻合部位组织的良好血供。

(2)胃排空障碍:可能与精神心理因素、吻合口水肿炎症、低蛋白血症、胃酸引起输出段肠管痉挛、长期应用抑制胃肠运动药物、大网膜和周围团块粘连以及水电解质紊乱等因素有关。一旦发生残胃排空障碍,应给患者充分的解释,加强全肠外营养支持,持续胃肠减压,残胃的温热高渗盐水冲洗,相应的药物治疗以及适当的户内外活动,避免进行二次手术。

(3)吻合口狭窄:与炎症、水肿等有关。应注意观察患者进食后有无饱胀及呕吐,同时根据呕吐物中是否含有胆汁,判断吻合口是否发生输入空肠襻梗阻或输出空肠襻梗阻,给予相应的持续胃肠减压及支持疗法的处理。轻度狭窄可以施行扩张治疗;严重狭窄者应再次手术,切除狭窄部,重新吻合,同时去除消化液反流的因素。

(4)其他并发症:如出血、反流性食管炎、倾倒综合征等,针对不同病情及症状分别处理,必要时及时开腹探查。

2.术后确诊

(1)GIST 生物学行为和危险程度评估:GIST 的生物学行为是从良性、低度恶性潜能到恶性的连续谱系。

典型的恶性 GIST 在腹腔内扩散形成多发性肿瘤结节,最常见的血行转移部位是肝,而肺和骨转移相对较少。对于这些已有腹腔内扩散和远隔脏器转移的病例,临床病理应直接诊断为恶性 GIST,不必进行生物学行为危险度评估。

对于肿瘤局限且手术能完整切除的 GIST,目前国内外采用危险度来评估其生物学行为。评估危险度的标准包括肿瘤大小、核分裂象、原发肿瘤部位及肿瘤是否发生破裂。

(2)GST 辅助治疗:姑息性切除或切缘阳性可给予甲磺酸伊马替尼以控制术后复发改善预后。随着伊马替尼的问世,手术治疗 GIST 的地位有所弱化,特别是对于不能完整手术切除、复发或转移的 GIST,主张首选伊马替尼治疗,手术只是为了解决 GIST 造成的不可控制的并发症,如穿孔、出血、梗阻。伊马替尼能针对性地抑制 c-kit 活性,治疗进展转移的 GIST 总有效率在 50% 左右,也可以用于术前辅助治疗。有学者在研究中应用甲磺酸伊马替尼使 2 个无法根治性切除的病例转化为可切除的病例,而且在辅助治疗中也发挥了重要的作用,因此认为甲磺酸伊马替尼是 GIST 有效的治疗药物。

用于术前辅助化疗的适应证:①术前估计难达到 R0 切除;②肿瘤体积巨大(大于10 cm),术中易出血、破裂,可能造成医源性播散;③特殊部位的肿瘤(如胃食管结合部、十二指肠、低位直肠等),手术易损害重要脏器的功能;④GIST 瘤虽可以切除,但估计手术风险较大,术后复发率、病死率较高;⑤估计需要进行多脏器联合切除手术。

目前推荐有中、高危复发风险患者作为辅助治疗的适合人群。推荐伊马替尼辅助治疗的剂量为 400 mg/d。治疗时限:对于中危患者,应至少给予伊马替尼辅助治疗 1 年;高危患者,辅助治疗时间为 3 年。

(杨成志)

第四节　胃肠道异物

胃肠道异物主要见于误食、进食不当或经肛门塞入。美国消化内镜学会 2011 年《消化道异物和食物嵌塞处理指南》指出,异物摄入和食物团嵌塞在临床上并非少见,80% 以上的异物可以自行排出,无须治疗。但故意摄入的异物 63%～76% 需要行内镜治疗,12%～16% 需要外科手术取出。经肛途径异物常见于借助器具的经肛门性行为,医源性(纱布、体温计等)遗留、外伤或遭恶意攻击塞入,绝大多数可通过手法取出,少数需外科手术治疗。下面按两种途径分别阐述。

一、经口吞入异物

(一)病因

1. 发病对象

多数异物误食发生在儿童,好发年龄段在 6 个月至 6 岁;成年人误食异物多发生于精神障碍,发育延迟,酒精中毒以及在押人员等,可一次吞入多种异物,也可有多次吞入异物病史;牙齿阙如的老年人易吞入没有咀嚼的大块食物或义齿。

2. 异物种类

报道种类相当多,多为动物骨刺、牙签、果核、别针、鱼钩、食品药品包装、义齿、硬币、纽扣电池等,也有磁铁、刀片、缝针、毒品袋及各种易于拆卸吞食的物品。在押人员吞食的尖锐物品较多,常用纸片、塑料等包裹后再吞下,但仍存在风险。

(二)诊断

1. 临床表现

多数病例并无明显症状。完全清醒、有沟通能力的儿童和成人,一般都能确定吞食的异物,指出不适部位。一些患者并不知道他们吞食了异物,而在数小时、数天甚至数年后出现并发症。幼儿及精神病患者可能对病史陈述不清,如果突然出现呛咳、拒绝进食、呕吐、流涎、哮鸣、血性唾液或呼吸困难等症状时,应考虑到吞食异物的可能。颈部出现肿胀、红斑、触痛或捻发音提示口咽部损伤或上段食管穿孔。腹痛、腹胀、肛门停止排气应考虑肠梗阻。发热、剧烈腹痛、腹膜炎体征提示消化道穿孔可能。在极少数情况下可出现脸色苍白、四肢湿冷，心悸、口渴、焦虑不安或淡漠以至昏迷，可能为异物刺破血管，造成失血性休克。

2.体格检查

对于消化道异物病例，病史、辅助检查远较体格检查重要。多数患者无明显体征。当出现穿孔、梗阻及出血时，相应出现腹膜炎、腹胀或休克等体征。

3.辅助检查

(1)胸腹正侧位 X 线片：可诊断大多数消化道异物及位置，了解有无纵隔和腹腔游离气体，然而鱼刺、木块、塑料、大多数玻璃和细金属不容易被发现。不推荐常规钡餐检查，因有误吸危险，且造影剂裹覆异物和食管黏膜，可能会给内镜检查造成困难。

(2)CT：可提高异物检出的阳性率，且更好地显示异物位置和与周围脏器的关系，但是对透 X 线的异物为阴性。

(3)手持式金属探测仪：可检测多数吞咽的金属异物，对儿童可能是非常有用的筛查工具。

(4)内镜检查：结肠镜和胃镜是消化道异物诊疗的最常用方法，且可以直接取出部分小异物。

需特别指出的是，一些在押人员为逃避关押，常用乳胶避孕套或透明薄膜包裹尖锐金属异物后吞食，或将金属异物贴于后背造成 X 线片假象，应当予以鉴别。

（三）治疗

首先了解通气情况，保持呼吸道通畅。

1.非手术治疗

非手术治疗包括等待或促进异物自行排出和内镜治疗。

(1)处理原则：消化道异物一旦确诊，必须决定是否需要治疗、紧急程度和治疗方法。影响处理方法的因素包括患者年龄，临床状况，异物大小、形状和种类，存留部位，内镜医师技术水平等。内镜介入的时机，取决于发生误吸或穿孔的可能性。锋利物体或纽扣电池停留在食管内，需紧急进行内镜治疗。异物梗阻食管，为防止误吸，也需紧急内镜处理。圆滑无害的小型异物则很少需要紧急处理，大多可经消化道自行排出。任何情况下异物或食团在食管内的停留时间都不能超过 24 h。儿童患者异物存留于食管的时间可能难以确定，因此可发生透壁性糜烂、瘘管形成等并发症。喉咽部和环咽肌水平的尖锐异物，可用直接喉镜取出。而环咽肌水平以下的异物，则应用纤维胃镜。胃镜诊治可以在患者清醒状态下或是在静脉基础麻醉下进行，取决于患者年龄、配合能力、异物类型和数量。

(2)器械：取异物必须准备的器械包括鼠齿钳、鳄嘴钳、息肉圈套器、息肉抓持器、Dormier 篮、取物网、异物保护帽等。有时可先用类似异物在体外进行模拟操作，以设计适当的方案。在取异物时使用外套管可以保护气道，防止异物掉入，取多个异物或食物嵌塞时允许内镜反复通过，取尖锐异物时可保护食管黏膜免受损伤。对于儿童外套管则并不常用。异物保护帽用于取锋利的或尖锐的物体。为确保气道通畅，气管插管是一备选方法。

(3)钝性异物的处理：使用异物钳、鳄嘴钳、圈套器或者取物网，可较容易地取出硬币。光滑的球形物体最好用取物网或取物篮。在食管内不易抓取的物体，可以推入胃中以更易于抓取。有报道在透视引导下使用 Foley 导管取出不透 X 线的钝性物体的方法，但取出异物时 Foley 导管不能控制异物，不能保护气道，亦不能评估食管损伤状况，故价值有限。如果异物进入胃中，大多在 4～6 d 内排出，有些异物可能需要长达 4 周。在等待异物自行排出的过程中,要指导患者日常饮食,可以增服一些富有纤维素的食物(如韭菜),以利异物排出,并注意观察粪便以发现排出的异物。小的钝性异物如果未自行排出,但无症状,可每周进行一次 X 线检查,以跟踪其进程。在成人,直径>2.5 cm 的圆形异物不易通过幽门,如果 3 周后异物仍在胃内,就应进行内镜处理。异物一旦通过胃,停留在某一部位超过 1 周,也应考虑手术治疗。发热、呕吐、腹痛是紧急手术探查的指征。

(4)长形异物的处理:长度超过 6~10 cm 的异物,诸如牙刷、汤勺,很难通过十二指肠。可用长形外套管(>45 cm)通过贲门,用圈套器或取物篮抓住异物拉入外套管中,再将整个装置(包括异物、外套管和内镜)一起拉出。

(5)尖锐异物的处理:因为许多尖锐和尖细异物在 X 线下不易显示,所以,X 线检查阴性的患者必须行内镜检查。停留在食管内的尖锐异物应急诊治疗。环咽肌水平或以上的异物也可用直接喉镜取出。尖锐异物虽然大多数能够顺利通过胃肠道而不发生意外,但其并发症率仍高达 35%。故尖锐异物如果已抵达胃或近端十二指肠,应尽量用内镜取出,否则应每天行 X 线检查确定其位置,并告诉患者在出现腹痛、呕吐、持续体温升高、呕血、黑便时立即就诊。对于连续 3 d 不前行的尖锐异物,应考虑手术治疗。使用内镜取出尖锐异物时,为防黏膜损伤,可使用外套管或在内镜端部装上保护兜。

(6)纽扣电池的处理:对吞入纽扣电池的患者要特别关注,因纽扣电池可能在被消化液破坏外壳后有碱性物质外泄,直接腐蚀消化道黏膜,很快发生坏死和穿孔,导致致命性并发症,故应急诊处理。

通常用内镜取石篮或取物网都能成功。另一种方法是使用气囊,空气囊可通过内镜工作通道,到达异物远端,将气囊充气后向外拉,固定住电池一起取出。操作过程中应使用外套管或气管插管保护气道。

如果电池不能从食管中直接取出,可推入胃中用取物篮取出。若电池在食管以下,除非有胃肠道受损的症状和体征,或反复 X 线检查显示较大的电池(直径>20 mm)停留在胃中超过 48 h,否则没有必要取出。电池一旦通过十二指肠,85% 会在 72 h 内排出。这种情况下每 3~4 d 进行一次 X 线检查是适当的。使用催吐药处理吞入的纽扣电池并无益处,还会使胃中的电池退入食管。胃肠道灌洗可能会加快电池排出,泻药和抑酸剂并未证明对吞入的电池有任何作用。

(7)毒品袋的处理:"人体藏毒"是现代毒品犯罪的常见运送方法,运送人常将毒品包裹在塑料中或乳胶避孕套中吞入。这种毒品包装小袋在 X 线下通常可以看到,CT 检查也可帮助发现。毒品袋破损会致命,用内镜取出时有破裂危险,所以禁用内镜处理。毒品袋在体内若不能向前运动,出现肠梗阻症状,或怀疑毒品袋有破损可能时,应行外科手术取出。

(8)磁铁的处理:吞入磁铁可引起严重的胃肠道损伤和坏死。磁铁之间或与金属物体之间的引力,会压迫肠壁,导致坏死、穿孔、肠梗阻或肠扭转,因此应及时去除所有吞入的磁铁。

(9)硬币的处理:最常见于幼儿吞食。如果硬币进入食管内,可观察 12~24 h,复查 X 线检查,通常可自行排出且无明显症状。若出现流涎、胸痛、喘鸣等症状,应积极处理取出硬币。若吞入大量硬币,还需警惕并发锌中毒。

(10)误食所致直肠肛管异物的处理:多因小骨片、鱼刺、小竹签等混在食物中,随进食时大口吞咽而进入消化道,随粪便进入直肠,到达狭窄的肛管上口时,因位置未与直肠肛管纵轴平行而嵌顿,可刺伤或压迫肠壁过久,导致直肠肛管损伤。小骨片等直肠异物经肛门钳夹取出一般不难,但有时异物大部分刺入肠壁,肛窥直视下不易寻找,需用手指仔细触摸确定部位,取出异物后还需仔细检查防止遗漏。

2.手术治疗

(1)处理原则。需手术治疗的情况包括:①尖锐异物停留在食管内,或已抵达胃或近端十二指肠,内镜无法安全取出者,或已通过近端十二指肠,每天行 X 线检查连续 3 d 不前行;②钝性异物停留胃内 3 周以上,内镜无法取出,或已通过胃,但停留在某一部位超过 1 周;③长形异物很难通过十二指肠,内镜也无法取出;④出现梗阻、穿孔、出血等症状及腹膜炎体征。

(2)手术方式。进入消化道的异物可停留在食管、幽门、回盲瓣等生理性狭窄处,需根据不同部位采取不同手术方式。①开胸异物取出术:尖锐物体停留在食管内,内镜无法取出,或已造成胸段食管穿孔,甚至气管割伤,形成气管-食管瘘,继发纵隔气肿、脓肿、肺脓肿等,均应行开胸探查术,酌情可采用食管镜下取出异物加一期食管修补术、食管壁切开取出异物或加空肠造瘘术。②胃前壁切开异物取出术:适用于胃内尖锐异物,或钝性异物停留胃内 3 周以上,内镜无法取出者,术中全层切开胃体前壁,取出异物后再间断全层缝合胃壁切口,并做浆肌层缝合加固。③幽门切开异物取出术:适用于近端十二指肠内尖锐异物,或钝性异物停留近端十二指肠 1 周以上,或长形异物无法通过十二指肠,内镜无法取出者,沿胃纵轴全层切开幽门,使用卵圆钳探及近端十二指肠内的异物并钳夹取出,过程中注意避免损伤肠壁,不可强行拉出,取出异物后沿垂直胃纵轴方向横行全层缝合幽门切口,并做浆肌层缝合加固,行幽门成形术。④小肠切开异物取出术:适用于尖锐异物位于小肠内,连续 3 d 不前行,或钝性异物停留小肠内 1 周以上时,术中于异物所在部位沿小肠纵轴全层切开小肠壁,取出异物后,垂直小肠纵轴全层缝合切口,并做浆肌层缝合加固。⑤结肠异物取出术:适用于尖锐异物位于结肠内连续 3 d 不前行,或钝性异物停留结肠内 1 周以上,肠镜无法取出者,绝大多数结肠钝性异物可推动,对于降结肠、乙状结肠的钝性异物多可开腹后顺肠管由肛门推出,对于升结肠、横结肠的钝性异物可挤压回小肠,再行小肠切开异物取出术;对于结肠内尖锐异物,可在其所处部位切开肠壁取出,根据肠道准备情况决定是否一期缝合,也可将缝合处外置,若未愈合则打开成为结肠造瘘,留待以后行还瘘手术,若顺利愈合则可避免结肠造瘘,3 个月后再将外置肠管还纳腹腔。⑥特殊情况:对于梗阻、穿孔、出血等并发症,如梗阻严重术中可行肠减压术、肠造瘘术等;穿孔至腹腔者,需行肠修补术(小肠)或肠造瘘术(结肠)并彻底清洗腹腔,放置引流;肠坏死较多者需切除坏死肠段,酌情一期吻合(小肠)或肠造瘘(结肠);尖锐异物刺破血管者予相应止血处理。

二、经肛门置入异物

(一)病因

1.发病对象

经肛门置入异物多由非正常性行为引起,患者多见为30~50 岁男性。偶有外伤造成异物插入,体内藏毒,或因排便困难用条状物抠挖过深难以取出等,极少数为医疗操作遗留。

2.异物种类

经肛门置入异物多为条状物和瓶状物,种类繁多,曾见于临床的有按摩棒、假阳具、黄瓜、衣架、茄子、苹果、雪茄、灯泡、圣诞饰品、啤酒瓶、扫帚、钢笔、木条等,也有因外伤插入的钢条,极少数情况为医源性纱布、体温计等。

（二）诊断

1.临床表现

异物部分或全部进入直肠,造成肛门疼痛,腹胀,直肠黏膜和肛门括约肌损伤者有疼痛及出血,若导致穿孔可出现剧烈腹痛、会阴坠胀、发热等症状,合并膀胱损伤者有血尿、腹痛、排尿困难等症状。一部分自行取出异物的患者,仍有可能出现出血和穿孔,此类患者往往羞于讲述病因,可能为医生诊断带来困难。

较轻的异物性肛管直肠损伤,由于就诊时间晚,多数发生局部感染症状。

2.体格检查

由于患者多羞于就医,就医前多自行反复试图取出异物,就医后也可能隐瞒部分病史,因此体格检查尤为重要。腹部体检有腹膜炎体征者,应怀疑穿孔和腹腔脏器损伤,肛门指诊为必须项目,可触及异物,探知直肠和括约肌损伤情况。

3.辅助检查

体格检查怀疑穿孔可能时,血常规检查白细胞计数和中性粒细胞比值升高有助于帮助判断。放射学检查尤为重要,腹部立卧位 X 线片可显示异物形状、位置,CT 有助于判断是否穿孔及发现其他脏器损伤。

（三）治疗

1.处理原则

（1）对直肠异物病例首先需明确是否发生直肠穿孔,向腹腔穿孔将造成急性腹膜炎,腹膜返折以下穿孔将引起直肠周围间隙严重感染。腹部 X 线片可显示异物位置和游离气体,可帮助诊断穿孔。若患者出现低血压,心动过速,严重腹痛或会阴部红肿疼痛、发热,体查发现腹膜炎体征,腹部 X 线片存在游离气体,可诊断为直肠穿孔。应立即抗休克和抗生素治疗,尽快完善术前准备,放置尿管,急诊手术。若病情稳定,生命体征正常,但不能排除穿孔,可行 CT 检查以协助诊断。此类穿孔通常发生于腹膜返折以下,CT 可发现直肠系膜含气、积液,周围脂肪模糊。当异物被取出或进入乙状结肠,行肛门镜或肠镜检查可明确乙状结肠直肠损伤或异物位置。

（2）对于没有穿孔和腹膜炎,生命体征稳定的患者,大多数异物可在急诊室或手术室内取出。近肛门处异物可直接或在骶麻下取出。对远离肛门进入直肠上段或乙状结肠的异物不可使用泻剂和灌肠,这可能造成直肠损伤,甚至可能将异物推至更近端的结肠,可尝试在肛门镜或肠镜下取出,否则只能手术取出异物。

（3）取出异物后,应再次检查直肠,以排除缺血坏死或肠壁穿孔。

（4）应当指出的是,直肠异物患者中同性恋者较多,为 HIV 感染高危人群,在处理直肠异物尤其是尖锐异物时,医务人员应注意自身防护。

2.经肛异物取出

多采用截石位,有利于暴露肛门,而且便于下压腹部,以助取出异物。

使直肠和肛门括约肌放松是经肛异物取出的关键,可以用腰麻、骶麻或静脉麻醉,配合充分扩肛,以利于暴露和观察。如果异物容易被手指触到,可在扩肛后使用 Kocher 钳或卵环钳夹持住异物,将其拉至肛缘取出。之后需用乙状结肠镜或肠镜检查远端结肠和直肠有无损伤。直肠异物种类很多,需根据具体情况设计不同方式取出。

（1）钝器:如前所述,在患者充分镇静、扩肛、异物靠近肛管的情况下,使用器械钳夹或手指可较为容易地取出异物。在操作过程中可要求患者协助作用力排便动作,使异物下降靠近肛管,以便取出。

(2)光滑物体:光滑物体如酒瓶、水果等不易抓取,水果等破碎后无伤害的物体可以破碎后取出,但酒瓶、灯泡等破裂后可造成损伤的物体应小心避免其破碎。光滑异物与直肠黏膜紧密贴合,将异物向下拉扯时可形成真空吸力妨碍取出,此时可尝试放置 Foley 尿管在异物与直肠壁之间,扩张尿管球囊,使空气进入,去除真空状态,取出异物。

(3)尖锐物体:尖锐物体的取出比较困难,而且存在黏膜撕裂、出血、穿孔等风险,需要外科医生在直视或内镜下仔细、耐心操作。异物取出后应再次检查直肠以排除损伤。

3.肠镜下异物取出

肠镜下异物取出适用于上段直肠或中下段乙状结肠,肠镜可提供清晰的画面、可观察到细小的直肠黏膜损伤。有报道使用肠镜可顺利取出 45% 的乙状结肠异物和 76% 的直肠异物,而避免了外科手术。常用方法是用息肉圈套套住异物取出。使用肠镜还可起到去除真空状态的作用,适用于光滑异物的取出。成功取出异物后应在肠镜下再次评估结直肠损伤情况。

4.手术治疗

经肛门或内镜多次努力仍无法取出异物时需手术取出。有穿孔、腹膜炎等情况也是明确的手术适应证。在开腹或腹腔镜手术中,可尝试将异物向远端推动,以尝试经肛门取出。不能成功则须开腹切开结肠取出异物,之后可根据结肠清洁程度一期缝合,或将缝合处外置。若异物已导致结直肠穿孔,则按结直肠损伤处理。还应注意勿遗漏多个异物或已破碎断裂的异物部分。

(四)并发症及术后处理

直肠异物最危险的并发症是直肠或乙状结肠穿孔,接诊医生应做三方面的判断:①患者全身情况;②是否存在穿孔,穿孔部位位于腹腔还是腹膜返折以下;③腹腔穿刺是否存在粪样液体。治疗的原则是粪便转流,清创,冲洗远端和引流。

若发现直肠黏膜撕裂,最重要的是确认有否肠壁全层裂伤,若排除后,较小的撕裂出血一般为自限性,无需特殊处理,而撕裂较大时需在麻醉下缝合止血,或用肾上腺素生理盐水纱布填塞。术后 3 d 内应调整饮食或经肠外营养支持,尽量减少大便。

开腹取异物术后易发切口感染,对切口的处理可采用甲硝唑冲洗、切口内引流,或采用全层减张缝合关腹,并预防性使用抗生素。

若因肛门括约肌损伤或断裂导致不同程度大便失禁,需进行结肠造瘘术、括约肌修补或成形术和造瘘还纳术的多阶段治疗。

(李国栋)

第五节　胃憩室

胃憩室可分类为真性和假性两类。对外科医生而言,在手术时区分这两类是非常明显的,但 X 线检查却会引起诊断困难。

假性胃憩室通常是由于良性溃疡造成深度穿透或局限性穿孔。其他因素包括坏死性肿瘤和粘连向外牵张等。这些胃憩室的壁可能不包含任何可辨认的胃壁。

真性的胃憩室较假性少见。可能会有多发性的，通常憩室壁由胃壁的所有层次组成。病因不确定，可能是先天性的。在所有的胃肠憩室病例报告中，真性胃憩室约占 3%。

一、发生率

有文献报道 412 例真性胃憩室，其中的 165 例是 380 000 例常规钡餐检查中发现，发生率为 0.04%。

然而在 Meerhof 系列报道中，在 7 500 例常规 X 线钡餐检查中，发现 30 例憩室，发生率为 0.4%。尽管两组发生率相差 10 倍，但不可能代表胃憩室发生率的真正差异，可能与小的病灶易被疏漏及检查者经验等因素有关。

二、病理

胃憩室以发生在右侧贲门的后壁为多见。在 Meorof 的报道中，80% 的患者是属于近贲门的胃憩室，其余的多为近幽门的胃憩室。Palmer 报道所收集的 342 例胃憩室中，259 例在胃远端的后壁（73%），31 例在胃窦，29 例在胃体，15 例在幽门，8 例在胃底。

胃憩室大小差异很大，通常为直径 1～6 cm，呈囊状或管状。胃腔和憩室间孔大的可容纳 2 个指尖，最小的只能用极细的探针探及。多数孔径为 2～4 cm。开口的大小与并发症有关，宽颈开口憩室内容物不滞留，并发症发生率较低；腔颈较小者，食物残渣易滞留和细菌过度繁殖，可能引发炎症。另外，憩室开口小者钡剂难以进入憩室腔内，X 线钡餐检查不易发现。

三、临床表现与并发症

憩室可能发生在任何年龄，但最常发生在 20～60 岁的成年人。Palmer 组，成年人占 80%。儿童通常是真性憩室，且易发生并发症。大部分胃憩室是无症状的，有时在一些患者中，充满食物残渣的胃大憩室会引起上腹部胀感及不适，但在缺乏特殊的并发症者，手术切除憩室后很少能减缓症状。

胃憩室并发症罕见。由于内容物滞留和细菌过度繁殖可导致急性憩室炎，严重时会发生穿孔。炎症致局部憩室壁黏膜和血管糜烂，可引起出血和便血。穿孔伴出血则导致血腹。有个案报告成年人胃憩室造成幽门梗阻。罕见的是，憩室内出现恶性肿瘤、异物和胃石。

四、诊断

除发生并发症外，大部分胃憩室无任何症状，故多系在上消化道疾病检查时偶然发现的。在没有其他病理情况时发现憩室较困难。

憩室在上部胃肠道钡餐检查中表现为胃腔的突出物，周围平整圆滑，对照剂有时聚集在囊袋底部，当患者站立时，囊内上部有空气。发生于胃前壁或胃后壁的憩室很容易被忽视，除非使用气钡双重对比造影技术，并取患者头低位或站立位进行检查。小憩室可被误认为穿透性胃溃疡，反之亦然。两者的区分取决于病变的部位，由于近贲门溃疡是少见的。其他可运用钡餐进行鉴别诊断的疾病包括：贲门癌、贲门裂隙疝、食管末端憩室和皮革样胃。

患者口服对照造影剂 CT 扫描通常能显示憩室。若不给予对照剂，或憩室没有对照物填充，CT 结果会与肾上腺肿瘤相似，内镜对鉴别诊断最有价值。

五、治疗

仅显示有憩室存在并非手术切除的指征。经常出现模糊的消化不良症状，而无其他异常或憩室的并发症，则手术治疗不会减轻患者的症状。

手术仅适应于有并发症时，如发生憩室炎或出血，或合并其他病灶出现者。当诊断不能确定，剖腹探查是最后手段。

六、手术方法

手术由憩室部位和有无合并病灶而定。

若憩室近贲门，游离胃左侧大网膜，以显露近胃食管孔的后方，小心分离粘连、胃壁和胰腺，显露分离憩室，需要时可牵引憩室以利显露，切除憩室，残端双层缝合。

若剖腹探查不易发现憩室时，可钳闭胃窦，经鼻胃管注入盐水充盈胃，可能易于发现。

胃小弯和大弯侧憩室做"V"形切除，缝合裂口。幽门窦的憩室可施行部分胃切除术治疗，若合并胃部病灶时尤其适合。

（李国栋）

第六节　急性胃扭转

胃因各种原因而发生沿其纵轴或横轴的过度转位称为胃扭转，但先天性内脏反位除外。胃扭转可发生于任何年龄，但以 40～60 岁多见。胃扭转在临床并不常见，有急性和慢性之分，慢性较急性常见。急性胃扭转与解剖异常有密切关系，发展迅速，不易诊断，常导致治疗延误，以往报道病死率可高达 30%～50%，但随现代诊疗技术的进步，病死率已降至 1%～6%。

一、病因

急性胃扭转多数存在解剖学因素，在不同诱因激发下致病。胃的正常位置主要依靠食管下端和幽门固定，其他部位由肝胃韧带、胃结肠韧带、胃脾韧带以及十二指肠制约，故不能作180°的转动。若韧带松弛或阙如，在某些诱因下即可发生部分或全部胃扭转。暴饮暴食、急性胃扩张、胃下垂等都是胃扭转的诱发因素。

较大的食管裂孔疝、膈疝、膈肌膨出、周边脏器如肝脏或胆囊的炎性粘连等，都可使胃的解剖位置变化或韧带松弛，而发生继发性胃扭转。

二、临床分型

根据扭转方式不同，可分为以下 3 型。

（一）纵轴型或器官轴型

胃沿贲门与幽门的连线（纵轴）发生旋转，胃大弯向上向右翻转，致小弯向下，大弯向上。胃可自前方或后方发生旋转，有时横结肠亦随大弯向上移位。

（二）横轴型或系膜轴型

横轴型或系膜轴型即胃沿小弯中点至大弯的连线（横轴）发生旋转。幽门向上向左旋转，胃窦转至胃体之前,或胃底向下向右旋转,胃体转至胃窦之前。胃前后壁对折而形成两个腔。

(三)混合型

混合型扭转兼有上述两型不同程度的扭转,约占10%。3种类型中以横轴型扭转常见,纵轴型次之,混合型少见。

三、临床表现

急性胃扭转起病突然,有突发的上腹部疼痛,程度剧烈,并放射至背部或左胸肋部。常伴频繁呕吐,量不多,不含胆汁。如为胃近端梗阻则为干呕。胃管常难以插入。体检见上腹膨胀而下腹柔软平坦。急性胃扭转造成较完全的贲门梗阻时,上腹局限性膨胀疼痛、反复干呕和胃管不能插入三联征被认为是诊断依据。如扭转程度较轻,则临床表现很不典型。

四、辅助检查

(一)实验室检查

血常规可见白细胞、中性粒细胞升高,出现并发症如上消化道大出血时,则见急性血红蛋白下降。亦可出现低钠、低钾血症等。

(二)影像学检查

1. X线检查

立位胸腹部平片可见左上腹有宽大液平的胃泡影,胃角向右上腹或向后固定,不随体位改变,左侧膈肌抬高或有膈疝表现,犹如胃泡位于下胸腔。

2.上消化道钡剂检查

在胃扭转早期可见十二指肠无钡剂充盈,典型表现为钡剂不能通过贲门。若经胃管减压成功,缓解急症状态后再行钡剂造影检查,纵轴型扭转可见胃上下颠倒,胃大弯位于胃小弯之上,胃底液平面不与胃体相连,胃体变形,幽门向下,胃黏膜皱襞可呈扭曲走行;横轴型扭转可见胃食管连接处位于膈下的异常低位,而远端胃位于头侧,胃体、胃窦重叠,贲门和幽门可在同一水平,食管下端梗阻,呈尖削阴影。

(三)内镜检查

急性胃扭转时行胃镜检查具有难度,可发现镜头插入受阻,胃内解剖关系失常,包括胃大弯侧纵行皱壁在上方,而胃小弯在下方,胃前后位置颠倒,胃形态改变或消失,无法看见幽门等。在有些患者可发现食管炎、胃肿瘤或胃溃疡。经内镜充气或旋转镜身等操作后部分胃扭转可复位,成为胃扭转良好的非手术治疗选择。

五、治疗

急性胃扭转少见于临床,且其临床表现与其他急腹症有混淆之处,容易发生误诊。发生急性胃扭转时应先试行放置胃管,若能抽出部分液体气体,可以缓解急性症状,为进一步检查和治疗创造条件。胃镜已成为诊断和治疗本病的主要手段。

胃镜复位方法:胃镜通过贲门后先注气扩张胃体腔,然后循腔进镜,以确定胃扭转的类型、部位、方向程度,依胃扭转的类型采取不同方法复位。若胃腔潴留液过多,应首先吸出再注气循腔进镜,根据扭转方向逆时针或顺时针旋转镜身并向前推进,若能看见幽门,继续注气即可复位,有时需要旋转数次方能复位。

若侧卧位胃镜不易进入胃腔,让患者变换为仰卧可能容易将胃镜置入。复位后可给患者腹部加压,进流质饮食 3 d。急性胃扭转若胃管减压和内镜诊疗未成功,即应急诊手术治疗。胃扭转可能导致胃壁缺血坏死,但少见。多数情况下术前诊断难以明确,而是以急腹症诊断剖腹探查,在术中明确诊断。若胃扩张明显,应先抽除积气积液后再探查。若发现导致胃扭转的病因,如膈疝、胃肿瘤和溃疡、粘连带、周围韧带松弛等,应针对病因进行手术治疗,如膈疝修补和胃固定术等。若需行胃切除术或较复杂的手术,必须评估者整体情况,在可耐受的情况下进行。否则应遵循损伤控制原则(DC),以最简单迅速的方式结束手术,病情好转后再行后期治疗。围术期需纠正水、电解质紊乱,给予液体和营养支持,术后应持续胃肠减压数天。

(李国栋)

第七节　急性胃扩张

急性胃扩张是指短期内由于大量气体和液体积聚,胃和十二指肠上段高度扩张而致的一种综合征。通常为某些内外科疾病或麻醉手术的严重并发症,临床并不常见。

一、病因与发病机制

器质性疾病和功能性因素均可导致急性胃扩张,常见者归纳为四类。

(一)快食过量或饮食不当

尤其是狂饮暴食,是引起急性胃扩张的最常见病因。短时间内大量进食使胃突然过度充盈,胃壁肌肉受到过度牵拉而发生反射性麻痹,食物积聚于胃内,胃持续扩大。

(二)麻醉和手术

尤其是腹盆腔手术及迷走神经切断术,均可直接刺激躯体或内脏神经,引起胃自主神经功能失调,胃壁反射性抑制,胃平滑肌弛缓,进而形成扩张。麻醉时气管插管,术后给氧和胃管鼻饲,亦可使大量气体进入胃内,形成扩张。

(三)疾病状态

胃扭转、嵌顿性食管裂孔疝、各种原因所致的十二指肠淤滞、十二指肠肿瘤、异物等均可引起胃潴留和急性胃扩张。幽门附近的病变,如脊柱畸形、环状胰腺、胰腺癌等偶可压迫胃的输出道引起急性胃扩张。

躯体上石膏套后 1～2 d 发生急性胃扩张,即"石膏管型综合征",可能是脊柱伸展过度,十二指肠受肠系膜上动脉压迫的结果。情绪紧张、精神抑郁、营养不良均可引起自主神经紊乱,使胃的张力减低和排空延迟,在有诱发因素时发生急性胃扩张。糖尿病神经血管病变,使用抗胆碱能药物,水、电解质平衡紊乱,严重感染均可影响胃的张力和排空,导致急性胃扩张。

(四)创伤应激

尤其是上腹部挫伤或严重复合伤,可引起胃的急性扩张。其发生与腹腔神经丛受强烈刺激有关。

发生急性胃扩张时,由于胃黏膜的表面积剧增,胃壁受压,血液循环受阻,加之食物发酵刺激胃黏膜发生炎症,使胃黏膜有大量液体渗出。同时,胃窦扩张和胃内容物刺激使胃窦分泌胃泌素增多,刺激胃液分泌。小肠受扩张胃的推移而使肠系膜受到牵拉,一方面影响腹腔神经丛而加重胃的麻痹,另一方面使十二指肠水平部受肠系膜上动脉压迫,空肠上部亦受到牵拉而出现梗阻。幽门松弛等因素使十二指肠液反流增多。胃扩张后与食管角度发生改变,使胃内容物难以经食管排出。这些因素互为因果,形成恶性循环,终使胃急性进行性扩大,形成急性胃扩张。如病情继续发展,胃壁血液循环状况将进一步恶化,胃、十二指肠腔可出现血性渗出,最终发生胃壁坏死穿孔。

二、临床表现

(一)症状和体征

患者常于术后开始进流质饮食后 2～3 d 发病。初期仅进食后持续上腹饱胀和隐痛,可有阵发性加剧,少有剧烈腹痛。随后出现频繁呕吐,初为小口,以后量逐渐增加,呕吐物为混浊棕绿色或咖啡色液体,无类臭味。呕吐为溢出性,不费力,吐后腹痛腹胀不缓解。腹部呈不对称性膨隆(以上腹为重),可见无蠕动的胃轮廓,局部有压痛,并可查见振水音。也可呈全腹膨隆。脐右侧偏上可出现局限性包块,外观隆起,触之光滑而有弹性,轻压痛,此为极度扩张的胃窦,称"巨胃窦征",是急性胃扩张的特有体征。腹软,可有位置不定的轻压痛,肠鸣音减弱。随病情进展患者全身情况进行性恶化,严重者可出现脱水、酸中毒或碱中毒,并表现为烦躁不安、呼吸急促、手足抽搐、血压下降和休克。晚期可突然出现剧烈腹痛和腹膜炎体征,提示胃穿孔。救治不及时将导致死亡。

(二)辅助检查

1.实验室检查

常规血液、尿液实验室检查可发现血液浓缩,低钾、低钠、低氯血症和碱中毒,脱水严重致肾衰竭者,可出现血肌酐、尿素氮升高。白细胞多不升高。呕吐物隐血试验为强阳性。

2.X 线检查

立位腹部平片可见左上腹巨大液平面和充满腹腔的特大胃影,左膈肌抬高。

3.B 超检查

胃肠道气体含量较多,一般不适合 B 超检查,但对于一些暴饮暴食导致的急性胃扩张,B 超是一项直接、简便的检查,可见胃内大量食物残留及无回声暗区。

4.CT

CT 可见极度扩大的胃腔及大量胃内容物,胃壁变薄。

三、诊断和鉴别诊断

根据病史、体征,结合实验室检查和影像学检查,诊断一般不难。手术患者进食后初期或过分饱食后,如出现多次溢出性呕吐,并发现上腹部膨隆、振水音,即应怀疑为急性胃扩张。置入胃管后如吸出大量混浊棕绿色或咖啡色液体,诊断即可成立,不应等到大量呕吐和虚脱症状出现后,才考虑本病可能。在严重创伤和感染的危重患者,如出现以上征象也应想到本病可能。

鉴别诊断主要包括幽门梗阻,肠梗阻和肠麻痹,胃瘫。幽门梗阻有胃窦及幽门部的器质性病变,如肿瘤、溃疡瘢痕狭窄等,可表现为上腹饱胀和呕吐,呕吐物为酸臭宿食,胃扩张程度及全身症状较轻。肠梗阻和肠麻痹主要累及小肠,腹胀以腹中部明显,胃内不会有大量积液积气,立位 X 线腹平片可见多个阶梯状液平。弥散性腹膜炎导致的肠麻痹具有腹膜炎体征。但需注意急性胃扩张穿孔导致弥散性腹膜炎的情况。胃瘫在外科主要发生在腹部大手术后,由胃动力缺乏所致,表现为恢复饮食后的上腹饱胀和呕吐,呕吐多在餐后 $4 \sim 6$ h,呕吐物为食物或宿食,不含血液,腹胀较急性胃扩张轻,消化道稀钡造影可显示胃蠕动波消失,胃潴留,但多没有严重的胃腔扩张。

四、治疗

急性胃扩张若早期诊断和治疗,预后良好。及至已发生休克或胃坏死穿孔时,手术病死率高,早年文献记载可达 75%。暴饮暴食导致的急性胃扩张病死率仍高,可达 20%,早期诊断和治疗是降低病死率的关键。

(一)对于手术后急性胃扩张的措施

1.留置鼻胃管

吸出胃内全部积液,用温等渗盐水洗胃,禁食,并持续胃管减压,至吸出液为正常性质为止,然后开始少量流质饮食,如无潴留,可逐渐增加。

2.调整体位

目的是解除十二指肠水平部的受压,应避免长时间仰卧位,如病情许可,可采用俯卧位,或将身体下部略垫高。

3.液体和营养支持

根据实验室检查经静脉液体治疗调整水、电解质和酸碱平衡。恢复流质饮食前进行全肠外营养支持,恢复进食后逐渐减少营养支持剂量。给予充分液体支持维持尿量正常。

(二)对于暴饮暴食所致的急性胃扩张的措施

胃内常有大量食物和黏稠液体,不易用一般胃管吸出,需要使用较粗胃管并反复洗胃才能清除,但应注意避免一次用水量过大或用力过猛而造成胃穿孔。若洗胃无效则需考虑手术治疗,切开胃壁清除内容物后缝合,术后应继续留置胃管减压,并予经静脉液体和营养支持,逐渐恢复流质饮食。

(三)并发症的治疗

对于已出现腹膜炎或疑有胃壁部分坏死的患者,应积极准备后尽早手术治疗。手术方法以简单有效为原则,如胃切开减压、穿孔修补、胃壁部分切除术等。术后应继续留置胃管减压,并予经静脉液体和营养支持,逐渐恢复流质饮食。

(李国栋)

第八节　短肠综合征

短肠综合征是指因各种原因行广泛小肠切除、手术造成小肠短路或误将胃与回肠吻合后,小肠消化吸收面积不足,无法维持生理需要,而导致进行性营养不良、水电解质紊乱,继而出现器官功能衰退、代谢障碍、免疫功能下降的临床综合征。

一、病因

导致短肠综合征的原因有很多,成人短肠综合征多见于因小肠扭转或肠系膜血管栓塞或血栓形成,导致大部小肠坏死,被迫行大部分小肠切除后;也见于因 Crohn 病、放射性肠损伤、反复肠梗阻、肠外瘘而多次切除小肠,致剩余肠道过短;或因严重外伤致大面积小肠毁损或肠系膜上血管损伤,而被迫切除大量小肠;胃肠手术中误将胃与回肠吻合,或高位与低位小肠间短路术后亦造成短肠综合征。儿童短肠综合征多为先天性因素引起,如肠闭锁、坏死性小肠结肠炎等导致小肠长度不足或切除大量肠襻,无法维持足够营养吸收。

二、病理生理

短肠综合征的严重程度取决于切除肠管的范围及部位,是否保留回盲瓣,残留肠管及其他消化器官(如胰和肝)的功能状态,剩余小肠的代偿适应能力等。通常认为满足正常成人所需的小肠长度最低限度,在没有回盲瓣时为 1 m,而有回盲瓣时为至少 75 cm。大量小肠吸收面积的丢失将导致进行性营养不良、水电解质紊乱、代谢障碍等。另外,大量肠道激素(如 CCK、促胰液素、肠抑胃素等)的丢失,将导致肠道动力、转运能力等发生改变,幽门部胃泌素细胞增生(40%～50%的短肠综合征患者有盐酸分泌亢进)。

回肠是吸收结合型胆盐及内因子结合性维生素 B_{12} 的部位,切除或短路后造成的代谢紊乱明显重于空肠。因胆盐吸收减少,未吸收的胆盐进入结肠将导致胆盐性腹泻,胆盐肠-肝循环减少将导致严重的胆盐代谢紊乱,因肝代偿合成胆盐的能力有限,将造成严重脂肪泻。切除较短回肠(<50 cm)时,患者通常能够吸收足够的内因子结合性维生素 B_{12},而当切除回肠>50 cm 时,将导致明显的吸收障碍,引起巨幼红细胞贫血及外周神经炎,并最终导致亚急性脊髓退行性改变。

短肠综合征时剩余小肠会发生代偿性改变,食物刺激及胃肠激素的改变使小肠绒毛变长、肥大,肠腺陷凹加深,黏膜细胞 DNA 量增加,肠管增粗、延长,黏膜皱襞变多。随黏膜的高度增生,酶和代谢也发生相应变化,钠-钾泵依赖的三磷酸腺苷、水解酶、肠激酶、DNA 酶、嘧啶合成酶活性均增加,而细胞二糖酶活性降低,增生黏膜内经磷酸戊糖途径的葡萄糖代谢增加。研究显示广泛肠切除后残余肠道可逐渐改善对脂肪、内因子和糖类(特别是葡萄糖)的吸收。

三、临床表现

主要表现为早期的腹泻和后期的严重营养障碍。短肠综合征的症状一般可分为失代偿期、代偿期、代偿后期 3 个阶段。

失代偿期(急性期)为第 1 阶段,是指发生短肠状况后早期,残留的肠道仅能少量吸收三大营养素和水、电解质,患者可出现不同程度的腹泻,与保留肠管的长度相关,多数患者并不十分严重,少数患者每天腹泻量可高达 2 L,重者可达 5～10 L,因此出现脱水、血容量不足、电解质紊乱及酸碱平衡失调。因胃泌素增多,胃酸分泌亢进,不仅使腹泻加重,消化功能进一步恶化,还可出现吻合口溃疡,甚至导致上消化道出血。数天后腹泻次数逐渐减少,生命体征逐渐稳定,胃肠动力恢复。这一阶段多需 2 个月。

代偿期(适应期)为第 2 阶段,经治疗后机体内稳态得以稳定,腹泻次数减少,小肠功能亦开始代偿,吸收功能有所增强,肠液丧失逐渐减少,肠黏膜出现增生。代偿期时间长短随残留小肠长度,有无回盲部和肠代偿能力而定,最长可达 2 年,一般在 6 个月左右。

代偿后期(维持期)为第 3 阶段,肠功能经代偿后具有一定的消化吸收能力,此时营养支持的方式与量已定型,需要长期维持,并预防并发症。

短肠综合征患者若无合理的营养支持治疗,会逐渐出现营养不良,包括体重减轻、疲乏,肌萎缩、低蛋白血症、皮肤角化过度、肌肉痉挛、凝血功能差及骨痛等。由于胆盐吸收障碍,胆汁中胆盐浓度下降,加上肠激素分泌减少,使胆囊收缩变弱,易发生胆囊结石。钙、镁缺乏可使神经、肌肉兴奋性增强,发生手足抽搐,长期缺钙还可引起骨质疏松。

由于草酸盐在肠道吸收增加,尿中草酸盐过多而易形成泌尿系结石。长期营养不良可最终导致多器官功能衰竭。

四、治疗

根据病因及不同病程阶段采取相应治疗措施。因手术误行吻合造成的短肠状态需急诊再次手术改正吻合。肠切除术后短肠综合征急性期以肠外营养支持,维持水电解质和酸碱平衡为主,适应期以肠外营养与逐步增加肠内营养相结合,维持期使患者逐步过渡到肠内营养为主。

因短肠综合征早期治疗需大量补液,后期需长期肠外营养支持,应选择中心静脉补液。可采用隧道式锁骨下静脉穿刺置管、皮下埋藏植入注射盒的中心静脉置管或经外周静脉穿刺中心静脉置管(PICC)。据部分学者经验,隧道式锁骨下静脉穿刺置管的并发症发生率(尤其是感染率),明显小于另外两种置管,护理亦较方便,一般可保持 2~3 年不需换管。

(一)急性期治疗

应仔细记录 24 h 出入量,监测生命体征,定时复查血电解质、清蛋白、血糖、动脉血气分析,监测体重。术后 24~48 h 补充的液体应以生理盐水、葡萄糖溶液为主,亦可给予一定量氨基酸及水溶性维生素。原则上氮源的供给应从小量开始,逐步增加氨基酸输入量,使负氮平衡状态逐步得到纠正。每天补充 6~8 L 液体,电解质补充量随监测结果酌情调整。此期因肠道不能适应吸收面积骤然减少,患者可出现严重腹泻,大量体液丧失,高胃酸分泌,营养状况迅速恶化,易出现水电解质紊乱、感染和血糖波动。此阶段应以肠外营养支持为主,进食甚至饮水均可加重腹泻。由于多数短肠综合征者需接受长期肠外营养支持,不合理肠外营养配方或反复中心静脉导管感染可在短时间内诱发肝功能损害,使肠外营养无法实施。因此在制订肠外营养配方时应避免过度使用高糖,因过量葡萄糖会转化为脂肪沉积在肝脏,长期会损害肝功能;选择具有护肝作用的氨基酸;脂肪乳剂使用量不宜过大,一般不超过总热量的 30%~40%,并采用中、长链脂肪乳;还应补充电解质、复合脂溶性维生素及水溶性维生素、微量元素等;所需热量和蛋白质要根据患者的实际情况进行个体化计算,热量主要由葡萄糖及脂肪提供。

由于长期肠外营养不仅费用昂贵,易出现并发症,而且不利于残留肠道的代偿。因此如有可能即使在急性期也应尽早过渡到肠内营养和口服进食。研究表明,肠内营养实施得越早,越能促进肠功能代偿。但短肠综合征患者能否从肠外营养过渡到肠内营养主要取决于残留肠管的长度和代偿程度,过早进食只会加重腹泻、脱水和电解质紊乱,因此从肠外营养过渡到肠内营养时应十分谨慎。开始肠内营养时先以单纯的盐溶液或糖溶液尝试,逐步增量,随肠代偿的过程,逐步过渡到高蛋白、低脂、适量糖类的少渣饮食,少食多餐,也可选用专用于短肠综合征患者的短肽型肠内营养制剂。

（二）肠康复治疗

急性期后期应进行肠康复治疗,即联合应用生长激素(重组人生长激素)、谷氨酰胺与膳食纤维。生长激素能促进肠黏膜细胞增生,谷氨酰胺是肠黏膜细胞等生长迅速细胞的主要能量物质,而膳食纤维经肠内细菌酵解后,能产生乙酸、丙酸和丁酸等短链脂肪酸,丁酸不仅可提供能量,还能促进肠黏膜细胞生长。使用方法为重组人生长激素皮下注射[0.05 mg/(kg・d)],谷氨酰胺静脉滴注[0.6 g/(kg・d)],口服含膳食纤维素丰富的食物或营养液,持续 3 周或更长。

（三）防治感染

当患者持续发热,应及时行各项检查以排查感染原因并早期治疗。针对肠源性感染的可能性,无细菌培养和药敏试验结果时,经验性用药应选择覆盖厌氧菌和需氧菌的抗生素。

（四）控制腹泻

禁食及肠外营养可抑制胃肠道蠕动和分泌,延缓胃肠道排空,从而减轻腹泻。可酌情应用肠动力抑制药,如口服洛哌丁胺、阿片酊或黄连素等。腹泻严重难以控制者,应用生长抑素或奥曲肽可明显抑制胃肠道分泌,减轻腹泻。生长抑素首次剂量 300 μg 静脉注射,以后每小时 300 μg 静脉滴注;或奥曲肽首次剂量 50 μg 静脉注射,以后每小时 25 μg 静脉滴注,连用 3～5 d,腹泻次数明显减少后停用。

（五）抑制胃酸过多

术后胃酸分泌过多可应用质子泵抑制剂,目前抑酸效果最强的种类为埃索美拉唑,40 mg 静脉注射,每日 1 次。

（六）手术治疗

一些探索用手术治疗短肠综合征的方法,如肠管倒置术等,并未形成治疗常规,效果仍待定论。

小肠移植目前已成为治疗短肠综合征的理想方式。随着外科技术和免疫抑制方案的进步,经过几十余年发展,目前小肠移植在美国已被纳入联邦医疗保险范畴,在一些先进的移植中心,1 年和 5 年生存率可高达 91％和 75％。

（李国栋）

第九节　急性肠梗阻

急性肠梗阻是指肠内容物运行由于某些原因发生阻塞,继而引起的全身一系列病理生理反应和临床症状。

一、分类

(1)机械性肠梗阻:临床最多见,由于机械性原因使肠内容物不能通过。多见于肠道肿瘤,肠管受压,肠腔狭窄和粘连引起的肠管成角、纠结成团等。肠道粪石梗阻主要见于老年人。

(2)动力性肠梗阻分为麻痹性肠梗阻和痉挛性肠梗阻,肠道本身无器质性病变,前者由于肠道失去蠕动功能,以致肠内容物不能运行,如低钾血症时;后者则由于肠壁平滑肌过度收缩,造成急性肠管闭塞而发生梗阻,见于急性肠炎和慢性铅中毒等,较为少见。

(3)血运性肠梗阻:肠系膜血管栓塞或血栓形成,引起肠道血液循环障碍,肠管失去蠕动能力,肠内容物停止运行。

二、病因

主要原因依次为肠粘连、疝嵌顿、肠道肿瘤、肠套叠、肠道蛔虫症、肠扭转等。据大宗资料报告,肠粘连引起的肠梗阻占70%～80%。

三、病理生理

急性肠梗阻病因繁多,但肠腔阻塞后的病理生理变化主要概括为以下方面。

(一)肠腔积液积气

正常情况下,人体消化道内的少量气体,随肠蠕动向下推进,部分由肠道吸收,其余最后经肛门排出。

消化道气体约70%来自经口吞入的空气,约30%来自肠腔内细菌的分解发酵。这些气体在肠梗阻时不能被吸收和排除,再加上肠道细菌大量繁殖和发酵作用,肠腔胀气会越来越重。肠梗阻时肠道和其他消化腺分泌的大量消化液正常吸收循环途径被阻断,梗阻近端肠腔内大量积液,病程晚期还有肠壁病变引起的渗出,再加上呕吐丢失,将造成严重的水、电解质平衡紊乱,循环血量不足和休克。严重膨胀扩张的小肠还引起腹腔压力增高,膈肌抬高,影响下腔静脉回流,加重心动过速和呼吸急促。

(二)细菌易位与毒素吸收

急性肠梗阻时肠道细菌迅速繁殖,产生大量有毒物质,并经损伤的肠黏膜屏障和通透性增高的末梢血管进入血液循环,肠腔内细菌也发生易位,进入血液、淋巴循环和腹腔,引起全身中毒反应和感染。

(三)肠壁血运障碍

急性完全性肠梗阻的近端肠管扩张逐渐加重,肠壁逐渐变薄,张力增高,进而引起肠壁血运障碍,即绞窄性肠梗阻,肠黏膜可发生溃疡和坏死,肠壁出现出血点和淤斑,肠腔和腹腔内均有血性液体渗出。随着时间延长,过度扩张的肠壁会因缺血而坏死,继而肠管破裂,引起急性腹膜炎。

以上病理生理改变持续进展将最终导致MODS和死亡。

四、临床表现

急性肠梗阻的症状与梗阻部位和时间有明显关系,位置愈高则呕吐愈明显,容易出现水、电解质平衡紊乱;位置愈低则腹胀愈明显,容易出现中毒和感染;病情随时间逐渐加重。急性肠梗阻的共同症状包括腹痛、腹胀、呕吐和停止排气排便。

(一)腹痛

无血运障碍的单纯性肠梗阻为阵发性腹痛。肠管内容物下行受阻,其近端肠管会加强蠕动,因此出现阵发性绞痛,逐渐加剧。其特点是发作时呈波浪式由轻至重,可自行缓解,有间歇,部位不定。腹痛发作时在有些患者的腹壁可见肠型,听诊可闻及高调肠鸣音。腹痛发作频率随蠕动频率变化,早期较频繁,数分钟至数秒钟一次,至病程晚期肠管严重扩张或绞窄时则转为持续性胀痛。绞窄性肠梗阻腹痛多为持续性钝痛或胀痛,伴阵发性加剧,引起腹膜炎后腹痛最明显处多为绞窄肠管所在部位。麻痹性肠梗阻腹痛较轻,为持续性全腹胀痛,甚至没有明显腹痛,而主要表现为明显腹胀。

腹痛随病情发展而变化,阵发性绞痛转为持续性腹痛伴阵发性加剧提示病情加重,肠梗阻可能由不全性转为完全性,单纯性转为绞窄性。

(二)呕吐

急性肠梗阻时多数患者有呕吐症状,呕吐程度和呕吐物性质与梗阻部位及程度有关。高位小肠梗阻呕吐发生早而频繁,早期为反射性,吐出胃内食物和酸性胃液,随后为碱性胆汁。低位小肠梗阻呕吐发生晚,可吐出粪臭味肠内容物。结肠梗阻少有呕吐。呕吐和腹痛常呈相关性,病程早期呕吐后腹痛可暂时缓解。如呕吐物为棕褐色或血性时应考虑已发生绞窄性肠梗阻。麻痹性肠梗阻的呕吐为溢出性,量较少。

(三)腹胀

腹胀症状与梗阻部位有明显关系,高位梗阻因呕吐频繁,胃肠道积气积液较少,腹胀不明显。低位梗阻时腹胀明显。

(四)停止排气、排便

不完全性肠梗阻时肛门还可排出少量粪便和气体,完全性肠梗阻则完全停止排气排便。在高位完全性肠梗阻病例,梗阻以下肠道内的积气、积便在病程早期仍可排出,故有排气排便并不说明梗阻不存在。绞窄性肠梗阻时,可出现黏液血便。

(五)全身症状

急性肠梗阻早期全身情况变化不大,晚期则出现发热、脱水、水电解质酸碱平衡紊乱、休克,并发肠坏死穿孔时则出现腹膜炎体征。

(六)体征

腹部膨隆与梗阻部位有关,低位梗阻较明显,可为全腹均匀膨隆或不对称膨隆,随病程进展加重,在腹壁薄的患者可见肠型。腹部叩诊鼓音。未发生肠绞窄或穿孔时,腹肌软,但因肠道胀气膨隆导致腹壁张力升高,可干扰对腹肌紧张的判断。压痛定位不明确,可为广泛轻压痛。发生肠绞窄或穿孔后,压痛明显,定位在绞窄肠管部位或遍及全腹,并有反跳痛和肌紧张。在病程早期听诊可闻及高调金属声响样肠鸣音,至病程晚期近端肠道严重扩张,发生肠绞窄、穿孔,或在麻痹性肠梗阻肠鸣音消失。应注意在年老体弱患者,即使已发生肠绞窄或穿孔,腹部体征也可能表现不明确。

对肠梗阻患者的体检应注意腹股沟区,特别在肥胖患者,其嵌顿疝可能被掩埋于厚层脂肪中而被忽略。肛门指诊应作为常规检查,可发现直肠肿瘤、手术吻合口狭窄或盆腔肿瘤等。多数肠梗阻患者直肠空虚,若直肠内聚集多量质硬粪块,则梗阻可能为粪块堵塞引起,多见于老年人,勿轻易手术探查。

五、辅助检查

(一)立位腹部 X 线片

立位腹部 X 线片是诊断是否存在肠梗阻最常用亦最有效的检查,急性肠梗阻表现为肠道内多发液气平面,小肠梗阻表现为阶梯状液平面;若见鱼肋征,即扩大的肠管内密集排列线条状或弧线状皱襞影,则为空肠梗阻征象;结肠梗阻表现为扩大的结肠腔和宽大的液气平面,而小肠扩张程度较轻。无法直立的患者可拍侧卧位片,平卧位片可以体现肠腔大量积气,但无法体现液气平面。

（二）超声检查

简便快捷，可在床边进行。肠梗阻时超声可见梗阻近端肠管扩张伴肠腔内积液，而远端肠管空瘪。小肠梗阻近端肠道内径常大于 3 cm，结肠梗阻近端内径常大于 5 cm。根据扩张肠管的分布可大致判断梗阻部位，小肠高位梗阻时上腹部和左侧腹可见扩张的空肠回声，呈"琴键征"；小肠低位梗阻时扩张肠管充满全腹腔，右下腹及盆腔内扩张肠管壁较光滑（回肠）；结肠梗阻时形成袋状扩张，位于腹周。严重结肠梗阻时肠管明显扩张，小肠与结肠的形态难以区分，但回盲瓣常可显示。机械性肠梗阻时近端肠管蠕动增强，扩张肠管无回声区内的强回声斑点呈往返或旋涡状流动；而麻痹性肠梗阻时肠壁蠕动减弱或消失，肠管广泛扩张积气；绞窄性肠梗阻时肠管粘连坏死呈团块状，肠壁无血流信号。超声诊断肠梗阻的敏感性可达 89%～96%，而且对引起梗阻的病因，如肿瘤、嵌顿疝等也可提供重要线索。

（三）CT

平卧位 CT 横切面影像可显示肠管扩张和肠腔内多发气液平面。机械性肠梗阻有扩张肠管和塌陷肠管交界的"移行带征"；麻痹性肠梗阻常表现为小肠、结肠均有扩张和积气积液，而常以积气为主，无明显"移行带征"；血运障碍性肠梗阻除梗死或栓塞血管供血的相应肠管扩张、肠壁水肿增厚外，梗阻肠管对应血管可见高密度血栓，或增强扫描见血管内充盈缺损。CT 还有助于发现引起肠梗阻的病因，如肿瘤、腹腔脓肿、腹膜炎、胰腺炎等。

（四）实验室检查

常规实验室检查常见水、电解质酸碱平衡紊乱，低钾、低钠血症常见，血白细胞升高，中性粒细胞比值升高等。

六、诊断

依据症状体征和影像学检查，急性肠梗阻的诊断不难确立。完整的急性肠梗阻诊断应包括以下要点。

（一）梗阻为完全性或不完全性

不完全性肠梗阻具有腹痛腹胀、呕吐等症状，但病情发展较慢，可有少量排气、排便，立位腹平片见肠道少量积气，可有少数短小液气平面。完全性肠梗阻病情发展快而重，早期可能有少量排气排便，但随病情进展，排气排便完全停止，立位腹平片见肠道扩张明显，可见多个宽大液气平面。

（二）梗阻部位高低

高位小肠梗阻，呕吐出现早而频繁，水、电解质与酸碱平衡紊乱严重，腹胀不明显，立位腹平片见液气面主要位于左上腹。低位小肠梗阻呕吐出现晚，一次呕吐量大，常有粪臭味，腹胀明显，腹痛较重，立位腹平片见宽大液气平面，主要位于右下腹或遍布全腹。

（三）梗阻性质

是机械性还是动力性肠梗阻，性质不同，处理方法也不同。机械性肠梗阻常伴有阵发性绞痛，可见肠型和蠕动波，肠鸣音高亢。而麻痹性肠梗阻则呈持续性腹胀，腹部膨隆均匀对称，无阵发性绞痛，肠鸣音减弱或消失，多有原发病因存在。痉挛性肠梗阻的特点是阵发性腹痛开始快，缓解也快，肠鸣音多不亢进，腹胀也不明显。机械性肠梗阻的立位腹平片见充气扩张肠管仅限于梗阻以上肠道，麻痹性肠梗阻则可见从胃、小肠至结肠普遍胀气，痉挛性肠梗阻时胀气多不明显。

(四)梗阻为单纯性还是绞窄性

绞窄性肠梗阻预后严重,须立即手术治疗,而单纯性肠梗阻可先保守治疗。出现下列临床表现者应考虑有绞窄性肠梗阻存在:①腹痛剧烈,在阵发性疼痛间歇仍有持续性疼痛;②出现难以纠正的休克;③腹膜刺激征明显,体温、脉搏、血白细胞逐渐升高;④呕吐物或肠道排泄物中有血性液体,或腹腔穿刺抽出血性液体;⑤腹胀不对称,可触及压痛的肠襻,并有反跳痛。在临床实际中肠绞窄的表现可能并不典型,若延误手术可危及生命,外科医师应提高警惕,急性肠梗阻经积极保守治疗效果不明显,腹痛不减轻,即应考虑手术探查。

(五)梗阻病因

详细询问病史,结合临床资料全面分析。婴幼儿急性肠梗阻多见于肠套叠和腹股沟疝嵌顿,青壮年多见于腹外疝嵌顿,老年人常见于消化道和腹腔原发或转移肿瘤。有腹部损伤或手术史则粘连性肠梗阻可能性大,房颤、风湿性心瓣膜病等可引起肠系膜血管血栓,饱食后运动出现的急性肠梗阻多考虑肠扭转引起。

七、治疗

(一)非手术治疗

非手术治疗为患者入院后的紧急处置措施,可能使部分病例病情得到缓解,为进一步检查和择期手术创造条件,也作为急诊手术探查前的准备措施。

1.禁食和胃肠减压

禁止一切饮食,放置鼻胃管(长度 $55\sim65$ cm)并持续负压吸引。降低胃肠道积气积液和张力有利于改善肠壁血液循环,减轻腹胀和全身中毒症状,改善呼吸循环。

2.补充血容量和纠正水电解质、酸碱平衡失调

患者入院后立即建立静脉通道,给予充分的液体支持。对已有休克征象者可先快速输注5%葡萄糖盐水或林格氏液 1 000 mL。高位小肠梗阻常有脱水,低钾、低钠、低氯血症和代谢性碱中毒,其中以低钾血症最为突出,可进一步导致肠麻痹,加重梗阻病情。尿量大于 40 mL/h 可静脉滴注补钾。

低钾、低钠纠正后代谢性碱中毒多能随之纠正。低位小肠梗阻多表现为脱水、低钠、低钾和代谢性酸中毒,其中以低钠更为突出。轻度低钠血症一般补充 5%葡萄糖盐水 1 000 mL 后多可纠正,重度低钠患者则需根据实验室检查结果在补液中加入相应量的 10%氯化钠溶液。对急性肠梗阻患者的补液量应包括已累计丢失量、正常需要量和继续丢失量,其中丢失量还包括因组织水肿而移至组织间隙的循环液体量。应记录尿量,间断复查实验室指标,对重症患者还应监测中心静脉压(CVP),以酌情调整补液量和成分。对绞窄性肠梗阻患者可适当输血浆、清蛋白或其他胶体液,以维持循环胶体渗透压,有利于维持循环血量稳定,减轻组织水肿。

3.应用抗生素防治感染

急性肠梗阻时由于肠内容物淤滞,肠道细菌大量繁殖,肠壁屏障功能受损容易发生细菌易位,出现绞窄性肠梗阻时感染将更加严重。故应用广谱抗生素为必要措施。

4.营养支持

禁食时间超过 48 h 应给予全肠外营养支持,经外周静脉输注最好不超过 7 d,而经深静脉导管可长期输注,但应注意防治导管感染等并发症。

5.抑制消化道分泌

应用生长抑素可有效抑制消化液分泌,减少肠道积液,降低梗阻肠段压力。

6.其他

输注血浆或清蛋白同时应用利尿剂,有助于减轻肠壁水肿。

(二)手术治疗

经非手术治疗无效,病情进展者,已出现绞窄性肠梗阻或预计将出现肠绞窄的患者应行急诊手术治疗。

需根据梗阻病因、性质、部位及全身情况综合评估,选择术式。手术原则是在最短时间内用最简单有效的方法解除梗阻。若伴有休克,待休克纠正后手术较为安全。若估计肠管已坏死而休克短时间内难以纠正者,应在积极抗休克同时进行手术探查。

手术切口应考虑有利于暴露梗阻部位,多采用经腹正中线切口或经右腹直肌探查切口。应尽量在估计无粘连处进入腹腔,探查粘连区,锐性加钝性分离粘连,显露梗阻部位。已坏死的肠段、肿瘤、结核和狭窄部位应行肠段切除。若肠道高度膨胀影响手术操作,可先行肠腔减压,在肠壁开小口吸取肠内容物及气体,过程中尽量避免腹腔污染。

对肠道生机的判断是决定是否切除及切除范围的依据,主要从肠壁色泽、弹性、蠕动、血供、边缘动脉搏动等方面进行判断。遇判断有难度时,可用温热生理盐水湿敷肠襻,或以 $0.5\%\sim1\%$ 的普鲁卡因 $10\sim30$ mL 在相应系膜根部注射,以缓解血管痉挛,并将此段肠管放回腹腔,$15\sim20$ min 后再观察。若肠壁颜色转为正常,弹性和蠕动恢复,肠系膜边缘动脉搏动可见,则不必切除;若无好转则应切除。多数小肠部分切除后吻合较为安全。若绞窄肠段过长,患者情况危重,或切除范围涉及结肠,应在切除坏死肠段后做近远端肠造瘘,待病情稳定后二期行肠吻合术。

八、术后处理

手术后对患者应密切监护,老年、体弱及重症患者应进入 ICU 治疗。常见术后并发症包括以下三方面。

(一)腹腔和切口感染

肠管坏死已存在较严重的腹腔感染,肠管切开减压和肠段切除易污染腹腔和切口,故术后发生感染的风险较高。术中应尽量避免肠内容物污染,关腹前应用生理盐水、聚维酮碘溶液或甲硝唑充分清洗腹腔,留置有效的腹盆腔引流,切口建议采用全层减张缝合,以消除无效腔,即使有感染渗出也可向外或向腹腔排出,避免因感染而敞开切口。

(二)腹胀和肠麻痹

术后应继续监测和补充电解质,进行肠外营养支持,继续鼻胃管减压。可用少量生理盐水灌肠,促进肠蠕动,减少肠粘连。若广泛肠粘连在手术中未能完全分离,或机械性肠梗阻存在多个病因,而手术只解决了某个病因,应警惕术后再次出现机械性肠梗阻,必要时需再次手术。

(三)肠漏和吻合口漏

肠漏和吻合口漏是粘连性肠梗阻术后的常见并发症。急性肠梗阻时肠壁水肿变脆,分离粘连时容易损伤,且在术中容易忽略,而在术后出现肠内容物外漏,引起急性腹膜炎。急性肠梗阻手术切除梗阻部位,行肠吻合时,近端肠管扩张变粗,而远端肠管较细,大口对小口吻合有一定难度,加之肠壁的炎性水肿和腹膜炎,容易造成术后吻合口漏。术后肠漏和吻合口漏的预后取决于其部位、流量、类型等，轻者经通畅引流，加强支持治疗后可以愈合，重者需及时再次手术治疗。

（李国栋）

第十节　肠套叠

一段肠管套入其相连的肠管腔内称为肠套叠，多见于幼儿，成年人肠套叠在我国较为少见。大多数小儿肠套叠属急性原发性，肠管并无器质性病变，而成人肠套叠多由肠壁器质性病变引发，多为慢性反复发作，常见原因有憩室、息肉或肿瘤等，临床表现多不典型，且缺少特异性诊断技术，故术前较难确诊。跟随微创外科的发展，腹腔镜探查和手术的应用日益广泛，在明确肠套叠诊断的同时，还可进行治疗性手术，或为开腹手术设计切口，减小创伤，具有明显的微创优势。

一、成人肠套叠

(一)病因

成人肠套叠临床较少见，多为继发性。其中90%的病因是良性肿瘤、恶性肿瘤、炎性损伤或Meckel憩室。

小肠发生肠套叠多于结肠，这可能与小肠较长、活动度较大、蠕动较频繁、蠕动方式改变机会较多有关。原因不明的肠套叠可能与饮食习惯改变、精神刺激、肠蠕动增强、药物或肠系膜过长有关。腹部外伤和手术后亦可发生不明原因的肠套叠。

肠套叠按套叠类型分为回肠-结肠型、回肠盲肠-结肠型、小肠-小肠型、结肠-结肠型。套叠肠管可分为头部、鞘部、套入部和颈部。

(二)病理生理

肠管套入相邻肠管腔将导致肠腔狭窄，可引起机械性梗阻。尤其当套入部肠段系膜亦套入时，将出现肠管血运障碍，使肠黏膜发生溃疡和坏死，如没得到及时处理，肠壁会因缺血而坏死，最终肠管破裂。由于急性腹膜炎，水电解质严重丢失，感染和毒素吸收，将导致败血症和MODS。

(三)辅助检查

1.超声检查

超声显示为中央套入部多层肠壁，造成多层次界面的高回声区，两侧为只有一层肠壁构成的低回声或不均质回声环，可表现为"假肾征"或"靶环征"，套入部进入套鞘处呈舌状表现，远端呈低或不均质回声肿块。超声检查的缺点是在肠梗阻情况下，肠腔内气体较多，无法获得满意图像。

2.X线检查

(1)单纯立位腹部平片：可见不全性或完全性肠梗阻表现。

(2)钡灌肠检查：在有结肠套入的成人肠套叠中典型表现为杯口征，对单纯小肠套叠无确诊价值，且必须行肠道准备，在急性完全性肠梗阻时无法行此检查，现已逐渐被B超所取代。

3.CT 检查

对成人肠套叠诊断有较高应用价值。肠套叠部位与 CT 扫描线垂直时,表现为圆形或类似环形,称之为"靶征",是肠套叠最常见的特征性 CT 表现之一。套叠部位与 CT 扫描线平行时,则肿块呈椭圆形或圆柱形,附以线状的血管影,描述为"腊肠样"肿块。肠系膜血管及脂肪卷入套入部,也是较特异性的 CT 征象之一。

(四)诊断

1.临床表现

腹痛、腹部包块、呕吐、血便为肠套叠常见四大症状。成人肠套叠临床表现不典型,早期诊断困难,在急诊情况下更容易误诊。出现下列情况者应高度怀疑:①病程较长,亚急性起病,腹痛反复发作,症状可自行缓解或经保守治疗后好转,呈不完全性肠梗阻;②腹痛伴腹部包块,包块大小可随腹痛变化,位置不固定,常游走,可消失,消失后腹痛也随之消失;③有腹部包块的急腹症和腹痛伴血便者;④不明原因肠梗阻。

2.辅助检查

影像学检查特别是 B 超可作为首选。CT 检查在成人肠套叠的诊断上有重要价值。

3.腹腔镜探查

术前诊断困难时,剖腹探查或腹腔镜探查是最主要的确诊手段,按微创原则,患者条件允许时首选腹腔镜探查。

(五)治疗

成人肠套叠大多数原发病为肿瘤,通常应手术治疗。

1.不应手法复位的肠套叠

(1)术前或术中探查明确为恶性肿瘤引起肠套叠,应行包括肿瘤及区域淋巴结在内的根治性切除术,试图将肠管复位很可能造成恶性肿瘤细胞播散或血行转移,且在复位过程中,缺血肠段易发生穿孔,而在水肿肠壁处切开吻合易致术后吻合口并发症。

(2)结肠套叠原发于恶性肿瘤的占 $50\% \sim 67\%$,因此结肠套叠不应手法复位,而应行规范肠切除并清扫淋巴结。

(3)套叠肠段有缺血坏死情况可直接手术切除。

(4)老年患者的肠套叠恶性肿瘤和缺血坏死发生率高,不应复位。可直接行肠段切除术。

2.可以手法复位的肠套叠

(1)肠管易复位且血供良好,可先行手法复位,再根据探查情况决定是否行肠切除手术。对于回肠-结肠型套叠,如肠管复位后未发现其他病变,以切除阑尾为宜,盲肠过长者应做盲肠固定术。

(2)小肠套叠多由良性病变引起,术中可考虑先将肠管手法复位,再行手术治疗。

(六)手术步骤

(1)探查:根据术前影像学评估,一般能明确套叠肠段位置。如梗阻不明显、有足够腹腔空间,可行腹腔镜探查。如腹胀明显、肿物巨大或有其他腹腔镜手术禁忌证时应行剖腹探查。

(2)手法复位:小肠-小肠型套叠较易复位,方法是通过缓慢轻柔挤压、牵拉两端小肠将套叠肠段拖出。回肠-结肠型套叠更容易出现回肠肠壁水肿、缺血、坏死,在复位时容易将肠壁撕裂或损伤,故建议在手法复位回肠-结肠型套叠时应格外小心。

(3)恶性肿瘤引起的肠套叠以不同部位的肿瘤根治原则行肿瘤根治术。

（4）小肠良性疾病引起的套叠在肠管复位后，酌情行单纯病变切除或套叠肠段切除。

（七）术后处理

术后根据不同肠段的手术和术式决定禁饮食时间，预防性应用抗生素。未恢复饮食前应予肠外营养支持。鼓励患者尽早下床活动，促进胃肠道功能恢复。肛门排气后可酌情拔除胃管及腹腔引流管，循序渐进恢复经口进食。

二、小儿肠套叠

小儿肠套叠是指各种原因引起的部分肠管及其附近的肠系膜套入邻近肠腔内，导致肠梗阻，是一种婴幼儿常见急腹症。肠套叠发病率约为 1.5‰～4‰，不同民族和地区发病率有差异，我国远较欧美国家多见，男孩发病多于女孩，为（1.5～3）：1。肠套叠偶尔可见于成人或新生儿，而主要见于 1 岁以内的婴儿，约占 60％以上，尤以 4～10 个月婴儿最多见，是发病高峰。2 岁以后发病逐年减少，5 岁以后发病罕见。

（一）病因

肠套叠分为原发性和继发性两种。

1. 原发性肠套叠

90％的肠套叠属于原发性，套入肠段及周围组织无显著器质性病变。病因至今尚不清楚，可能与下列因素有关。

（1）饮食改变：由于婴儿肠道不能立即适应所改变食物的刺激，发生肠道功能紊乱而引起肠套叠。

（2）回盲部解剖因素：婴儿期回盲部游动性大，小肠系膜相对较长，回肠盲肠发育速度不同，成人回肠盲肠直径比为 1：2.5，而新生儿为 1：1.43，可能导致蠕动功能失调。婴儿回盲瓣过度肥厚且呈唇样凸入盲肠，加上该区淋巴组织丰富，受炎症或食物刺激后易引起充血、水肿、肥厚，肠蠕动易将回盲瓣向前推移，并牵拉肠管形成套叠。

（3）病毒感染：系列研究报道急性肠套叠与肠道内腺病毒、轮状病毒感染有关。病毒感染可能引起肠系膜淋巴结肿大和回肠末端集合淋巴结增生肥厚，从而诱发肠套叠。

（4）肠痉挛及自主神经失调：各种原因的刺激，如食物、炎症、腹泻、细菌和寄生虫毒素等，使肠道发生痉挛、蠕动功能节律紊乱或逆蠕动而引起肠套叠。也有人提出由于婴幼儿交感神经发育迟缓，因自主神经系统功能失调而引起肠套叠。

（5）遗传因素：近年来有报道称，部分肠套叠患者有家族发病史。这种家族发病率高的原因尚不清楚，可能与遗传、体质、解剖学特点及对肠套叠诱因的易感性增高等有关。

2. 继发性肠套叠

由肠道器质性病变引起，以 Meckel 憩室占首位，其次为息肉及肠重复畸形，此外，还包括肿瘤、异物、结核、阑尾残端内翻、盲肠袋内翻及紫癜血肿等。患儿发病年龄越大，存在继发性肠套叠的可能性越大。

（二）病理生理

肠套叠在纵行切面上由三层肠壁组成称为单套：外层为肠套叠鞘部或外筒，套入部为内筒和中筒。肠套叠套入最远处为头部或顶端，肠管从外面卷入处为颈部。外筒与中筒以黏膜面相接触，中筒与内筒以浆膜面相接触。绝大多数肠套叠病例是单套。少数病例小肠肠套叠再套入远端结肠肠管内，称为复套，断面上有 5 层肠壁。肠套叠多为顺行性套叠，与肠蠕动方向一致,逆行套叠极少见。肠套叠一旦形成很少自动复位,套入部进入鞘部,并受到肠蠕动的推动向远端逐渐深入,同时其肠系膜也被牵入鞘内,颈部紧束使之不能自动退出。由于鞘部肠管持续痉挛紧缩而压迫套入部,致使套入部肠管发生循环障碍,初期静脉回流受阻,组织淤血水肿,套入部肠壁静脉怒张破裂出血。黏膜细胞分泌大量黏液,黏液进入肠腔后与血液、粪质混合呈果酱样胶冻状排出。肠壁水肿不断加重,静脉回流障碍加剧,致使动脉受压,供血不足,最终发生肠壁坏死。

肠坏死根据发生的病理机制分为动脉性和静脉性坏死。动脉性坏死多发生于鞘部,因鞘部肠管长时间持续性痉挛,肠壁动脉痉挛,血供阻断,部分肠壁出现散在的斑点状坏死,又称缺血性坏死(白色坏死)。静脉性坏死多发生于套入部,是由于系膜血管受压,静脉回流受阻,造成淤血,最终肠管坏死(黑色坏死)。

(三)类型

根据套入部最近端和鞘部最远端肠段部位将肠套叠分为以下类型。

1.小肠型

该型包括空肠套入空肠型、回肠套入回肠型和空肠套入回肠型。

2.回盲型

该型以回盲瓣为起套点。

3.回结型

该型以回肠末端为起套点,阑尾不套入鞘内,此型最多,占 70%~80%。

4.结肠型

结肠套入结肠。

5.复杂型或复套型

该型常见为回结型,约占肠套叠的 10%~15%。

6.多发型

在肠管不同区域内有分开的 2 个、3 个或更多肠套叠。

(四)临床表现

小儿肠套叠分为婴儿肠套叠(2 岁以内者)和儿童肠套叠,临床以前者多见。

1.婴儿肠套叠

多为原发性肠套叠,临床特点如下。

(1)腹痛:为最早症状,常常突然发作,婴儿表现为哭闹不安,伴有拒食出汗、面色苍白、手足乱动等异常痛苦表现。腹痛为阵发性,每次持续数分钟。每次发作后,患儿全身松弛、安静,甚至可以入睡,但间歇十余分钟后又重复发作,如此反复。这种腹痛与肠蠕动间期相一致,是由于肠蠕动将套入肠段向前推进,牵拉肠系膜,肠套叠鞘部产生强烈痉挛而引起的剧烈疼痛,当蠕动波过后,患儿即转为安静。肠套叠晚期合并肠坏死和腹膜炎后,患儿表现萎靡不振,反应低下。部分患儿体质较弱,或并发肠炎、痢疾等疾病时,哭闹不明显,而表现为烦躁不安。

(2)呕吐:呕吐是婴儿肠套叠早期症状之一,在阵发性哭闹开始不久,即出现呕吐,呕吐物初为奶汁及乳块或其他食物,以后转为胆汁样物,1~2 d 后转为带臭味的肠内容物,提示病情严重。

(3)血便:多在发病后 6~12 h 排血便,便血早者可在发病后 3~4 h 出现,为稀薄黏液或胶冻样果酱色血便,数小时后可重复排出。便血是由于肠套叠时套叠肠管的系膜嵌入在肠壁间,发生血液循环障碍而引起黏膜渗血,与肠黏液混合形成暗红色胶冻样液体。有些来诊较早患儿,虽无血便排出,但通过肛门指诊可见手套染血,对诊断肠套叠极有价值。

(4)腹部包块:在病儿安静时进行触诊,多数可在右上腹肝下触及腊肠样、稍活动、伴有轻压痛的肿块,肿块可沿结肠走行移动,右下腹一般有空虚感,严重者可在肛门指诊时,触到直肠内子宫颈样肿物,即为套叠头部。

(5)全身状况:依就诊早晚而异,早期除面色苍白,烦躁不安外,营养状况良好。晚期患儿可有脱水,电解质紊乱,精神萎靡不振、嗜睡、反应迟钝。发生肠坏死时,有腹膜炎表现,可出现全身中毒症状,脉搏细速,高热,昏迷,休克,衰竭以至死亡。

2.儿童肠套叠

儿童肠套叠与婴儿肠套叠相比较,症状不典型。起病较为缓慢,多表现为不完全性肠梗阻,肠坏死发生时间相对较晚。患儿也有阵发性腹痛,但发作间歇期较婴儿长、呕吐、血便较少见。据统计儿童肠套叠发生便血者只有约40%,而且便血往往在套叠后几天才出现,或者仅在肛门指诊时指套上有少许血迹。儿童较合作时,腹部查体多能触及腊肠形包块,很少有严重脱水及休克表现。

(五)诊断

1.临床表现

阵发性腹痛或哭闹不安、呕吐、便血和腹部包块。

2.腹部查体

腹部查体可触到腊肠样包块,右下腹有空虚感,肛门指诊可见指套染血。

3.腹部超声

腹部超声为首选检查方法,可通过肠套叠特征性影像协助确诊。超声图像在肠套叠横切面上显示为"同心圆"或"靶环"征,纵切面表现为"套筒"征或"假肾"征。

4.腹部 X 线片或透视

腹部 X 线片或透视可观察肠气分布、肠梗阻及腹腔渗液情况。

(六)鉴别诊断

小儿肠套叠临床症状和体征不典型时,易与下列疾病混淆:①细菌性痢疾;②消化不良及婴儿肠炎;③腹型过敏性紫癜;④Meckel 憩室出血;⑤蛔虫性肠梗阻;⑥直肠脱垂;⑦其他:结肠息肉脱落出血,肠内外肿瘤等引起的出血或肠梗阻。

(七)治疗

1.非手术疗法

(1)适应证:适用于病程不超过48 h,全身情况良好,生命体征平稳,无明显脱水及电解质紊乱,无明显腹胀和腹膜炎表现者。

(2)禁忌证:①病程超过 48 h,全身情况不良,如有高热、脱水、精神萎靡、休克等症状;②高度腹胀,透视下可见肠腔内多个大液平;③已有腹膜刺激征或疑有肠坏死者;④多次复发性肠套叠而疑似有器质性病变;⑤小肠型肠套叠。

(3)空气灌肠:在空气灌肠前先做腹部正侧位全面透视检查,观察肠内充气及分布情况,注意膈下有无游离气体。采用自动控制压力的结肠注气机,向肛门内插入有气囊的注气管,注气后见气体阴影由直肠顺结肠上行达降结肠及横结肠,遇到套叠头端则阴影受阻,出现柱状、杯口状、螺旋状影像。继续注气时可见空气影向前推进,套头部逐渐向回盲部退缩,直至完全消失,此时可见大量气体进入右下腹小肠,然后迅速扩展到腹中部和左腹部,同时可闻及气过水声。透视下回盲部肿块影消失和小肠内进入大量气体,说明肠套叠已复位。

(4)B超下生理盐水加压灌肠:腹部B超可在观察到肠套叠影像后,于超声实时监视下行水压灌肠复位,随着水压缓慢增加,B超下可见套入部与鞘部之间无回声区加宽,纵切面上套叠头部由"靶环"样声像逐渐转变成典型的"宫颈"征,套叠肠管缓慢后退,当退至回盲瓣时,套头部表现为"半岛"征,此时肠管后退较困难,需缓慢加大水压,随水压增大,"半岛"逐渐变小,最后通过回盲瓣而突然消失。此时可见回盲瓣呈"蟹爪样"运动,同时注水阻力消失,证明肠套叠已复位。

(5)钡剂灌肠:流筒悬挂高出检查台100 cm,将钡剂徐徐灌入直肠内,在荧光屏上追随钡剂进展,在见到肠套叠阴影后增加水柱压力,直至套叠影完全消失。

(6)复位成功的判定及观察:①拔出气囊肛管后患儿排出大量带有臭味的黏液血便和黄色粪水;②患儿很快入睡,无阵发性哭闹及呕吐;③腹部平软,已触不到原有包块;④口服活性碳0.5~1 g,如经6~8 h由肛门排出黑色炭末,证明复位成功。

2. 手术疗法

(1)手术适应证:①非手术疗法有禁忌证者;②应用非手术疗法复位失败或穿孔者;③小肠套叠;④继发性肠套叠。

(2)肠套叠手术复位

1)术前准备:首先应纠正脱水和电解质紊乱,禁食水、胃肠减压、抗感染;必要时采用退热、吸氧、备血等措施。体温降至38.5 ℃以下可以手术,否则易引起术后高热抽搐,导致死亡。麻醉多采用气管插管全身麻醉。

2)切口选择:依据套叠肿块部位,选择右上腹横切口、麦氏切口或右侧经腹直肌切口。较小婴儿多采用上腹部横切口,若经过灌肠得知肠套叠已达回盲部,也可采用麦氏切口。

3)手法整复:开腹后,术者以右手顺结肠走向探查套叠肿块,常可在右上腹、横结肠肝曲或中部触到。由于肠系膜固定较松,小肿块多可提出切口。如肿块较大宜将手伸入腹腔,在套叠部远端用右示指、中指先将肿块逆行推挤,当肿块退至升结肠或盲肠时即可将其托出切口。套叠肿块显露后,检查有无肠坏死。如无肠坏死,则于明视下用两手拇指及示指缓慢交替挤压直至完全复位。复位过程中切忌牵拉套入的近端肠段,以免造成套入肠壁撕裂。如复位困难时,可用温盐水纱布热敷后,再做复位。复位后要仔细检查肠管有无坏死,肠壁有无破裂,肠管本身有无器质性病变等,如无上述征象,将肠管纳入腹腔后逐层关腹。如为回盲型肠套叠复位后,阑尾挤压严重,应将阑尾切除。

4)肠切除术:对不能复位及肠坏死者,手法整复时肠破裂者,肠管有器质性病变者,疑似有继发性坏死者,在病情允许时可做肠切除一期吻合术。如病情严重,患儿不能耐受肠切除术,可暂行肠造瘘或肠外置术,病情好转后再关闭肠瘘。

5)腹腔镜下肠套叠复位术:腹腔镜手术探查和治疗肠套叠因其显著的优点而得到肯定:①腹腔镜手术创伤小、恢复快、并发症少;②某些空气灌肠提示复位失败或复位不确切者,麻醉后肠套叠可自行复位,腹腔镜手术探查可以发现上述情况而避免开腹手术的创伤;③对腹腔内脏器探查全面,可及时发现因器质性病变导致的继发性肠套叠;④术中可与空气灌肠相结合,提高复位率,由于腹腔内CO_2气腹压力和空气灌肠压力叠加作用于肠套叠头部,同时配合器械在腹腔内的牵拉作用,用较低的空气灌肠压力即能顺利将套叠肠管复位,安全性明显提高。

(杨成志)

第十一节　小肠损伤

小肠损伤是一种常见的腹腔脏器损伤。小肠在腹腔内占据的位置最大、分布面广、相对表浅、缺少骨骼的保护,较容易受到损伤。在开放性损伤中小肠损伤率占 25%～30%,闭合性损伤中占 15%～20%。小肠损伤常伴有腹腔或全身其他器官的损伤,因此腹部的任何损伤需要探查时,均要认真、细致、规律地进行小肠损伤的检查。

一、病因

(一)闭合性肠损伤

依据暴力作用原理不同,可以分为 3 种情况。

(1)直接暴力致伤:肠管被挤压于腹壁与脊柱或骶骨岬之间造成小肠的挫裂伤,严重的可直接切断小肠。来自脐周围正中部位的损伤多伤及空回肠,有时伴有肠系膜的断裂、挫伤出血,稍偏于体轴的外力可同时合并有肝、脾、肾、结肠的损伤。

(2)侧方暴力致伤:外力也可以沿体轴斜切的方向作用于腹部,使肠管连同系膜向一侧迅速移动,当移动的范围超过固定肠管系膜或韧带的承受能力时,就可能造成肠管自附着处的撕裂。

(3)间接暴力致伤多发生在对抗肠管惯性运动的受力机制下,当患者由高处坠落、跌伤、骤停时肠管或系膜抗御不了这种位置突然改变所施予的压力,通过传导造成小肠断裂或撕裂。

(二)开放性肠损伤

开放性肠损伤主要为锐器致伤,如火器伤、锐器伤。开放性小肠损伤有异物进入或经过腹腔,有可能是单次单创口受伤,也可能是多次多创口受伤。受损害的肠管可以远离创口部位,术中探查常可发现多发的肠破裂或复合性损伤。

(三)医源性肠损伤

医疗中的小肠损伤也时有发生,常见的原因如手术分离粘连时无意间损伤肠管,腹腔穿刺时刺伤胀气或高度充盈的肠管。此外,内镜检查时也有可能捅穿肠壁,造成意外损伤。

二、病理

小肠损伤的病理改变决定于小肠的受力程度和部位以及有无合并损伤等。

(1)闭合性肠损伤的病理表现为肠壁的挫伤、血肿和破裂。轻微的肠壁挫伤时,受伤的肠管仅有局部充血、水肿,肠壁的组织连续性没有受到破坏,血液供应尚好多能自行愈合。严重的挫伤可使受伤的肠黏膜失去应有的完整性,局部缺血的范围超过侧支循环代偿的程度,最终将发展为溃疡、肠壁坏死出现穿孔、肠内容物和细菌可自穿孔的肠壁进入腹腔引起腹膜炎,挫伤的肠壁愈合后也可能形成肠管的瘢痕性狭窄。

(2)开放性肠损伤的特点是腹壁和肠管同时受伤,有时可见肠内容物经由腹壁伤口流出。开放性小肠损伤的病理改变主要为腹膜炎。小的穿孔仅有极少量的肠内容物进入腹腔,除了局部的腹膜炎以外缺乏其他症状。小肠损伤破裂较大,或来院就诊的时间稍晚,可经腹壁开放创口内流出胃肠道内容物或溢出气体,更严重的损伤可能经由腹壁创口流出血液或受损的肠管、网膜等组织。

三、临床表现

小肠损伤的临床表现决定于损伤的程度、受伤的时间及是否伴有其他脏器损伤。

肠壁挫伤或血肿一般在受伤初期可有轻度或局限性腹膜刺激症状,患者全身无明显改变。随着血肿的吸收或挫伤炎症的修复,腹部体征可以消失,但也可因病理变化加重而造成肠壁坏死、穿孔引起腹膜炎症。肠破裂、穿孔时,肠内容物外溢,腹膜受消化液的刺激,患者可表现为剧烈的腹痛,伴有恶心、呕吐。查体可见患者面色苍白、皮肤厥冷、脉搏微弱、呼吸急促、血压下降。可有全腹压痛、反跳痛、腹肌紧张,移动性浊音阳性及肠鸣音消失,随着距受伤时间的推移感染中毒症状加重。

小肠破裂后只有部分患者有气腹,如无气腹表现不能否定小肠穿孔的诊断。有部分患者由于小肠损伤后裂口不大或受食物残渣、纤维素蛋白或突出的黏膜堵塞可能在几小时或十几小时内无明确的腹膜炎症表现,称为症状隐匿期,应注意观察腹部体征的变化。小肠损伤可合并有腹内实质脏器破裂,造成出血及休克,也可合并多器官和组织损伤,应强调认真了解伤情,做出明确诊断。

四、辅助检查

1.血液检查

白细胞计数增加、血细胞比容上升、血容量减少。

2.X 线片检查

立位或侧卧位进行腹部 X 线透视或摄片出现膈下游离气体或侧腹部游离气体是诊断小肠闭合性损伤合并穿孔的最有力的依据,但阳性率仅为 30%。

3.腹腔穿刺

对疑为小肠破裂者可先行诊断性腹腔穿刺,腹腔穿刺术是腹部损伤和急腹症常用的辅助诊断或确诊手段之一,对小肠破裂的确诊率达 70%～90%。穿刺部位原则上可以选择在腹部任何部位,一般常在下腹部的一侧或两侧,也可根据受伤的机制选择在上腹部两侧或平脐的两侧,穿刺时要选择有足够长度和口径的注射针头。

4.腹腔灌洗

为提高早期对肠穿孔、内出血的诊断率,在行腹腔穿刺置管后经导管注入 250～500 mL 生理盐水,适当变换体位并稍停片刻后将灌入腹腔的液体部分吸出,通过观察其颜色、清浊度、气味及化验检查分析判断腹内情况。

5.超声波检查

超声所能发现的最少腹腔积液量在 200 mL 左右,可在腹腔的隐窝、凹陷或间隙表现出局部低回声的液性暗区,其后伴声影。腹腔内有气体时,可利用气体在腹腔内有较大的移动度、比重轻和对超声形成散射的特点发现在重力的反对侧呈天幕状、紧贴于腹壁且随体位移动的气体声影。

6.CT 检查

CT 对早期发现腹腔游离气体的检出率可达 48%～70%。分辨率高于超声,定位准确,可重复进行利于排除实质性脏器损伤和内出血的诊断。

五、诊断

1.诊断依据

术前明确诊断的依据主要有：①有直接或间接的暴力外伤史，作用部位主要位于腹部；②有自发腹痛且持续存在；③腹痛位置固定或范围逐渐扩大；④有腹膜刺激征；⑤随诊发现腹部症状加重但无内出血征；⑥有膈下游离气体征；⑦局限性小肠气液平；⑧B超有局部液性暗区或游离腹腔内有气体声影；⑨腹腔穿刺有腹腔积液；⑩有感染中毒性休克。

2.诊断注意问题

为了提高早期诊断率，诊断过程应注意以下几点。①详细询问与体检：如受伤部位、外力大小、方向、伤后患者的反应，进行全面仔细的查体，对腹部压痛部位、范围、肝浊音界的变化、是否有移动性浊音、肠鸣音变化，要逐一进行检查；②密切观察：对一时不能明确诊断者，要特别注意第一印象，动态观察，反复对比；观察期间原则上应留院进行，不应用麻醉止痛药物；对多发性创伤患者，因病情复杂和危重，往往仅注意腹部以外的明显损伤，如骨折、颅脑损伤，或合并休克、昏迷，掩盖了腹部损伤的表现。此类患者应在积极抗休克的同时处理其他合并伤，并密切观察腹部体征变化。小肠损伤的临床表现决定于损伤的程度、受伤的时间及是否伴有其他脏器损伤。

六、治疗

（一）手术探查

对小肠损伤的治疗往往是与腹部损伤的治疗同时进行。在处理小肠损伤的同时亦应综合考虑对其他部位损伤的处理，而不应顾此失彼，造成治疗上的延误。

1.探查指征

①有腹膜炎体征，或开始不明显但随着时间的进展腹膜炎症加重，肠鸣音逐渐减弱或消失；②腹腔穿刺或腹腔灌洗液检查阳性；③腹部X线片发现有气腹者；④来院时已较晚，有典型受伤史呈现腹胀、休克者，应积极准备创造条件进行手术探查。

2.手术探查

麻醉平稳后对开放性腹部损伤所造成的污染伤口与脱出内脏应进行进一步的清洁处理，防止对腹腔造成更多污染。开腹探查一般取右侧旁正中切口或右侧经腹直肌切口，切口的中点平脐，必要时可向上、向下延伸。进腹后发现腹腔内若有多量积血，应按下列顺序检查：肝、脾、两侧膈肌、胃十二指肠、十二指肠空肠曲、胰腺、大网膜、肠道及其系膜，最后检查盆腔脏器。大量积血块常提示出血部位就在积血块较多的地方。只有在出血已经得到控制以后，才能重点寻找并处理肠道损伤，探查时不能忽视和遗漏肠系膜内或隐蔽在血肿中的穿孔。肠管有多处损伤时，破裂口一般呈双数，若探查中只见单数伤口时应尽力寻找另一个隐蔽的伤口。

肠系膜撕裂可能造成很剧烈的大出血。控制住肠系膜出血后应仔细观察肠襻色泽的变化和血液供应情况，若肠壁呈紫色经热盐水包敷不能恢复则反映肠管血循环障碍已不可逆，须按坏死肠襻予以切除。系膜破裂伤与肠管垂直时引起循环障碍的机会较少，>3 cm且与肠管平行的肠系膜破裂容易引起血液循环障碍，须切除部分肠管。对系膜内的血肿有进行性增大者均需纵行切开、清除血凝块和结扎出血点观察肠管有无血供障碍。在有较大的血管损伤时应予修复缝合，必须防止大块结扎系膜根部血管造成肠管广泛坏死。探查后可以间断缝合肠系膜切口。

开腹后未见严重出血或已有效控制出血后,应有顺序地由 Treitz 韧带或回盲部开始逐段检查小肠及其系膜。逐一将肠襻拖出切口外,直视下认真仔细、不遗漏地逐段检查肠管和肠系膜损伤情况。注意细小的破裂和隐蔽的小穿孔,对已发现的穿孔要防止肠内容物继续流向腹腔,可暂时用 Allis 钳夹和盐水纱布包裹,至整个肠道检查完毕后再决定处理方法。

(二)手术原则与方法

1.肠修补术

肠修补术适用于创缘新鲜的小穿孔或线状裂口,可以用丝线间断横行缝合。缝合前应进行彻底的清创术,剪除破裂口周围已失活的组织,整理出血供良好的肠壁,防止术后肠破裂或肠瘘的发生。

2.肠切除术

肠切除手术适合于:①肠壁破裂口的缺损大、创面不整齐、污染严重以及缝合后可能发生肠腔狭窄的纵行裂伤;②在有限的小段肠管区域内有多处不规则穿孔;③肠管有严重挫伤或出血;④肠管系膜缘有大量血肿;⑤肠壁内有大血肿;⑥肠壁与系膜间有>3 cm 的大段撕脱;⑦系膜严重挫伤横行撕脱或撕裂导致肠壁血供障碍;⑧肠管受到严重挤压伤,无法确认还纳入腹腔后的肠管是否不发生继发的肠坏死;⑨有学者认为,当撕裂的长度等于或超过肠管直径的50%或当一小段肠管多处撕裂的总长度等于或大于肠管直径的50%时都应当行肠管切除术。在肠切除吻合过程中为了防止吻合口瘘和肠管裂开,应注意断端的血液循环,防止局部供血障碍,认真处理肠壁和肠系膜的出血点,防止吻合口及系膜血肿形成。

3.肠造口术

空肠回肠穿孔超过 36~48 h,肠段挫伤或腹腔污染特别严重的,尤其术中不允许肠切除吻合时,可考虑肠外置造口。待术后机体恢复,腹腔条件好转再行造口还纳。肠造口手术将造成消化道内容物的流失,应尽量避免在空肠破裂处造口。

4.腹腔冲洗术

腹腔污染严重者除彻底清除污染物和液体外,应使用5~8 L 温生理盐水反复冲洗腹腔。

(孙辉伟)

第十二节　大肠癌

大肠癌包括结肠癌和直肠癌,是常见的恶性肿瘤。发病率依次为直肠、乙状结肠、盲肠、升结肠、降结肠、横结肠。在我国大肠癌的发病率和病死率近 30 年明显升高,病死率由常见肿瘤的第六位升至第四位。我国大肠癌发病年龄近年来明显提前,中位发病年龄在 45 岁左右,男女性别比例为 1.2∶1。

一、病因

大肠癌的病因尚未完全清楚,目前认为主要是环境因素与遗传因素综合作用的结果。①高脂肪低纤维素饮食,高胆汁酸;②大肠炎症:慢性溃疡性结肠炎(Crohn 病)者发病风险较正常人高 4～20 倍;③大肠腺瘤;④遗传因素;⑤其他因素:盆腔放疗、环境因素、吸烟等;⑥胆囊切除术后患者和输尿管乙状结肠吻合术后患者大肠癌发病率增加。

二、病理

(一)大体分型

1.早期大肠癌

早期结直肠癌是指原发灶肿瘤限于黏膜层或黏膜下层者。其中限于黏膜层者为黏膜内癌。由于黏膜层中没有淋巴管,故不会发生淋巴结转移。

癌限于黏膜下层但未浸及肠壁肌层者为黏膜下层癌,也属早期结直肠癌,但因黏膜下层内有丰富的脉管,因此部分黏膜下层癌可发生淋巴结转移甚至血行转移。早期结直肠癌大体可分为 3 型:①息肉隆起型;②扁平隆起型;③扁平隆起溃疡型,累及黏膜下层;④扁平型,多为黏膜内癌。

2.进展期大肠癌

当癌浸润已超越黏膜下层而达肠壁肌层或更深层时,即为进展期结直肠癌。其大体可分为下列 4 型:①肿块型;②溃疡型;③浸润型。

(二)组织学分型

按恶性度由低到高可分为乳头状腺癌、管状腺癌、黏液腺癌、印戒细胞癌(黏液细胞癌)、未分化癌。其他类型有腺鳞癌、鳞癌、类癌。

三、临床表现

(1)排便习惯与粪便性状改变:为最早出现的症状,常以血便为突出表现。

1)便血:便血量与性状常与肿瘤部位有关,病变越远离肛门血的颜色越黯,血与粪便相混;病变越接近肛门便血越新鲜,血与粪便分离。直肠癌直肠指诊时指套上可见血性黏液。

2)黏液脓血便:可伴有里急后重,或排便次数增多、腹泻、腹泻与便秘交替等。

3)顽固性便秘:顽固性便秘或粪便外形变细。

(2)腹痛:呈持续性隐痛,或仅为腹部不适或腹胀感。病变可使胃-结肠反射加强,出现餐后腹痛。定位不确切,中晚期肿瘤疼痛部位相对固定。

(3)肠梗阻:表现有肠绞痛、腹胀、肠鸣音亢进与肠型等。

(4)腹部肿块:肿块位置取决于肿瘤的部位,肿块常质硬,呈条索状或结节状。早期肿瘤可被推动,中、晚期肿瘤较为固定。合并感染者可有压痛。

(5)全身表现:可出现贫血、消瘦、乏力、发热等,晚期肿瘤可出现肝、肺、骨转移症状,继而出现进行性体重下降、恶病质、黄疸和腹腔积液等。

四、辅助检查

1.实验室检查

(1)大便隐血试验:方法简单、非侵入性、费用低,可用于大肠癌的筛查。

(2)肿瘤生物标记物检查

1)血清癌胚抗原(CEA)定量动态观察对大肠癌的预后评估及术后复发的监测有一定价值。

2)肠癌相关抗原(CCA)明显增高有助于大肠癌的诊断。

2.辅助检查

(1)直肠指诊:为简单、经济、安全的诊断方法,可确定距肛门 7～8 cm 的直肠肿块,依据肿块的部位、大小、形态和活动度,决定手术方式和预后的评估。

(2)内镜检查:包括直肠镜、乙状结肠镜和结肠镜检查等。内镜检查可在直视下观察结、直肠黏膜病变的形态,对可疑病灶进行活检,获得病理组织学的确切诊断。

内镜下黏膜染色技术、放大结肠镜、超声内镜、色素内镜及窄带成像技术和共聚焦激光显微内镜等新型内镜检查技术的应用,大大提高了大肠癌,尤其是早期大肠癌的检出率。

(3)影像学检查

1)X 线钡剂灌肠检查:对不能接受结肠镜检查者,仍有重要的诊断价值。可显示病变的部位、范围,显示钡剂充盈缺损、肠腔狭窄、黏膜破坏等征象。

2)B 超、CT、MRI 检查:可了解肿瘤对肠壁和肠管外的浸润程度、有无淋巴结及其他脏器的转移,有助于临床分期以制订治疗方案。利用计算机三维影像重建的螺旋 CT 仿真结肠镜,可显示肠管及其病变,具有无创、无痛苦、禁忌证少的优点,但对病变显示的清晰度和对微小病变的辨别能力并不优于内镜检查,且不能活检。二维多平面成像和三维重建图像的 CT 结肠成像(CTC)检查,可多方位、多角度、多层面地显示病变的部位、浸润范围及结肠外病变,但存在假阳性。

3)选择性血管造影:可显示肿瘤异常的血管和组织块影。

4)正电子发射断层显像(PET):依赖肿瘤组织细胞的生理和代谢功能改变,观察肿瘤细胞,可应用于多种肿瘤的检测和分期。

五、鉴别诊断

1.阑尾周围脓肿

一般在急性阑尾炎症状出现 3～4 d 后,右下腹部可扪及一个固定的、有触痛的包块,伴有发热及白细胞增多。

2.增生型肠结核

绝大多数发生在回盲部,粪便潜血多为阴性。内镜检查可与癌肿相鉴别。

3.慢性痢疾

通过粪便常规化验、直肠指诊及内镜检查易与直肠癌鉴别。

六、治疗原则

应行以手术治疗为主的综合治疗。早期病例可单纯手术治疗;中、晚期病例均应辅以化疗、放疗及生物治疗,可提高生存率,减少复发,改善生活质量。

七、治疗方法

(一)早期结直肠癌的内镜治疗

结直肠腺瘤属癌前病变,一旦发现,均应处理。多数腺瘤可通过肠镜摘除,肠镜无法摘除时(多数为直径 2 cm 以上的广基腺瘤),则应手术切除。摘除或切除的腺瘤应仔细切片检查。无癌变者,无须进一步治疗;有癌变但限于黏膜层者,只要腺瘤已全部摘除或切除,则不必再手术,然应予肠镜随访。腺瘤癌变穿透黏膜肌层进入黏膜下层,但尚未侵达固有肌层时仍属早期结直肠癌,但已有发生淋巴结转移的可能,应按以下原则处理。

1. 管状腺瘤浸润性癌变

管状腺瘤浸润性癌变限于黏膜下层时,仅约 4% 的病例发生淋巴结转移,因此,如没有任何下列 3 种不利因素,一般不需要进一步再做大手术,而可随访观察之:①切缘贴近癌;②切片中淋巴管或静脉内见到癌细胞;③癌属于高度恶性。

2. 绒毛状腺瘤浸润性癌变

绒毛状腺瘤浸润性癌变限于黏膜下层时,淋巴结转移的可能达 29%～44%,因此均应按通常的结直肠癌做包括淋巴结清除的大手术治疗。

3. 混合性腺瘤浸润性癌变

混合性腺瘤浸润性癌变限于黏膜下层时,如其呈有蒂状,则与管状腺瘤癌变限于黏膜下层时的处理原则相同。如呈广基型,则处理原则与绒毛状腺瘤癌变限于黏膜下层时相同。肠镜检查发现的腺瘤,如经内镜电切困难而需剖腹手术时,手术范围应予全面考虑。一般腺瘤多数为广基,直径 2 cm 以上,绒毛状腺瘤居多,癌变概率在 40% 以上。此类腺瘤开腹手术时,如无明显内科并发症,手术风险不大,一般应做包括淋巴结清除的根治术。但如果手术影响患者的肠道生理功能或需切除肛门,则病理应证实已有癌浸润。Winawer 综合欧美专家的研究结果后指出,因 30%～50% 同时存在多原发癌瘤,因此,凡在直肠、乙状结肠发现有腺瘤者,均应行全结肠纤维镜检查,以确定其他部位是否另有腺瘤存在,术后也必须定期随访检查。Ando 等发现腺瘤摘除后出现新腺瘤的概率与随访时间相关,2 年时为 7.7%,2～4 年时为 46.7%,4 年以上达 70%。

(二)手术治疗

手术切除是大肠癌的主要治疗方法,肝、肺转移也非绝对禁忌。50% 的大肠癌患者可通过手术治愈。

(1)Ⅰ期者,可单纯手术切除,一般不需化疗和放疗。如果癌仅局限于黏膜,根治性手术后的最高 5 年生存率接近 90%。

(2)Ⅱ、Ⅲ期者,可施行以手术为主的综合治疗,在根治术前或术后辅以放疗、化疗。

(3)Ⅳ期以放疗、化疗为主。若原发灶及转移灶均能切除者,可将两者一并切除;若原发灶能切除而转移灶不能切除时,可行原发灶姑息性切除;若原发灶不能切除,可试行结肠造口术。

(三)放射治疗

1. 术前放疗

用于Ⅱ、Ⅲ期的直肠癌患者。优点:术前照射能减少术中肿瘤的种植,使瘤体缩小,使已经转移的淋巴结缩小或消失以降低分期;增加保肛率,提高患者生活质量;小肠未粘连固定,减少放射不良反应;肿瘤细胞氧合好,治疗敏感。通常设盆腔前后两野对穿照射,35～45 Gy,放疗后 4 周左右手术。术前放疗的并发症主要是脓肿、吻合口瘘和肠梗阻。

2. 术后放疗

适应证是Ⅱ、Ⅲ期可切除直肠癌。伤口愈合后即可开始照射 45～50 Gy/4～5 周,残留部位可缩野补充 10～15 Gy,可以减低局部复发率。

3. 目前国内外主张术后行同步放化疗

Ⅱ、Ⅲ期直肠癌根治术后同步放化疗与单纯手术后放疗相比,不仅可显著提高局部控制率,还能显著提高长期生存率,已成为Ⅱ、Ⅲ期直肠癌治疗的金标准。其中 5-FU 持续静脉给药是标准模式。

（四）化疗

大肠癌对化疗不甚敏感,为一种辅助疗法。早期大肠癌根治术后一般不需化疗。进展期大肠癌为提高大肠癌手术率,控制局部淋巴结转移和预防手术后复发,常用术前和术后的化疗,也用于晚期广泛转移者的姑息治疗。

（五）晚期大肠癌的靶向治疗

西妥昔单抗是 EGFR 有效阻断剂,可逆转肿瘤细胞的耐药。贝伐单抗是阻断 VEGF 的人源单克隆抗体,联合化疗明显增加疗效。贝伐单抗和西妥昔单抗这两种分子靶点药物联合化疗在临床上均取得了令人瞩目的成就。

（孙培鸣）

第十三节　肝包虫病

肝包虫病又名肝棘球蚴病,是犬绦虫(棘球绦虫)的囊状幼虫(棘球蚴)寄生在肝脏所致的寄生虫病。本病系由细粒棘球蚴、多房性棘球蚴或泡状棘球蚴所引起。有两种类型:一种是由细粒棘球绦虫卵感染所致的单房性棘球蚴病(即包虫囊肿),另一种是由多房性或泡状棘球绦虫感染所引起的泡状棘球蚴病或称滤泡型肝棘球蚴病。临床多见单房性棘球蚴病。本病可发生在任何年龄和性别患者,以 20～40 岁最多见。儿童发病率也较高,男性略多于女性。

一、病因

细粒棘球绦虫的终末宿主主要是犬,也可以是狐、狼等。中间宿主是羊、马、牛、骆驼和人等,其中羊最多见。成虫寄生于犬等的小肠内,虫卵随粪便排出后,污染草场和水源,被羊吞食,则在羊肝或其他脏器寄生发育成棘球蚴。当人与皮毛上粘有虫卵的犬、羊接触或食入被虫卵污染的食物后被感染,虫卵在胃、十二指肠内孵化为六钩蚴,穿透小肠黏膜进入肝门静脉系统,部分停留在肝内发育成囊,其余的虫蚴可随血流播散至肺、肾、脑、脾、肌肉、眼眶和脊柱等部位。肝发病率最高,在肝内单发占 70%,多发占 15%,肝与其他脏器同时发病占 15%。多房性棘球绦虫的生活史与细粒棘球绦虫类似,其终末宿主为狐,偶尔犬也可成为终末宿主。

二、诊断

1. 症状与体征

患者常有多年病史,症状可随囊肿的部位、大小、对周围脏器压迫的程度及有无并发症而表现不一。单纯性包虫囊肿在早期症状不明显,囊肿较大时可出现上腹部包块、腹胀、腹痛以及压迫邻近脏器的症状,如压迫胃肠道时可出现腹胀、食欲缺乏、恶心、呕吐等症状;胆道受压可出现不同程度的黄疸;肝门静脉和下腔静脉受压可出现胃肠道淤血、腹腔积液、脾大和下肢水肿等;位于肝膈顶部的囊肿可使膈肌抬高压迫肺而引起呼吸困难。在发病过程中,患者可有过敏反应史,如皮肤瘙痒、荨麻疹、呼吸困难、咳嗽、发绀等症状。当囊肿继发感染时,会出现细菌性肝脓肿的一系列症状。如果囊肿穿破,除了出现过敏反应外,还会出现相应的临床表现。体检时能在肝区触及巨大包块,边界清楚,囊性感,压痛不明显。如囊肿较大时,将一只手的手指放在右侧胸壁肋间,另一只手轻轻叩击囊肿,可体会到囊液冲击感,称为肝包虫囊肿震颤征。病程较长时患者还可出现贫血、体重减轻,甚至恶病质等表现。肝泡状棘球蚴可有慢性进行性肝增大病史,肋缘下可扪及坚硬的肿块,表面不平滑,酷似肝癌。若病程较长,病变可累及整个肝,出现黄疸、发热、腹腔积液等症状。

2.化验检查

(1)包虫囊液皮内过敏试验(Casoni 试验):阳性率可达 90％左右,阳性结果为皮丘扩大或周围红晕直径>2 cm。有的在注射后 6～24 h 才出现阳性反应,成为延迟性阳性反应,仍有诊断价值。泡状棘球蚴阳性率更高。

(2)间接血凝试验(IHA):特异性较高,罕见假阳性反应,阳性率可达 90％,是当前诊断包虫病(棘球蚴病)最常用的方法,摘除包囊 1 年以上,其结果常转为阴性,可借此确定手术效果及有无复发。

(3)间接荧光抗体试验(IFAT):用羊棘球蚴囊壁冷冻切片作为抗原,行间接荧光抗体试验,阳性率为 100％;对健康人阴性率为 95.8％～100％。敏感性、特异性均较高,是理想的免疫诊断方法。

3.影像学检查

(1)X 线检查:可见肝区有密度均匀、边界整齐的肿块影。囊肿位于肝顶部时,可使膈肌抬高呈半圆形。病程较长的包囊,外囊壁有钙盐沉积,显示周围形成团块状且不均匀的絮状钙化影。

位于肝前下部的巨大囊肿,胃肠钡剂检查可见胃肠道受压移位。彩超囊肿部位表现为液性暗区,边缘光滑,界限清晰,可为多囊表现,囊内可见子囊、孙囊,有时暗区内可见漂浮光点反射,囊肿邻近的肝组织可有回声增强。

(2)超声检查:可清楚地显示囊肿大小、部位及其与周围组织的关系,对肝包虫囊肿的诊断有很大的意义。

(3)CT:可见肝内圆形或类圆形边界清楚的低密度影,囊内密度均匀一致,增强后无强化表现;大的囊腔内可见子囊(囊内囊),子囊的数目和大小不一,密度略低于母囊,呈蜂窝状或车轮状排列。囊内壁破裂,囊液进入内外囊之间,可造成内囊分离,内、外囊部分分离表现为"双壁征"或"双囊征";内、外囊完全分离,内囊悬浮于囊液中,呈"水中荷花征",偶尔完全分离脱落的内囊散开,呈"飘带征"。囊壁可见钙化,呈壳状或环状,厚薄可以规则,为肝包虫病特征性表现。泡状棘球蚴病病变部位与周围组织分界不清,呈低密度灶,形态不规则、密度不均匀,病灶内可见钙化,中心部易缺血坏死,坏死物质呈水样密度。因缺少血供,增强扫描病灶内无明显强化。

(4)MRI:对直径>3 cm 者均可检出,此外还可显示下腔静脉、肝门静脉系统、胆管等。T_1WI 为低信号,T_2WI 为高信号,子囊信号在 T_1WI 上明显低于母囊,T_2WI 上稍高于母囊。囊内可见纤维间隔,T_1WI 为相对高信号,T_2WI 为相对低信号,增强扫描时不强化或仅有轻度强化。

三、治疗

手术治疗仍是主要治疗手段,应根据病情及有无并发症选用不同的手术方法,手术原则是彻底清除内囊,防止囊液外溢,消灭外囊残腔和预防感染。

1. 内囊摘除术

内囊摘除术是临床上广泛应用的手术方法。适用于无继发感染的病例,简便可靠。切口一般选择在上腹包块隆起较明显处。然后在外囊上轻柔地逐层切开,当外囊仅剩一层薄膜时,可轻压包虫囊,产生微小的张力将该膜胀破,再挑起外囊逐渐扩大切口,在内外囊之间滴水以利于解剖,并用手指轻轻分离,将内外囊间的疏松粘连分开,以卵圆钳摘除内囊。无感染者,一般内外囊之间无粘连或粘连很轻,易于摘除。对于难以分离者可在囊壁上缝两针牵引线,于两线间刺入套管针,用注射器抽吸囊液看是否混有胆汁,再用吸引器吸净囊液。在无胆汁漏的情况下,向囊内注入 10% 甲醛溶液以杀灭头节,5 min 后吸出,如此反复 3~5 次,最后将囊内液体尽量吸净,拔除套管针。注入甲醛溶液,浓度不宜过高,如有胆瘘存在可先注入少量 10% 甲醛溶液以杀灭头节,5~10 min 后,再将囊液连同甲醛溶液一并吸出。囊液吸净后,内囊塌陷,与外囊分离,将外囊提起、沿牵引线剪开、摘除内囊及子囊。必须将所有破碎的包虫囊、内囊皮和囊内所有碎屑取净,再用 10% 甲醛或过氧化氢擦拭外囊内壁,以破坏可能消灭残留的生发层、子囊和头节,然后用生理盐水洗净囊腔,纱布擦净。最后用干纱布检查有无胆汁漏。如有胆瘘,应用丝线缝合瘘口。

2. 闭式引流法

对于感染的肝包虫囊肿,总的原则是内囊摘除加外引流术。摘除内囊后,在残腔内放置至少 2 根引流管,术后持续吸引或负压吸引,可反复冲洗,待引流液减少,彩超或囊腔造影证实残腔消失后逐步拔除引流管。如化脓感染较重,引流量多,残腔缩小不明显或外囊壁厚不易塌陷时,可在引流一段时间后用空肠与最低位残腔壁行 Roux-en-Y 吻合。

3. 肝切除术

本方法能完整切除包虫,治疗效果最佳。对以下情况可考虑做肝叶或肝部分切除术。①局限于肝左或右叶单侧,体积巨大、单一囊肿;②局限于肝的一叶的多发性囊肿;③引流后囊腔内胆漏或经久不愈者;④囊肿感染后形成厚壁的慢性脓肿;⑤局限的肝泡状棘球蚴病者。

4. 腹腔镜手术

腹腔镜手术是近年来应用于临床的一种微创有效方法,创伤小,术后恢复快,但需有经验的医生进行,且术前应严格选择手术对象。①位于肝表面易于暴露部位的囊肿;②囊腔直径 <10 cm,因囊肿体积过大、易破,大量囊液溢入腹腔可致过敏性休克或腹腔种植等严重并发症;③无腹腔多脏器包虫病和包虫腔无合并感染,包虫腔合并感染主要原因是因其与胆道相通,术后易出现胆漏者;④周围脏器与包虫囊粘连较重操作困难。术中如用腹腔镜无法完成手术时,应果断中转开腹手术。

5. 肝移植治疗

由于泡状棘球蚴病呈浸润性生长,临床发现多在中晚期,病灶广泛浸润,无法切除,能达到根治性切除病灶的病例不到 30%,严重影响了患者的生活质量和生存率,大多数患者在 5 年内死亡。

通过采用原位肝移植手术可成功治疗泡状棘球蚴病,并且晚期肝包虫病是肝移植的良好指征。此外,肝包虫病因多次手术或严重感染导致肝衰竭也可考虑肝移植。

6. 药物治疗

目前国内外药物治疗以苯并咪唑衍生物为主,首推甲苯达唑和阿苯达唑。甲苯达唑400~600 mg,3 次/天,1 个月为 1 个疗程。甲苯达唑能通过弥散作用透过包虫囊膜,对棘球蚴的生发细胞、子囊和头节有杀灭作用,长期服药可使包虫囊肿缩小或消失。在常用剂量下患者能很好耐受,未见严重的不良反应。阿苯达唑吸收好,不良反应小,用量为 10 mg/kg 口服,2 次/天。

四、诊疗风险的防范

肝包虫病患者如果能及时就诊,多数预后较好,但若发生破裂、广泛播散或合并并发症,则处理较为棘手。肝包虫囊肿手术治疗的病死率一般为 2%～4%,术后复发率为 5%～12%,多由于第一次手术时遗漏深藏的小囊肿或头节种植所致。

肝包虫囊肿的诊断并不难,应与单纯性肝囊肿、细菌性肝脓肿、阿米巴肝脓肿、肝癌液化相鉴别。当肝包虫囊肿合并感染后易与肝脓肿混淆。囊肿破裂后,子囊或其碎屑阻塞胆总管,可被误诊为胆道结石症。肝泡状棘球蚴病应与肝海绵状血管瘤、肝癌相鉴别。凡是怀疑有肝包虫病患者,严禁行穿刺活检,因囊肿内压力高,穿刺易造成囊液外溢,导致腹腔内及穿刺道播散。

对于诊断明确的患者应及时行手术治疗,外科手术治疗时应注意肝包虫病由于包虫增长快、外囊壁较薄等特点,故术中有可能破裂。破裂后易发生过敏性休克以及化学性腹膜炎、子囊移植复发及原头蚴播散移植等严重后果,抢救不及时可导致死亡。行单纯内囊摘除术时手术显露包虫的囊肿后,用湿纱布垫保护切口与周围脏器,纱布垫上再铺一层浸有 10%甲醛溶液的纱布,以防止囊液污染扩散,导致过敏反应。术前使用抗过敏药物也可明显降低术中过敏性休克的发生率和病死率。囊内注入的甲醛溶液,浓度不宜过高,以免吸收中毒和外囊内壁呈硬化性改变或坏死。如发现有胆瘘存在,则内囊不能注入大量甲醛溶液,以免进入胆管造成胆管严重损害。

内囊摘除后残留的外囊空腔若处理不当会导致潴留脓肿。外囊与肝的血管和胆管紧密相连,强行剥离可导致渗血和胆瘘。因此,外囊不需剥离,对外囊的处理原则是尽量缩小或消灭残腔,必要时辅以通畅引流。突出于肝外部分囊壁剪除,切缘仔细止血,囊壁做内翻缝合,以消灭残腔,囊内可不放置引流。如有胆瘘应予以缝合,在缝闭残腔的同时,腔内放置引流管,从腹壁另戳口引出。对于瘘口较大或术前有黄疸者,除内囊摘除和囊腔内放置引流外,还需做胆总管切开及 T 管引流术。对囊壁较硬、不易塌陷的或较大的外囊囊腔,在没有渗血和胆漏的情况下,可应用大网膜填塞囊腔缝合,以消灭囊内死腔和吸收渗液。过大的囊腔可行低位囊腔-空肠 Roux-en-Y 吻合术。

腹腔镜治疗肝包虫病也要遵循“无瘤”手术原则,以防术后腹腔种植或复发,尤其在行内囊摘除加残腔处理时更应注意。目前普遍认为外囊残腔的残留是造成并发症发生率高的主要原因,完全地切除外囊是减少术后并发症的唯一手段。但是肝叶切除术出血多、操作复杂,对患者创伤大、恢复较慢,对于术者的临床经验及操作技能要求相对较高,不易普及。对于不能切除的包虫病患者,药物治疗也可使部分患者得到治愈或改善。药物治疗的远期疗效仍不理想,需积极探索和筛选效果更好的抗包虫病新药。

(云 成)

第十四节 肝破裂

肝破裂是腹部创面中的常见病,右肝破裂较左肝为多。肝位于右侧膈下和季肋深面,受胸廓和膈肌保护,一般不易损伤,但由于肝脏质地脆弱,血管丰富,而且被周围的韧带固定,因而也容易受到外来暴力或锐器刺伤而引起破裂出血。在肝脏因病变而肿大时,受外力作用时更易受伤。肝损伤后常有严重的出血性休克,并因胆汁漏入腹腔引起胆汁性腹膜炎和继发感染。手术的处理在于暂时控制出血,尽快查明伤情,一旦决定手术,应迅速剖开腹腔。争取控制出血的时间。手术切口应足够大,以便充分显露肝。进入腹腔后,由于出血汹涌,影响探查伤情。此时,术者应迅速在肝十二指肠韧带绕一细导尿管或条带,将其缩紧,阻断入肝血流。

一、病因及发病机制

1.病因

肝脏是腹腔内最大的实质性脏器,质地脆弱,容易受伤,在各种腹部损伤中,肝破裂占15％～20％。肝破裂分为原发性肝破裂和继发性肝破裂。肝破裂出血绝大多数为原发性肝癌破裂,但尚有少部分为肝良性占位和肝硬化结节破裂。本病多因肝脏本身病变后受到外力作用或外伤引起。

2.发病机制

肝外伤的病理:肝包膜和实质均裂伤。

(1)包膜下血肿:实质裂伤但包膜完整。

(2)中央型裂伤:深部实质裂伤,可伴有或无包膜裂伤。肝被膜下破裂也有转为真性破裂的可能,但中央型肝破裂则更易发展为继发性肝脓肿。根据损伤的范围和程度。又将肝外伤分为六度,Ⅲ、Ⅳ、Ⅴ、Ⅵ度为严重的肝外伤。

二、临床表现

肝破裂后可能有胆汁溢入腹腔,故腹痛和腹膜刺激征较为明显。肝破裂后,血液有时可能通过胆管进入十二指肠而出现黑便或呕血(即胆道出血)。

1.腹痛

右上腹持续性剧痛,向右肩放射。

2.腹膜刺激征

腹部压痛明显,肌紧张和反跳痛,以右上腹为明显。

3.内出血或出血性休克

如皮肤黏膜苍白,脉搏增快,血压下降等。

三、检查

膈面腹膜刺激表现者,提示上腹脏器损伤,根据病情可以选择以下检查:①实验室检查:腹内有实质性脏器破裂而出血时,红细胞、血红蛋白、血细胞比容等数值明显下降,白细胞计数可略有增高;空腔脏器破裂时,白细胞计数明显上升。②B超检查。③X线检查。④CT检查。⑤放射性核素扫描。⑥诊断性腹腔穿刺术和腹腔灌洗术。⑦腹腔镜。

四、诊断与鉴别诊断

1.诊断

(1)外伤史,多为右下胸或右上腹部直接暴力所致,少数为间接暴力所致。

(2)腹痛剧烈。

(3)腹膜刺激征。

(4)内出血和出血性休克表现。

(5)腹腔穿刺或灌洗,结果阳性。

(6)B超、CT或MR检查可确诊。

2.鉴别诊断

需与腹部创面、腹部大血管损伤相鉴别。

五、治疗

1.手术处理

(1)暂时控制出血,尽快查明伤情,一旦决定手术,应迅速剖开腹腔。争取控制出血的时间。手术切口应足够大,以便充分显露肝。进入腹腔后,往往由于出血汹涌,影响探查伤情。此时,术者应迅速在肝十二指肠韧带绕一细导尿管或细的条带,将其缩紧,阻断入肝血流。同时,第一助手用吸引器将腹腔内积血吸尽。迅速剪开肝圆韧带和镰状韧带,在直视下探查左右半肝的脏面和膈面。需要指出的是,在探查过程中,一定要避免过分用力牵拉肝,以免加深撕裂肝上的伤口,造成更大量的出血。如果在入肝血流完全阻断情况下,肝裂口仍有大量出血,说明有肝静脉或腔静脉损伤。以纱布垫填塞伤口,压迫止血,并迅速剪开受伤侧肝的冠状韧带和三角韧带。显露第二或第三肝门,予以查清。然后根据肝受伤情况,决定选择何种手术方式。在肝外伤的手术处理中,常温下阻断入肝血流是最简便、最有效的暂时控制出血的方法,临床上已广泛应用。在正常人常温下阻断入肝血流的安全时限可达30 min左右;肝有病理改变(如肝硬化)时,阻断入肝血流的时限最好不要超过15 min。

(2)肝单纯的裂伤,裂口深度小于2 cm,可不必清创。予以单纯缝合修补即可。对于严重的肝外伤,彻底清创和止血是手术的关键步骤之一。因为肝伤口处很可能有失活的肝组织,创口内可能有肝组织碎块或异物,伤口深处很可能有活动性出血等,若不予以彻底清创,清除失活的肝组织及异物,就有可能导致不良后果。清创时,通常在常温下暂时阻断第一肝门,然后用电刀切开损伤处创缘的肝包膜,用手指法断离失活的肝组织直至正常肝实质。清除毁损的肝实质后,可显露出肝断面处受损伤的血管及胆管,钳夹后予以结扎或缝合。较大的血管(门静脉、肝静脉)支或肝管损伤,用5-0无损伤针线缝合修补。解除肝门阻断,观察3~5 min。确认已彻底清除及完全止血后,用一带蒂大网膜条填入肝创口内,再将肝创缘予以褥式缝合。

(3)如肝损伤严重,应作清创性肝切除,尽可能多地保留正常肝组织,以降低病死率和术后并发症的发病率。

(4)纱布块填塞法仍有一定的应用价值。近年来的经验表明,在有些情况下,如由于医院的条件或技术能力等原因,不能对严重的肝外伤进行彻底止血手术者,为了尽快地控制肝创口出血,挽救患者的生命,此时应采用纱布填塞,可为转送上级医院争取再次手术赢得时间。又如,由于大量的失血及大量输入库存血,出现凝血机制紊乱,肝创面大量渗血而难以控制,此时应立即用纱布填塞压迫止血,终止手术。过去认为,为了防止继发感染,用于填塞止血的纱布应于术后 3～5 d 内逐渐拔除。现在看来,这一期限太短是拔除纱布后发生再出血的重要原因。作为填塞止血的纱布可在术后 7～15 d 内逐渐取出。填塞纱布时,可在其周围放置 2～3 根引流管,以便及时将肝创面周围的渗出物排出,是防止局部继发感染的有效措施。

2.非手术治疗

非手术治疗的指征如下:

(1)入院时患者神志清楚,能正确回答医生提出的问题和配合进行体格检查。

(2)血流动力学稳定,收缩压在 90 mmHg 以上,脉率低于 100 次/分。

(3)无腹膜炎体征。

(4)B 超或 CT 检查确定肝损伤为轻度(Ⅰ～Ⅱ度)。

(5)未发现其他内脏并发伤。在保守治疗过程中,还必须明确如下两点:①经输液或输血 300～500 mL 后,血压和脉率很快恢复正常,并保持稳定;②反复 B 超检查,证明肝损伤情况稳定,腹腔内积血量未增加或逐渐减少。但对于非手术治疗指征不确切或把握性不大时,一定要慎用。

(云　成)

第十五节　原发性肝癌

原发性肝癌(PLC)简称肝癌,是危害我国人民的主要恶性肿瘤。主要包括肝细胞肝癌(HCC)、少见的胆管细胞癌和罕见的肝血管肉瘤。其恶性程度高,预后差。

一、病理

(一)临床分型

临床上常将原发性肝癌传统分为三型:巨块型、结节型和弥散型。

1.巨块型肿瘤

巨大占据肝的大部,可为单个巨块或多个结节融合而成,可以有假包膜形成,易出现中央坏死、出血,引起肿瘤破裂、出血等并发症。

2.结节型

肿瘤呈结节状,与周边肝组织分界清楚,多伴有较严重肝硬化,可较早侵犯肝门静脉形成癌栓而加重门脉高压,预后较差。

3.弥散型

整个肝弥散分布癌结节,多呈灰白色,伴肝硬化。肉眼不易与肝硬化结节区分。本型少见,预后极差。

(二)按组织学分型

原发性肝癌可分为肝细胞癌、胆管细胞癌和混合型肝癌。

1.肝细胞癌

肝细胞癌占原发性肝癌的 90%,是肝最常见的起源于肝细胞的恶性肿瘤,其典型形态是血窦包绕的肝索样结构,这种结构或多或少地存在于各种亚型的肝细胞癌。识别肝细胞癌的各种组织学类型及细胞学特征对于诊断很重要。肝细胞癌的组织学类型可分为梁索型、腺样型、实体型、硬化型和纤维隔板型,其预后不同。

2.胆管细胞癌

胆管细胞癌占原发性肝癌的 5%,癌细胞呈立方状或柱状,细胞质透明。癌细胞排列成类似胆管的腺腔状,但腺腔内无胆汁而分泌黏液。癌细胞内不含胆色素,周围有较多的纤维组织,这均与肝细胞癌不同。因为胆管细胞癌有较广泛的纤维化,故颜色较灰白、质地坚韧,表面可因纤维收缩而出现凹陷,一般不发生出血和破裂。

3.混合型肝癌

混合型肝癌较少见,是肝细胞癌和胆管细胞癌的混杂类型,两者混杂分布,界限不清。

二、病变分期

判明肿瘤分期对选择治疗方法、判断预后、考核疗效、积累资料等极为重要。1977 年全国肝癌防治研究协作会议拟定了肝癌临床分型、分期的标准,将肝癌分为单纯型、硬化型和炎症型,可用于指导治疗方案的选择,但由于肝癌炎症型较少,其余两型主要区别为是否合并严重肝硬化,故此分型已少用。具体制订的临床分期如下。

Ⅰ期:无明确肝癌症状及体征。

Ⅱ期:超过Ⅰ期标准,而无Ⅲ期证据。

Ⅲ期:有恶病质、黄疸、腹腔积液或远处转移之一表现。

这一分期突出了亚临床肝癌才是早期肝癌的概念,颇为简明和适用。但其稍嫌简略,尤其是中期跨度较大,同期之中病情相去颇远。

近年为加强与国际学术界的交流,我国已开始推广国际抗癌联盟(UICC)制订的 TNM 分类标准,该分期能较客观反映肝癌预后且有助于治疗选择,但其主要是建立在病理组织学检查基础上的分期方案,常需手术才易判断。

UICC 的 TNM 分期于 1997 第 5 版做了如下修改。

T-原发肿瘤:T_1 单个结节,直径≤2 cm,无血管浸润;T_2 三项条件中一项不符合者;T_3 三项条件中两项不符合者;T_4 多结节,超出一叶或累及肝门静脉或肝静脉主支或穿破内脏腹膜,如肿瘤多发,须局限于一叶。

N-局部淋巴结:N_0 无局部淋巴结转移;N_1 有局部淋巴结转移。

M-远处转移:M_0 无远处转移;M_1 有远处转移。

有学者认为,欲准确划分肝癌的临床分期,应首先分析影响肝癌治疗和预后的诸多因素。

1.肿瘤大小

小肝癌切除率高,预后好。巨大肝癌切除率低,勉强切除后手术病死率和术后复发率均高。

2.癌结节数

单结节便于切除,3 个或 3 个以上癌结节的病例预后较差。

3.癌栓

肝癌的 TNM 分期标准中,T 的划分十分重视有无血管侵犯,一旦有血管侵犯即有播散可能,癌栓的存在标志着肿瘤播散的可能性,手术切除亦难根治,门脉主干癌栓者介入治疗亦多不适宜等。

4.肝门或腹腔淋巴结

肝门或腹腔淋巴结是否有侵犯在 TNM 分期中十分重要。现代影像学技术术前判断为肿瘤转移引起者手术切除已难根治。

5.远处转移

TNM 分期中,远处转移一旦出现,即归入最后一期,不但根治无望,且预示生存期已难延长。

6.肝功能

一般肝功能障碍多因合并肝炎、肝硬化引起,肝癌导致肝功能障碍者多见于晚期肝癌,两者有时难以鉴别。但即使是肝炎、肝硬化引起的肝功能障碍,经相应治疗不能恢复者亦影响肝癌治疗方案的选择和患者的预后。故建议将 1977 年的肝癌分期标准修订如下。

Ⅰa:单结节直径＜2 cm;无静脉癌栓,无肝门或腹腔淋巴结肿大,无远处转移,肝功能为 Child-Pugh A 级。

Ⅰb:单结节直径＜5 cm,或位于一叶的两个肿瘤直径之和＜5 cm,无静脉癌栓,无肝门或腹腔淋巴结肿大,无远处转移,肝功能为 Child-Pugh A 级。

Ⅱa:单结节直径 5～10 cm,或位于一叶的两个肿瘤直径之和为 5～10 cm,或不位于一叶的两个肿瘤直径之和＜5 cm;无静脉癌栓,无肝门或腹腔淋巴结肿大,无远处转移,肝功能为 Child-Pugh A 级。

Ⅱb:单结节直径＞10 cm,或位于一叶的两个肿瘤直径之和＞10 cm,或不位于一叶的两个肿瘤直径之和为 5～10 cm,或多发性肿瘤;或肝门静脉、肝静脉分支癌栓;无肝门或腹腔淋巴结肿大,无远处转移;或肝功能为 Child-Pugh B 级。

Ⅲa:肝门静脉、肝静脉主干癌栓;或肝门、腹腔淋巴结转移;或远处转移;肝功能 Child-Pugh A 或 B 级。

Ⅲb:肝功能为 Child-Pugh C 级。

此项分期的特点如下:

(1)对Ⅰ期做了较严格的限定,并对单结节直径＜2 cm、文献中亦称"微小肝癌"者列为Ⅰa 期,切除后大多可望根治。

(2)将Ⅱ期分为Ⅱa 和Ⅱb 期,解决了原分期中Ⅱ期跨度太大的问题。显然Ⅱa 期者尚有手术可能,Ⅱb 期者手术难以根治或仅能冒险试行,可行介入治疗等,亦需注意保护肝功能等。

(3)Ⅲa 期患者经积极的姑息治疗,尚稍能延长生命,Ⅲb 期者基本已无此类可能。

(4)将肝功能情况引入分期概念中。

(5)此分期的Ⅰ、Ⅱ、Ⅲ期与原分期大体相当,可有利于资料的前后对比。

三、临床症状和体征

肝癌起病隐匿,亚临床肝癌本身应无症状和体征,可能出现的临床表现多为原有肝炎或肝硬化所致。因此,肝癌的临床表现实际上多为中、晚期表现。

1.症状

右上腹或中上腹疼痛或不适、纳差(食欲缺乏)、乏力、消瘦为常见症状,尚可伴有发热、腹胀、腹部肿块、黄疸、下肢水肿、出血倾向或远处转移症状。有时,远处转移症状可表现为首发症状。在肝癌本身代谢异常或癌组织对机体影响而产生的癌旁综合征中,最常见的为红细胞增多症和低血糖症。其发病率低,机制尚不明。前者可能与肝癌细胞产生红细胞生成素,或者肝灭活功能降低使红细胞生成素半衰期延长等有关。后者可能与肝癌细胞分泌胰岛素样活性物质,或胰岛素肝内灭活减少,或肝糖原制备减少等有关。

2.体征

肝大、脾大、黄疸、腹腔积液、下肢水肿、扪及肿块和肝掌、蜘蛛痣、腹壁静脉曲张等肝硬化表现均为常见体征,少数尚有左锁骨上淋巴结肿大、肝区叩痛,但多为晚期表现。如肝肋下或剑突下未扪及而肝上界增高仍应引起重视。腹腔积液多因肝功能障碍、肝门静脉或肝静脉癌栓、门脉高压引起,也可表现为肿瘤破裂或肿瘤浸润所致的血性腹腔积液。如为肝门静脉或肝静脉癌栓所致者,其腹腔积液常早期出现且增长迅速,多呈顽固性腹腔积液,尤以后者显著,一般利尿药疗效不明显,可伴下肢水肿,严重者可出现呼吸困难、痔疮脱落或腹股沟疝。而转移灶可伴或不伴相应体征。

四、实验室检查

1.甲胎蛋白

甲胎蛋白(AFP)由胚胎期肝和卵黄囊合成,存在于胎儿早期血清中,出生后急剧下降,5周内下降至正常水平,放射免疫法 AFP 正常值为 $1\sim20\ \mu g/L$,如成人血中增高则提示 HCC 或生殖腺胚胎性肿瘤可能,部分肝病活动期、妊娠、消化道癌等也可能增高,但多为低浓度。有学者认为,AFP 水平与肝癌的肿瘤大小、有无包膜、血管分布、有无肝内转移等无关。AFP 检测主要需鉴别的仍为良性肝病,肝病活动时 AFP 多与 ALT 同向活动,一般不超过 $400\ \mu g/L$,时间也较短暂;如 AFP 与 ALT 异向活动和(或)AFP 持续高浓度,则应警惕肝癌的可能。AFP 的临床价值如下。

(1)明确诊断:AFP 对肝癌有较高专一性,为诊断肝癌最特异指标,是肿瘤标记中最有价值者,60%~70%的 HCC 患者 AFP 阳性。

(2)早期诊断:为目前最好的筛检指标,可在症状出现前 8 个月左右做出诊断。

(3)有助于鉴别诊断。

(4)一定程度上可反映病情变化和病期早晚。

(5)有助于治疗后疗效估计和治疗方法价值的评估。

(6)有助于检出亚临床期复发与转移。

2.其他肿瘤标记物

目前认为,对 AFP 阴性肝癌仍有应用价值的肿瘤标记物。

(1)异常凝血酶原(DCP):正常人$<50\ \mu g/L$,$\geqslant250\ \mu g/L$ 为阳性。肝癌中 DCP 阳性率可达 $60\%\sim70\%$,有较高特异性。肝硬化组织中 DCP 升高可能是一种癌前病变的标志。DCP 在鉴别良性肝病时可能优于 AFP,但较难鉴别原发性、继发性肝癌。低 AFP 肝癌常可检出 DCP,认为 DCP 在低发区与 AFP 联合应用可提高 AFP 阴性或低 AFP 肝癌的检出率。

(2)γ-谷氨酰转移酶同工酶 II(γ-GT II):据报道对肝癌有特异性,阳性率可达 $55\%\sim85\%$,有 90% 的敏感性和特异性,小肝癌阳性率仍达 78.6%,为小肝癌和 AFP 阴性肝癌的有用指标,对临床疑似肝癌者 γ-GT II 与 AFP 可互补提高诊断率。

(3)铁蛋白与酸性同工铁蛋白:肝癌患者血铁蛋白阳性率约 50%,酸性铁蛋白 $70\%\sim80\%$。酸性铁蛋白与 AFP 联用可提高肝癌确诊率,但其特异性较差,继发性肝癌、其他肿瘤、肝病活动、炎症等时阳性率亦高。

(4)α-L-岩藻糖苷酶(AFU):多项报道表明,AFU 诊断肝癌的敏感性可达 75%～80%,特异性可达 90%～93%,AFP 阴性肝癌检出率达 80% 左右,具有一定的应用价值。

3.肝炎病毒标志、肝功能检查

目前临床已广泛检测 HBV、HCV 标志,用于发现肝癌高危人群,并作为 AFP 阴性肝癌的辅助诊断指标。

4.肝穿刺活检及其他

随着非侵入性检查的发展,肝穿刺活检目前已不作为常规检查,但作为获取非手术治疗前病理资料的手段和诊断不明的 AFP 阴性的占位性病变的诊断措施之一,仍有其价值。现已采用 B 超引导下细针穿刺活检,定位较明确,穿刺阳性率提高,肿瘤出血、胆瘘、针道种植等并发症已明显减少。

癌胚抗原(CEA)可作为转移性肝癌的辅助诊断指标。对肝内占位诊断中,检查 AFP 时最好同时检查 CEA,尤其是对无肿瘤病史、肝内出现单个肿瘤病灶、无明确肝炎病史、AFP 阴性的患者,必须复查 CEA 等指标,以警惕转移性肝癌。

五、影像学检查

1.超声显像

超声显像已成为肝癌诊断必不可少的检查项目,最常用有效,被认为是普查、筛选和随访的首选方法。检出的低限是 1～2 cm,可清楚显示肝内胆管扩张和肝门静脉、肝静脉、下腔静脉内有无癌栓或血栓,但二者在超声下较难鉴别。原发性肝癌的超声图像大致表现为低回声光团、高回声光团和混合性光团,周围常有晕圈。小肝癌多为低回声光团,大肝癌则表现多样,有时可见出血、坏死引起的中央液化区。近年经静脉快速注入六氟化硫微泡增强剂,可明显提高 B 超引导下小肝癌和肝内微小转移灶的检出率。术中 B 超有助于肝内深部肿瘤的定位、发现肝内微小转移灶、明确血管侵犯、判断癌栓是否取净,引导术中局部治疗或估计手术切除范围,避免遗漏病灶而达到根治目的。

2.电子计算机 X 线体层扫描(CT)

电子计算机 X 线体层扫描(CT)现已成为肝癌诊断的常规项目,常可检出 1～2 cm 的小肝癌。CT 有助于了解肿瘤位置、大小、数目以及与血管的关系,鉴别占位性质,有无肝门和腹膜后淋巴结肿大、腹腔内脏器肿瘤侵犯等,有利于术前对手术范围的判断。近年来,动态 CT、CT＋肝动脉造影、CT＋肝门静脉造影有助于检出 <1 cm 的肝癌,提高了肝门静脉癌栓的检出率。

3.磁共振显像(MRI)

磁共振显像(MRI)是一种非侵入性、无放射性损害的检查方法,成像技术具有很大灵活性,在观察肿瘤内部结构和病灶与血管关系方面有很大优越性。一般认为 MRI 对肝内良恶性占位,尤其与血管瘤的鉴别可能优于 CT。

4.肝动脉造影

肝动脉造影属于侵入性检查,可显示直径 1 cm 左右的微小肝癌。主要表现为肿瘤血管、肿瘤染色、动静脉瘘和肝内血管移位等,但不易鉴别原发性和继发性肝癌,不易发现少血管型肝癌和肝左叶肿瘤。

5.放射性核素显像

近年发展的单光子发射型计算机断层扫描（ECT），可显示三维断层像，有助于判断病灶的位置、大小、数目等，但图像分辨率和阳性率较低。核素血池扫描主要用于诊断或鉴别肝血管瘤，特异性较高，敏感性则稍差。核素骨扫描则利于发现早期骨转移灶。

六、临床诊断

（一）诊断要点

1.诊断要点

（1）常来自肝癌高发区。

（2）中年、男性较多。

（3）有肝癌家族史或肝病背景（肝炎史或肝硬化史或 HBsAg 阳性）。

（4）可有右或中上腹疼痛或不适、食欲缺乏、乏力、消瘦、不明原因低热、腹泻、出血倾向或急腹症、远处转移症状等。

（5）可有肝大、脾大、腹部包块、黄疸、下肢水肿、肝掌、蜘蛛痣、腹壁静脉曲张等肝硬化体征。

（6）常有 AFP 升高。

（7）影像学检查提示肝内恶性占位病变。

2.肝癌的诊断标准

（1）病理诊断：组织学证实为原发性肝癌。

（2）临床诊断：①虽无肝癌其他证据，AFP≥500 μg/L 持续 1 个月以上；②AFP≥200 μg/L持续 2 个月以上并能排除妊娠、生殖腺胚胎性肿瘤、活动性肝病（如 ALP、胆红素、凝血酶原时间、γ-GT 异常）等；③有肝癌临床表现，核素扫描、超声显像、CT、肝动脉造影、X 线横膈征、酶学检查（主要为 ALP 和 γ-GT）等有 3 项肯定阳性，并能排除继发性肝癌和肝良性肿瘤者；④有肝癌临床表现，有肯定的远处转移灶（如肺、骨、锁骨上淋巴结等）或血性腹腔积液中找到癌细胞，并能排除继发性肝癌者。

（二）鉴别诊断

1.AFP 阳性肝癌的鉴别

主要病种包括妊娠、生殖腺胚胎性肿瘤、急慢性肝炎、肝硬化、极少胃癌和胰腺癌或伴肝转移等。

妊娠、生殖腺胚胎性肿瘤、急慢性肝炎、肝硬化疾病一般 B 超检查无肝内占位影像，易鉴别；胃癌和胰腺癌或伴肝转移者，鉴别较困难，AFP 阳性少见，且多为低浓度，CEA 可升高，但多无肝硬化表现、HBsAg 阴性、无门脉癌栓形成，肝占位多为多结节，甚至弥散性散在生长。

2.AFP 阴性肝癌的鉴别

AFP 阴性肝占位的性质多样，易误诊，需与肝癌鉴别的疾病有继发性肝癌、肝血管瘤、肝囊肿、肝棘球蚴病、肝脓肿、肝肉瘤、肝腺瘤、肝局灶性增生、肝结核等。

3.继发性肝癌

继发性肝癌常见于胃肠道肿瘤，尤以结直肠癌肝转移多见。多无肝病背景，HBV 标志阴性，CEA 可阳性，影像学检查多为肝内散在多个大小相等的类圆形病灶，多为少血管型肿瘤，B超以强回声多见，可出现同心环样分层现象，部分有靶环征或牛眼征。

4.肝血管瘤

临床多见,女性多发,病史长,发展慢,无肝病史,AFP、HBV 标志阴性。超声检查多为高回声光团,边界清,无晕圈;CT 增强扫描见起自周边的强填充区域。体积较小的不典型血管瘤和肝癌不易区别,需切除后经病理证实。

5.肝囊肿和肝棘球蚴病

二者病史均较长,常无肝病背景,一般情况好,超声显示液性暗区,肝囊肿者常多发,可伴多囊肾。肝棘球蚴病患者常有疫区居住史,Casoni 试验、包虫皮内试验阳性,B 超或 CT 有时可见液性暗区内浮莲征,合并感染时需和肝脓肿鉴别。

6.肝脓肿

常有痢疾、胆道或其他感染性病史,一般无肝病背景;临床可有或曾有发热、肝区痛、血白细胞升高等炎症表现,抗感染治疗有效;超声显像在未液化或脓液黏稠时常与肝癌混淆,但病灶边界多不清且无晕圈,有液化者可见液平,仍需和肝癌中央坏死鉴别,必要时可行肝穿刺确诊。

7.其他

肝肉瘤、肝腺瘤、肝局灶性增生、肝结核、肝畸胎瘤、肝错构瘤等均少见,鉴别困难,常误诊、漏诊,多需手术病理证实。

七、手术治疗

1.肝癌切除术

肝癌切除术是原发性肝癌治疗最有效的方法。手术切除的进步体现在切除率的提高、手术病死率的降低和 5 年生存率的提高。针对我国肝癌 80% 以上合并肝硬化,局部切除的近、远期疗效均不低于规则性肝段叶切除,甚至更好。肿瘤的切除,应根据肿瘤大小、部位、数目、有无肝硬化、肝硬化程度、与邻近血管关系、有无癌栓、肝储备功能及全身心、肺、肾等脏器情况,选择不同的手术方式。①对亚临床肝癌或小肝癌,在肝功能代偿的情况下力争一次手术切除;对于不能切除者,可术中或在 B 超引导下行瘤内射频消融(RFA)或无水酒精注射(PEI);肝功能失代偿者宜首选非手术 RFA、PEI 等。②大肝癌切除包括一期切除和二期切除两方面,对于肝功能代偿者争取一期根治性切除,其中肝储备功能和肝硬化程度是能否切除的关键,而非肿瘤大小,否则待全身状况改善、肝储备功能好转、肿瘤体积缩小等综合治疗后积极行二期切除,除非考虑姑息性切除疗效差、术后复发转移概率大、肿瘤巨大有破裂出血可能,则宜行经皮肝动脉化疗栓塞(TACE)等介入治疗。③对于多发性肿瘤,结节弥散或分布于两叶者,不考虑手术切除。④左叶肝癌尽可能采用规则性左外叶或左半肝切除,右叶肝癌以局部不规则切除为主,既争取根治又考虑安全。⑤对于过去认为Ⅰ段和Ⅷ段等中央型肝癌不能切除者,随着肝外科技术的提高,也积极手术切除,然后再综合治疗。

2.肝癌二期切除

对于不能切除的原发性或复发性肝癌,使用肝动脉插管(HAI)＋结扎(HAL)、冷冻、TACE 及合并肝门静脉化疗或栓塞等,常能使肿瘤缩小,多种方法的联合、交替、反复使用,一般比单一方法更佳。二期切除指征包括:①肿瘤直径缩小近 1 倍;②AFP 阳性者,其数值明显下降;③肝储备功能恢复接近正常,心肺等重要脏器能耐受手术;④影像学检查提示肿瘤在技术上有切除可能。一般认为二期切除和初次手术间隔 3～5 个月时间为宜。

3.肝癌复发再切除

肝癌复发再切除手术是目前对复发癌各种治疗中最有效的方法。其指征包括：①较小或局限的复发性肝癌，有足够余肝、无局部或远处转移、无其他手术禁忌，均应力争切除；②对根治性切除后肺内孤立性转移灶，应积极再切除；③对术后腹腔内种植转移而能手术切除者，为防止肠梗阻、穿孔等，也应考虑剖腹探查切除病灶或合并切除受累肠管。手术方式以局部不规则性肝切除为主，其余无手术指征者可采用 PEI、TACE、RFA 等介入治疗。

4.肝癌合并肝门静脉癌栓

原发性肝癌合并肝门静脉癌栓很常见，尤其癌肿包块直径>5 cm 时，更为多见，并非手术禁忌证，符合以下条件即可考虑肝癌切除加肝门静脉取栓术。①心、肺、肾等重要脏器功能正常，能耐受剖腹探查手术；②肝储备功能正常，无明显黄疸、腹腔积液等；③肿瘤单个或只有周边零星播散灶，术前估计有可能切除；④无远处转移。门静脉癌栓取出术包括肝门静脉主干、分支切开取栓术、气囊导管取栓术、门静脉吻合旁路移植、门静脉切除吻合术、门静脉开放取栓术。

5.肝移植

一般认为早期小肝癌（直径<3 cm、癌结节 1~2 个），尤其是伴有肝硬化者，是肝移植较好的适应证；而生物学特性较好、恶性程度较低的高分化早期肝癌，如纤维板层型肝癌、AFP 阴性癌、肝门区胆管细胞癌（Klatskin 癌）等行肝移植，术后效果亦相对较好。不主张对肝血管内皮肉瘤、转移性肝癌、胆管癌等行肝移植手术。

（云　成）

第十六节　细菌性肝脓肿

细菌性肝脓肿常指由化脓细菌引起的感染，故亦称化脓性肝脓肿。肝脓肿在发达国家中以细菌性肝脓肿占多数，约为 76%，多发生于年长者，无性别差异，可合并有糖尿病、胆石症等。

一、病因

肝由于接受肝动脉和门静脉双重血液供应，并通过胆管与肠道相通，发生感染的机会很多。但是在正常情况下由于肝的血液循环丰富和单核吞噬细胞系统的强大吞噬作用，可以杀伤入侵的细菌并且阻止其生长，不易形成肝脓肿。但是如各种原因导致机体抵抗力下降时，或当某些原因造成胆管梗阻时，入侵的细菌便可以在肝内重新生长引起感染，进一步发展形成脓肿。细菌性肝脓肿是一种继发性病变，病原菌可由下列途径进入肝。

1.胆管系统

胆管系统是目前最主要的侵入途径，也是细菌性肝脓肿最常见的原因。当各种原因导致急性梗阻性化脓性胆管炎，细菌可沿胆管逆行上行至肝，形成脓肿。胆管疾病引起的肝脓肿占肝脓肿发病率的 21.6%~51.5%，其中肝胆管结石并发肝脓肿更多见。胆管疾病引起的肝脓肿常为多发性，以肝左叶多见。

2.门静脉系统

腹腔内的感染性疾病,如坏疽性阑尾炎、内痔感染、胰腺脓肿、溃疡性结肠炎及化脓性盆腔炎等均可引起门脉属支的化脓性门静脉炎,脱落的脓毒性栓子进入肝形成肝脓肿。近年来由于抗生素的应用,这种途径的感染已大为减少。

3.肝动脉

体内任何部位的化脓性疾患,如急性上呼吸道感染、亚急性细菌性心内膜炎、骨髓炎和痈等,病原菌由体循环经肝动脉侵入肝。当机体抵抗力低下时,细菌可在肝内繁殖形成多发性肝脓肿,多见于小儿败血症。

4.淋巴系统

与肝相邻部位的感染如化脓性胆囊炎、膈下脓肿、肾周围脓肿、胃及十二指肠穿孔等,病原菌可经淋巴系统进入肝,亦可直接侵及肝。

5.肝外伤后继发感染

开放性肝外伤时,细菌从创口进入肝或随异物直接从外界带入肝引发脓肿。闭合性肝外伤时,特别是中心型肝损伤患者,可在肝内形成血肿,易导致内源性细菌感染。尤其是合并肝内小胆管损伤,则感染的机会更高。

6.医源性感染

近年来,由于临床上开展了许多肝脏手术及侵入性诊疗技术,如肝穿刺活检术、经皮肝穿刺胆管造影术(PTC)、内镜逆行胰胆管造影术(ERCP)等,操作过程中有可能将病原菌带入肝形成肝的化脓性感染。肝脏手术时由于局部止血不彻底或术后引流不畅,形成肝内积血积液时均可引起肝脓肿。

7.其他

有一些原因不明的肝脓肿,如隐源性肝脓肿,可能肝内存在隐匿性病变。当机体抵抗力减弱时,隐匿病灶"复燃",病菌开始在肝内繁殖,导致肝的炎症和脓肿。Ranson 指出,25％隐源性肝脓肿患者伴有糖尿病。

二、临床表现

细菌性肝脓肿并无典型的临床表现,急性期常被原发性疾病的症状所掩盖,一般起病较急,全身脓毒性反应显著。

1.寒战和高热

寒战和高热多为最早也是最常见的症状。患者在发病初期骤感寒战,继而高热,热型呈弛张型,体温在 38 ℃～40 ℃,最高可达 41 ℃,伴有大量出汗,脉率增快,一日数次,反复发作。

2.肝区疼痛

由于肝增大和肝被膜急性膨胀,肝区出现持续性钝痛;出现的时间可在其他症状之前或之后,亦可与其他症状同时出现,疼痛剧烈者常提示单发性脓肿;疼痛早期为持续性钝痛,后期可呈剧烈锐痛,随呼吸加重者提示脓肿位于肝膈顶部;疼痛可向右肩部放射,左肝脓肿也可向左肩部放射。

3.乏力、食欲缺乏、恶心和呕吐

由于伴有全身毒性反应及持续消耗,患者可出现乏力、食欲缺乏、恶心、呕吐等消化道症状。少数患者还出现腹泻、腹胀以及顽固性呃逆等症状。

4.体征

肝区压痛和肝肿大最常见。右下胸部和肝区叩击痛;若脓肿移行于肝表面,则其相应部位的皮肤呈红肿,且可触及波动性肿块。右上腹肌紧张,右季肋部饱满,肋间水肿并有触痛。左肝脓肿时上述症状出现于剑突下。并发于胆管梗阻的肝脓肿患者常出现黄疸。其他原因的肝脓肿,一旦出现黄疸,表示病情严重,预后不良。

少数患者可出现右侧反应性胸膜炎和胸腔积液,可查及肺底呼吸音减弱、啰音和叩诊浊音等。晚期患者可出现腹腔积液,这可能是由于门静脉炎以及周围脓肿的压迫影响门静脉循环及肝受损,长期消耗导致营养性低蛋白血症引起。

三、诊断

1.病史及体征

在急性肠道或胆管感染的患者中,突然发生寒战、高热、肝区疼痛、压痛和叩击痛等,应高度怀疑本病的可能,做进一步详细检查。

2.实验室检查

血白细胞计数明显升高,总数达$(10\sim20)\times10^9/L$或以上,中性粒细胞在90%以上,并可出现核左移或中毒颗粒,谷丙转氨酶、碱性磷酸酶升高,其他肝功能检查也可出现异常。

3.B超检查

B超检查是诊断肝脓肿最方便、简单又无痛苦的方法,可显示肝内液性暗区,暗区内有"絮状回声"并可显示脓肿部位、大小及距体表深度,并用以确定脓腔部位作为穿刺点和进针方向,或为手术引流提供进路。

此外,还可供术后动态观察及追踪随访。能分辨肝内直径2 cm以上的脓肿病灶,可作为首选检查方法,其诊断阳性率可达96%以上。

4.X线片和CT检查

X线片检查可见肝阴影增大、右侧膈肌升高和活动受限,肋膈角模糊或胸腔少量积液,右下肺不张或有浸润,以及膈下有液气面等。肝脓肿在CT图像上均表现为密度减低区,吸收系数介于肝囊肿和肝肿瘤之间。CT可直接显示肝脓肿的大小、范围、数目和位置,但费用昂贵。

5.其他

其他如放射性核素肝扫描(包括ECT)、选择性腹腔动脉造影等对肝脓肿的诊断有一定价值。但这些检查费时,因此在急性期患者最好选用操作简便、安全、无创伤性的B超检查。

四、鉴别诊断

1.阿米巴性肝脓肿

阿米巴性肝脓肿的临床症状和体征与细菌性肝脓肿有许多相似之处,但两者的治疗原则有本质上的差别,前者以抗阿米巴和穿刺抽脓为主,后者以控制感染和手术治疗为主,故在治疗前应明确诊断。阿米巴肝脓肿常有阿米巴肠炎和脓血便的病史,发生肝脓肿后病程较长,全身情况尚可,但贫血较明显。肝显著增大,肋间水肿,局部隆起和压痛较明显。若粪便中找到阿米巴原虫或滋养体,则更有助于诊断。此外,诊断性肝脓肿穿刺液为"巧克力"样,可找到阿米巴滋养体。

2.胆囊炎、胆石症

此类病有典型的右上腹部绞痛和反复发作的病史,疼痛放射至右肩或肩胛部,右上腹肌紧张,胆囊区压痛明显或触及增大的胆囊,X 线检查无膈肌抬高,运动正常。B 超检查有助于鉴别诊断。

3.肝囊肿合并感染

这些患者多数在未合并感染前已明确诊断。对既往未明确诊断的患者合并感染时,需详细询问病史和仔细检查,亦能加以鉴别。

4.膈下脓肿

膈下脓肿往往有腹膜炎或上腹部手术后感染史,脓毒血症和局部体征较细菌性肝脓肿为轻,主要表现为胸痛,深呼吸时疼痛加重。X 线检查见膈肌抬高、僵硬、运动受限明显,或膈下出现气液平。B 超可发现膈下有液性暗区。但当肝脓肿穿破合并膈下感染者,鉴别诊断就比较困难。

5.原发性肝癌

巨块型肝癌中心区液化坏死而继发感染时易与肝脓肿相混淆。但肝癌患者的病史、发病过程及体征等均与肝脓肿不同,如能结合病史、B 超和 AFP 检测,一般不难鉴别。

6.胰腺脓肿

有急性胰腺炎病史,脓肿症状之外尚有胰腺功能不良的表现;肝无肿大,无触痛;B 超以及 CT 等影像学检查可辅助诊断并定位。

五、并发症

细菌性肝脓肿如得不到及时、有效的治疗,脓肿破溃后向各个脏器穿破可引起严重并发症。右肝脓肿可向膈下间隙穿破形成膈下脓肿;亦可再穿破膈肌而形成脓肿;甚至能穿破肺组织至支气管,脓液从气管排出,形成支气管胸膜瘘;如脓肿同时穿破胆管则形成支气管胆瘘。左肝脓肿可穿破入心包,发生心包积脓,严重者可发生心脏压塞。脓肿可向下穿破入腹腔引起腹膜炎。有少数病例,脓肿穿破入胃、大肠,甚至门脉、下腔静脉等;若同时穿破门静脉或胆管,大量血液由胆管排入十二指肠,可表现为上消化道大出血。细菌性肝脓肿一旦出现并发症,病死率成倍增加。

六、治疗

细菌性肝脓肿是一种继发疾病,如能及早重视治疗原发病灶可起到预防的作用。即便在肝脏感染的早期,如能及时给予大剂量抗生素治疗,加强全身支持疗法,也可防止病情进展。

1.药物治疗

对急性期,已形成而未局限的肝脓肿或多发性小脓肿,宜采用此法治疗。即在治疗原发病灶的同时,使用大剂量有效抗生素和全身支持治疗,以控制炎症,促使脓肿吸收自愈。全身支持疗法很重要,由于本病的患者中毒症状严重,全身状况较差,故在应用大剂量抗生素的同时应积极补液,纠正水、电解质紊乱,给予 B 族维生素、维生素 C、维生素 K,反复多次输入少量新鲜血液和血浆以纠正低蛋白血症,改善肝功能和输注免疫球蛋白。目前多主张有计划地联合应用抗生素,如先选用对需氧菌和厌氧菌均有效的药物,待细菌培养和药敏结果明确再选用敏感抗生素。多数患者可望治愈,部分脓肿可局限化,为进一步治疗提供良好的前提。多发性小脓肿经全身抗生素治疗不能控制时,可考虑在肝动脉或门静脉内置管滴注抗生素。

2.B 超引导下经皮穿刺抽脓或置管引流术

B 超引导下经皮穿刺抽脓或置管引流术适用于单个较大的脓肿,在 B 超引导下以粗针穿刺脓腔,抽吸脓液后反复注入生理盐水冲洗,直至抽出液体清亮,拔出穿刺针。亦可在反复冲洗吸净脓液后,置入引流管,以备术后冲洗引流之用,至脓腔直径小于 1.5 cm 时拔除。这种方法简便,创伤小,疗效亦满意。特别适用于年老体虚及危重患者。操作时应注意:①选择脓肿距体表最近点穿刺,同时避开胆囊、胸腔或大血管;②穿刺的方向对准脓腔的最大径;③多发性脓肿应分别定位穿刺。但是这种方法并不能完全替代手术,因为脓液黏稠,会造成引流不畅,引流管过粗易导致组织或脓腔壁出血,对多分隔脓腔引流不彻底,不能同时处理原发病灶,厚壁脓肿经抽脓或引流后,脓壁不易塌陷。

3.手术疗法

(1)脓肿切开引流术:适用于脓肿较大或经非手术疗法治疗后全身中毒症状仍然较重或出现并发症者,如脓肿穿入腹腔引起腹膜炎或穿入胆管等。常用的手术途径有以下几种。

1)经腹腔切开引流术:取右肋缘下斜切口,进入腹腔后,明确脓肿部位,用湿盐水垫保护手术野四周以免脓液污染腹腔。先试穿刺抽得脓液后,沿针头方向用直血管钳插入脓腔,排出脓液,再用手指伸进脓腔,轻轻分离腔内间隔组织,用生理盐水反复冲洗脓腔。吸净后,脓腔内放置双套管负压吸引。脓腔内及引流管周围用大网膜覆盖,引流管自腹壁戳口引出。脓液送细菌培养。这种入路的优点是病灶定位准确,引流充分,可同时探查并处理原发病灶,是目前临床最常用的手术方式。

2)腹膜外脓肿切开引流术:位于肝右前叶和左外叶的肝脓肿,与前腹膜已发生紧密粘连,可采用前侧腹膜外入路引流脓液。方法是做右肋缘下斜切口或右腹直肌切口,在腹膜外间隙,用手指推开肌层直达脓肿部位。此处腹膜有明显的水肿,穿刺抽出脓液后处理方法同上。

3)后侧脓肿切开引流术:适用于肝右叶膈顶部或后侧脓肿。患者左侧卧位,左侧腰部垫一沙袋。沿右侧第 12 肋稍偏外侧做一切口,切除一段肋骨,在第 1 腰椎棘突水平的肋骨床区做一横切口,显露膈肌,有时需将膈肌切开到达肾后脂肪囊区。用手指沿肾后脂肪囊向上分离,显露肾上极与肝下面的腹膜后间隙直达脓肿。将穿刺针沿手指方向刺入脓腔,抽得脓液后,用长弯血管钳顺穿刺方向插入脓腔,排出脓液。用手指扩大引流口,冲洗脓液后,置入双套管或多孔乳胶管引流,切口部分缝合。

(2)肝叶切除术适用于:①病期长的慢性厚壁脓肿,切开引流后脓肿壁不塌陷,长期留有死腔,伤口经久不愈合者;②肝脓肿切开引流后,留有窦道长期不愈者;③合并某肝段胆管结石,因肝内反复感染、组织破坏、萎缩,失去正常生理功能者;④肝左外叶内多发脓肿致使肝组织严重破坏者。肝叶切除治疗肝脓肿应注意术中避免炎性感染扩散到术野或腹腔,特别对肝断面的处理要细致妥善,术野的引流要通畅,一旦局部感染,将导致肝断面的胆瘘、出血等并发症。肝脓肿急诊切除肝叶,有使炎症扩散的危险,应严格掌握手术指征。

七、预后

本病的预后与年龄、身体素质、原发病、脓肿数目、治疗及时与合理以及有无并发症等密切相关。有人报道多发性肝脓肿的病死率明显高于单发性肝脓肿。年龄超过 50 岁者的病死率为 79%,而 50 岁以下则为 53%。手术病死率为 10%~33%。全身情况较差,肝明显损害及合并严重并发症者预后较差。

(仝仲凯)

第十七节　阿米巴性肝脓肿

一、流行病学

阿米巴性肝脓肿是肠阿米巴病最多见的主要并发症。本病常见于热带与亚热带地区。好发于 20～50 岁的中青年男性,男女比例为 10∶1。脓肿以肝右后叶最多见,占 90％以上,左叶不到 10％,左右叶并发者亦不罕见。脓肿单腔者为多。

二、病因

阿巴性肝脓肿是由溶组织阿米巴原虫所引起,有的在阿米巴痢疾期间形成,有的发生于痢疾之后数周或数月。据统计,60％发生在阿米巴痢疾后 4～12 周,但也有在长达 20～30 年或之后发病者。溶组织阿米巴是人体唯一的致病型阿米巴,在其生活史中主要有滋养体型和虫卵型。前者为溶组织阿米巴的致病型,寄生于肠壁组织和肠腔内,通常可在急性阿米巴痢疾的粪便中查到,在体外自然环境中极易被破坏死亡,不易引起传染;虫卵仅在肠腔内形成,可随粪便排出,对外界抵抗力较强,在潮湿低温环境中可存活 12 d,在水中可存活 9～30 d,在低温条件下其寿命可为 6～7 周。虽然没有侵袭力,但为重要的传染源。

当人吞食阿米巴虫卵污染的食物或饮水后,在小肠下段,由于碱性肠液的作用,阿米巴原虫脱卵而出并大量繁殖成为滋养体,滋养体侵犯结肠黏膜形成溃疡,常见于盲肠、升结肠等处,少数侵犯乙状结肠和直肠。寄生于结肠黏膜的阿米巴原虫,分泌溶组织酶,消化溶解肠壁上的小静脉,阿米巴滋养体侵入静脉,随门静脉血流进入肝;也可穿过肠壁直接或经淋巴管到达肝内。进入肝的阿米巴原虫大多数被肝内单核吞噬细胞消灭;仅当侵入的原虫数目多、毒力强而机体抵抗力降低时,其存活的原虫即可繁殖,引起肝组织充血炎症,继而原虫阻塞门静脉末梢,造成肝组织局部缺血坏死;又因原虫产生溶组织酶,破坏静脉壁,溶解肝组织而形成脓肿。

三、临床表现

本病的发展过程一般比较缓慢,急性阿米巴肝炎期较短暂,如不能及时治疗,继之为较长时期的慢性期。其发病可在肠阿米巴病数周至数年之后,甚至可长达 30 年后才出现阿米巴性肝脓肿。

1.急性肝炎期

在肠阿米巴病过程中,出现肝区疼痛、肝增大、压痛明显,伴有体温升高(持续在 38 ℃～39 ℃),脉速、大量出汗等症状亦可出现。此期如能及时、有效治疗,炎症可得到控制,避免脓肿形成。

2.肝脓肿期

临床表现取决于脓肿的大小、位置、病程长短及有无并发症等。但大多数患者起病比较缓慢,病程较长,此期间主要表现为发热、肝区疼痛及肝增大等。

(1)发热:大多起病缓慢,持续发热(38 ℃～39 ℃),常以弛张热或间歇热为主;在慢性肝脓肿患者体温可正常或仅为低热;如继发细菌感染或其他并发症时,体温可高达 40 ℃以上;常伴有畏寒、寒战或多汗。体温大多晨起低,在午后上升,夜间热退时有大汗淋漓;患者多有食欲缺乏、腹胀、恶心、呕吐,甚至腹泻、痢疾等症状;体重减轻、虚弱乏力、消瘦、精神不振、贫血等亦常见。

（2）肝区疼痛：常为持续性疼痛，偶有刺痛或剧烈疼痛；疼痛可随深呼吸、咳嗽及体位变化而加剧。疼痛部位因脓肿部位而异，当脓肿位于右膈顶部时，疼痛可放射至右肩胛或右腰背部；也可因压迫或炎症刺激右膈肌及右下肺而导致右下肺肺炎、胸膜炎，产生气急、咳嗽、肺底湿啰音等。如脓肿位于肝的下部，可出现上腹部疼痛症状。

（3）局部水肿和压痛：较大的脓肿可出现右下胸、上腹部膨隆，肋间饱满，局部皮肤水肿发亮，肋间隙因皮肤水肿而消失或增宽，局部压痛或叩痛明显。右上腹部可有压痛、肌紧张，有时可扪及增大的肝脏或肿块。

（4）肝增大：肝往往呈弥散性增大，病变所在部位有明显的局限性压痛及叩击痛。右肋缘下常可扪及增大的肝，下缘钝圆有充实感，质中坚，触痛明显，且多伴有腹肌紧张。部分患者的肝有局限性波动感，少数患者可出现胸腔积液。

（5）慢性病例：慢性期疾病可迁延数月甚至1～2年。患者呈消瘦、贫血和营养不良性水肿甚至胸腔积液和腹腔积液；如不继发细菌性感染，发热反应可不明显。上腹部可扪及增大坚硬的包块。少数患者由于巨大的肝脓肿压迫胆管或肝细胞损害而出现黄疸。

四、并发症

1.继发细菌感染

继发细菌感染多见于慢性病例，致病菌以金黄色葡萄球菌和大肠埃希菌多见。患者表现为症状明显加重，体温上升至40℃以上，呈弛张热，血白细胞计数升高，以中性粒细胞为主，抽出的脓液为黄色或黄绿色，有臭味，光镜下可见大量脓细胞。但用抗生素治疗难以奏效。

2.脓肿穿破

巨大脓肿或表面脓肿易向邻近组织或器官穿破。向上穿破膈下间隙形成膈下脓肿；穿破膈肌形成脓胸或肺脓肿；也有穿破支气管形成肝支气管瘘，常突然咳出大量棕色痰，伴胸痛、气促，胸部X线检查可无异常，脓液自气管咳出后，增大的肝可缩小；肝左叶脓肿可穿破至心包，呈化脓性心包炎表现，严重时引起心脏压塞；穿破胃时，患者可呕吐出血液及褐色物；肝右下叶脓肿可与结肠粘连并穿入结肠，表现为突然排出大量棕褐色黏稠脓液，腹痛轻，无里急后重症状，肝迅速缩小，X线显示肝脓肿区有积气影；穿破至腹腔引起弥散性腹膜炎。

3.阿米巴原虫血行播散

阿米巴原虫经肝静脉、下腔静脉到肺，也可经肠道至静脉或淋巴道入肺，双肺呈多发性小脓肿。在肝或肺脓肿的基础上易经血液循环至脑，形成阿米巴性脑脓肿，其病死率极高。

五、辅助检查

1.实验室检查

（1）血液常规检查：急性期白细胞总数可达$(10\sim20)\times10^9/L$，中性粒细胞在80%以上，明显升高者应怀疑合并有细菌感染。慢性期白细胞升高不明显。病程长者贫血较明显，红细胞沉降率可增快。

（2）肝功能检查：肝功能多数在正常范围内，偶见谷丙转氨酶、碱性磷酸酶升高，清蛋白下降。少数患者血清胆红素可升高。

（3）粪便检查：仅供参考，因为阿米巴包囊或原虫阳性率不高，仅少数患者的新鲜粪便中可找到阿米巴原虫，国内报道阳性率约为14%。

（4）血清补体结合试验：对诊断阿米巴病有较大价值。有报道结肠阿米巴期的阳性率为15.5%，阿米巴肝炎期为83%，肝脓肿期可为92%～98%，且可发现隐匿性阿米巴肝病，治疗后即可转阴。但由于在流行区内无症状的带虫者和非阿米巴感染的患者也可为阳性，故诊断时应结合具体患者进行分析。

2.超声检查

B超检查对肝脓肿的诊断有肯定的价值，准确率在90%以上，能显示肝脓性暗区。同时B超定位有助于确定穿刺或手术引流部位。

3.X线检查

由于阿米巴性肝脓肿多位于肝右叶膈面，故在X线透视下可见到肝阴影增大，右膈肌抬高，运动受限或横膈呈半球形隆起等征象。有时还可见胸膜反应或积液，肺底有云雾状阴影等。此外，如在X线片上见到脓腔内有液气平面，则对诊断有重要意义。

4.CT

CT可见脓肿部位呈低密度区，造影强化后脓肿周围呈环形密度增高带影，脓腔内可有气液平面。囊肿的密度与脓肿相似，但边缘光滑，周边无充血带；肝肿瘤的CT值明显高于肝脓肿。

5.放射性核素肝扫描

放射性核素肝扫描可发现肝内有占位性病变，即放射性缺损区，但直径小于2 cm的脓肿或多发性小脓肿易被漏诊或误诊，因此仅对定位诊断有帮助。

6.诊断性穿刺抽脓

诊断性穿刺抽脓是确诊阿米巴肝脓肿的主要证据，可在B超引导下进行。典型的脓液呈巧克力色或咖啡色，黏稠无臭味。

脓液中查滋养体的阳性率很低（为3%～4%），若将脓液按每毫升加入链激酶10 U，在37 ℃条件下孵育30 min后检查，可提高阳性率。从脓肿壁刮下的组织中，几乎都可找到活动的阿米巴原虫。

7.诊断性治疗

如上述检查方法未能确定诊断，可试用抗阿米巴药物治疗。如果治疗后体温下降，肿块缩小，诊断即可确立。

六、诊断及鉴别诊断

对中年男性患有长期不规则发热、出汗、食欲缺乏、体质虚弱、贫血、肝区疼痛、肝增大并有压痛或叩击痛，特别是伴有痢疾史时，应疑为阿米巴性肝脓肿。但缺乏痢疾史，也不能排除本病的可能性，因为40%阿米巴肝脓肿患者可无阿米巴痢疾史，应结合各种检查结果进行分析。应与以下疾病相鉴别。

1.原发性肝癌

原发性肝癌同样有发热、右上腹痛和肝大等，但原发性肝癌常有传染性肝炎病史，并且合并肝硬化占80%以上，肝质地较坚硬，并有结节。结合B超检查、放射性核素肝扫描、CT、肝动脉造影及AFP检查等，不难鉴别。

2.细菌性肝脓肿

细菌性肝脓肿病程急骤，脓肿以多发性为主，且全身脓毒血症明显，一般不难鉴别。

3.膈下脓肿

膈下脓肿常继发于腹腔继发性感染,如溃疡病穿孔、阑尾炎穿孔或腹腔手术之后。本病全身症状明显,但腹部体征轻;X线检查肝向下推移,横膈普遍抬高和活动受限,但无局限性隆起,可在膈下发现液气面;B超提示膈下液性暗区而肝内则无液性区;放射性核素肝扫描不显示肝内有缺损区;MRI检查在冠状切面上能显示位于膈下与肝间隙内有液性区,而肝内正常。

4.胰腺脓肿

本病早期为急性胰腺炎症状。脓毒症状之外可有胰腺功能不良,如糖尿、粪便中有未分解的脂肪和未消化的肌纤维。肝增大亦甚轻,无触痛。胰腺脓肿时膨胀的胃挡在病变部前面。B超扫描无异常所见,CT可帮助定位。

七、治疗

本病的病程长,患者的全身情况较差,常有贫血和营养不良,故应加强营养和支持疗法,给予高糖类、高蛋白、高维生素和低脂肪饮食,必要时可补充血浆及蛋白,同时给予抗生素治疗,最主要的是应用抗阿米巴药物,并辅以穿刺排脓,必要时采用外科治疗。

1.药物治疗

(1)甲硝唑(灭滴灵):为首选治疗药物,视病情可给予口服或静脉滴注,该药疗效好,毒性小,疗程短,除妊娠早期均可适用,治愈率70%～100%。

(2)依米丁(吐根碱):由于该药毒性大,目前已很少使用。对阿米巴滋养体有较强的杀灭作用,可根治肠内阿米巴慢性感染。本品毒性大,可引起心肌损害、血压下降、心律失常等。此外,还有胃肠道反应、肌无力、神经痛、吞咽和呼吸肌麻痹。故在应用期间,每天测量血压。若发现血压下降应停药。

(3)氯喹:本品对阿米巴滋养体有杀灭作用。口服后肝内浓度高于血液200～700倍,毒性小,疗效佳,适用于阿米巴性肝炎和肝脓肿。成人口服第1、第2天每天0.6 g,以后每天服0.3 g,3～4周为1个疗程,偶有胃肠道反应、头痛和皮肤瘙痒。

2.穿刺抽脓

经药物治疗症状无明显改善者,或脓腔大或合并细菌感染病情严重者,应在抗阿米巴药物应用的同时,进行穿刺抽脓。穿刺应在B超检查定位引导下和局部麻醉后进行,取距脓腔最近部位进针,严格无菌操作。每次尽量吸尽脓液,每隔3～5 d重复穿刺,穿刺术后应卧床休息。如合并细菌感染,穿刺抽脓后可于脓腔内注入抗生素。

近年来也加用脓腔内放置塑料管引流,收到良好疗效。患者体温正常,脓腔缩小为5～10 mL后,可停止穿刺抽脓。

3.手术治疗

常用术式有2种。

(1)切开引流术:下列情况可考虑该术式。①经抗阿米巴药物治疗及穿刺抽脓后症状无改善者;②脓肿伴有细菌感染,经综合治疗后感染不能控制者;③脓肿穿破至胸腔或腹腔,并发脓胸或腹膜炎者;④脓肿深在或由于位置不好不宜穿刺排脓治疗者;⑤左外叶肝脓肿,抗阿米巴药物治疗不见效,穿刺易损伤腹腔脏器或污染腹腔者。在切开排脓后,脓腔内放置多孔乳胶引流管或双套管持续负压吸引。引流管一般在无脓液引出后拔除。

(2)肝叶切除术:对慢性厚壁脓肿,引流后腔壁不易塌陷者,遗留难以愈合的死腔和窦道者,可考虑做肝叶切除术。手术应与抗阿米巴药物治疗同时进行,术后继续抗阿米巴药物治疗。

八、预后

本病预后与病变的程度、脓肿大小、有无继发细菌感染或脓肿穿破以及治疗方法等密切相关。根据国内报道,抗阿米巴药物治疗加穿刺抽脓,病死率为 7.1%,但在兼有严重并发症时,病死率可增加 1 倍多。

本病是可以预防的,主要在于防止阿米巴痢疾引起的感染。只要加强粪便管理,注意卫生,对阿米巴痢疾进行彻底治疗,阿米巴肝脓肿是可以预防的;即使进展到阿米巴肝炎期,如能早期诊断、及时彻底治疗,也可预防肝脓肿的形成。

(仝仲凯)

第十八节 急性梗阻性化脓性胆管炎

急性梗阻性化脓性胆管炎(acute obstructive suppurative cholangitis,AOSC)为急性胆管炎的严重阶段,病程进展迅速,是良性胆管疾病死亡的主要原因。

一、病因

许多疾病可导致 AOSC,如肝内外胆管结石、胆道肿瘤、胆道蛔虫、急性胰腺炎、胆管炎性狭窄、胆肠或肝肠吻合口狭窄、医源性因素等,临床以肝内外胆管结石为最常见。近年随着内腔镜和介入技术的普及,经皮肝穿胆管造影(PTC)、经皮肝穿胆管引流(PTCD)、经内镜逆行胰胆管造影(ERCP)、经 T 形管胆道镜取石等操作所致的医源性 AOSC 发生率有所上升。

二、病理生理

AOSC 的发生和发展与多个因素相关,其中起主要作用的是胆道梗阻和感染,两者互为因果、互相促进。当胆道存在梗阻因素时胆汁淤积,细菌易于繁殖,引起的感染常为需氧菌和厌氧菌混合感染,需氧菌多为大肠埃希菌、克雷伯菌、肠球菌等。胆汁呈脓性,胆管壁充血水肿,甚至糜烂。如果梗阻因素不解除,胆道压力将持续上升,当压力超过 2.94 kPa(30 cmH$_2$O)时,肝细胞停止分泌胆汁,脓性胆汁可经毛细胆管肝窦返流进肝静脉。此外,脓性胆汁还可经胆管糜烂创面进入相邻的门静脉分支,或经淋巴管途径进入体循环。进入血循环的胆汁含有大量细菌和毒素,可引起败血症、全身炎症反应、感染性休克。病情进一步发展,将出现肝肾综合征、DIC、MODS 而死亡。

因梗阻位置不同,其病理特点也不一致。当梗阻位于胆总管时,整个胆道系统易形成胆道高压,梗阻性黄疸出现早。当梗阻位于肝内胆管时,局部胆管出现胆道高压并扩张,虽然局部胆血屏障遭受破坏,内毒素也会进入血内,但发生败血症、黄疸的几率较少。

三、临床表现

根据梗阻部位的不同,可分为肝外型 AOSC 和肝内型 AOSC。

(一)肝外型 AOSC

随致病原因不同,临床表现有所差别。胆总管结石所致的 AOSC,表现为腹痛、寒战高热、黄疸、休克、神经中枢受抑制(Reynolds 五联征),常伴有恶心、呕吐等消化道症状。胆道肿瘤所致的 AOSC,表现为无痛、进行性加重的黄疸,伴寒战高热。医源性 AOSC 常常没有明显腹痛,而以寒战高热为主。体检可见患者烦躁不安,体温高达 39 ℃～40 ℃,脉快,巩膜皮肤黄染,剑突下或右上腹有压痛,可伴腹膜刺激征,多可触及肿大胆囊,肝区有叩击痛。

(二)肝内型 AOSC

梗阻位于一级肝内胆管所致的 AOSC 与肝外型相类似,位于二级胆管以上的 AOSC 常仅表现为寒战发热,可无腹痛及黄疸,或较轻,早期可出现休克,伴有精神症状。体检见患者神情淡漠或神志不清,体温呈弛张热,脉搏细速,黄疸程度较轻或无,肝脏呈不对称性肿大,患侧叩击痛明显。

四、辅助检查

(一)实验室检查

外周静脉血白细胞计数和中性粒细胞比值明显升高,血小板数量减少,血小板聚集率明显下降;有不同程度的肝功能受损;可伴水电解质紊乱及酸碱平衡失调;糖类抗原 CA19-9 可升高。

(二)影像学检查

B 超、CT、MRCP 检查对明确胆道梗阻的原因、部位及性质有帮助,可酌情选用。

五、诊断

AOSC 诊断标准:胆道梗阻的基础上出现休克,或有以下 2 项者:①精神症状;②脉搏＞120 次/分;③血白细胞计数＞20×10^9/L;④体温＞39 ℃;⑤血培养阳性。结合影像学检查确定分型及梗阻原因,注意了解全身重要脏器功能状况。

六、治疗

AOSC 治疗的关键是及时胆道引流,降低胆管内压力。

(一)支持治疗

及时改善全身状况,为进一步诊治创造条件。主要措施:①监测生命体征,禁食水,吸氧,高热者予物理或药物降温;②纠正休克,包括快速输液,有效扩容,积极纠正水电解质紊乱及酸碱平衡失调,必要时可应用血管活性药物;③联合使用针对需氧菌和厌氧菌的抗生素;④维护重要脏器功能。

(二)胆道引流减压

只有及时引流胆道、降低胆管内压力,才能终止脓性胆汁向血液的反流,阻断病情进一步恶化,减少严重并发症发生。根据不同分型,可选择内镜、介入或手术等方法,以简便有效为原则。

1. 肝外型 AOSC

肝外型 AOSC 可选择内镜或手术治疗。

(1)经内镜鼻胆管引流术(ENBD):内镜治疗 AOSC 具有创伤小、迅速有效的优点,对病情危重者可于急诊病床边进行。在纤维十二指肠镜下找到十二指肠乳头,在导丝引导下行目标管腔插管,回抽见脓性胆汁,证实进入胆总管后,内置鼻胆管引流即可。如病情允许,可行常规ERCP,根据造影情况行内镜下括约肌切开术(EST),或用网篮取出结石或蛔虫,去除梗阻病因,术后常规留置鼻胆管引流。ERCP主要并发症有出血、十二指肠穿孔及急性胰腺炎等,合并食管胃底静脉曲张者不宜应用。

(2)手术治疗:注意把握手术时机,应在发病72 h内行急诊手术治疗,如已行ENBD但病情无改善者也应及时手术。已出现休克的患者应在抗休克同时进行急诊手术治疗。手术以紧急减压为目的,不需强求对病因做彻底治疗。手术方法为胆总管切开并结合T形管引流。胆囊炎症较轻则切除胆囊,胆囊炎症严重,与四周组织粘连严重则行胆囊造瘘术。单纯行胆囊造瘘术不宜采用,因其不能达到有效引流目的。术后常见的并发症有:胆道出血、胆瘘、伤口感染、肺部感染、应激性溃疡、低蛋白血症等。

2.肝内型 AOSC

肝内型 AOSC 可选用介入或手术治疗。

(1)PTCD:对非结石性梗阻导致的肝内型 AOSC 效果较好,适用于老年、病情危重难以耐受手术,或恶性梗阻无手术条件的患者。可急诊进行,能及时减压并缓解病情。主要并发症包括导管脱离或堵塞、胆瘘、出血、败血症等。凝血功能严重障碍者禁用。

(2)手术治疗:手术目的是对梗阻以上胆道进行迅速有效的减压引流。梗阻在一级胆管,可经胆总管切开疏通,并T管引流;梗阻在一级胆管以上,根据情况选用肝管切开减压和经肝U管引流、肝部分切除+断面引流或经肝穿刺置管引流术等。

(三)后续治疗

待患者病情稳定,一般情况恢复1~3个月后,再针对病因进行彻底治疗。

(仝仲凯)

第十九节　肝胆管结石

肝胆管结石(intrahepatic lithiasis)亦即肝内胆管结石,是指肝管分叉部以上原发性胆管结石,绝大多数是以胆红素钙为主要成分的色素性结石。虽然肝内胆管结石属原发性胆管结石的一部分,有其特殊性,但若与肝外胆管结石并存,则常与肝外胆管结石的临床表现相似。由于肝内胆管深藏于肝组织内,其分支及解剖结构复杂,结石的位置、数量、大小不定,诊断和治疗远比单纯肝外胆管结石困难,至今仍然是肝胆系统难以处理、疗效不够满意的疾病。

一、病因和发病情况

原发性肝内胆管结石的病因和成石机制,尚未完全明了。目前比较肯定的主要因素为胆系感染、胆管梗阻、胆汁淤滞、胆管寄生虫病、代谢因素,以及胆管先天性异常等。

几乎所有肝胆管结石患者都有不同程度的胆管感染,胆汁细菌培养阳性率达95%~100%。细菌谱以大肠杆菌、克雷白菌属和脆弱类杆菌等肠道细菌为主。这些细菌感染时所产生的细菌源性 β-葡萄糖醛酸苷酶(BG)和由肝组织释放的组织源性 BG,可将双结合胆红素分解为单结合胆红素,再转变成非结合胆红素。它与胆汁中的钙离子结合,形成不溶解的胆红素钙。当胆管中的胆红素钙浓度增加处于过饱和状态,则可沉淀并形成胆红素钙结石。在胆红素钙结石形成的过程中,尚与胆汁中存在的大分子物质——黏蛋白、酸性黏多糖和免疫球蛋白等形成支架结构并与钙、钠、铜、镁、铁等金属阳离子聚合有关。

胆管寄生虫病与肝胆管结石形成的关系,已得到确认。已有许多资料证实在一些胆管结石的标本内见到蛔虫残体。显微镜下观察,在结石的核心中找到蛔虫的角质层残片或蛔虫卵等。相关研究报道,26%～36%的原发性胆管结石患者有胆管寄生虫病史。推测蛔虫或肝吸虫的残骸片段、虫卵等为核心,由不定形的胆色素颗粒或胆红素钙沉淀堆积,加上炎症渗出物、坏死组织碎片、脱落细胞、黏蛋白和胆汁中其他固定成分沉淀形成结石。胆管梗阻,胆流不畅,胆汁淤滞,是发生肝内胆管结石的重要因素和条件。胆汁淤滞、积聚或流速减慢,一方面为成石物质的聚集、沉淀提供了条件,另一方面也是发生和加重感染的重要因素。正常情况下,胆管内胆汁的流动呈层流状态。胆汁中的固体质点沿各自流线互相平行移动,胆汁中的固体成分不易发生聚合。当肝胆管发生狭窄或汇合异常等因素,上端胆管扩张,胆汁停滞;胆管狭窄或扩张后胆汁流动可出现环流现象,有利于成石物质集结,聚合形成结石。胆汁淤滞的原因,多为胆管狭窄结石阻塞、胆管或血管的先天异常,如肝内胆管的解剖变异,血管异位压迫胆管导致胆流不畅。结石和炎症往往并发或加重狭窄,互为因果,逐渐加重病理和病程进展。

我国各地肝内胆管结石的调查结果,农民所占的比例较多,达50%～70%。提示肝内胆管结石的发生可能与饮食结构、机体代谢、营养水准和卫生条件等因素有关。

我国和东亚、东南亚一些国家和地区,均属肝内胆管结石的高发区。据以往全国调查结果和近年收集的资料,我国肝内胆管结石占胆系结石病的16.1%～18.2%,但存在明显的地区差别:华北和西北地区仅4.1%和4.8%,华中和华南地区高达25.4%和30.5%。虽然目前我国尚缺乏人群绝对发病率的资料,但就近年国内文献表明,肝内胆管结石仍然是肝胆系统多见的、难治性的主要疾病之一。

二、临床表现

(一)合并肝外胆管结石表现

肝内胆管结石的病例中有2/3～3/4与肝门或肝外胆管结石并存。因此大部分病例的临床表现与肝外胆管结石相似。常表现为急性胆管炎、胆绞痛和梗阻性黄疸。其典型表现按严重程度,可出现Charcot三联征(疼痛、畏寒发热、黄疸)或Reynolds五联征(前者加感染性休克和神志改变)、肝大等。有些患者在非急性炎症期可无明显症状,或仅有不同程度的右上腹隐痛,偶有不规则的发热或轻、中度黄疸,消化不良等症状。

(二)不合并肝外胆管结石表现

不伴肝门或肝外胆管结石,或虽有肝外胆管结石,而胆管梗阻、炎症仅发生在部分叶、段胆管时,临床表现多不典型。常不被重视,容易误诊。单纯肝内胆管结石,无急性炎症发作时,患者可以毫无症状或仅有轻微的肝区不适、隐痛,往往在B超、CT等检查时才被发现。

一侧肝内胆管结石发生部分叶、段胆管梗阻并急性感染,引起相应叶、段胆管区域的急性化脓性胆管炎(AOSHC)。其临床表现,除黄疸轻微或无黄疸外,其余与急性胆管炎相似。严重者亦可发生疼痛、畏寒、发热、血压下降、感染性休克或神志障碍等重症急性胆管炎的表现。右肝叶、段胆管感染,则以右上腹或肝区疼痛并向右肩、背放射性疼痛和右肝大为主。

左肝叶、段胆管梗阻、炎症的疼痛则以中上腹或剑突下疼痛为主,多向左肩、背放散,左肝大。由于一侧肝叶、段胆管炎,多无黄疸或轻微黄疸,甚至疼痛不明显,或疼痛部位不确切,常被忽略,延误诊断,应警惕。

一侧肝内胆管结石并急性感染,未能及时诊断和有效治疗,可发展成相应肝脏叶、段胆管积脓或肝脓肿。长时间消耗性弛张热,逐渐体弱、消瘦。

反复急性炎症必将发生肝实质损害,肝包膜、肝周围炎和粘连。急性炎症控制后,亦常遗留长时间不同程度的肝区疼痛或向肩背放散痛等慢性胆管炎的表现。

(三)腹部体征

非急性肝胆管梗阻、感染的肝内胆管结石患者,多无明显的腹部体征。部分患者可有肝区叩击痛或肝大。左右肝内存在广泛多发结石,长期急慢性炎症反复交替发作者,可有肝、脾大,肝功能障碍,肝硬化,腹腔积液或上消化道出血等门静脉高压征象。

肝内胆管急性梗阻并感染患者,多可扪及右上腹及右肋缘下明显压痛、肌紧张或肝大。同时存在胆总管结石和梗阻,有时可扪及肿大的胆囊或 Murphy 征阳性。

四、诊断

由于肝内胆管解剖结构复杂,结石多发,分布不定,治疗困难,因此对于肝内胆管结石的诊断要求极高。应在手术治疗之前全面了解肝内胆管解剖变异,结石在肝内胆管具体位置、数量、大小、分布以及胆管和肝脏的病理改变。如肝胆管狭窄与扩张的部位、范围、程度,肝叶、段增大、缩小、硬化、萎缩或移位等状况,以便合理选择手术方法,制订手术方案。

肝内胆管结石常可落入胆总管,形成继发于肝内胆管的胆总管结石或同时伴有原发性胆总管结石,故所有胆总管结石患者都有肝内胆管结石可能,均应按肝内胆管结石的诊断要求进行各种影像学检查。

(一)病史

要详细询问病史,重视临床表现。

(二)实验室检查

慢性期可有贫血、低蛋白血症。急性感染期多有白细胞增高,血清转氨酶、胆红素增高。严重急性感染的菌血症者,血液培养常有致病菌生长。

(三)影像学检查

最后确定诊断并明确结石和肝胆系统的病理状况,主要依靠现代影像学检查。

1.B超检查

B超检查简便、易行、无创,对肝内胆管结石的阳性率为70%左右。影像特点是沿肝胆管分布的斑点状或条索状、圆形或不规则形的强回声,多数伴有声影,其远端胆管多有不同程度的扩张。但不足之处是难以准确了解结石在胆管内的具体位置、数量和胆管系统的变异和病理状况,并易与肝内钙化灶混淆,难以满足外科治疗的要求。

2.CT 扫描

肝内胆管结石 CT 检查的敏感性和准确率平均80%左右,略高于超声波检查。一般结石密度高于肝组织,对于一些含钙少,散在、不成型的泥沙样胆色素结石可呈低密度。在扩张胆管内的结石容易发现,但不伴胆管扩张的小结石不易与钙化灶区别。对于伴有肝内胆管明显扩张、肝脏局部增大、缩小、萎缩或并发脓肿甚至癌变者,CT 检查有很高的诊断价值。但不能准确了解肝胆管的变异和结石在肝胆管内的准确位置和分布。

3.经皮肝穿刺胆系造影(PTC)和经内镜逆行胰胆管造影(ERCP)

PTC 成功后肝胆管的影像清晰,对肝胆管的狭窄、扩张、结石的诊断准确率达 95％以上,伴有肝胆管扩张者穿刺成功率 90％以上,但无胆管扩张者成功率较低,为 70％左右。此检查有创,平均有 4％左右较严重并发症及 0.13％的病死率,不适于有凝血机制障碍、肝硬化和腹腔积液的病例。ERCP 的成功率为 86％～98％,并发症为 6％,但一般比 PTC 的并发症轻,病死率约 8/10 万。相比之下,ERCP 比 PTC 安全。但若肝门或肝外胆管狭窄者,肝内胆管显影不良或不显影。因此 ERCP 还不能完全代替 PTC。

阅读分析胆系造影片时应特别注意肝胆管的正常典型分支及变异,仔细辨明各叶段胆管内结石的具体位置、数量、大小、分布以及肝胆管狭窄、扩张的部位、范围、程度和移位等。若某一叶段胆管不显影或突然中断,很可能因结石阻塞或严重狭窄,应在术中进一步探明。因此显影良好的胆系造影是诊断肝内胆管结石病不可缺少的检查内容。

4.磁共振胆系成像

磁共振胆系成像(MRC)可以清楚显示肝胆管系统的影像,无创。用于胆管肿瘤等梗阻性黄疸的影像诊断很有价值。但对于胆固醇和钙质含量少的结石,仅表现为低或无 MR 信号的圆形或不规则形阴影和梗阻以远的胆管扩张。对肝胆管结石的诊断不如 PTC 和 ERCP 清晰。

5.影像检查鉴别结石和钙化灶

目前 B 超和 CT 已广泛用于肝胆系统的影像诊断,或一般体检的检查内容。由于肝内胆管结石和钙化灶在 B 超和 CT 的影像表现相似,常引起患者不安,需要鉴别。一般情况下肝内钙化无胆管梗阻、扩张及感染症状,鉴别不难。但遇无明显症状和无明显胆管扩张的肝内胆管结石或多发成串排列的钙化灶,在 B 超、CT 影像中难于准确区别。有研究曾总结 B 超或 CT 检查报告为肝内胆管结石或钙化灶的 225 例进行了 ERCP 或肝区 X 线片检查,结果证实有 73.8％(166/225)属肝内胆管结石,26.2％(59/225)为肝内钙化病灶。ERCP 显示钙化灶在肝胆管外、结石在肝胆管内。钙化灶多可在 X 线片上显示,肝内胆管结石 X 线片为阴性,因此最终需要显影良好的胆系造影和/或 X 线片才能区别。

6.术中诊断

由于肝内胆管的解剖结构、结石状况等复杂病情因素或设备条件限制,有时未能在术前完成准确定位诊断的检查。有的术前虽已进行 ERCP 或 PTC 等影像检查,但结果并不满意,或术中发现新的病理状况或定位诊断与术前诊断不相符等情况时,则需在术中进行胆系影像学检查,进一步明确诊断。

胆管探查取石后,不能确定结石是否取净或疑有其他病理因素者,最好在术中重复影像检查,以求完善术中措施。

术中常用的影像检查方法有术中胆管造影、术中胆管镜检查和术中 B 超检查,可根据具体情况和设备条件选择。一般常用术中胆管造影,影像清晰,准确率高。术中胆管镜检查发现结石,可随即取出,兼有诊断与治疗两者的功能。

四、手术治疗

(一)术前准备

肝内胆管结石,特别是复杂性肝内胆管结石病情复杂,手术难度大,时间长,对全身各系统功能的影响和干扰较大。除按一般常规手术的术前准备外,还应特别注意下列问题。

1.改善全身营养状况

肝内胆管结石常反复发作胆管炎或多次手术,长期慢性消耗,多有贫血、低蛋白等营养状况不佳。术前应给予高蛋白、高糖类饮食,补充维生素。有低蛋白血症或贫血者应从静脉补充人体清蛋白、血浆或全血,改善健康状况,提高对手术创伤的耐受性和免疫功能。

2.充分估计和改善肝、肾功能、凝血机制

术前要求肝、肾功能基本正常,无腹腔积液。凝血酶原时间和凝血酶时间在正常范围。

3.重视改善肺功能

肝胆系统手术,对呼吸功能影响较大,易发生肺部并发症。术前应摄胸片,必要时检查肺功能。有慢性支气管炎或肺功能较差,应在术前治疗基本恢复后进行手术。

4.抗感染治疗

肝内胆管结石,多有肠道细菌的感染因素存在,术前应使用对革兰阴性细菌和厌氧菌有效的抗菌药物,控制感染。

(二)麻醉

可根据病情、术前诊断、估计手术的复杂程度选择麻醉。若为单纯切开肝门或肝外胆管取石,连续硬膜外麻醉多可完成手术。但肝内胆管结石多为手术复杂、时间较长,术中需要严密监控呼吸、循环状况,选择气管内插管全身麻醉比较安全。

(三)体位和切口

一般取仰卧位或右侧抬高 20°~30°的斜卧位。若遇体形宽大或肥胖患者,适当垫高腰部或升高肾桥便于操作。切口最好选择右肋缘下斜切口,必要时向左肋缘延伸呈屋顶式。如果术前能够准确认定右肝内无胆管狭窄等病变存在,手术不涉及右肝者,也可采用右上腹经腹直肌切口,必要时向剑突方向延长,亦可完成左肝切除或左肝内胆管切开等操作。

(四)手术方式的选择

肝内胆管结石手术治疗的原则和目的:取净结石、解除狭窄、去除病灶、胆流通畅和防止感染。为了达到上述目的,需要根据结石的部位、大小、数量、分布范围和肝胆管系统、肝脏的病理改变以及患者的全身状况综合分析,选择合理、效佳的手术方式。

治疗肝内胆管结石的术式较多,目前较常用的主要术式有:胆管切开取石、引流,胆管整形,胆肠吻合,肝叶、肝段切除等基本术式和这几种术式基础上的改进术式,或几种术式的联合手术。

(1)单纯肝外胆管切开取石引流术:仅适用于不伴肝内外胆管狭窄,Oddi 括约肌功能和乳头正常,局限于肝门和左右肝管并容易取出的结石。取石后放置 T 形管引流。

(2)肝外胆管切开、术中、术后配合使用纤维胆管镜取石引流术:适用于肝内Ⅱ、Ⅲ级以上胆管结石并有一定程度的胆管扩张,允许胆管镜到达结石部位附近,而无明显肝胆管狭窄或肝组织萎缩者。取石后放置 T 形管引流。若术后经 T 形管造影发现残留结石,仍可用纤维胆管镜通过 T 形管的窦道取石。

(3)肝叶、肝段切除术:1957 年我国首次报道用肝叶切除术治疗肝内胆管结石,今已得到确认和普遍采用。肝切除可以去除病灶,效果最好,优良达 90%~95%。其最佳适应证为局限性的肝叶肝段胆管多发结石,合并该叶段胆管明显狭窄或已有局部肝组织纤维化、萎缩者。对于肝内胆管广泛多发结石或合并多处肝胆管狭窄者,则需与其他手术方法联合使用,才能充分发挥其优越性。

(4)狭窄胆管切开取石、整形:单纯胆管切开取石、整形手术,不改变胆流通道,保留Oddi括约肌的生理功能为其优点。但此法仅适于肝门或肝外胆管壁较薄、瘢痕少、范围小的单纯环状狭窄。取石整形后应放置支撑管半年以上。对于狭窄部胆管壁厚或其周围结缔组织增生、瘢痕多、狭窄范围大者,日后瘢痕收缩、容易再狭窄。因此大多数情况下,胆管狭窄部整形应与胆肠吻合等联合应用,才能获得远期良好的效果。

(5)胆管肠道吻合术:胆肠吻合的目的是为了解除胆管狭窄、重建通畅的胆流通道,并有利于残留或再发结石排入肠道,目前已广泛应用于治疗肝胆管结石并狭窄者。胆肠吻合的手术方式包括胆总管十二指肠吻合、胆管空肠Roux-en-Y吻合、胆管十二指肠空肠间置三种基本形式,或在此基础上设置空肠皮下盲瓣等改进的术式。

胆总管十二指肠吻合术:不可避免地发生明显的十二指肠内容物向胆管反流。此术式用于肝内胆管结石的优良效果仅为42%～70%。不适于难以取净的肝内胆管结石或合并肝门以上的肝内胆管狭窄、肝萎缩者。对于无肝门、肝内胆管狭窄或囊状扩张、不伴肝纤维化、肝萎缩、肝脓肿,并已确认结石取净无残留,仅单纯合并胆总管下段狭窄者,可以酌情选用。总之肝内胆管结石在多数情况下不宜采用这一术式,应当慎重。

胆管空肠Roux-en-Y吻合术:空肠襻游离性好、手术的灵活度大,几乎适用于各部位的胆管狭窄。无论肝外、肝门和肝内胆管狭窄段切开,取出结石后均可将切开的胆管与空肠吻合。可以达到解除狭窄、胆流通畅的目的。辅于各种形式的防反流措施,可以减轻胆管反流,减少反流性胆管炎。优良效果为85%～90%。胆管十二指肠空肠间置术:适应证和效果与胆管空肠Roux-en-Y吻合相近,但其胆管反流和胆汁淤积比Roux-en-Y吻合明显,较少采用。

(6)游离空肠通道式胆管造口成形术:切取带蒂的空肠段12～15 cm,远侧端与切开的肝胆管吻合,近端缝闭成盲瓣留置于腹壁皮下。既可解除肝胆管狭窄又保留Oddi括约肌的正常功能。日后再发结石,可通过皮下盲瓣取石。适用于胆总管下段、乳头无狭窄和Oddi括约肌正常者。

(7)肝内胆管结石并感染的急诊手术:肝内胆管结石并发梗阻性的重症急性胆管炎,出现高热、休克或全身性严重中毒症状,非手术治疗不能缓解者,常需急诊手术。急诊情况下,不宜进行复杂手术。一般以解除梗阻、疏通胆管引流胆汁为目的。应根据梗阻部位选择手术方式。肝外胆管、肝门胆管或左右肝管梗阻,一般切开肝外或肝门胆管可以取出结石,放置T形管引流有效。肝内叶、段胆管梗阻,切开肝外或肝门胆管取石困难者,可在结石距肝面的浅表处经肝实质切开梗阻的肝胆管,取出结石后放置引流管。待病情好转、恢复后三个月以上再行比较彻底的根治性手术为妥。

(仝仲凯)

第二十节 急性胆囊炎

急性胆囊炎(acute cholecystitis)是胆囊发生的急性炎症性疾病,在我国腹部外科急症中位居第二,仅次于急性阑尾炎。

一、病因

多种因素可导致急性胆囊炎,如胆囊结石、缺血、胃肠道功能紊乱、化学损伤、微生物感染、寄生虫、结缔组织病、过敏性反应等。急性胆囊炎中 90%～95% 为结石性胆囊炎,5%～10% 为非结石性胆囊炎。

二、病理生理

胆囊结石阻塞胆囊颈或胆囊管是大部分急性结石性胆囊炎(acute calculous cholecystitis)的病因,其病变过程与阻塞程度及时间密切相关。结石阻塞不完全且时间较短者,仅表现为胆绞痛,阻塞完全且时间较长者,则发展为急性胆囊炎,按病理特点可分为四期:水肿期为发病初始 2～4 d,由于黏膜下毛细血管及淋巴管扩张,液体外渗,胆囊壁出现水肿;坏死期为发病后 3～5 d,随着胆囊内压力逐步升高,胆囊黏膜下小血管内形成血栓,堵塞血流,黏膜可见散在的小出血点及坏死灶;化脓期为发病后 7～10 d,除局部胆囊壁坏死和化脓,病变常波及胆囊壁全层,形成壁间脓肿甚至胆囊周围脓肿,镜下见有大量中性粒细胞浸润和纤维增生。如果胆囊内压力持续升高,胆囊壁血管因压迫导致血供障碍,出现缺血坏疽,则发展为坏疽性胆囊炎,此时常并发胆囊穿孔;慢性期主要指中度胆囊炎反复发作以后的阶段,镜下特点是黏膜萎缩和胆囊壁纤维化。

严重创伤、重症疾病和大手术后发生的急性非结石性胆囊炎由胆囊的低血流量灌注引起,胆囊黏膜因缺血缺氧损害和高浓度胆汁酸盐的共同作用而发生坏死,继而发生胆囊化脓、坏疽甚至穿孔,病情发展迅速,并发症率和病死率均高。

三、临床表现

(一)症状

急性结石性胆囊炎患者以女性多见,起病前常有高脂饮食的诱因,也有学者认为与劳累、精神因素有关。其首发症状多为右上腹阵发性绞痛,可向右肩背部放射,伴恶心、呕吐、低热。当胆囊炎病变发展时,疼痛转为持续性并有阵发性加重。出现化脓性胆囊炎时,可有寒战、高热。在胆囊周围形成脓肿或发展为坏疽性胆囊炎时,腹痛程度加剧,范围扩大,呼吸活动及体位改变均可诱发腹痛加重,并伴有全身感染症状。约 1/3 患者可出现轻度黄疸,多与胆囊黏膜受损导致胆色素进入血液循环有关,或因炎症波及肝外胆管阻碍胆汁排出所致。

(二)体征

体检可见腹式呼吸受限,右上腹有触痛,局部肌紧张,Murphy 征阳性,大部分患者可在右肋缘下扪及肿大且触痛的胆囊。当胆囊与大网膜形成炎症粘连,可在右上腹触及边界欠清、固定压痛的炎症包块。严重时胆囊发生坏疽穿孔,可以出现弥散性腹膜炎体征。

(三)实验室检查

实验室检查主要有血白细胞计数和中性粒细胞比值升高,程度与病情严重程度有一定的相关性。当炎症波及肝组织可引起肝细胞功能受损,血清谷丙转氨酸(GPT)、谷草转氨酶(GOT)和碱性磷酸酶(AKP)升高,当血总胆红素升高时,常提示肝功能损害较严重。

(四)超声检查

超声检查是目前诊断肝胆道疾病最常用的一线检查方法,对急性结石性胆囊炎诊断的准确率高达85%～90%。超声检查可显示胆囊肿大，囊壁增厚，呈现"双边征"，胆囊内可见结石，胆囊腔内充盈密度不均的回声斑点，胆囊周边可见局限性液性暗区。

（五）CT

CT可见胆囊增大，宽径常＞5 cm；胆囊壁弥散性增厚，厚度＞3 mm；增强扫描动脉期明显强化；胆囊内有结石和胆汁沉积物；胆囊四周可见低密度水肿带或积液区。CT扫描可根据肝内外胆管有无扩张、结石影鉴别是否合并肝内外胆管结石。

（六）核素扫描检查

核素扫描检查可应用于急性胆囊炎的鉴别诊断。经静脉注入^{99m}Tc-EHIDA，被肝细胞摄取并随胆汁从胆道排泄清除。

因急性胆囊炎时多有胆囊管梗阻，故核素扫描时一般胆总管显示而胆囊不显影，若造影能够显示胆囊，可基本排除急性胆囊炎。

四、诊断

结合临床表现、实验室检查和影像学检查，即可诊断。注意与上消化道溃疡穿孔、急性胰腺炎、急性阑尾炎、右侧肺炎等疾病鉴别。当合并黄疸时，注意排除继发性胆总管结石。

五、治疗

（一）非手术治疗

非手术治疗为入院后的急诊处理措施，也为随时可能进行的急诊手术做准备。包括禁食，液体支持，解痉止痛，使用覆盖革兰阴性菌和厌氧菌的抗生素，纠正水电解质平衡紊乱，严密观察病情，同时处理糖尿病、心血管疾病等合并症。60%～80%的急性结石性胆囊炎患者可经非手术治疗获得缓解而转入择期手术治疗。而急性非结石性胆囊炎多病情危重，并发症率高，倾向于早期手术治疗。

（二）手术治疗

急性结石性胆囊炎最终需要切除病变的胆囊，但应根据患者情况决定择期手术、早期手术或紧急手术。手术方法首选腹腔镜胆囊切除术，其他还包括开腹手术、胆囊穿刺造瘘术。

1. 择期手术

对初次发病且症状较轻的年轻患者，或发病已超过72 h但无紧急手术指征者，可选择先行非手术治疗。治疗期间密切观察病情变化，尤其是老年患者，还应注意其他器官的并存疾病，如病情加重，需及时手术。大部分患者通过非手术治疗病情可获得缓解，再行择期手术治疗。

2. 早期手术

对发病在72 h内的急性结石性胆囊炎，经非手术治疗病情无缓解，并出现寒战、高热、腹膜刺激征明显、血白细胞计数进行性升高者，应尽早实施手术治疗，以防止胆囊坏疽穿孔及感染扩散。对于60岁以上的老年患者，症状较重者也应早期手术。

3. 紧急手术

对急性结石性胆囊炎并发穿孔应进行紧急手术。术前应尽量纠正低血压、酸中毒、严重低钾血症等急性生理紊乱，对老年患者还应注意处理高血压、糖尿病等合并症，以降低手术病死率。

（三）手术方法

1.腹腔镜胆囊切除术

腹腔镜胆囊切除术(LC)为首选术式。术前留置胃管、尿管。采用气管插管全身麻醉。患者取头高脚低位，左倾15°。切开脐部皮肤1.5 cm，用气腹针穿刺腹腔建立气腹，CO_2气腹压力12～14 mmHg。经脐部切口放置10 mm套管及腹腔镜，先全面探查腹腔。手术采用三孔或四孔法，四孔法除脐部套管外，再分别于剑突下5 cm置入10 mm套管，右锁骨中线脐水平和腋前线肋缘下5 cm各置入5 mm套管，三孔法则右锁骨中线和腋前线套管任选其一。

探查胆囊，急性胆囊炎常见胆囊肿大，呈高张力状态。结石嵌顿于胆囊颈部，胆囊壁炎症水肿，甚至化脓、坏疽，与网膜和周围脏器形成粘连。先用吸引器结合电钩分离胆囊周围粘连，电钩使用时一定要位于手术视野中央。

胆囊减压，于胆囊底部做一小切口吸出胆汁减压，尽可能取出颈部嵌顿的结石。

处理胆囊动脉，用电钩切开胆囊浆膜，大部分急性胆囊炎的胆囊动脉已经栓塞并被纤维束包裹，不需刻意骨骼化显露，在钝性分离中碰到索条状结构，紧贴壶腹部以上夹闭切断即可。

处理胆囊管，沿外侧用吸引器钝性剥离寻找胆囊管，尽量远离胆总管，确认颈部与胆囊管连接部后，不必行骨骼化处理，确认"唯一管径"后，靠近胆囊用钛夹或结扎锁夹闭胆囊管后离断。对于增粗的胆囊管可用阶梯施夹法或圈套器处理。胆囊管里有结石嵌顿则需将胆囊管骨骼化，当结石位于胆囊管近、中段时，可在结石远端靠近胆总管侧胆囊管施夹后离断；当结石嵌顿于胆囊管汇入胆总管部时，需剪开胆囊管大半周，用无创伤钳向切口方向挤压，尝试将结石挤出，不能直接钳夹结石，以避免结石碎裂进入胆总管。确认结石完整挤出后，夹闭胆囊管远端。处理胆囊壶腹内侧，急性炎症早期组织水肿不严重，壶腹内侧一般容易剥离。但一些肿大的胆囊壶腹会延伸至胆总管或肝总管后壁形成致密粘连无法分离，此时不能强行剥离，可试行胆囊大部分或次全切除，切除的起始部位应选择壶腹-胆囊管交接稍上方，要保持内侧与后壁的完整，切除胆囊体和底部。残留的壶腹部黏膜仍保留分泌功能，需化学烧灼或电灼毁损，防止术后胆漏，电灼时间宜短。

剥离胆囊，胆囊炎症可波及肝脏，损伤肝脏易出现难以控制的出血，应"宁破胆囊，勿损肝脏"，可允许部分胆囊黏膜残留于胆囊床，予电凝烧灼即可。剥离胆囊后胆囊床渗血广泛，可用纱块压迫稍许，然后电凝止血。单极电凝无效可改用双极电凝。

取出胆囊，将胆囊及结石装入标本袋，由剑突下或脐部套管孔取出，亦可放置引流管后才取出胆囊，遇到巨大结石时，可使用扩张套管。

放置引流管，冲洗手术创面，检查术野无出血、胆漏，于Winslow孔放置引流管，由腋前线套管孔引出并固定。解除气腹并缝合脐部套管孔。

术中遇到下列情况应中转开腹：①胆囊组织质地偏硬，不排除癌变可能；②胆囊三角呈冰冻状，组织致密难以分离，或稍做分离即出现难以控制的出血；③胆囊壶腹内侧粘连紧密，分离后出现胆汁漏，怀疑肝总管、左右肝管损伤；④胆囊管-肝总管汇合部巨大结石嵌顿，有Mirrizi综合征可能；⑤胆肠内瘘；⑥胆管解剖变异，异常副肝管等。

术后处理包括继续抗生素治疗、外科营养支持、治疗并存疾病等。24～48 h后观察无活动性出血、胆漏、肠漏等情况后拔除引流管。

2.其他手术方法

(1)部分胆囊切除术：术中胆囊床分离困难或可能出现大出血者，可采用胆囊部分切除法，残留的胆囊黏膜应彻底电凝烧灼或化学损毁,防止残留上皮恶变、形成胆漏或包裹性脓肿等。

(2)超声或 CT 引导下经皮经肝胆囊穿刺引流术(PTGD):适用于心肺疾患严重无法接受胆囊切除术的急性胆囊炎患者,可迅速有效地降低胆囊压力,引流胆囊腔内积液或积脓,待急性期过后再择期手术。禁忌证包括急性非结石性胆囊炎、胆囊周围积液(穿孔可能)和弥散性腹膜炎。穿刺后应严密观察患者,警惕导管脱落、胆汁性腹膜炎、败血症、胸腔积液、肺不张、急性呼吸窘迫等并发症。

(仝仲凯)

第二十一节　胆囊结石

一、发病情况

胆囊结石是世界范围的常见病、多发病,其发病总体呈上升趋势,而且近些年的研究提示胆囊结石与胆囊癌的关系密切,因而,对胆囊结石的发病研究越来越重视,目的是找出与其发病相关的因素,以便更好地预防其发生,同时减少并发症,也可能对降低胆囊癌的发病率起到一定作用。我国胆石病的平均发病率为 8% 左右,个别城市普查可高达 10% 以上,而且胆石病中 80% 以上为胆囊结石。

胆囊结石的发病与年龄、性别、肥胖、生育、种族和饮食等因素有关,也受用药史、手术史和其他疾病的影响。

(一)发病年龄

大多的流行病学研究表明,胆囊结石的发病率随着年龄的增长而增加。本病在儿童期少见,其发生可能与溶血或先天性胆管疾病有关。一项调查表明,年龄在 40~69 岁的 5 年发病率是低年龄组的 4 倍,高发与低发的分界线为 40 岁,各国的报道虽有一定差异,但发病的高峰年龄都在 40~50 岁这一年龄段。

(二)发病性别差异

近年来超声诊断研究结果男女发病之比为 1:2,性别比例的差异主要体现在胆固醇结石发病方面,胆囊的胆色素结石发病率无明显性别差异。女性胆固醇结石高发可能与雌激素降低胆流、增加胆汁中胆固醇分泌、降低总胆汁酸量和活性,以及孕酮影响胆囊动力、使胆汁淤滞有关。

(三)发病与肥胖的关系

临床和流行病学研究显示,肥胖是胆囊胆固醇结石发病的一个重要危险因素,肥胖人发病率为正常体重人群的 3 倍。肥胖人更易患胆囊结石的原因在于其体内的胆固醇合成量绝对增加,或者比较胆汁酸和磷脂相对增加,使胆固醇过饱和。

(四)发病与生育的关系

妊娠可促进胆囊结石的形成,并且妊娠次数与胆囊结石的发病率呈正相关,这种观点已经临床和流行病学研究所证明。妊娠易发生结石的原因有:①孕期的雌激素增加使胆汁成分发生变化,可增加胆汁中胆固醇的饱和度;②妊娠期的胆囊排空滞缓,B 超显示,孕妇空腹时,胆囊体积增大,收缩后残留体积增大,胆囊收缩速率减小;③孕期和产后的体重变化也影响胆汁成分,改变了胆汁酸的肠肝循环,促进了胆固醇结晶的形成。

(五)发病的地区差异

不同国家和地区发病率存在一定差别,西欧、北美和澳大利亚人胆石病患病率高,而非洲的许多地方胆石病罕见;我国以北京、上海、西北和华北地区胆囊结石发病率较高。国家和地区间的胆石类型亦不同,在瑞典、德国等国家以胆固醇结石为主,而英国则碳酸钙结石比其他国家发病率高。

(六)发病与饮食因素

饮食习惯是影响胆石形成的主要因素,进食精制食物、高胆固醇食物者胆囊结石的发病率明显增高。因为精制碳水化合物增加胆汁胆固醇饱和度。我国随着生活水平提高,胆囊结石发病已占胆石病的主要地位,且以胆固醇结石为主。

(七)发病与遗传因素

胆囊结石发病在种族之间的差异亦提示遗传因素是胆石病的发病机制之一。凡有印第安族基因的人群,其胆石发病率就高。以单卵双胎为对象的研究证明,胆石症患者的亲属中发生胆石的危险性亦高,而胆石病家族内的发病率,其发病年龄亦提前,故支持胆石病可能具有遗传倾向。

(八)其他因素

胆囊结石的发病亦与肝硬化、糖尿病、高脂血症、胃肠外营养、手术创伤和应用某些药物有关。如肝硬化患者胆石病的发病率为无肝硬化的 3 倍,而糖尿病患者胆石病的发病率是无糖尿病患者的 2 倍。

二、病因及发病机制

胆囊结石成分主要以胆固醇为主,而胆囊结石的形成原因至今尚未完全清楚,目前考虑与脂类代谢、成核时间、胆囊运动功能、细菌基因片段等多种因素密切相关。人类对于胆囊结石形成机制的研究已有近百年历史,并且在很长的一段时间内一直处于假说的水平。20 世纪 60 年代 Small 等人提出胆囊结石中胆固醇的主要成分是其单水结晶,胆囊结石的形成实际上是单水结晶形成、生长、凝固和固化的结果。他们并对胆汁中胆固醇的溶解过程进行了详细的研究,最终发现胆固醇与胆盐、磷脂酰胆碱三者以微胶粒的形式溶解于胆汁中,并且于 1968 年提出了著名的"Admi-and-Small"三角理论。1979 年 Holan 等在实验中将人体胆汁进行超速离心,用偏光显微镜观察胆汁中出现单水结晶所需的时间即"成核时间",发现胆囊结石患者胆汁的成核时间要明显短于正常胆汁成核时间,在正常的胆囊胆汁其成核时间平均长达 15 d,因而胆汁中的胆固醇成分可通过胆管系统而不致被析出;相反,胆囊结石患者的胆汁,其成核时间可能缩短至 2.9 d。目前显示胆汁中的黏液糖蛋白、免疫球蛋白等均有促成核的作用。至于抑制成核时间的物质可能与蛋白质成分有关,多为小分子蛋白质,但具体性质尚未确定。因而初步发现胆囊结石的形成与胆汁中胆固醇过饱和的程度无关。其实验结果明显与 Small 等研究结果相矛盾,这样使胆石成因的研究工作一度处于停顿状态。

在以后的胆石成因探讨中,人们发现胆囊结石的形成不仅与胆固醇有关,而且与细菌感染存在一定的联系,细菌在胆石形成中的作用开始被重视。过去的结果显示细菌在棕色结石的病因发生中具有至关重要的作用,较典型的证据是细菌多在胆总管而非胆囊中发生。然而形成鲜明对照的是进行胆囊结石手术的患者约 $10\%\sim25\%$ 可得到胆汁阳性细菌培养结果,并发胆囊炎时则更高。但由于过去人们把研究目标集中到胆囊结石中的主要成分胆固醇上,细菌在其发生中的作用被忽略了。Vitetta 终于注意到了这点,并在胆囊结石相关胆汁中发现了胆色素沉积,他通过进一步研究发现近半数的胆囊结石尽管胆固醇是其主要成分,但在其核心都存在着类似胆色素样的沉积,这其中一部分甚至是胆汁细菌培养阴性的患者。

Stewart 用扫描电镜也发现细菌不仅存在于色素型胆囊结石中,而且也存在于混合型胆囊结石中。在这诸多探讨中,Goodhart 的研究应当说是最为接近的,在他实验中约半数无症状胆囊结石患者的胆石、胆汁及胆囊壁培养出有丙酸杆菌生长,但最为可惜的是当时由于培养出的细菌浓度较低和缺乏应有的生物学性状,最终把实验结果归结于细菌污染而没有进行更深入的探讨。

无论前人的研究如何接近,由于受研究方法的限制一直没有从胆囊结石中可靠地繁殖到大量细菌,而且用传统方法所培养出来的细菌往往不能代表原始的菌群,因此只有在方法上改进才能使这一研究得以深入。现代分子生物学的飞速发展为胆囊结石成因的探讨提供了新途径,尤其是具有细菌"活化石"之称的 16S rRNA 的发现,为分析胆囊结石形成中的细菌序列同源性提供了有力手段。Swidsinsk 通过对 20 例胆汁培养阴性患者的胆囊结石标本行 PCR 扩增,结果在胆固醇含量为 $70\%\sim80\%$ 的 17 例患者中 16 例发现有细菌基因片段存在,而胆固醇含量在 90% 以上的 3 例患者则未发现细菌 DNA。此后细菌在胆囊结石形成中的作用才真正被人们所关注,有关该方面的报道日渐增多。由此认为细菌是胆石症患者结石中极其重要的分离物,初步揭示了细菌在胆囊结石的形成初期具有重要作用。然而由于 16s RNA 的同源性分析仅适合属及属以上细菌菌群的亲缘关系,因此该方法并不能彻底确定细菌的具体种类,也就无法确定不同细菌在胆囊结石形成中的不同作用。因此确定胆囊结石形成中细菌的种类成为胆石成因研究中的关键问题。而目前只有在改良传统培养方法的基础上,确定常见的胆囊结石核心细菌菌种,才能设计不同的引物,进行更深入的探讨。

国内学者通过对胆固醇结石与载脂蛋白 B 基因多态性的关系研究,发现胆固醇组 X＋等位基因频率明显高于对照组,并且具有 X＋等位基因者其血脂总胆固醇、低密度脂蛋白胆固醇及 ApoB 水平显著高于非 X 者,提示 X 等位基因很可能是胆固醇结石的易感基因。

三、临床表现

约 60% 的胆囊结石患者无明显临床表现,于查体或行上腹部其他手术而被发现。当结石嵌顿引起胆囊管梗阻时,常表现为右上腹胀闷不适,类似胃炎症状,但服用治疗胃炎药物无效,患者多厌油腻食物;有的患者于夜间卧床变换体位时,结石堵塞于胆囊管处暂时梗阻而发生右上腹和上腹疼痛,因此部分胆囊结石患者常有夜间腹痛。

因胆囊结石多伴有轻重不等的慢性胆囊炎,疼痛可加剧而不缓解,可引起化脓性胆囊炎或胆囊坏疽、穿孔,而出现相应的症状与体征。胆囊结石可排入胆总管而形成继发性胆总管结石、胆管炎。

当胆囊结石嵌顿于胆囊颈或胆囊管压迫肝总管和胆总管时,可引起胆管炎症、狭窄、胆囊胆管瘘,也可引起继发性胆总管结石及急性重症胆管炎,这是一种少见的肝外梗阻性黄疸,国外报道其发生率为 $0.7\%\sim1.8\%$,国内报道为 $0.5\%\sim0.8\%$。

四、鉴别诊断

(一)慢性胃炎

慢性胃炎主要症状为上腹闷胀疼痛、嗳气、食欲减退及消化不良史。纤维胃镜检查对慢性胃炎的诊断极为重要,可发现胃黏膜水肿、充血、黏膜色泽变为黄白或灰黄色、黏膜萎缩。肥厚性胃炎可见黏膜皱襞肥大,或有结节并可见糜烂及表浅溃疡。

(二)消化性溃疡

消化性溃疡有溃疡病史,上腹痛与饮食规律性有关,而胆囊结石及慢性胆囊炎往往于进食后疼痛加重,特别进高脂肪食物。溃疡病常于春秋季节急性发作,而胆石性慢性胆囊炎多于夜间发病。钡餐检查及纤维胃镜检查有明显鉴别价值。

(三)胃神经官能症

胃神经官能症虽有长期反复发作病史,但与进食油腻无明显关系,往往与情绪波动关系密切。常有神经性呕吐,每于进食后突然发生呕吐,一般无恶心,呕吐量不多且不费力,吐后即可进食,不影响食欲及食量。本病常伴有全身性神经官能症状,用暗示疗法可使症状缓解,鉴别不难。

(四)胃下垂

本病可有肝、肾等其他脏器下垂。上腹不适以饭后加重,卧位时症状减轻,立位检查可见中下腹部胀满,而上腹部空虚,有时可见胃型并可有振水音,钡餐检查可明确诊断。

(五)肾下垂

肾下垂常有食欲不佳、恶心呕吐等症状,并以右侧多见,但其右侧上腹及腰部疼痛于站立及行走时加重,可出现绞痛,并向下腹部放射。体格检查时分别于卧位、坐位及立位触诊,如发现右上腹肿物因体位改变而移位则对鉴别有意义,卧位及立位肾X线片及静脉尿路造影有助于诊断。

(六)迁延性肝炎及慢性肝炎

本病有急性肝炎病史,尚有慢性消化不良及右上腹不适等症状,可有肝大及肝功不良,并在慢性肝炎可出现脾肿大、蜘蛛痣及肝掌,B超检查胆囊功能良好。

(七)慢性胰腺炎

慢性胰腺炎常为急性胰腺炎的后遗症,其上腹痛向左肩背部放射,X线片有时可见胰腺钙化影或胰腺结石,纤维十二指肠镜检查及逆行胰胆管造影对诊断慢性胰腺炎有一定价值。

(八)胆囊癌

胆囊癌可合并有胆囊结石。本病病史短,病情发展快,很快出现肝门淋巴结转移及直接侵及附近肝组织,故多出现持续性黄疸。右上腹痛为持续性,症状明显时多数患者于右上腹肋缘下可触及硬性肿块,B超及CT检查可帮助诊断。

(九)肝癌

原发性肝癌如出现右上腹或上腹痛多已较晚,此时常可触及肿大并有结节的肝脏。B超检查,放射性核素扫描及CT检查分别可发现肝脏有肿瘤图像及放射缺损或密度减低区,甲胎蛋白阳性。

五、治疗

(一)非手术治疗

1.溶石治疗

自 1891 年 Walker 首创乙醚溶石治疗以来,医务工作者不断探讨溶石药物如辛酸甘油三酯、甲基叔丁醚等。它们在体外溶石试验具有一定的疗效,但体内效果不佳,且具有一定的毒性,而这种灌注溶石的药物在临床适用术后由 T 管灌注治疗胆管残余结石,而对胆囊结石进行溶解则需要穿刺插管再灌注的方法,其复杂性不亚于手术,且溶石后易再复发。

1972 年美国的 Danzinger 等用鹅去氧胆酸溶解胆囊结石取得成功以来,鹅去氧胆酸、熊去氧胆酸作为口服溶石方法一直被人们沿用,其机制是通过降低胆固醇合成限速酶还原酶的活性,降低内源性胆固醇的合成,扩大胆酸池,减少胆固醇吸收与分泌,因而使胆固醇结晶在不饱和胆汁中得以溶解,达到溶石目的。但溶石率较低且用药时间长,费用高。全美胆石协作组报道连续服药 2 年完全溶石率只达 5％～13％,停药后复发率达 50％,且多在 1～2 年内复发,此二药对肝脏具有一定的毒性,可导致 GTP 升高、腹泻、肝脏和血浆胆固醇的蓄积。

2.体外冲击波碎石术

70 年代中期慕尼黑大学医学院首先采用体外冲击波碎石方法治疗肾结石以来,得到广泛应用。在此基础上 1984 年医务工作者对胆石也采用体外冲击波碎石的方法治疗胆囊结石,但实验和临床结果表明其与肾结石碎后排石截然不同,胆结石不易排出体外,其原因有:胆汁量明显少于尿量而较黏稠;胆囊管较细,一般内径在 0.3 cm,内有多数螺旋瓣,而且多数有一定的迂曲,阻碍了破碎结石的排出;体外震波碎石后,胆囊壁多半受到冲击导致水肿充血,影响胆囊的收缩,进而导致胆囊炎发作,所以部分病例,在碎石后常因同时发生急性胆囊炎而行急诊胆囊切除术,所以体外震波碎石术对胆囊结石的治疗目前已较少应用,对肝内结石、胆总管单发结石尚有一定疗效。

(二)手术治疗

鉴于上述非手术治疗未获满意的效果,所以一百多年来胆囊切除术治疗胆囊结石一直被公认为有效措施。

1.胆囊切开取石术

简化手术方法的同时治疗外科疾病,一直是外科医师努力奋斗的目标。胆囊切开取石与胆囊切除相比确实创伤小、简便,但对于胆囊结石的治疗是一个不可取的方法。因为胆囊结石的形成是多因素作用的结果,一是胆汁成分的改变,二是胆囊运动功能的障碍,三是感染因素。另外,胆囊本身分泌的黏蛋白等多种因素导致胆石的形成,胆囊切开取石术后胆囊周围的粘连无疑增加了胆囊运动功能的障碍,影响胆囊的排空,同时增加了感染因素,所以切开取石术后胆石复发率较高。因此,有学者认为胆囊切开取石只适用于严重的急性胆囊结石,胆囊壁的炎症和周围粘连,导致手术时大量渗血,胆囊三角解剖关系不清,易造成胆管损伤。这种患者可采用切开取石胆囊造瘘,待手术 3 个月到半年后再次行胆囊切除术。目前随着影像学的发展,有人采用硬质胆管镜在 B 超定位下经皮肝胆囊穿刺取石,虽然手术创伤进一步缩小,但仍存在着上述缺点,且操作难度大,故不易推广,适应证与胆囊切开取石相同。

2.开腹胆囊切除术

(1)适应证:胆囊结石从临床症状上大致分为三类:第一类为无症状胆囊结石;第二类具有

消化不良表现，如食后腹胀、剑下及右季肋隐痛等症状的胆囊结石；第三类具有典型胆绞痛的胆囊结石。从临床角度上讲，除第一类无症状的胆囊结石外，第二类、第三类患者均为手术适应证。所谓无症状胆囊结石是指无任何上腹不适的症状，而是由于正常查体或其他疾病检查时发现胆囊结石的存在，这一类胆囊结石的患者是否行切除术具有一定的争议。无症状胆石可以不采用任何治疗，包括非手术疗法在内，但是随着胆囊结石病程的延长，多数患者所谓无症状胆石会向有症状发展，加之近年来胆囊结石致胆囊癌的发病率有增高趋势，故无症状胆囊结石是否需要手术治疗是一值得探讨的问题。胆囊结石并发症随着年龄增长而升高，故所谓"静止"的胆囊结石终生静止者很少，70％以上会发生一种或数种并发症而不再静止，且随着年龄的增长，癌变的风险增加。胆囊结石并发胆囊炎很少有自行痊愈的可能，因此，现在比较一致的意见是有条件地施行胆囊切除术，即选择性预防性的胆囊切除术。综合国内外的研究，以下胆石患者应行预防性胆囊切除术：年龄大于 50 岁的女性患者；病程有 5 年以上者；B 超提示胆囊壁局限性增厚；结石直径在 2 cm 以上者；胆囊颈部嵌顿结石；胆囊萎缩或囊壁明显增厚；瓷器样胆囊；以往曾行胆囊造瘘术。

（2）手术方法：有顺行胆囊切除术、逆行胆囊切除术、顺逆结合胆囊切除术之分。对 Calot 三角粘连过多、解剖不明者，多采用顺逆结合法进行胆囊切除，既能防止胆囊管未处理而导致胆囊内的小结石挤压至胆总管，又能减少解剖不清造成的胆管或血管损伤。下面以顺逆结合法为例介绍胆囊切除术。

麻醉和体位：常用持续硬膜外腔阻滞麻醉，对高龄、危重以及精神过于紧张者近年来选择全身麻醉为妥。患者一般取仰卧位，不需背后加垫或使用腰桥。

切口：可采用右上腹直或斜切口。多选用右侧肋缘下斜切口，此种切口对术野暴露较满意、术后疼痛轻，而且很少发生切口裂开、切口疝或肠粘连梗阻等并发症。切口起自上腹部中线，距肋缘下 3～4 cm 与肋弓平行向右下方，长度可根据患者的肥胖程度、肝脏高度等具体选择。显露胆囊和肝十二指肠韧带。

游离胆囊管：将胆囊向右侧牵引，在 Calot 三角表面切开肝十二指肠韧带腹膜，沿胆囊管方向解剖分离，明确胆囊管、肝总管和胆总管三者的关系。穿过 4 号丝线靠近胆囊壁结扎胆囊管，并用作牵引，胆囊管暂不离断。

游离胆囊动脉：在胆囊管的后上方 Calot 三角内解剖分离找到胆囊动脉，亦应在靠近胆囊壁处结扎。若局部炎性粘连严重时不要勉强解剖胆囊动脉，以防不慎离断回缩后出血难止或损伤肝右动脉。游离胆囊：自胆囊底部开始，距肝脏约 1 cm 切开胆囊浆膜层，向体部用钝性结合锐性法从肝床上分离胆囊壁，直至胆囊全部由胆囊窝游离。此时再明确胆囊动脉的位置、走行，贴近胆囊壁离断胆囊动脉，近心端双重结扎；另外，仅剩的胆囊管在距胆总管约 0.5 cm 处双重结扎或缝扎。

对于胆囊结石并慢性炎症很重及肥胖的病例，胆囊壁明显水肿、萎缩或坏死，Calot 三角处脂肪厚、解剖关系难辨，胆囊从肝床上分离困难，可做逆行切除或胆囊大部切除术。逆行切除游离胆囊至颈部时不必勉强分离暴露胆囊动脉，在靠近胆囊壁处钳夹、切断、结扎胆囊系膜即可，只留下胆囊管与胆囊和胆总管相连时较容易寻找其走行便于在适当部位切断结扎。有时胆囊炎症反复发作后 Calot 三角发生明显的纤维化，或胆囊壁萎缩纤维化与肝脏紧密粘连愈着，不适宜勉强行常规的胆囊切除术，可行胆囊大部切除术，保留小部分后壁，用电刀或用石炭酸烧灼使黏膜坏死。胆囊管距胆总管适当长度予以结扎，留存的胆囊壁可缝合亦可敞开。

胆囊床的处理:慢性胆囊炎的胆囊浆膜层往往较脆,切除后缝合胆囊床困难,是否缝合存在争议。主张缝合的理由是防止出血和预防术后粗糙的胆囊床创面引起粘连性肠梗阻,但是依据有学者的经验,胆囊去除后对胆囊窝创面认真地用结扎或电凝止血、用大网膜填塞创面,数百例患者不缝合胆囊床无一例发生此类并发症。

放置引流管:在 Winslow 孔处常规放置双套管引流,自右侧肋缘下腋中线处引出体外。对于病变较复杂的胆囊切除术,应常规放置引流,这样可减少渗出液吸收,减轻局部和全身并发症。另外,胆囊切除术后大量渗胆和胆外瘘仍有发生的报道,引流在其诊治方面可起重要作用。

部分胆囊结石患者同时合并胆管结石,当有下列指征时,应在胆囊切除术后行胆总管探查术:既往有梗阻性黄疸病史;有典型的胆绞痛病史,特别是有寒战和高热病史;B 超、磁共振胰胆管造影(MRCP)、PTC 检查发现胆总管扩张或胆总管结石;手术中扪及胆总管内有结石、蛔虫或肿瘤;手术中发现胆总管扩张大于 1.5 cm,胆管壁炎性增厚;术中行胆管穿刺抽出脓性胆汁、血性胆汁、或胆汁内有泥沙样胆色素颗粒;胰腺呈慢性炎症而无法排除胆管内有病变者。

3.腹腔镜胆囊切除术

自 1987 年法国 Mouret 实行了第一例腹腔镜胆囊切除术,短短的十余年间腹腔镜胆囊切除术迅速风靡全世界,同时也促进了微创外科的发展。

腹腔镜胆囊切除术有创伤小、恢复快、方法容易掌握等优点,其手术适应证基本同开腹胆囊切除术。但是必须清楚地认识到腹腔镜不能完全代替开腹胆囊切除术,有些报道腹腔镜胆囊切除术合并胆管损伤率明显高于开腹手术,所以腹腔镜胆囊切除术是具有一定适应证的,特别是对于初学者应选择胆囊结石病程短、B 超提示胆囊壁无明显增厚的胆囊结石患者。腹腔镜探查时若发现胆囊周围粘连较重,胆囊三角解剖不清,应及时中转开腹手术。即使对于熟练者也应有一定的选择,对于老年、病程长、胆囊壁明显增厚、不排除早期癌变者,最好不要采用腹腔镜手术,以免延误治疗。

(杨成志)

第二十二节　急性胰腺炎

急性胰腺炎是多种病因导致胰酶在胰腺内被激活后引起胰腺组织自身消化、水肿、出血甚至坏死的炎症反应。临床以急性上腹痛、恶心、呕吐、发热和血胰酶增高等为特点。病变程度轻重不等,轻者以胰腺水肿为主,临床多见,病情常呈自限性,预后良好,又称为轻症急性胰腺炎。少数重者的胰腺出血坏死,常继发感染、腹膜炎和休克等,病死率高,称为重症急性胰腺炎。临床病理常把急性胰腺炎分为水肿型和出血坏死型两种。

一、病因

本病病因迄今为止仍不十分明了,胰腺炎的病因与过多饮酒、胆管内的胆结石等有关。

1.梗阻因素

由于胆道蛔虫、瓦特壶腹部结石嵌顿、十二指肠乳头缩窄等导致胆汁反流。如胆管下端明显梗阻,胆道内压力甚高,高压的胆汁逆流胰管,造成胰腺腺泡破裂,胰酶进入胰腺间质而发生胰腺炎。

2.酒精因素

长期饮酒者容易发生胰腺炎,在此基础上,当某次大量饮酒和暴食的情况下,促进胰酶的大量分泌,致使胰腺管内压力骤然上升,引起胰腺泡破裂,胰酶进入腺泡之间的间质而促发急性胰腺炎。酒精与高蛋白高脂肪食物同时摄入,不仅胰酶分泌增加,同时又可引起高脂蛋白血症。这时胰脂肪酶分解三酰甘油释出游离脂肪酸而损害胰腺。

3.血管因素

胰腺的小动、静脉急性栓塞、梗阻,发生胰腺急性血循环障碍而导致急性胰腺炎;另一个因素是建立在胰管梗阻的基础上,当胰管梗阻后,胰管内高压,则将胰酶被动性地"渗入"间质。由于胰酶的刺激则引起间质中的淋巴管、静脉、动脉栓塞,继而胰腺发生缺血坏死。

4.外伤

胰腺外伤使胰腺管破裂、胰腺液外溢以及外伤后血液供应不足,导致发生急性重型胰腺炎。

5.感染因素

急性胰腺炎可以发生各种细菌感染和病毒感染,病毒或细菌是通过血液或淋巴进入胰腺组织,而引起胰腺炎。一般情况下这种感染均为单纯水肿性胰腺炎,发生出血坏死性胰腺炎者较少。

6.代谢性疾病

代谢性疾病可与高钙血症、高脂血症等病症有关。

7.其他因素

如药物过敏、血色沉着症、遗传等。

二、临床表现

急性水肿型胰腺炎主要症状为腹痛、恶心、呕吐、发热,而出血坏死型胰腺炎可出现休克、高热、黄疸、腹胀以至肠麻痹、腹膜刺激征以及皮下出现淤血斑等。

(一)一般症状

(1)腹痛:腹痛为最早出现的症状,往往在暴饮暴食或极度疲劳之后发生,多为突然发作,位于上腹正中或偏左。

疼痛为持续性进行性加重,似刀割样。疼痛向背部、胁部放射。若为出血坏死性胰腺炎,发病后短暂时间内即为全腹痛、急剧腹胀,同时很快即出现轻重不等的休克。

(2)恶心、呕吐:发作频繁,起初为食入食物和胆汁样物,病情进行性加重,很快即进入肠麻痹,则吐出物为粪样。

(3)黄疸:急性水肿型胰腺炎出现的较少,约占1/4。而在急性出血性胰腺炎则出现的较多。

(4)脱水:急性胰腺炎的脱水主要因肠麻痹、呕吐所致,而重型胰腺炎在短时间内即可出现严重的脱水及电解质紊乱。出血坏死型胰腺炎,发病后数小时至十几小时即可呈现严重的脱水现象,无尿或少尿。

(5)由于胰腺大量炎性渗出,以致胰腺的坏死和局限性脓肿等,可出现不同程度的体温升

高。若为轻型胰腺炎,一般体温在 39 ℃ 以内,3～5 d 即可下降。而重型胰腺炎,则体温常在
39 ℃～40 ℃,常出现谵妄,持续数周不退,并出现毒血症的表现。

(6)少数出血坏死性胰腺炎,胰液以及坏死溶解的组织沿组织间隙到达皮下,并溶解皮下
脂肪,而使毛细血管破裂出血,使局部皮肤呈青紫色,有的可融合成大片状,在腰部前下腹壁,
亦可在脐周出现。

(7)胰腺的位置深在,一般的轻型水肿型胰腺炎在上腹部深处有压痛,少数前腹壁有明显
压痛。而急性重型胰腺炎,由于其大量的胰腺溶解、坏死、出血,则前、后腹膜均被累及,全腹肌
紧、压痛,全腹胀气,并可有大量炎性腹腔积液,可出现移动性浊音。肠鸣音消失,出现麻痹性
肠梗阻。

(8)由于渗出液的炎性刺激,可出现胸腔反应性积液,以左侧为多见,可引起同侧的肺不
张,出现呼吸困难。

(9)大量的坏死组织积聚于小网膜囊内,在上腹可以看到一隆起性包块,触之有压痛,往往
包块的边界不清。少数患者腹部的压痛等体征已不明显,但仍然有高热、白细胞计数增高以及
经常性出现似"部分性肠梗阻"的表现。

(二)局部并发症

1.胰腺脓肿

胰腺脓肿常于起病 2～3 周后出现。此时患者高热伴中毒症状,腹痛加重,可扪及上腹部
包块,血白细胞计数明显升高。穿刺液为脓性,培养有细菌生长。

2.胰腺假性囊肿

胰腺假性囊肿多在起病 3～4 周后形成。体检常可扪及上腹部包块,大的囊肿可压迫邻近
组织产生相应症状。

(三)全身并发症

常有急性呼吸衰竭、急性肾衰竭、心力衰竭、消化道出血、胰性脑病、败血症及真菌感染、高
血糖等并发症。

三、诊断

1.血常规

多有白细胞计数增多及中性粒细胞核左移。

2.血尿淀粉酶测定

血清(胰)淀粉酶在起病后 6～12 h 开始升高,48 h 开始下降,持续 3～5 d,血清淀粉酶超
过正常值 3 倍可确诊为本病。

3.血清脂肪酶测定

血清脂肪酶常在起病后 24～72 h 开始升高,持续 7～10 d,对病后就诊较晚的急性胰腺炎
患者有诊断价值,且特异性也较高。

4.淀粉酶-肌酐清除率比值

急性胰腺炎时可能由于血管活性物质增加,使肾小球的通透性增加,肾对淀粉酶清除增加
而对肌酐清除未变。

5.血清正铁清蛋白

当腹腔内出血时红细胞破坏释放血红素,经脂肪酸和弹力蛋白酶作用能变为正铁血红素,

后者与清蛋白结合成正铁清蛋白,重症胰腺炎起病时常为阳性。

6.生化检查

暂时性血糖升高,持久的空腹血糖高于 10 mmol/L 反映胰腺坏死,提示预后不良。高胆红素血症可见于少数临床患者,多于发病后 4~7 d 恢复正常。

7.腹部 X 线片

可排除其他急腹症,如内脏穿孔等,"哨兵襻"和"结肠切割征"为胰腺炎的间接指征,弥散性模糊影、腰大肌边缘不清提示存在腹腔积液,可发现肠麻痹或麻痹性肠梗阻。

8.腹部 B 超

应作为常规初筛检查,急性胰腺炎 B 超可见胰腺肿大,胰内及胰周围回声异常;亦可了解胆囊和胆道情况;后期对脓肿及假性囊肿有诊断意义,但因患者腹胀常影响其观察。

9.CT 显像

对急性胰腺炎的严重程度及附近器官是否受累提供帮助。

五、治疗

(一)非手术治疗

急性胰腺炎的非手术治疗要点是保证胰腺"休息"、对症治疗,同时辅以支持治疗。

(二)手术治疗

1.手术适应证

(1)外科并发症:胰周感染(pancreatic sepsis)、上消化道大出血(应激性溃疡或门静脉血栓形成所致门静脉高压)、穿孔和假性胰腺囊肿等并发症常需手术处理。其中胰周脓肿是急性胰腺炎手术的主要指征,也是唯一被全世界公认的胰腺炎手术指征,此时,需要开腹清创引流,经皮置管引流是徒劳的。急性胰腺炎手术,在影像上和手术清创中要注意胰头后方、结肠沟后方、肠系膜、盆腔,甚至下纵隔等部位有无坏死。置入通畅的引流后关腹。除非近侧胰管有梗阻,胰瘘一般多能自愈。治疗方法有禁食、抑制胰腺分泌和营养支持。

无菌性坏死,经内科治疗,病情仍然恶化,但没有感染依据,是否需要积极手术,存在争议。实践证明,在胰腺炎感染前进行预防性胰腺及小网膜囊引流有害无益。若胰腺炎及胰周积液有感染,此时行引流术可降低病死率。

(2)诊断不明:重症急性胰腺炎的腹痛症状与内脏穿孔、肠系膜动脉闭塞及肠扭转等疾患有许多相似之处。若诊断中不能排除这些疾病,则有必要进行手术明确诊断,因为内脏穿孔和肠系膜血管绞窄等疾病一旦诊断、治疗延误,病情将不可逆。

(3)胆管或胰管梗阻:①在重症胰腺炎早期,胆道手术可能会增加病死率,若病情允许,手术应推迟至胰腺炎症状缓解后 2~3 d 进行,此时 90% 以上患者的胆管下段结石已排出体外;②若病情进行性加重,则必须手术探查胆管,行胆总管取石或 Oddi 括约肌成形术,也可在内镜下取石。若十二指肠和壶腹周炎症严重,可先行胆囊造瘘或胆总管引流术,以后再考虑二次手术切除胆囊或解除胆管梗阻。

(4)严重腹胀:腹腔渗液、腹内脏器水肿甚至肠壁水肿和肠麻痹是急性胰腺炎时腹胀的主要原因。腹腔内压力增高可导致一系列全身病理生理变化:下腔静脉受压,回心血量减少,血压降低;膈肌升高压迫肺影响气体交换;心排出量下降、肾动脉灌注不足、肾静脉回流受阻,表现少尿或无尿,此称腹腔室综合征(abdominal compartment syndrome,ACS)。ACS 在临床上并不少见,预后差,虽经腹腔减压等处理,其病死率仍然高达60%。

2.手术方式

重症急性胰腺炎外科治疗的方法很多。一般不主张行规则性胰腺切除术,这种术式不降低并发症发生率,甚至有研究认为反增加病死率。

最成功的方法之一是坏死组织清除术。它要求依据术前CT所示的积液区和坏死范围小心地用手指清除坏死组织,但保留其他组织("桥"组织往往是肠系膜血管,不要离断),不用剪刀,不做切除,手术尽可能简化(damage control),尽量不加重全身炎症反应。但在开放填塞和封闭式灌洗方面各家意见不一。

(1)开放填塞的最大优点是可以改善ACS,此外,还有利于后继大块坏死组织的再次清除;缺点是炎症区容易出血、加重全身炎症反应、愈合时间长、住院时间长、易发生切口疝。

(2)封闭式灌洗由Büchler倡用,它要求插入35~40 F大口径的管子至小网膜囊,用大量液体冲洗,每天可达24~48 L。灌洗的平均时间为34 d,平均住院时间为2个月,再手术率为25%,病死率约为20%。

(3)在影像上和手术清创中要注意胰头后方、结肠沟后方、肠系膜、盆腔,甚至下纵隔等部位有无坏死。置入通畅的引流后关腹。除非近侧胰管有梗阻,胰瘘一般多能自愈。治疗方法有禁食、抑制胰腺分泌和营养支持。

(许长涛)

第二十三节　慢性胰腺炎

一、病因

在西方国家,75%的慢性胰腺炎与慢性酗酒有关,余25%为特发性、代谢性(高钙血症、高三酰甘油血症、高胆固醇血症、甲状旁腺功能亢进、囊性纤维病)、药物、创伤以及先天性畸形(Oddi括约肌功能失调或胰腺分裂)所致胰管梗阻。

二、病理

病理检查可见整个胰腺弥散性纤维化和钙化,病变常为进行性。慢性胰腺炎一旦出现了糖尿病,提示90%的胰腺已经被破坏。

(1)早期小胰管内有大量蛋白与嗜酸粒细胞的混合物。

(2)随着病情发展,钙化更趋明显,许多区域出现胰管扩张。

(3)后期胰管呈"串珠"状扩张。

(4)在病变晚期,由于炎症累及邻近组织,表现为胰腺局灶性炎性肿块(多位于胰头部),可压迫胆总管、门静脉或十二指肠出现相应的梗阻,很容易与胰头癌相混淆。

三、诊断

1.糖尿病

慢性胰腺炎严重者可引起内分泌功能障碍,表现为糖耐量障碍或糖尿病。胰岛比外分泌腺的抗损伤能力强,因此,出现糖尿病时,必然有分泌功能障碍和脂肪痢。胰岛素和胰高血糖素缺乏则出现脆性糖尿病。

2.消化不良

胰外分泌功能障碍时表现为吸收不良、消瘦、脂肪痢、维生素缺乏、代谢性骨病和凝血功能障碍,提示 90％的胰腺实质被破坏。慢性胰腺炎脂肪痢的特点是排油腻、恶臭的软便,72 h 粪脂肪检查有助于诊断。D-木糖吸收试验正常,Schilling 试验对慢性胰腺炎诊断不敏感。

3.顽固性腹痛

严重的慢性胰腺炎常有难以忍受的腹痛。

4.压迫症状

慢性胰腺炎可伴有炎性肿块,引起压迫症状。胰头部炎性肿块在临床表现上酷似胰头癌,可压迫胆管、胰管、十二指肠、门静脉引起相应症状。

5.腹腔积液

慢性胰腺炎患者可出现胰源性腹腔积液。胰源性腹腔积液的特点是淀粉酶(AMS)高、清蛋白>30 /L。

6.胰管结石

30％～50％的病例腹部平片可显示胰管中的钙化结石影,并可显示邻近组织炎症的范围。

四、鉴别诊断

US、ERCP 或 MRCP 与动脉造影联用大多能在术前将胰头癌与慢性胰腺炎鉴别开。

慢性胰腺炎与胰头癌的鉴别要点:①胰管突然中断,其余的主胰管正常;②主胰管被包裹一长段,另一端的胰管正常;③胰实质内有坏死的肿瘤区域;④胰管和胆总管同时受累的双管征(double-duct sign);⑤胰液、十二指肠液或细针穿刺(CT 引导、US 引导或 ERCP 刷片和活检)细胞学检查,经皮活检主要用于估计不能切除的病例,仅为提供诊断依据;⑥胰腺癌患者常有 CA19-9 升高,但是,小肿瘤很少升高,少数胰腺炎也可升高,因此,该指标不能用于无症状患者的筛选;CEA、TPA(组织多肽抗原)和 CA125 在胰腺囊性新生物也可以升高,但不能用于壶腹周围癌。

五、治疗

1.非手术治疗

(1)止痛。

(2)有内分泌功能障碍时,可用替代治疗。

(3)外分泌替代可用胰脂肪酶、胰酶或胆囊收缩素。大剂量胰酶(5.0 g 每日 4 次)可反馈性抑制胰腺分泌。

(4)其他治疗措施有忌酒、改善营养。

2.手术治疗

手术适应证是顽固性疼痛和压迫症状。手术前应行 ERCP 检查,了解胰管情况。如无条件行 ERCP 或 MRCP 检查而且手术又必须进行,可在术中行胰管穿刺造影。

(1)Puestow 手术:①仅适用于粗胰管(≥5 mm)患者,通过扪诊或术中超声确定胰管的位置;②避免在门静脉或脾静脉的前面切开胰实质,切开胰实质后,用手挤压胰体尾观察有无胰液外溢,顺此找到胰管;③在胰腺前面沿其长轴纵行切开串珠状扩张的胰管,长 10～12 cm,切开狭窄,清除结石,使胰管敞开;④空肠切开的长度要略短于胰管切开的长度,以免吻合后发生遗漏;⑤将胰管与空肠行 Roux-en-Y 吻合,一般行侧侧吻合,也可将胰腺套入空肠内行套入式吻合。

(2)保留幽门的 Wipple 手术:①慢性胰腺炎止痛的关键在于严格按照解剖准则切除胰腺。②过多的出血会增加术后并发症的发生率,因此,所有知名血管都应该用不可吸收线双重结扎,超声刀主要用于胃网膜右静脉和十二指肠上静脉等小静脉的止血。③横断胰颈,将肠系膜上静脉的右侧壁与胰头分开;在离断胰头后方与肠系膜上动脉之间的血管、淋巴管时,位于患者左侧的外科医生可以用左手捏住胰腺的钩突,减少出血。组织离断后,患者侧结扎,标本侧仅用手捏住,不结扎。④保留大网膜,减少术后腹内感染。胰管很细时,最好能用放大镜(12.5 倍更好)做胰管-空肠黏膜吻合,较少发生吻合口漏。⑤胆总管-空肠吻合的线结要打在外面,避免发生结石。⑥结肠前十二指肠空肠吻合后胃排空延迟明显少于结肠后。

(3)胰体尾切除术:主要用于胰管远端梗阻。

(4)Duval 手术:在胰头部胰管梗阻时,切除胰尾,将尾部胰管与空肠吻合,胰液逆流入空肠。

(5)Beger 手术:又称保留十二指肠的胰头切除术,适用于慢性胰腺炎伴胰头部炎性肿块并有压迫症状者。本式式在胰颈部的切断方式同 Whipple 手术,在胰头部距十二指肠 0.5~1 cm 切开胰腺,切除增大的炎性胰头;胆总管梗阻者,应该切开其周围造成梗阻的炎性纤维组织,此时,可以从胆囊管或胆总管上端切开插入 Bakes 探子做引导,避免损伤胆总管。然后行双口胰肠 Roux-en-Y 吻合术(胰体断面与空肠行端端吻合,胰头残留缘与空肠行端侧吻合)。

(6)Frey 手术:又称保留十二指肠不断离胰腺的胰头切除术。本式式与 Beger 手术很相似,方法是在胰腺前面沿其长轴纵切开串珠状扩张的胰管,挖除胰头部炎性肿块,但不断离胰腺,然后行单口胰管空肠侧侧 Roux-en-Y 吻合术。

(7)对疼痛剧烈,胰管纤维化不扩张者可考虑:①Whipple 手术或保留幽门的胰十二指肠切除术,切除 95% 的胰腺;②腹内脏神经或胸内脏神经切断术。内脏神经切断仅能解除疼痛,不治疗胰腺病变。内脏神经切断后,若发生阑尾炎或其他急腹症,其疼痛症状可被掩盖,最终造成误诊。

(8)胰源性腹腔积液:术前要行胰管造影判断胰瘘部位,这种手术病死率高,术前要仔细计划。

(王　强)

第二十四节　急性阑尾炎

急性阑尾炎是外科常见病,居各种急腹症的首位。大多数急性阑尾炎具有典型的临床表现,持续伴阵发性加剧的转移性右下腹痛、恶心、呕吐,多数患者血白细胞和嗜中性粒细胞计数增高,体征为麦氏点压痛、反跳痛。

一、病因

1.梗阻

阑尾是一个细长的管状结构,远端为盲端,仅一端与盲肠相通,系膜短使阑尾卷曲成弧形,导致管腔易于梗阻。一旦梗阻可使管腔内分泌物积存、腔内压力增高,压迫阑尾壁阻碍远侧血供,使阑尾炎加剧。

常见的梗阻原因为:①食物残渣、粪石、异物、蛔虫等阻塞阑尾管腔;②阑尾系膜过短而形成的阑尾扭曲,阻碍管道通畅;③阑尾壁曾被破坏而致管腔变小,减弱阑尾的蠕动功能;④阑尾黏膜下层淋巴组织增生或水肿使阑尾管腔明显狭窄;⑤阑尾在盲肠部位的开口附近有病变,如炎症、息肉、结核、肿瘤等,使阑尾开口受压,排出受阻。梗阻为急性阑尾炎发病常见的基本因素,急性阑尾炎发病时通常先有上腹部或脐周疼痛。

2.感染

其主要因素为阑尾腔内细菌所致的直接感染。阑尾腔与盲肠相通,肠道内的各种革兰氏阴性杆菌和厌氧菌在阑尾黏膜有损伤时,侵入管壁,引起不同程度的感染。还有一部分感染起于邻近器官的化脓性感染,侵入阑尾。

3.胃肠道疾病影响

胃肠道疾病,如急性肠炎、炎性肠病和血吸虫病等,可直接蔓延至阑尾,或引起阑尾肌肉和血管痉挛,使阑尾管腔狭窄、血供障碍、黏膜受损,细菌入侵而致炎症。

二、发病机制

(一)病理类型

急性阑尾炎的基本病理改变为管壁充血水肿,大量炎性细胞浸润,组织不同程度的破坏。根据急性阑尾炎发病过程的病理解剖学变化,分为四种病理类型。

1.急性单纯性阑尾炎

急性单纯性阑尾炎为早期阑尾炎,病变从阑尾黏膜和黏膜下层开始,向肌层和浆膜扩散。阑尾轻度肿胀、浆膜面充血、失去正常光泽,表面有纤维素渗出。黏膜下各层有炎性水肿和炎性细胞浸润,黏膜表面有浅表小出血点和溃疡。

2.急性化脓性阑尾炎

急性化脓性阑尾炎也称为蜂窝组织性阑尾炎,炎症加重,阑尾肿胀显著,浆膜面高度充血并有较多脓性渗出物,阑尾壁内有大量炎性细胞浸润,管壁各层有小脓肿形成。阑尾腔内有积脓,化脓性阑尾炎可引起阑尾周围的局限性腹膜炎。

3.坏疽性及穿孔性阑尾炎

由于阑尾化脓性感染加重所致,或因阑尾管腔严重梗阻,阑尾腔内积脓,压力升高,阑尾壁血液循环障碍,阑尾呈现部分或全部坏死。坏死部分呈紫黑色,黏膜几近全部糜烂脱落,多数合并有穿孔。穿孔部位多在阑尾根部和近端。穿孔后如果感染继续扩散,则引起急性弥散性腹膜炎。

4.阑尾周围脓肿

急性阑尾炎化脓坏疽或穿孔时,被大网膜包裹,形成炎性肿块或阑尾周围脓肿。由于阑尾位置多变,其脓肿位置可能在盆腔、肝下或膈下。

(二)急性阑尾炎的转归

急性阑尾炎的转归有以下几种。①炎症消退：部分单纯性阑尾炎经药物及时治疗后炎症消退；而化脓性阑尾炎虽经药物治疗后，炎症消退，但可出现阑尾管腔狭窄和管壁增厚，易复发。②炎症局限：化脓、坏疽或穿孔性阑尾被大网膜粘连包裹，炎症局限；如果脓液较多，则形成阑尾周围脓肿。③炎症扩散：阑尾炎症重，发展快，未予手术切除及其他治疗，炎症扩散，可发展为弥散性腹膜炎、化脓性门静脉炎、感染性休克等。

三、临床表现

1.症状

(1)转移性右下腹痛：典型的腹痛发作始于上腹部或脐周，逐渐转移并固定在右下腹。腹痛开始时位置不固定，呈阵发性，是因为阑尾管腔阻塞后，管腔扩张和管壁肌收缩引起的内脏神经反射性疼痛。数小时后，阑尾炎症侵及浆膜，壁层腹膜受到刺激，引起躯体神经定位疼痛，疼痛固定在右下腹。转移性右下腹痛的过程长短取决于病变发展的程度和阑尾位置，快则不能少于约2h，慢则可以1d或更长时间。70%～80%的急性阑尾炎具有这种典型的转移性腹痛的特点；也有一部分病例发病开始即出现右下腹痛。

不同病理类型阑尾炎，其腹痛也有差异，如单纯性阑尾炎表现为轻度隐痛；化脓性阑尾炎呈阵发性胀痛和剧痛；坏疽性阑尾炎呈持续性剧烈腹痛；穿孔性阑尾炎因阑尾管腔压力骤减，腹痛可暂时减轻，但出现腹膜炎后，腹痛又会持续加剧。

阑尾位置变异较大，所以阑尾炎腹痛部位也有区别，如盲肠后位阑尾炎疼痛在侧腰部，盆腔位阑尾炎腹痛在耻骨上区，肝下区阑尾炎可引起右上腹痛，极少数左下腹部阑尾炎呈左下腹痛。

(2)胃肠道症状：恶心、呕吐较早发生，但程度较轻。一般在腹痛开始后数小时内呕吐一次，不会频繁出现。有的病例可能发生便秘和腹泻。盆腔位阑尾炎，炎症刺激直肠和膀胱，可引起排便里急后重和排尿尿痛症状。弥散性腹膜炎时可致麻痹性肠梗阻，表现为腹胀、排气排便减少。

(3)全身症状：早期有乏力、头痛等症状。炎症重时出现中毒症状，如出汗、口渴、发热等。腹膜炎时出现畏寒、高热。如发生门静脉炎时可出现轻度黄疸。

2.体征

(1)右下腹固定性压痛：是急性阑尾炎最常见的重要体征。压痛点取决于阑尾尖端的位置，因而变化较多，常见的压痛部位在麦氏点，始终固定在一个位置上。发病早期腹痛尚未转移至右下腹时，压痛点已经固定在右下腹部。压痛的程度取决于炎症的程度，也受患者的腹壁厚度、阑尾位置的深浅、对疼痛耐受能力的影响，所以不一定与病变完全成正比。当炎症加重，阑尾坏疽穿孔时，压痛的程度加重，范围随之扩大甚至波及全腹。但此时仍以阑尾所在位置压痛最明显。

(2)腹膜刺激征象：有腹肌紧张、反跳痛、肠鸣音减弱或消失等，是壁层腹膜受炎症刺激出现的防御反应。腹膜刺激征的程度、范围与阑尾炎症程度一致。急性阑尾炎早期或轻型者可无腹膜刺激征；局限于右下腹的腹膜刺激征提示阑尾炎症加重，出现化脓、坏疽或穿孔等病理改变；腹膜刺激征范围扩大，说明局部腹腔内有较多渗出或阑尾穿孔已导致弥散性腹膜炎。但小儿、老年人、孕妇、肥胖、虚弱患者或盲肠后位阑尾炎时，腹膜刺激征象可不明显。

（3）右下腹肿块：查体发现右下腹饱满，可触及一个压痛性肿块，固定、边界不清，应考虑阑尾炎性肿块或阑尾周围脓肿。

（4）其他可作为辅助诊断的体征：①结肠充气试验（Rovsing 试验），患者取仰卧位，用一手压住其左下腹降结肠部，再用另一手反复挤压近侧结肠部，结肠内气体可传至盲肠和阑尾，引起右下腹疼痛者为阳性；②腰大肌试验（Psoas 征），患者左侧卧位，将右下肢向后过伸，引起右下腹疼痛者为阳性，说明阑尾位置较深或在盲肠后位靠近腰大肌处；③闭孔内肌试验（Obturator 试验），患者仰卧位，将右髋和右膝各屈曲 90°，然后将右股向内旋转，引起右下腹疼痛者为阳性，提示阑尾位置较低，靠近闭孔内肌；④直肠指检，当阑尾位于盆腔或炎症波及盆腔时，直肠指检发现直肠右前方有触痛，如发生盆腔脓肿时，可触及痛性肿块。

3. 辅助检查

（1）实验室检查：血常规化验多数急性阑尾炎患者白细胞计数可升高到 $(10\sim20)\times10^9/L$ 甚至以上，中性粒细胞比例常超过 $80\%\sim90\%$。但升高不明显不能否定诊断，应反复检查，如逐渐升高则有诊断价值。尿检查一般无阳性发现，如尿中出现少量红细胞和白细胞，是盲肠后位阑尾炎刺激邻近的右侧输尿管所致。

（2）影像学检查。①腹部平片：腹部平片检查简单方便，花费少，因而应用普遍。腹平片看不到正常的阑尾。阑尾炎在平片上的表现为右下腹肠管局限性扩张、积气或液气平；阑尾结石；腹壁脂肪线消失；当有阑尾周围脓肿或盲肠后位阑尾脓肿时，腰大肌影模糊；当腰大肌痉挛时，可出现脊柱右弯；阑尾穿孔后因腹腔游离气体少，故平片多无膈下游离气体征象。②CT 检查：诊断困难时可行 CT 检查，常规 CT 和螺旋 CT 均可用于阑尾炎的诊断。阑尾炎的 CT 表现：阑尾管腔闭塞或充满脓液而增粗；周围的脂肪垂肿胀；盲肠末端肥大。③超声检查：超声因其快速、敏感、特异性较强而应用广泛，可床边操作，无 X 线损伤。典型声像图可表现为阑尾肿胀呈"指状"低回声，管壁增厚，黏膜回声增强，阑尾管腔可见积液而扩张，如腔内有粪石嵌顿可表现出相应的腔内强回声，如阑尾周围有积液提示阑尾穿孔。④腔镜检查：随着腔镜技术的成熟与普及，临床上应用腹腔镜或后穹隆镜检查诊断急性阑尾炎者在逐渐增多，确诊后可同时做阑尾切除术。

四、诊断和鉴别诊断

（一）诊断

主要依靠病史、临床症状、体征和实验室检查。如果阑尾在正常解剖位置上，依靠转移性右下腹痛和右下腹部的固定压痛，即可明确诊断。如果阑尾位置变异，同时受到药物影响时，诊断就比较困难。

应明确右下腹痛是转移性的，而非腹腔内其他病灶所致的腹痛向右下腹扩散的。还应明确转移性腹痛需要一定的时间而不是立即转移到右下腹部。通过严谨地收集与分析临床资料，符合急性阑尾炎转移性右下腹痛的全部特征，加上固定性压痛，和体温、血白细胞计数升高的感染表现，临床诊断可以成立。

腹痛直接从右下腹开始的，诊断较难，其他的辅助检查可能有帮助，如诊断性腹腔穿刺抽液检查和超声检查。

（二）鉴别诊断

急性阑尾炎应与下列疾病进行鉴别。

（1）胃十二指肠溃疡穿孔：溃疡病发生穿孔后，部分胃内容物沿右结肠旁沟流入右下腹，与急性阑尾炎的转移性痛很相似，可误为急性阑尾炎。患者既往多有慢性溃疡病史，发病突然且腹痛剧烈。检查时除右下腹部压痛外，上腹仍有疼痛和压痛，腹壁呈板状，腹膜刺激征以剑突下最明显。腹部平片膈下可见游离气体，诊断性腹腔穿刺可抽出上消化道液体。

（2）妇产科疾病：在育龄妇女中，特别要注意与宫外孕、卵巢囊肿扭转、卵巢滤泡破裂、急性附件炎进行鉴别。

（3）右侧输尿管结石：输尿管结石发作时呈剧烈的绞痛，多在右下腹，并沿输尿管向会阴部外生殖器放射。腹部检查，右下腹压痛和肌紧张均不太明显，尿常规有大量红细胞，腹部平片在输尿管走行部位呈现结石阴影。

（4）急性肠系膜淋巴结炎：多见于儿童，常继发于上呼吸道感染之后。小肠系膜淋巴结广泛肿大，回肠末端尤为明显，临床上可表现为右下腹痛及压痛，类似急性阑尾炎。患者腹痛压痛部位偏内侧，范围不太固定，并可随体位变更。

（5）右下肺和胸膜炎可刺激第10、11和12肋间神经，反射性引起右下腹痛，可误诊为急性阑尾炎。患者常有咳嗽、咳痰及胸痛等明显的呼吸道症状，胸部体征如呼吸音改变及湿啰音等。胸部X线片，可明确诊断。

（6）急性胆囊炎：易与高位阑尾炎混淆，前者常有明显绞痛，甚至出现高热，而后者为转移性腹痛的特点。检查时急性胆囊炎可出现莫菲氏征阳性，甚至可触到肿大的胆囊，急诊腹部B超检查可显示胆囊肿大和结石声影。

此外，梅克尔（Meckel）憩室炎、回盲部肿瘤、结核和慢性炎性肠病等，需要进行鉴别诊断。

五、治疗

急性阑尾炎一经确诊，应尽早手术切除阑尾。因早期行阑尾切除术既安全、简单，又可减少近期或远期并发症的发生。如发展到阑尾化脓坏疽或穿孔时，手术操作困难且术后并发症显著增加。非手术治疗仅适用于不同意手术的单纯性阑尾炎，接受手术治疗的前、后，或急性阑尾炎的诊断尚未确定，以及发病已超过72 h或已形成炎性肿块等有手术禁忌证者。

（一）手术治疗适应证

1.急性单纯性阑尾炎、急性化脓性阑尾炎、急性坏疽性阑尾炎、阑尾穿孔合并局限性或弥散性腹膜炎

行阑尾切除术，如腹腔内有脓液，可在清除脓液后，放置腹腔引流管充分引流。

2.小儿、老年人的急性阑尾炎

小儿大网膜发育不全，不能起到足够的保护作用。患儿病情发展较快且较重、右下腹体征不明显、穿孔率较高（15％～50％）。治疗原则是早期手术，并配合输液、纠正脱水、应用广谱抗生素等。老年人对疼痛感觉迟钝，腹肌薄弱，临床表现轻而病理改变却很重，加之老年人常伴发心血管病、糖尿病、肾功能不全等，早期手术的危险要比延迟手术的危险小得多。一旦诊断应及时手术，同时要注意处理伴发的内科疾病。

3.妊娠期急性阑尾炎

妊娠中期时子宫增大，盲肠和阑尾被推向右上腹，大网膜难以包裹炎症阑尾、腹膜炎不易被局限。炎症发展易致流产或早产，威胁母子生命安全。治疗以阑尾切除术为主，围术期应加用黄体酮。临产期的急性阑尾炎如并发阑尾穿孔或全身感染症状严重时，可考虑经腹剖宫产术,同时切除病变阑尾。

4.慢性阑尾炎

慢性阑尾炎的主要病变为阑尾壁不同程度的纤维化及慢性炎性细胞浸润,患者经常有右下腹疼痛,主要体征是右下腹的局限性深压痛,经常存在,位置固定,X线钡剂灌肠见阑尾腔不规则、有狭窄,充盈的阑尾走行僵硬、位置不易移动。慢性阑尾炎诊断明确后需手术切除阑尾,并行病理检查证实此诊断。

5.阑尾周围脓肿

经切开引流或非手术治疗后3个月以上仍有症状者,阑尾周围脓肿切开引流后,给予抗生素,并加强全身支持治疗后,脓液吸收、脓肿消退;或急性阑尾炎患者不愿意手术或当时条件所限不能手术,经过非手术治疗痊愈后,3个月后仍有右下腹疼痛症状者,应行阑尾切除术。

6.阑尾良性肿瘤及早期阑尾类癌

阑尾良性肿瘤中主要是阑尾黏液性肿瘤,是由于阑尾腔阻塞,远端黏液无法正常排出在腔内潴留而形成,症状和阑尾炎相似,切除完整的阑尾是唯一的治疗。阑尾类癌在消化道类癌和阑尾肿瘤中最多见,临床表现主要是急性阑尾炎症状,对于直径<1 cm的阑尾类癌,行单纯阑尾切除即可。

(二)手术治疗禁忌证

(1)阑尾周围脓肿已经形成,经过治疗症状和体征无扩大迹象者。急性阑尾炎化脓坏疽时,大网膜移至右下腹部,将阑尾包裹,形成阑尾周围脓肿,经过抗生素和全身支持治疗后,症状和体征无扩大,可继续保守治疗。

(2)患者存在其他严重的器质性疾病,不能耐受手术者。如急性阑尾炎患者伴发心脑血管疾病、糖尿病、肾功能不全等严重的器质性疾病时,手术的风险大,不宜手术。

(三)术中处理

1.阑尾切除术

(1)切口:以选择在右下腹部压痛最明显的部位,一般采用右下腹斜切口。标准麦氏(阑尾点)斜形切口是在右髂前上棘与脐部连线的中外1/3交界处,作与联线垂直的4~5 cm小切口。斜行切口优点是按肌纤维方向分开肌肉,对腹壁血管和神经无损伤,不易发生切口疝。

(2)寻找阑尾:阑尾根部与盲肠顶端的解剖关系恒定,沿结肠带向盲肠顶端追踪即能找阑尾,此方法亦适用于寻找异位阑尾。如未找到阑尾,应考虑盲肠后位阑尾的可能,需剪开侧后腹膜,将盲肠与升结肠向内侧翻转寻找阑尾。

(3)处理阑尾系膜:阑尾动脉位于阑尾系膜的游离缘,感染加剧时系膜脆弱,容易钳断,因此尽可能在阑尾根部结扎切断阑尾动脉。如果阑尾系膜肥大时,应把系膜逐段分别结扎切断。

(4)处理阑尾残端:在距盲肠0.5 cm处钳夹阑尾根部并用丝线结扎,在结扎线远处切断阑尾,用苯酚(石炭酸)、酒精、盐水涂残端,荷包缝合,内翻埋入盲肠壁内。用阑尾系膜或邻近脂肪组织覆盖加固。

2.腹腔镜阑尾切除术

腹腔镜下阑尾切除术始于1983年,它具有切口小、视野宽阔、病灶清楚和并发症低等优点,有临床推广价值。手术方法:全身麻醉后,在患者脐下缘切口,建立气腹,放入腔镜孔,进镜探查腹腔情况,明确阑尾病变,将腹腔内渗液吸尽,找到阑尾,并与周围粘连组织分离,处理阑尾系膜,夹闭阑尾根部并剪断,电凝处理阑尾的残端黏膜,覆盖周围网膜,将阑尾从操作孔取出。

3.注意事项

(1)术中未能找到阑尾时:说明阑尾不在浅部,而是在盲肠后内侧。应该沿盲肠的三条结肠带向顶端追踪,可在腹中部、盆腔、腹膜后甚至肝下追踪到阑尾。

(2)找到阑尾后判断诊断是否正确:急性阑尾炎不仅表面可见血管明显增粗,而且阑尾质硬、增粗,表面有脓性渗出物。如果临床诊断的阑尾炎较重,而阑尾的充血和渗出物很轻微,应探查盲肠和回肠,女性患者应探查盆腔。

(王 强)

第二十五节 肛 裂

肛裂是齿状线以下肛管皮肤层小溃疡。其方向与肛管纵轴平行,长 0.5～1.0 cm,呈梭形或椭圆形,常引起剧痛,愈合困难。而肛管表面裂伤不能视为肛裂,因很快自愈,且常无症状。肛裂是一种常见的肛管疾患,也是中青年人产生肛门处剧痛的常见原因。肛裂最多见于中年人,但也可发生于老人及小儿。一般男性略多于女性,但也有报告女多于男。肛裂常是一个裂口,绝大多数发生在肛管后正中线上。前正中处以女性多见。若侧方有肛裂,或有多个裂口,应想到可能是肠道炎性疾病(如克罗恩病、溃疡性结肠炎及结核等)的早期表现,特别是克罗恩病更有此特点。

一、病因及病理

肛裂的病因与下列因素有关。

1.解剖因素

肛管外括约肌浅部在肛门后方形成肛尾韧带,较坚硬,伸缩性差,且肛门后方承受压力较大,故后正中处易受损伤。

2.外伤

慢性便秘患者,由于大便干结,排粪时用力过猛,易损伤肛管皮肤,反复损伤使裂伤深及全层皮肤,形成慢性感染性溃疡。

有人报告,便秘致肛裂占 14％～24％,但是便秘也可能是肛裂的后果,由于患者惧怕排便所致。此外,产后也可致肛裂,占 3％～9％。

3.感染

齿线附近的慢性炎症,如后正中处的肛窦炎,向下蔓延而致皮下脓肿、破溃而成为慢性溃疡。急性肛裂发病时期较短,色红、底浅、裂口新鲜、整齐、无瘢痕形成。

慢性肛裂病程较长,反复发作,底深不整齐,上端常有肥大乳头,下端常有前哨痔,一般称为肛裂"三联征",前哨痔是因淋巴淤积于皮下所致,似外痔,由于在检查时因先看到此痔而后看到裂口,对诊断有帮助,故称为前哨痔或裂痔。在晚期还可并发肛周脓肿及皮下肛瘘。

二、临床表现

肛裂患者的典型临床表现是疼痛、便秘和便血。

1.疼痛

肛裂可因排粪引起周期性疼痛,这是肛裂的主要症状。排粪时,粪块刺激溃疡面的神经末梢,立刻感到肛门灼痛,但便后数分钟疼痛缓解,此期称疼痛间歇期。以后因内括约肌痉挛,又产生剧痛,此期可持续半到数小时,使病员坐立不安,很难忍受,直至括约肌疲劳后,肌肉松弛,疼痛缓解。但再次排便,又发生疼痛。以上临床表现称为肛裂疼痛周期。疼痛时还可放射到会阴部、臀部、大腿内侧或骶尾部。

2.便秘

因肛门疼痛不愿排便,久而久之引起便秘,粪便更为干结,便秘又可使肛裂加重,形成恶性循环。

3.便血

排便时常在粪便表面或便纸上见有少量新鲜血迹,或滴鲜血。大出血少见。

三、诊断

询问排粪疼痛史,有典型的疼痛间歇期和疼痛周期,即不难诊断。局部检查发现肛管后正中部位的肛裂"三联征",则诊断明确。但在肛裂早期,需与肛管皮肤擦伤相鉴别,已确诊肛裂时,一般不宜做直肠指诊及肛门镜检查,以免引起剧痛。对侧位的慢性溃疡,要想到有否结核、癌、克罗恩病及溃疡性结肠炎等罕见病变,必要时应行活组织病理检查。

四、治疗

治疗原则是软化大便,保持大便通畅,制止疼痛,解除括约肌痉挛,中断恶性循环,促使创面愈合。具体措施如下。

1.保持大便通畅

口服缓泻剂或液状石蜡,使大便松软、润滑,增加多纤维食物和改变大便习惯,逐步纠正便秘的发生。

2.局部坐浴

排便前后用 1:5 000 温高锰酸钾溶液或 0.25% 甲硝唑溶液坐浴,保持局部清洁。

3.肛管扩张

肛管扩张适用于急性或慢性肛裂不并发乳头肥大及前哨痔者。优点是操作简便,不需要特殊器械,疗效迅速,术后只需每日坐浴即可。方法:局麻后,患者取侧卧位,先以二示指用力扩张肛管,以后逐渐伸入二中指,维持扩张 5 min。在男性应向前后方向扩张,避免手指与坐骨结节接触而影响扩张,女性骨盆宽,不存在此问题。肛管扩张后,可去除肛管括约肌痉挛,故术后能立即止痛。扩张后,肛裂创面扩大并开放,引流通畅,浅表创面能很快愈合。但此法可并发出血、肛周脓肿、痔脱垂及短时间大便失禁,复发率较高是其不足。

4.手术疗法

对经久不愈非手术治疗无效的慢性肛裂可采用以下的手术治疗。

(1)肛裂切除术。即切除肛裂及其周围的三角状皮肤,在局麻或腰麻下行梭形或扇形切口,全部切除前哨痔、肥大肛乳头、肛裂。必要时垂直切断部分内括约肌。该法优点是病变全部切除,创面宽大,引流通畅,便于肉芽组织从基底生长。但其缺点是留下创面较大,伤口愈合缓慢。

(2)内括约肌切断术。内括约肌具有消化道不随意环形肌的特性,易发生痉挛及收缩,这是造成肛裂疼痛的主要原因,故可用内括约肌切断术治愈肛裂。一般部分内括约肌切断术很少引起大便失禁。方法有以下 3 种。

1)后位内括约肌切断术:截石位或俯卧位,在局麻或全麻下,用双叶镜张开或肛门镜显示后正中肛裂,直接经肛裂处切断内括约肌下缘,自肛缘到齿状线,长约 1.5 cm,内、外括约肌间之组织也应分离,有时也切开外括约肌下部,以利引流。如有肛窦炎、肥大乳头或外痔,可同时切除。对老年人肛门松弛者,合并直肠脱垂和肛门功能不良者,不宜行此手术。

2)侧位开放性内括约肌切断术:摸到括约肌间沟后,在肛门缘外侧皮肤做 2 cm 弧形切口,用弯血管钳由切口伸到括约肌间沟,显露内括约肌后,用两把弯血管钳夹住内括约肌下缘,并向上分离到齿状线,在直视下用剪刀将内括约肌剪除一部分送活检,证实是否为括约肌,两断端结扎止血,用丝线缝合皮肤。该法优点:手术在直视下进行,切断肌肉完全,止血彻底,并能取组织做活检。

3)侧位皮下内括约肌切断术:局麻后,摸到括约肌间沟,用眼科白内障刀刺入内、外括约肌之间,由外向内将内括约肌切断,避免穿透肛管皮肤。该法优点:避免了开放性的伤口,减轻痛苦,伤口愈合快。缺点:切断肌肉不够完全,有时易出血。因此该手术只适合于有经验的医生。可同时切除外痔和肥大乳头。

(3)肛裂纵切横缝合术。适用于陈旧肛裂伴有肛门狭窄的患者。方法:取截石位,常规消毒、局麻。在肛门裂隙正中线做一纵形切口,上至齿状线,下至肛缘,切断部分内括约肌。将肥大乳头、前哨痔、肛瘘一并切除,做创口边缘潜行游离,彻底止血,然后用丝线从切口的顶端至下顶端的皮肤,稍带基底部组织缝合一针,再在缝线的两侧各依此缝两针。缝合张力不宜过紧。最后外敷凡士林和敷料包扎固定。术后 5～7 d 拆线,肛裂即可愈合。

(王　强)

第二十六节　肛　瘘

肛管直肠瘘主要侵犯肛管,很少涉及直肠,故常称为肛瘘,是与会阴区皮肤相通的肉芽肿性管道,内口多位于齿状线附近,外口位于肛周、皮肤处。整个瘘管壁由增厚的纤维组织组成,内覆一层肉芽组织,经久不愈。发病率仅次于痔,多见于男性青壮年,可能与男性的性激素靶器官之一的皮脂腺分泌旺盛有关。

一、病因

除先天性和肿瘤病因外,肛瘘多系肛管直肠感染所致。感染有特异性和非特异性之分。前者含结核、Crohn 病、放线菌病和溃疡性结肠炎等。近期有些学者认为多数肛瘘的形成与肛腺隐窝化脓性感染有关。肛瘘有原发性内口,瘘管及继发性外口。内口是感染入口、多在肛窦及其附近,以后正中齿状线附近多见。瘘管有直有弯,少数有分支。外口即脓肿破溃处或切开引流的部位,多位于肛周皮肤上。由于原发灶感染不断经内口进入管道,管壁纤维增生,管内肉芽组织填充,故经久不愈。

二、分类

肛瘘的分类方法较多,但不外乎以肛周、直肠周围脓肿的所在部位、瘘管行程与肛管括约肌的关系而分。目前多按肛管与括约肌的关系将肛瘘分为 4 类:括约肌间肛瘘、经括约肌肛瘘、括约肌上肛瘘、括约肌外肛瘘。

临床上常简单地将肛瘘分为低位或高位两类,前者是瘘管位于肛管直肠环以下,后者是瘘管内口在肛管直肠环以上,也有从瘘管的形状分为直瘘、弯瘘及蹄铁形肛瘘。直瘘常为低位瘘,蹄铁形肛瘘常为高位,弯瘘可以是低位,也可以是高位。从病理变化上,又可分为化脓性肛瘘及特异性感染所致的肛瘘。

三、临床表现及诊断

肛瘘常有肛周脓肿自行溃破或切开排脓的病史,此后伤口经久不愈,成为肛瘘外口。主要症状是反复自外口流出少量脓液,污染内裤;有时脓液刺激肛周皮肤,有瘙痒感。若外口暂时封闭,脓液积存,局部呈红肿,则有胀痛。封闭的外口可再穿破,或在附近穿破形成另一新外口,如此反复发作,可形成多个外口,相互沟通。如瘘管引流通畅,则局部无疼痛,仅有轻微发胀不适,患者常不介意。

检查:外口呈乳头状突起或肉芽组织的隆起,压之有少量脓液流出,低位肛瘘常只有一个外口,若瘘管位置较浅,可在皮下摸到一硬索条,自外口通向肛管。高位肛瘘位置常较深,不易摸到瘘管,但外口常有多个。由于分泌物的刺激,肛周皮肤常增厚及发红。如肛管左右侧均有外口,应考虑为"蹄铁型"肛瘘。这是一种特殊型的贯通性括约肌肛瘘,也是一种高位弯型肛瘘,瘘管围绕肛管,由一侧坐骨直肠窝通到对侧,成为半环型,如蹄铁状故名。在齿状线附近有一内口,而外口数目可多个,分散在肛门左右两侧,其中有许多支管,向周围蔓延。蹄铁型肛瘘又分为前蹄铁型和后蹄铁型两种。后者多见,因肛管后部组织比前部疏松,感染容易蔓延。

肛瘘的外口与内口的部位有一定的规律性,Goodsall(1900)曾提出:在肛门中点划一横线,若肛瘘外口在此线前方,瘘管常呈直线走向肛管,且内口位于外口的相应位置;若外口在横线后方,瘘管常呈弯型,且内口多在肛管后正中处,一般称此为 Goodsall 规律。多数肛瘘符合以上规律,但也有例外,如前方高位蹄铁型肛瘘可能是弯型,后方低位肛周脓肿可能是直型。临床上观察到,肛瘘的直与弯,除与肛管的前、后有关系外,与肛瘘的高位及低位,与外口距肛缘的远近,都有一定关系。

直肠指诊:在内口处有轻度压痛,少数可扪到硬结。探针检查,只在治疗中应用,一般不能作为诊断用,防止穿破瘘管壁,造成假内口。X 线造影可见瘘管分布,多用于高位肛瘘及蹄铁形肛瘘。

四、治疗

肛瘘不能自愈,必须手术治疗。手术治疗原则是将瘘管全部切开,必要时将瘘管周围瘢痕组织同时切除,使伤口自基底向上逐渐愈合。根据瘘管深浅、曲直,可选用挂线疗法、肛瘘切开或切除术。少数可行肛瘘切除后一期缝合或游离植皮。

(一)挂线疗法

这是一种瘘管缓慢切开法。系利用橡皮筋或药线的机械作用(药线尚有药物腐蚀作用),使结扎处组织发生血运障碍,逐渐压迫坏死;同时结扎线可作为瘘管引流物,使瘘管内渗液排出,防止急性感染发生。在表面组织切割的过程中,基底创面同时开始逐渐愈合。此种逐渐切割瘘管的方法最大优点是肛管括约肌虽被切断,但不致因括约肌收缩过多而改变位置,一般不会造成肛门失禁。

本法适用于距离肛门3~5 cm以内,有内外口低位或高位单纯性直瘘,或作为复杂性肛瘘切开或切除的辅助方法。

1.手术方法

(1)侧卧位,先在探针尾端缚一橡皮筋,再将探针头自瘘管外口轻轻向内探入,在肛管齿状线附近处找到内口;然后将示指伸入肛管,摸查探针头,将探针头弯曲,从肛门口拉出。注意在插入探针时不能用暴力,以防造成假道。

(2)将探针头从瘘管内口完全拉出,使橡皮筋经过瘘管外口进入瘘管。

(1)提起橡皮筋,切开瘘管内外口之间的皮肤层,拉紧橡皮筋,紧贴皮下组织用止血钳将其夹住;在止血钳下方用粗丝线收紧橡皮筋并做双重结扎,然后松开止血钳。切口敷以凡士林纱布,术后每天用温热1∶5 000高锰酸钾溶液坐浴,并更换敷料,一般在术后10 d左右,组织被橡皮筋切开,2~3周后创口即能愈合。本法优点是手术简单,操作快,出血少。在橡皮筋未能脱落时,皮肤切口一般不会发生"架桥"。换药方便。

2.手术要点

(1)要准确地找到内口,一般在探针穿出内口时,如不出血,证明内口位置多正确。

(2)伤口愈合从基底部开始,必须使肛管内伤口先行愈合,防止表面皮肤过早粘连封口。一般橡皮筋在7~10 d可以脱落。若10 d后还不脱落,说明结扎橡皮筋的丝线较松,需要再紧一次。

(二)肛瘘切开术

手术原则是将瘘管全部切开,并将切口两侧边缘的瘢痕组织充分切除,使引流通畅,切口逐渐愈合。本法仅适用于低位直型或弯型肛瘘。操作方法如下。

1.正确探查内口

寻找内口的操作与挂线疗法相同,探得内口后,将探针拉出肛门外,如瘘管弯曲或有分支,探针不能探入内口,则由外口注入1%美蓝色素溶液少许,以确定内口部位,再由外口以有槽探针探查,将管道逐步切开,探查,直至探到内口为止。如仔细探查仍不能找到内口,可将疑有病变的肛窦作为内口处理。

2.切开瘘管并充分切除边缘组织

切开瘘管的全部表浅组织,由外口到内口及相应的肛管括约肌纤维。瘘管切开后应检查有无支管,如发现也应切开。瘘管全部切开后即将腐烂肉芽组织搔刮干净,一般不需要将整个瘘管切除,以免创面过大。最后修剪伤口边缘,使伤口呈底小口大的"V"字形,便于伤口深部先行愈合。

3.肛管括约肌切断

术中应仔细摸清探针位置与肛管直肠环的关系,如探针在肛管直肠环下方进入,虽全部切开瘘管及大部分外括约肌及相应内括约肌,由于保存了耻骨直肠肌,不致引起肛门失禁,如探针在肛管直肠环上方进入直肠(如括约肌上肛瘘,括约肌外肛瘘),则不可做瘘管切开术,应做挂线疗法或挂线分期手术。第一期将环下方的瘘管切开或切除,环上方瘘管挂上粗丝线,并扎紧。第二期手术后大部分外部伤口愈合后,肛管直肠环已有粘连固定,再沿挂线处切开肛管直肠环。瘘管切开后,其后壁肉芽组织可用刮匙刮去,一般不必切除,以减少出血和避免损伤后壁的括约肌。切除瘘管组织应送病理检查。

4. 伤口处理

术后伤口的处理往往关系到手术的成败,关键在于保持伤口由基底部逐渐向表面愈合。每日更换敷料一次,最好在排便后进行,伤口内填充敷料逐渐减少,直到肛管内创口愈合为止。每隔数日做直肠指检可以扩张肛管,更可防止桥形粘连,避免假性愈合。

(三)肛瘘切除术

与切开术不同之处在于将瘘管全部切除直至健康组织。本法又适用于管道纤维化的低位肛瘘。方法:先从瘘管外口注入1%美蓝注射液,用探针从外口轻轻插入,经内口穿出。用组织钳夹住外口的皮肤,切开瘘管外口周围的皮肤和皮下组织,再沿探针方向用电刀或剪刀剪除皮肤、皮下组织、染有美蓝的管壁、内口和瘘管周围的所有瘢痕组织,使创口完全敞开。仔细止血后,创口内填以碘伏纱条或凡士林纱布。

(四)蹄铁型肛瘘的治疗

应采用瘘管切开加挂线疗法,如后蹄铁型肛瘘,先用有槽探针从两侧外口插入,逐步切开瘘管,直到两侧管道在接近后中线相遇时,再用有槽探针仔细地探查内口。内口多在肛管后中线附近的齿状线处,如瘘管在肛管直肠环下方通过,可一次全部切开瘘管和外括约肌皮下部和浅部。

如内口过高,瘘管通过肛管直肠环的上方,须采用挂线疗法。本法优点:①保留了大部分括约肌,适用于直肠阴道瘘及高位经括约肌肛瘘;②瘢痕形成少;③避免了解剖畸形;④不需要做保护性肠造口分流。

(王 强)

第二十七节 肛门周围化脓性汗腺炎

肛门周围化脓性汗腺炎是由于各种因素导致的肛周大汗腺开口发生角化性阻塞而继发的慢性复发性感染,是一种慢性蜂窝织炎样皮肤病。特点为肛周、会阴、臀部或骶尾反复出现疖肿,自行溃破或切开后形成窦道和瘘管,反复发作,病程较长,发病缓慢,常影响患者生活质量,若疏于治疗有恶变倾向。

一、病史和体检

(一)临床症状

初起肛门周围皮肤表面出现单发或多发的、皮下或皮内、大小不等、与汗腺毛囊位置一致的小硬结,色红肿胀时有脓液,形如疖肿,触痛明显。脓肿自溃或切开后排出黏稠糊状有臭味的脓性分泌物,反复发作,愈合与复发交替出现,逐渐形成广泛皮下窦道和瘘口,融合成片,瘘口可达数个至数十个。一般全身症状较轻,若继发感染,向深部蔓延,则有发热、头痛、全身不适、血白细胞升高、淋巴结疼痛肿大等症。病程较长的可表现为慢性病容、贫血、消瘦、低蛋白血症等。

（二）体检

病变部位色素沉着，皮肤呈褐色；皮肤萎缩、变硬、肥厚，形成片状瘢痕；窦道、瘘管和小脓肿融合成片，相互连通，炎症可广泛蔓延至会阴、臀部等处。病变一般相对浅表，仅位于皮下，但极少情况下也可侵犯深部组织，扩展至股部血管组织周围；一般不深入内括约肌。若伴有腋窝、乳腺等顶泌汗腺分布处相同的感染，则更易确诊。

（三）分类

赫尔利分期：Ⅰ期单发或多发的孤立性脓肿形成，不伴窦道和瘢痕；Ⅱ期≥1个复发性脓肿，伴有窦道形成和瘢痕；Ⅲ期多个窦道相互联通和广泛脓肿形成。辅助检查，腔内彩超检查可见瘘管表浅，位于皮下组织，未深及肌肉筋膜。

二、鉴别诊断

1. 复杂性肛瘘

管道较深，可穿行于肛门直肠括约肌间，索条状与周围组织界限清楚，与肛管相通，常有内口，直肠腔内超声可鉴别。

2. 疖

毛囊性浸润明显，呈圆锥形，破溃后顶部有脓栓，病程短，无一定好发部位。

3. 坏死性筋膜炎

感染部位主要累及筋膜，一般不会影响肌层及肌层以下组织，起病急骤，蔓延迅速，全身症状重，可出现脓毒败血症，不及时处理有生命危险。手术切开可见组织为鱼肉样坏死，恶臭。

4. 潜毛囊肿

窦道几乎总位于骶尾部，脓性分泌物中多可见毛发，可通过直肠腔内彩超鉴别。

5. 肛门周围克罗恩病

肛门病变表现为难治性溃疡、非典型肛瘘或肛裂等，有相应病史及明显的肠道症状，结肠镜检查有利于鉴别。

三、治疗

肛周化脓性汗腺炎的治疗，初期以抗感染为主，可以局部或系统使用抗生素治疗；成脓、形成窦道或反复感染者，以手术彻底切除炎症累及的顶泌汗腺组织为主。

（一）非手术治疗

1. 抗生素的使用

抗生素可根据培养加药敏决定，针对软组织感染经验性抗生素，推荐头孢菌素类、克林霉素、青霉素、米诺环素、环丙沙星等，虽然抗生素不能治愈，但能有效缓解疼痛和减少排脓，可以对赫尔利Ⅰ期的患者起到控制感染的作用，宜早期介入。由于本病病变部位长期慢性炎症刺激，局部病灶纤维化明显，药物浸润困难，所以药敏试验不一定与临床效果一致。

2. 抗雄性激素治疗

没有足够的证据支持化脓性汗腺炎患者使用抗雄激素治疗。对于疾病分期为轻、中度（赫尔利Ⅰ、Ⅱ期）、抗感染治疗无效的女性患者或激素水平异常的女性患者可考虑抗雄激素治疗。

3. 类固醇治疗

早期皮损局部使用类固醇软膏可以迅速缓解局部症状。大剂量抗生素控制不佳的患者可全身性使用类固醇,阻止硬结形成脓肿。类固醇治疗需要尽快减量并撤药。

4.急性炎症期治疗

急性炎症期可局部应用温高渗性盐水冲洗。

(二)手术治疗

反复发作形成皮内窦道、瘘管及瘢痕时,应选择手术治疗。

1.术前准备

完善术前辅助检查:血、尿常规,凝血机制,生化等实验室检查;腹部彩超等影像学检查。清洁灌肠1~2次。根据病情选择腰部麻醉、硬膜外麻醉或全身麻醉,需术前禁食水。一般取侧卧位或俯卧位。

2.手术方法

(1)急性期:脓肿可简单切开引流术。

(2)缓解期:根据病变情况,手术可一期或分期进行。初期阶段,各病变部位范围局限且独立未融合,可将各病灶分别切开,并充分敞开引流。病灶广泛,有感染,深达正常筋膜者可行扩创术,充分切开潜在皮下瘘管,术中将病变区瘘管全部切开,切除瘘管两侧,彻底搔刮管壁,术中用过氧化氢溶液冲洗。

手术时充分暴露化脓性汗腺炎瘘管的基底,修剪时必须在正常组织的边缘,目的是去除可能因炎症的纤维化反应而使汗腺管道堵塞,防止病变复发,细心检查残留的瘘管基底。任何微小的残留肉芽都应用细探针详细探查,以发现极微细的瘘管,广泛切除感染灶,开放引流,用填塞法或袋形缝合术创口二期愈合或植皮。切除时,既要范围广泛,使窦道彻底开放,又要尽量保留皮岛或真皮小岛,以利于伤口愈合。病灶特大者,可行广泛切除加转流性结肠造口术。造口是为了避免创口污染,并非常规,一般不轻易采用。

(三)术后处理

由于本病的手术主要是扩创,故术后换药至关重要,密切观察创面,直到整个创面完全被皮肤覆盖。可选用甲硝唑、碘伏等局部换药,紫草膏等促进愈合。

(四)注意事项

(1)汗腺炎的治疗必须个体化,并且涉及多学科。对于皮肤缺损大的患者可采用皮瓣移植的方法,本病对患者的心理影响也不能被医生忽视。

(2)易复发是本病的特点,尽管有多种治疗方式,复发仍然很常见。

(3)皮肤或皮下有较多窦道,故应注意探查切除,以免遗漏。切除时,既要范围广泛,切开全部瘘管,使窦道彻底开放,又要尽量保留皮岛或真皮小岛,以利于伤口的愈合。

(东　星)

第二十八节　肛门直肠周围脓肿

肛门直肠周围脓肿是指肛管直肠周围间隙因发生急慢性化脓性感染所形成的脓肿,可发生在肛门直肠周围的不同方位。肛门直肠周围脓肿发病率不容易确定。任何年龄段均可发病,20~40岁为疾病高发期。引起肛门直肠周围脓肿的原因很多,但在我国绝大多数为肛腺感染导致,其他疾病例如肛裂、直肠炎、克罗恩病、结核分枝杆菌感染、糖尿病、免疫力低下、肛门直肠损伤等也可导致肛门直肠周围脓肿。

一、病史与体检

(一)临床症状

临床上因脓肿部位和程度不同,表现各有差异。局部症状为红、肿、热、痛。表现为肛门周围的肿胀、疼痛,伴有肛门下坠感,部分患者出现发热、恶寒、全身乏力等全身症状,常常伴有排尿、排便障碍。

(二)体检

表浅脓肿可看到肛门周围皮肤红肿隆起,触及有硬结,有压痛及波动感。深部脓肿视诊局部皮肤可无改变,但脓肿张力高时可看到局部肛周皮肤隆起,肛门两侧不对称。触诊可及肛周硬结,肛周深部有压痛,指诊时可触及直肠壁饱满隆起。部分患者如在齿状线触及凹陷或结节,则应初步考虑是内口。

常因患者剧烈疼痛而不能耐受肛门镜检查。如可在麻醉状态下进行,则可看到肛窦充血肿胀,部分表面可看到脓苔附着,轻轻挤压可有脓液流出。

(三)分类

(1)低位脓肿(肛提肌以下脓肿):包括肛周皮下脓肿、坐骨肛门窝脓肿、肛管后脓肿。

(2)高位脓肿(肛提肌以上脓肿):直肠后间隙脓肿、骨盆直肠间隙脓肿、黏膜下脓肿。

二、辅助检查

(1)肛周及直肠内超声检查是临床上常用的检查项目。对脓肿的定位、分型、与邻近组织器官关系及内口的确定等有明确意义。

(2)螺旋CT:三维重建可以客观逼真地反映肛周组织的三维结构,判定脓肿附近结构受侵犯的程度,明确炎症范围,确定内口。利于手术方式选择。

(3)磁共振成像可较好地显示肛周的解剖关系。显示肛门括约肌、直肠等病变周围组织结构,有助于判定病变范围,但空间分辨率不如CT。

三、鉴别诊断

1.肛周局部软组织感染

发生在肛周皮肤和皮下软组织的局部感染,临床表现为红、肿、热、痛,局部可触及硬结等。主要鉴别点为病灶与肛门不相通。

2.潜毛囊肿

窦道继发感染常常位于骶尾部,局部炎性反应包块,伴随红肿热痛,脓腔中可见到毛发。与肛门无联系。可通过彩超进行鉴别。

3.急性坏死性筋膜炎

肛周会阴部发病率为21%,又称Fournier坏疽。为链球菌感染导致的沿深浅筋膜迅速蔓延的化脓性炎症,病情凶险,发展迅速,若处理不及时可导致急性脓毒血症。临床特点为皮肤饱满隆起,张力增高可见水疱,病情后期皮肤坏死颜色呈现灰蓝色,脓液恶臭,呈泥浆样。可采用超声或磁共振进行鉴别。

四、治疗

(一)非手术治疗

1.抗生素治疗

抗生素治疗常选用针对革兰阴性和抗厌氧菌的抗生素。头霉素因其抗厌氧菌作用也可作为首选。但在已形成的肛门直肠周围脓肿的治疗中,应首先手术治疗。

2.局部坐浴

局部坐浴可选用温水坐浴。也可使用聚维酮碘稀释后泡洗。

(二)手术治疗

肛门直肠周围脓肿的手术原则:早期切开引流,正确寻找内口,彻底清除原发感染灶,外口适宜大小,引流通畅。手术方式种类繁多,包括肛门直肠周围脓肿切开引流术、肛门直肠周围脓肿一次性根治术、肛门直肠周围脓肿低位切开高位挂线术、肛门直肠周围脓肿低位开窗旷置术、保留括约肌闭合引流术等多种术式,临床上常根据肛门直肠周围脓肿的发病部位及深浅做术前评估和术式选择,但不管何种术式都要遵循手术原则。

1.术前准备

常规检查,包括肛查、血尿便常规、生化全项、凝血机制、胸片、心电图、直肠腔内彩超检查。根据直肠腔内彩超确定脓肿分型。骶管阻滞麻醉,术前禁食水 6 h,灌肠 1~2 次。

2.手术方法

(1)肛管直肠周围脓肿切开引流术操作方法:常规麻醉满意后,可使用注射器穿刺,抽出脓液后定位。于脓肿中心行放射状切口或弧形切口,用止血钳钝性分离组织间隔,充分引出脓液,然后以示指轻柔分离脓腔间隔,过氧化氢溶液及盐水冲洗脓腔,放置纱条引流。修剪创缘,以利于伤口引流,查无活动出血后,凡士林纱条置入创面,加压包扎。

(2)肛门直肠周围脓肿切开挂线术操作方法:常规麻醉满意后,于脓肿中心行放射状切口或弧形切口,用止血钳钝性分离组织间隔,充分引出脓液,然后以示指轻柔分离脓腔间隔,过氧化氢溶液及盐水冲洗脓腔,用球头探针自切口插入,沿脓腔底部轻柔而仔细地向肛内探查,同时以另一示指在肛内做引导或使用肛门镜进行观察,寻找内口。若找到内口,则自内口穿出,挂 10 号线。若未找到内口,在脓腔最高点,黏膜最薄处穿出,挂 10 号线或橡皮筋,一端从脓腔穿出,另一端从腔内穿出,再将丝线或橡皮筋两端合拢,使其松紧适宜后,结扎固定。若脓肿范围较大,可行两个以上切口,分别放置橡皮片引流。修剪创缘利于创面引流,查无活动出血后凡士林纱条置入创面,纱布压迫,丁字带固定。

(三)术后处理

①术后每日熏洗坐浴 2 次,或在每次排便后熏洗坐浴;②创面每日换药 1~2 次;③根据病情及临床实际,可选用肛肠综合治疗仪、超声雾化熏洗仪、熏蒸床(坐式)、智能肛周熏洗仪等。

(四)注意事项

肛门直肠周围脓肿手术的核心问题:①能对内口彻底处理,就达到一次性根治;②选择简单易操作手术方式;③避免暴力损伤,治疗疗程短而有效;④保护肛门外形及括约肌功能。

(东 星)

第二十九节 肛门直肠狭窄

肛门直肠狭窄是指肛门、肛管和直肠由于先天缺陷或后天炎症、手术损伤等因素,内径缩小腔道变窄、粪便通过受阻排出困难的疾病。且多伴有肛门疼痛。便形细窄。肛门直肠狭窄分为先天性与后天性两大类。先天性肛门直肠狭窄属于先天性肛门直肠畸形的一种,后天性肛门直肠狭窄多由于炎症、手术不当、肿瘤压迫所致,肛门直肠狭窄是多种肛肠疾病或肛肠损伤的结果和临床表现,不是一个独立存在的疾病。本节主要阐述后天各种因素所致的狭窄。

一、病因

1.炎症

各种肛门直肠部的急慢性炎症、溃疡,形成瘢痕,进而挛缩致狭窄。如肛门直肠周围脓肿、肛瘘、炎性肠病(溃疡性结直肠炎、克罗恩病)、梅毒、淋病性肉芽肿等情况下,局部炎症浸润,纤维结缔组织增生而形成瘢痕,进而挛缩狭窄。

2.损伤或手术后

肛门部各种外伤及手术后由于瘢痕增生挛缩可致狭窄。

3.外伤

外伤包括有锐器伤、烧烫伤、火器伤、放射性损伤等。手术后狭窄多见于内痔或环状痔术后,激光、红外线、微波等治疗后,以及硬化性药液注射术后等。有时可与手术不当有关,如切除过多的皮肤或黏膜组织,物理治疗时损伤了过多的正常组织,硬化剂注入过深,引起组织周围广泛炎症。

4.肿瘤

发生于肠上皮的肿瘤如腺瘤、腺癌、鳞癌,常因肿瘤生长或浸润、感染而致肠腔狭窄;发生于肠壁的肿瘤如平滑肌瘤或肉瘤也可使肠腔狭窄;肠外肿瘤如畸胎瘤、骶尾部肿瘤、盆腔转移癌、卵巢肿瘤等都可因压迫或浸润引起狭窄。

5.痉挛性狭窄

肛门直肠部的病变溃疡如肛裂,可刺激内括约肌引起痉挛性狭窄。肛门内括约肌失弛缓症、耻骨直肠肌失弛缓症、盆底肌综合征等情况下排便困难,便条变细,也被称为假性肛门直肠狭窄。耻骨直肠肌肥厚可致真性狭窄。

二、临床表现

1.排便困难或排便时间延长

排便困难是肛门狭窄最常见的临床表现之一。肛门直肠腔瘢痕导致肛门直肠腔径变小,瘢痕缺乏弹性使较硬或较粗的粪便较难通过,排便的时间延长。

2.粪便形状改变

由于肛门狭窄、排便困难,服用泻药后,粪便可成扁形或细条状,且自觉排便不净。即使排便次数增加,也多为少量稀便排出。

3.疼痛

由于粪便通过困难,排粪便时经常导致肛管裂伤,造成持续性钝痛。也可在排粪便后出现持续性剧痛,甚至长达数小时。

4.出血

肛门弹性差,粪便通过肛门时,使肛管皮肤破裂而导致出血。

5.肛门瘙痒

肛门狭窄常合并肛门炎症,肛门狭窄也会导致直肠肛管黏膜或肛门皮肤的裂伤,使分泌物明显增加,导致肛门瘙痒和皮炎。

6.肛门失禁

括约肌损伤导致的纤维化瘢痕形成会使肛门失去良好弹性,一方面表现为肛门狭窄,另一方面表现为肛门收缩功能差,出现肛门失禁,难于控制气体、液体甚至固体的排出。

7.全身表现

肛门狭窄会造成不同程度的肠道机械性梗阻,故部分患者出现腹痛、腹胀的症状。而且部分患者由于出现肛门狭窄,排便困难、疼痛等问题,会伴有不同程度的精神症状,如焦虑、紧张。

三、辅助检查

(1)肛门镜或电子直肠及乙状结肠镜通过困难或无法通过。

(2)电子结肠镜在狭窄段通过困难或无法通过。在结肠镜下可见狭窄下端黏膜肥厚、粗糙,如已形成瘢痕,则呈黄白色。

(3)X线检查:钡剂灌肠可显示环状狭窄呈哑铃状;管状狭窄显示漏斗状;部分狭窄显示残缺不规则的影像。

四、鉴别诊断

(1)炎性肠病(IBD)性狭窄:克罗恩病为一种进行性透壁性炎症,病变进展可致直肠肛管狭窄,溃疡性直肠炎中的直肠多发溃疡,在愈合过程中形成广泛肉芽肿和瘢痕而致直肠狭窄,患者常有反复发作的腹泻、腹痛、脓血便、发热、消瘦等全身症状。

(2)直肠肿瘤:早期无症状,或仅偶有里急后重感、脓血便等表现,至中晚期可逐渐形成狭窄,指诊可触及质硬、固定肿块,向肠腔隆起或浸润肠壁生长,内镜下可见病灶,病理检查可确诊。

(3)性病性淋巴肉芽肿:病变主要侵及外生殖器及腹股沟淋巴结,属病毒性感染,女性多见,一般有接触史,有肛门刺激症状,狭窄一般在齿状线以上,质硬光滑,苍白色,实验室病原体检查阳性。

五、治疗

(一)非手术治疗

(1)通便,软坚活血。

(2)外治法:温盐水灌肠可使排便困难症状得到缓解;瘢痕局部可注射醋酸氢化可的松等激素类药物,或肌内注射糜蛋白酶、胎盘球蛋白等软化剂,以促进瘢痕的软化;轻度狭窄也可用红外线照射或微波透热进行理疗。

(3)扩肛疗法。

(二)手术治疗

1.适应证

(1)中、重度狭窄,显著影响生活质量者。

(2)经非手术治疗无明显效果者。

2.术前准备

(1)术前详细了解病史,认真做好全身检查,注意患者有无心脏病、高血压、糖尿病等全身性疾患。常规行血、尿、便、胸片、凝血机制、心电图、肝功能、肾功能等检查,肛门直肠的局部检查包括直肠指诊、直肠乙状结肠镜检查、X线钡剂灌肠等。做好患者的思想工作,消除其紧张情绪。

(2)饮食:术前当晚不禁饮食,于术日晨禁食。

(3)肠道准备:术前需清洁洗肠 2~3 次。

(4)术前用药:一般无须用药。对有精神紧张者,可于术日前晚给予安定。

3.经典手术方式

(1)肛门狭窄皮瓣(Y-V)成形术:适用于各种肛门(肛管)狭窄。方法步骤:于肛门后正中位纵行切开狭窄环至皮下,尾端分叉呈 Y 形,头端进入肛管,切除切口周围瘢痕组织;游离分叉处皮瓣,并部分切断内括约肌下部和外括约肌皮下部;将皮瓣尖端推移入肛管,与切口最前端对合,覆盖创面无张力,间断缝合黏膜及皮肤组织,Y 形切口成为 V 形切口,油纱敷料包扎固定;必要时可于前正中位做同样处理,但不再切断括约肌。

(2)肛管狭窄切开扩张术:适用于肛门及肛管的轻、中度狭窄。方法步骤:于后正中位,从齿状线至肛缘外 1~2 cm 放射状切开肛管皮肤,根据病变程度可行 1~3 个切口;切断部分内括约肌及外括约肌皮下部,使肛内可入 2~3 指为度;两侧楔形切除部分瘢痕,电凝止血或横行缝合 1 针止血;油纱敷料包扎固定;注意术后 1 周开始间断扩肛直至伤口愈合,排便通畅。

(3)直肠狭窄瘢痕切除术:适用于直肠下段部分或环形狭窄。方法步骤:探查确认狭窄部位后,缝扎器或分叶镜下显露狭窄处瘢痕组织;于狭窄段正中做纵向切口,切开瘢痕,环形切除瘢痕组织;切口上缘黏膜适当游离 0.5~1.0 cm,可吸收线横行缝合,可边切边缝以利止血;止血敷料缠绕肛门排气管放置包扎固定。注意术后 1 周开始间断扩肛直至伤口愈合,排便通畅。

(4)直肠狭窄挂线术:适用于轻、中度直肠狭窄。方法步骤:将一探针尾端缚扎丝线或橡皮筋备用;确认狭窄部位后,钳夹住此处黏膜,将探针自狭窄下缘穿入,经基底从上缘穿出,引入丝线或橡皮筋,将其拉紧结扎遂挂线;根据病变范围,可同时多处挂线;术后 7~10 d 丝线或橡皮筋脱落,间断扩张直肠,直至狭窄解除,排便通畅。

(5)直肠后纵切横缝术:适用于腹膜返折以下的直肠狭窄。方法步骤:自尾骨尖下至肛门上 2~3 cm 做纵向切口,切除尾骨下段;显露并游离直肠两侧,金属扩张器伸入肛门通过狭窄;在直肠后壁做纵向切口,切开狭窄;将切口两侧牵拉成为横切口,逐层横行缝合直肠切口;缝合皮肤。

(6)直肠狭窄经腹切除术:适用于直肠管状狭窄经其他治疗方法无效的患者。方法步骤:在保留肛管和肛提肌的情况下,经腹将直肠拉出进行狭窄段切除吻合术;在伴有完全性结肠梗阻、内瘘、肛周感染等情况时,应先行横结肠造瘘术,待二期关闭造瘘口,行乙状结肠直肠吻合术。

(三)注意事项

①女性患者行直肠狭窄松解,处理前位瘢痕时注意保护前位直肠黏膜以免造成直肠阴道瘘;②注意局部确切止血;③尽量减小术区周围组织损伤。

(东 星)

第三十节 肛门直肠异物及损伤

由于直肠上 1/3 位于腹膜内,直肠中 1/3 仅前壁被腹膜覆盖,直肠下 1/3 位于腹膜外,因此肛门直肠损伤因损伤部位不同而有不同的临床表现。腹膜返折以上直肠损伤与结肠损伤相似,出现急性腹膜炎表现。直肠损伤位于腹膜外时无腹膜炎表现,由于细菌含量极高的成形粪便溢出,进入疏松而又血运欠佳的周围支持间隙,很快引起严重的需氧菌和厌氧菌混合感染且广为扩散,若不及时引流,感染一般较严重,可导致组织广泛坏死、菌血症和脓毒性休克。直肠异物为引起直肠损伤的一种少见原因,患者因异物停留在直肠无法取出而就诊。

一、病因

(1)穿刺伤如弹片、弹丸、刺刀等都可导致损伤,意外事故造成直肠被尖锐物刺入,如高空落下时跌坐于直立在地上的木桩、铁棍等。

(2)钝挫伤:会阴部钝挫伤可造成直肠肛管与肛提肌环分离损伤。

(3)医源性损伤

1)手术中损伤,手术时可造成直肠穿孔或括约肌损伤,内痔或直肠脱垂注射治疗方法不当可造成肠壁坏死。

2)内镜引起的损伤,包块直肠乙状结肠镜、纤维结肠镜。

3)直肠内温度计引起损伤。

4)灌肠引起直肠穿孔。

5)钡灌肠检查引起损伤。

6)产伤,分娩时会阴撕裂。

7)放射性直肠炎。

(4)吞入异物:下行的消化道异物运行到直肠后可造成局部损伤,如瓜子、鱼骨、猪骨、鳝鱼骨、钱币、铁钉等。

(5)直肠异物、性侵犯、儿童虐待:精神异常、性变态者经肛门塞入异物,同性恋者经直肠肛交或性犯罪可造成直肠肛管损伤。

(6)用力排便时干燥的硬粪块可造成直肠破裂。

二、体格检查

(1)多发伤时应常规检查会阴部位。

(2)注意肛门是否处于正常位置。

(3)怀疑有肛门直肠损伤时,应常规进行肛门直肠指诊,检查有无出血、血块、异物或直肠壁缺损。

三、辅助检查

(1)内镜检查(肛门镜、直肠乙状结肠镜、结肠镜)可直视下观察出血、异物及肠壁有无破损。

(2)腹部及盆腔 X 线及 CT 可协助异物的诊断和定位,发现膈下游离气体有助于腹膜内直肠损伤的诊断,如患者情况稳定,经肛门打入造影剂可协助诊断直肠穿孔。

（3）腹腔穿刺抽出粪性混浊性或血性液体有助于诊断。

（4）直肠腔内彩超可探测到直肠内的异常回声，观察肛门括约肌、肠壁的完整性，同时还可协助观察直肠周围有无感染等病变。

（5）腹腔镜检查：腹膜内直肠损伤诊断困难时可进行腹腔镜检查，不仅可以了解损伤部位和程度，还可进行腹腔镜下治疗。

四、鉴别诊断

（1）直肠异物造成梗阻时要与低位肠梗阻鉴别，可通过 X 线、CT 及肠镜协助诊断。

（2）直肠损伤出现腹膜炎症状时应与结肠损伤鉴别，可通过肠镜检查及术中探查确诊。

（3）直肠异物及损伤造成感染时要与肛门直肠周围脓肿鉴别，可通过腔内彩超、MRI 协助诊断。

五、治疗

（一）一般治疗

（1）一般治疗是伤后的急救措施，也是必要的术前准备治疗。

（2）休克的防治措施：主要是要及时控制出血和有效血容量不足的问题。在急救时应先采用非手术疗法，包括骨盆部制动、止痛、加压包扎、快速由上肢静脉插管大量输血、血浆或代血浆及平衡液等以补充血容量。对腹部和骨盆部位损伤的输液治疗，静脉通道切不可采用下肢静脉或下腔静脉插管，以免输入液体或血液由破损的盆腔血管漏出。对合并大血管损伤和需做剖腹探查的脏器损伤患者，应在积极抗休克的同时，进行手术探查和止血。

（3）抗生素的应用时间越早越好，术前、术中、术后都要选用几种抗生素静脉滴注或肌内注射，而且剂量需较大才能生效。应考虑联合应用抗生素。在治疗过程中还需根据细菌培养的药敏试验，适时加以调整。

（4）大出血和严重感染的治疗：大出血和严重感染常常导致多器官功能衰竭，在局部治疗的同时，应注意患者内环境的稳定，加强监测，维持水电解质酸碱平衡。

（二）手术治疗

1.腹膜内损伤

（1）应尽早剖腹探查，处理与左半结肠及乙状结肠损伤相似。

（2）如果可能，应一期修补损伤部位。

（3）若手术距离穿孔时间短，腹腔污染不重，肠壁无炎症改变，可不做近端结肠造口。如乙状结肠镜检查后穿孔，息肉切除电灼和手术时损伤直肠，因能及时发现，有时肠道未做过准备。

（4）无血运障碍的肠壁挫伤或血肿，非全层的肠壁裂伤或全层裂伤<1/2 肠周径，损伤时间在 4～6 h 以内，腹腔污染较轻者，可在修补术后不做近端结肠造口，但应在充分冲洗腹腔后放置有效的引流。

（5）对于接近盆底腹膜的直肠损伤可在术中提高盆底腹膜，使直肠损伤处位于腹膜外，以预防肠瘘的严重后果。

（6）对于全层裂伤>1/2 肠周径、多发性直肠挫裂伤、合并会阴伤、腹腔内其他脏器损伤、骨盆骨折，损伤时间 6 h 以上，污染严重，伴有休克，修补后应加做近端结肠造瘘，彻底转流粪便。

（7）若中上段直肠严重挫伤和缺损严重，且患者全身情况较差，可切除损伤肠段，行 Hartmann 手术，留待Ⅱ期吻合。

2.腹膜外损伤

（1）非全层损伤或血肿，不伴黏膜损伤，可不修补。

（2）小的全层穿孔，如果肠道清洁，可一期缝合修补，术后应用抗生素。

（3）软组织损伤严重或骨盆骨折，应彻底清除坏死组织及异物，修补直肠破口，行近端转流性结肠造瘘及骶前引流。

（4）目前对腹膜外直肠损伤是否修补意见不一。修补后并没有发现明显优势。

（5）不建议进行远端直肠冲洗，可能会增加直肠周围感染机会。

（6）括约肌损伤无法修补并且感染和出血失控时，可能需行腹会阴切除。

3.肛门括约肌损伤

（1）单纯肛门括约肌损伤且未延误时机时应行早期肛门括约肌修补术。

（2）明显的复合损伤伴微小肛门括约肌损伤，应后期修补肛门括约肌，且不用造口转流粪便。

（3）明显的复合损伤伴大的肛门括约肌损伤，应行延期肛门括约肌修补，且须用造口转流粪便。

（4）无明显的复合损伤但肛门括约肌损伤已延误治疗，伴有明显局部炎症水肿时，应延期修补肛门括约肌，且须用造口转流粪便。

（5）目前肛门括约肌损伤修补手术，不论是早期还是后期修补或功能重建，主要有以下几种：括约肌端对端吻合修补、股薄肌成形术、骶神经刺激（调控）等。

4.直肠异物取出

（1）小型异物、表面光滑、边缘整齐、无肠壁损伤时，可口服缓泻剂促其从肛门排出。

（2）部分患者异物较小较浅，肛门括约肌痉挛及异物嵌塞不严重，可扩肛后用手指或肛镜直视下直接取出。随着结肠镜的普遍应用和镜下操作技术的提高，部分异物可以通过结肠镜成功取出。经结肠镜取异物的优点是能够取出距肛门较远的异物，送入抓取器械时也无并发症、后遗症处理需将肛门括约肌过度扩张，另外患者无需镇静和麻醉，可减少患者手术的痛苦和医疗费用。

（3）肛门括约肌过度紧张，异物过粗或过长，或已有肠梗阻、穿孔及出血等并发症，应尽早采用手术疗法。

（4）经充分镇静，60%～75%的结直肠异物可以经肛门取出，必须充分扩张肛门才能成功取出异物。

（5）如肛门括约肌扩张不充分可在肛周注射局麻药松弛肛门括约肌，必要时需在手术室行椎管内麻醉或全身麻醉下操作。

（6）异物太大或没有任何可把持部位时还可应用一些其他器械，如阴道压板、吸引装置、子宫双叶钳等。

（7）应尽量避免切开肛门括约肌，但巨大异物时可能需切开内括约肌或外括约肌才能取出，然后进行修补。

（8）异物经肛门取出后应行直乙镜检查，观察有无穿孔和出血。如取出过程较困难，患者应住院观察有无迟发性肠穿孔表现。

(9)并发肠穿孔和腹膜炎或异物经肛门取出失败时需剖腹探查。术中将异物推至下段直肠后经肛门取出,如异物仍不能经肛门取出时可能需切开肠管取出。

(10)直肠异物本身及取出过程中可造成出血、肠壁损伤,处理原则与其他原因造成的肛门直肠损伤一致。

(三)注意事项

①多有明确的病因、病史;②鉴别是否有腹膜内损伤。

(东　星)

第三十一节　肛隐窝炎

肛隐窝炎又称肛窦炎、肛腺炎,是指齿状线上方肛隐窝部位发生的炎症性疾病,一般由细菌感染引起,可发生于任何年龄,以青壮年为主,女性多于男性,多有食辛辣、饮酒、便秘、腹泻史。由于炎症的慢性刺激,常并发肛乳头的炎症及肥大。由于症状较轻,肛窦炎常易被忽视,在学术会议和论文中也很少提及,因医生对本病的认识不足而易于疏忽,常被诊断为内痔、肛裂等疾病,得不到正确的诊断和治疗。但本病是一种重要的潜在感染病灶,大多肛门直肠周围脓肿、肛瘘、肛乳头肥大等是由肛窦感染引起的,因此,积极防治肛隐窝炎,对于预防多种肛门直肠疾病的发生具有重要的意义。

一、病史和体检

(一)临床症状

症状不典型,无特异性,轻重不一。可表现为钝痛、刀割样痛、针刺样痛、灼热疼痛、坠胀疼痛、跳痛等,可呈持续性,与身体活动无关;也可呈间断性,与体位或身体活动有关,如久坐、行走、排便时疼痛,严重者还可放射到臀部、骶尾部或会阴部等处,甚至引起小便不畅。较轻症状的也可表现为排便不尽感、异物感和(或)下坠感,严重者可伴有里急后重感。肛隐窝炎还可导致分泌物、排泄物增加,刺激或污染肛周皮肤而发生肛周湿疹,若伴有较大的肥大肛乳头常脱出肛门外,可加重肛门潮湿、瘙痒等症状。

(二)体检

肛门外观大多正常,可伴炎性分泌物溢出,肛周皮肤潮湿;指诊肛门口有紧缩感和灼热感,病变肛隐窝处有明显的压痛、硬结、隆起或凹陷,有时可触及肿大、有压痛的肛乳头。

二、辅助检查

(1)肛门镜检查帮助了解病变的部位及程度,肛门镜下可见肛窦燉红、充血、水肿,可伴有肛乳头肥大。

(2)肠镜检查:对于需要进一步检查而排除其他疾病时采用肠镜检查。

(3)探查:采用球头银丝探针探查肛隐窝,探查时可将球头银丝探针呈弯曲状从肛门内向外倒勾,常可探入病变肛隐窝较深的部位,一般很少有脓液流出。

(4)腔内超声波检查:对于病情较为复杂,病变部位不清时,可采用双平面宽频直肠腔内超声探头检查,能较为准确地显示病变部位、大小以及与肛门和齿状线的关系,有效地帮助诊断和治疗。

三、鉴别诊断

(1)肛乳头炎是由肛窦炎引起的疾病,这是由于肛窦两旁就是肛乳头,因此,肛窦炎后首先侵及肛乳头,引起肛乳头炎,使之肿胀肥大。这两者同时存在。

(2)肛裂:疼痛剧烈如刀割,呈周期性,便后疼痛减轻,常伴有便血;肛管有纵行裂口,可增生哨兵痔。

(3)高位肛周脓肿:肛提肌以上间隙的脓肿,肛门疼痛或下坠,全身感染症状重,局部检查肛周无异常,指诊直肠壁外有压痛、隆起或质韧肿物,可有波动感。

(4)肛门异物如枣核、鱼刺等卡于肛窦内,引起肛窦炎,一般发病急骤、近期有特定饮食,指诊可明确诊断。

四、治疗

(一)非手术治疗

1.内治

内治适用于急性期肛窦炎,本病一般多为大肠埃希菌感染所致,也有变形杆菌、结核分枝杆菌等所致者。可根据感染的细菌的不同种类,给予相应的药物,必要时可做药敏试验,以提高用药针对性,大部分广谱抗菌药物对肛窦炎的致病菌均有较好的敏感性。

2.外治

(1)熏洗法:中药,温水坐浴,每天 2 次。

(2)塞药法:用消炎栓等,每天坐浴后塞入肛内,每天 2 次,或用复方丁卡因软膏搽入肛内。

(3)灌肠法:抗生素(如甲硝唑、庆大霉素)、复方白及灌肠液等保留灌肠。

(二)手术治疗

肛隐窝感染后形成黏膜下或肛管皮下结节,隐窝扩大,引起肛门持续不适,疼痛、坠胀,经保守治疗无明显好转者可采取手术治疗。

1.术前准备

完善术前辅助检查:血、尿常规,凝血机制,生化等实验室检查;腹部彩超等影像学检查。清洁灌肠 1~2 次。可采用局部麻醉、骶管阻滞麻醉、腰部麻醉、硬膜外麻醉或全身麻醉等各种麻醉方式,门诊手术以局部麻醉为主,住院手术以骶管麻醉为主,如采用骶管阻滞麻醉、腰部麻醉、硬膜外麻醉或全身麻醉,需术前禁食水。对体位无特殊要求,侧卧位、膀胱截石位均可,左侧卧位操作方便,尤其适用于年老体弱,或合并有心肺疾病的患者。

2.手术方法

(1)肛窦切开引流术操作方法:在分叶肛门镜下暴露病灶,用弯头探针倒勾该肛隐窝,沿着窦道缓缓深入,沿肛隐窝自内向外逐层切开,做纵向切口,用刮匙刮除创面腐肉,将感染的肛门腺导管及肛乳头一并切除,修剪创缘使创口呈窄长梭形,创口不缝合,使引流通畅,创口用紫草膏纱条压迫止血。

(2)切除法操作方法:在分叶(二叶、三叶均可)肛门镜下暴露病灶,将肛隐窝、肛门瓣做纵向切口,并剥离至肛乳头根部,用弯血管钳夹住肛乳头基底部,贯穿结扎并切除。

(三)术后处理

(1)中药熏洗坐浴 2 次。

(2)创面每日换药 1～2 次。

(四)注意事项

(1)肛隐窝炎常常症状不典型,要仔细辨别,禁止盲目手术。

(2)肛窦切除勿出现兜状伤口,以防引流不畅。

(张海洋)

第三十二节　直肠脱垂

　　直肠脱垂是一种少见病,普通医师对该病缺乏足够认识。近百年来虽然临床上围绕该病治疗开展了大量研究工作,但效果仍不十分理想。所谓直肠脱垂是指直肠壁部分或全层向下移位。

　　各种年龄均有发病,小儿 1～3 岁高发,与性别无关,多为直肠黏膜脱垂,5 岁内常自愈。男性 20～40 岁高发,女性 50～70 岁高发,多为直肠全层脱垂和乙状结肠脱垂。由于不同患者发病机制不同,治疗上针对不同患者采取不同方法,所以该病治疗方法多种多样。

一、病因及发病机制

(一)病因

　　目前对直肠脱垂的发病原因存有分歧,但多数学者认为与下列因素有关。

1.先天因素

　　小儿由于骶骨弯曲尚未形成或弯曲度小、过直,直肠呈垂直状态,在久病、久泻或营养不良等诱因下常导致直肠黏膜脱出。

2.解剖因素

　　如直肠自身套叠、深陷凹或深 Douglas 凹、直肠与骶骨岬不固定、直肠和乙状结肠冗长、盆底和肛门括约肌薄弱等。

3.长期缓慢的腹压增高

　　如便秘、腹泻、排尿困难、多次分娩和咳喘。

4.外伤

　　肛管周围的内外括约肌损伤导致对直肠支持作用的减弱,另外,还有产伤、直肠肛管手术和子宫切除造成的外伤。

5.肛门直肠疾病

　　如痔、息肉和肿瘤等。

6.神经系统发育异常

　　考虑与控便和肛提肌及盆底功能减弱有关。

(二)发病机制

　　目前关于直肠脱垂的发病机制有滑动疝学说、肠套叠学说、盆腔组织和肛管松弛无力学说等一系列观点,前两种学说普遍为大部分临床医师所接受。

1. 滑动疝学说

1912 年 Moschcowitz 提出直肠脱垂是直肠突出部通过盆底缺陷形成的滑动疝。由于直肠脱垂患者的直肠膀胱陷凹或直肠子宫陷凹很深,再加上盆底组织松软,腹内压力将直肠前壁压于直肠壶腹内使直肠前壁凸入肠腔,形成一滑动疝最后经肛门脱出,故直肠脱垂实际上是滑动疝。

2. 肠套叠学说

1968 年 Broden 和 Snellman 根据排粪造影观察发现直肠脱垂首先是直肠上段和直肠乙状交界部出现环状套叠,然后直肠固定点下降、环状套叠逐渐形成,套叠部分不断下移,最终使直肠脱出,即肠套叠学说。

二、临床表现与鉴别诊断

(一)临床表现

直肠脱垂初起常有便秘、排便无规律,总感觉直肠满胀和排便不净。在排便的时候有肿物脱出,但可自行缩回。时间较久者行走及用力都能脱出,常需要送回。由于经常脱出而排出黏液污染内裤。肠黏膜受损伤发生溃疡时还可引起出血和腹泻。肛门和直肠感觉较迟钝。

肛门以上内脱垂征象常无变化,主要是在排便后感觉未完全排空,总用力才有排空感。脱垂在直肠内反复下降和回缩,引起黏膜充血水肿,常由肛门流出大量黏液和血性物。患者常感盆部和腰骶部坠胀、拖曳,会阴部及股后部钝痛等。直肠脱垂可以是独立疾病,也可与其他盆底异常及糖尿病、脊髓膜膨出、脊柱裂、马尾综合征、椎间盘疾病、脊髓或脑肿瘤和多发性硬化等并存。有一些患者可有产伤或既往有直肠肛管手术史,可能出现大便失禁,国外报道发生率分别为 $50\% \sim 75\%$ 和 $15\% \sim 65\%$,国内报道直肠脱垂伴失禁者较少。

(二)辅助检查

钡剂灌肠和排粪造影,以确定有无盆底出口梗阻。对直肠内脱垂,由于肛门外看不到脱出物,可做钡剂灌肠,表现为肠管套叠呈"武士帽"征。当考虑有盆底薄弱疾病时,应联合进行直肠、膀胱和小肠造影,可看到完整的盆底内脏动态影像。合并大便失禁时可做直肠测压。

(三)诊断与鉴别诊断

1. 诊断

根据病史,让患者下蹲位模拟排便,多可做出诊断。内脱垂常需排粪造影协助诊断。黏膜脱垂和全层脱垂的鉴别方法有扪诊法和双合指诊法。扪诊法是用手掌压住脱垂直肠的顶端,稍加压作复位动作,嘱患者咳嗽,有冲击感者为直肠全层脱垂,否则为黏膜脱垂。双合指诊法是用示指插入脱垂直肠腔,拇指在肠腔外做对指,摸到坚韧弹性肠壁者为全层脱垂,否则为黏膜脱垂,同时注意检查脱垂直肠前壁有无疝组织。

只有直肠黏膜脱出称黏膜脱垂或不完全脱垂;直肠壁全层脱出称全层脱垂或完全脱垂。若下移的直肠壁在肛管直肠腔内称内脱垂;下移到肛门外称外脱垂。临床上严格讲直肠脱垂指直肠外脱垂。

目前国内将直肠脱垂分为三度。Ⅰ度脱垂:排粪时脱垂长度约 3 cm,便后能自行回缩;Ⅱ度脱垂:排粪时直肠全层脱出,长度 4～8 cm,必须用手压复位;Ⅲ度脱垂:排粪时肛管、直肠和部分乙状结肠脱出,长度 8 cm 以上,较难复位。

2.鉴别诊断

(1)环形痔:病史不同,该病易出血,脱出物短,呈梅花瓣状,黯红色,痔块间出现凹陷的正常黏膜。直肠指诊,肛管括约肌不松弛,收缩正常,而直肠脱垂括约肌松弛,是鉴别的要点。

(2)直肠息肉脱出:带蒂息肉可脱出肛门外,呈球形或分叶状,多有糜烂、出血。但触之呈实质感,质中等。直肠指诊可扪及息肉及其蒂,直肠腔正常,而直肠脱垂的肠腔在脱垂顶端的中心部位。

三、外科治疗

(一)适应证

(1)成人完全性直肠脱垂。

(2)临床症状严重,非手术治疗无效的成人非完全性直肠脱垂。

(3)无手术禁忌证。

(二)禁忌证

(1)儿童直肠脱垂。

(2)伴随严重全身系统性疾病,如心、肝、肾等重要脏器功能衰竭、凝血功能障碍等。

(三)术前准备

1.饮食指导

根据患者有无基础疾病而选择适宜饮食,另外、在掌握患者饮食宜忌的原则下,因人而异而进行饮食指导。

2.健康指导

因术后往往并发大便失禁及术中阴部神经损伤,故术前应提前指导患者练习提肛运动(下蹲、站立、下蹲),下蹲时,肛门放松,站立时用力缩紧肛门,每天2~3次,每次连续20下。指导患者在床上进行排尿练习。劝患者戒烟,如患者有吸烟的嗜好,向患者讲解吸烟的危害,如容易引起术后肺部感染或咳嗽致腹内压增高,不利于局部病变的愈合。

3.心理护理

人的情志活动与内脏有密切的关系,情绪直接影响疾病的康复。术前因患者担心手术疼痛和手术治疗的效果,缺乏对手术治疗的信心,产生焦虑、恐惧心理,针对这些对患者进行心理疏导,讲解手术的必要性、可行性、安全性,以增加患者对手术治疗的信心和配合。

4.术前常规准备

完善各项术前检查,术前可进正常餐,禁忌过饱,术前禁食12 h,禁水4 h,术前晚及手术晨清洁灌肠,并嘱患者充分休息,必要时给予镇静药。

(四)术中处理

1.注意事项

目前手术治疗直肠脱垂的方法超过100种,评价不一,但无任何一种手术能适用于所有患者,几乎每种方法都有坚决的支持者和坚决的反对者,术式选择上主要是取决于患者的解剖学异常情况。

2.手术目的

包括缩窄肛门;消除直肠前陷凹;修复盆底肌肉;经腹、骶尾或会阴切除肠管;固定或悬吊直肠于骶骨或耻骨上;以上两种或多种方法相结合。

(五)术式选择

1.经腹手术

(1)乙状结肠切除术:从降结肠和乙状结肠结合部游离乙状结肠和直肠,向下达到直肠骶骨韧带,保留两侧直肠鞘的完整,切除乙状结肠并完成直肠结肠吻合,使直肠附着在骶骨前;行直肠固定时应慎防骶前静脉破裂出血。

(2)Frykman术:美国明尼苏达大学Frykman首次报道,将直肠游离,在1~3骶神经水平将拉直的直肠侧鞘缝合固定到骶骨上,并将肛提肌折叠缝合,如切除冗长的乙状结肠,可显著降低术后便秘的发生率;该术纠正了所有导致直肠脱垂或与其有关的解剖异常,并可同时修复伴随的盆底疾病;少数患者术后出现持续便失禁,可考虑行括约肌成形或Parks术;Jacobs报道,不附加括约肌成形术时,术后便秘发生率为7%;如用腹腔镜完成手术,术后恢复更快;无乙状结肠冗长的患者,可行单纯直肠固定术,但术后便秘较常见。

(3)直肠缝合固定术:打开腹膜返折,游离直肠后间隙,在直肠侧鞘两边各与骶前筋膜缝合8针,当粘连形成后,直肠与骶骨可永久附着;手术简单易行并避免了肠切除吻合,也可采用腹腔镜完成,术后恢复较快,并发症与其他手术相同。

(4)Ripstein术:将直肠游离至尾骨尖并上提,将宽5 cm一段网状补片缝合固定在骶骨岬上,补片环绕并缝合固定在直肠前壁上,补片与骶骨之间留下2指宽空隙,用腹膜覆盖网状补片以避免小肠与补片的粘连,为避免严重便秘,也可将补片仅固定在直肠侧后方。

(5)Ivalon Sponge术:首先由Well报道,方法类似于Ripstein术,替代网状补片的Ivalon海绵用聚乙烯制作,游离直肠并上提,将剪裁成矩形的Ivalon海绵环绕在直肠侧后方并与骶骨缝合固定,术后随访便秘发生率达48%,认为可能与分离直肠侧壁损伤了部分直肠乙状结肠神经有关。

2.经会阴手术

(1)Theirsch环扎术:Theirsch最初用银线进行肛门环扎,近年已被其他非吸收缝线和网取代,患者取截石位,在局部麻醉或区域阻滞麻醉下手术,肛门右前和左后方做皮肤切口,在坐骨直肠窝侧方外括约肌平面用大弯钳分离,从一个切口到达另一个切口,以肛管可通过一指收紧线并打结;该术仅将外脱垂变为内脱垂,术后可出现严重便秘甚至梗阻,感染可经肛管或会阴皮肤穿出,常仅限于老年人或预期生命较短患者应用。

(2)Delorme术:1990年Delorme报道此术,到20世纪70年代末得到广泛使用,Delorme认为,缩短黏膜长度、使折叠的直肠纤维化,可控制直肠脱垂,方法是用双叶镜显露肛管直肠,将脱垂直肠拉出肛外,齿状线上1~1.5 cm环形切开直肠黏膜,沿黏膜由下向上分离,直至黏膜无法进一步拉出,常可分离出10~15 cm的黏膜,在4个象限垂直折叠直肠肌肉并缝合,当缝线收紧时,直肠被折叠;切除过多的黏膜,远近端黏膜做间断缝合。

认为该术式有以下优点:不需经腹部进行手术,从而避免了骶前出血、盆腔脓肿、粘连性肠梗阻等严重并发症;手术是在直视下进行,可有效地止血,减少术中出血量;术后将脱垂直肠明显缩短,纠正了原有的病理解剖学改变;对年老体弱或合并有其他心脑血管疾患的更有其优点,全身干扰小,术后恢复快,46%~75%的失禁和脱垂获得改善,无形成便秘的危险,适用于直肠外脱垂成低位内脱垂;对严重心血管疾病、便失禁和一般状况较差的患者可考虑行此术,手术时应注意保留齿状线,直肠肌层或黏膜下层血供较丰富,要认真仔细地止血,吻合直肠黏膜时保证吻合口处无张力,以避免术后黏膜吻合口处缺血、坏死。

（3）Altmeier 术：Mikulicz 于 1889 年首次报道此术，1971 年 Altmeier 报道他的结果并得到推广，适用于全层外脱垂；将脱垂的直肠尽力下拉，距齿状线 1.5 cm 环形切断脱垂直肠的外层，分离直肠和乙状结肠系膜，仔细结扎以防血管回缩盆底并出血；通常可切除长达 15～30 cm 肠管，缝合修复肛提肌，用 2-0 可吸收线间断缝合完成吻合；该术的优点是不用剖腹，术后便秘发生率低；缺点是有吻合口瘘和狭窄的危险；因减少了直肠容积、损伤了原已病变的括约肌，失禁可加重；与经腹直肠固定术相比，术后排便功能恢复并不理想；对无法接受经腹手术的全层外脱垂，可采用本法。

（4）直肠腹膜折叠术：Jacobs 认为该术适用于直肠脱垂伴直肠膨出者，方法是区域麻醉下以双叶镜显露直肠肛管，可行 3 或 4 个象限的折叠；从前壁开始，修补直肠膨出，用腰穿针在黏膜下注射稀释肾上腺素溶液，在分离的顶端缝一长的标志线，切除一椭圆形黏膜，尽可能向上，但不能超过直乙状结肠交界处；用可吸收单丝线行直肠肌肉壁垂直折叠缝合，缀合黏膜覆盖折叠肌肉。

（杨成志）

第三十三节　十二指肠镜逆行性胰胆管造影术

在诊断和治疗性十二指肠镜逆行性胰胆管造影术（ERCP）操作过程中，最常使用的设备是侧视式十二指肠镜，常配有抬钳器，以方便插管及附件植入等操作的实施。在诊断和一般性治疗中可选用钳道内径为 3.2 mm 的 Olympus JFIT-40 型纤维十二指肠镜或 JF-240 型电子十二指肠镜。若需要碎石或植入较粗的支架治疗，可选用孔道内径为 4.2 mm 的 Olympus TJF-30 型纤维十二指肠镜或 TJF-240 型电子十二指肠镜。钳道内径为 5.5 mm 的 TJF-M20 型纤维十二指肠镜适合用于母子胆道镜检查，婴幼儿行 ERCP 治疗时可选用钳道内径 2.0 mm 的 Olympus PJF-240 电子十二指肠镜。纤维十二指肠镜是以高纯度的玻璃纤维作为图像信号和光的传导介质，长期使用会出现部分玻璃纤维断裂，导致光传导和影像缺失。电子十二指肠镜是将 CCD（电荷耦合器件）图像传感器采集的图像信号转化为电信号直接传输到机器内，因此图像更清晰，色泽更逼真。

ERCP 是指十二指肠镜进入十二指肠降段，找到十二指肠乳头，经内镜孔道插入造影导管，并进入乳头开口部、胆管或胰管内，注入造影剂，作 X 线胆管、胰管造影。如果胆管、胰管同时显影或先后显影，则称之为 ERCP；如果仅有胰管显影，则称之为 ERP；如果仅有胆管显影，则称之为 ERC。

一、适应证与禁忌证

（一）适应证

一般认为怀疑有肝胆胰系统疾病均为其适应证，主要包括以下几个方面：①疑有胆管结石、肿瘤、炎症、寄生虫者；②原因不明的梗阻性黄疸；③胆囊切除后或胆管术后症状复发者；④疑有十二指肠乳头炎、十二指肠乳头旁憩室或肿瘤者；⑤疑有肝内外胆管囊肿等先天畸形者；⑥疑有胆胰合流异常者；⑦疑有胰管结石、胰腺肿瘤、慢性胰腺炎或复发性胰腺炎缓解期；

⑧原因不明的胰管扩张者;⑨外伤或上腹部术后疑有胆管或胰管损伤者;⑩需收集胆汁、胰液或行 Oddi 括约肌测压者;⑪需内镜治疗的胆胰疾病;⑫原因不明的上腹部疼痛而怀疑胆胰疾病者;⑬某些肝脏疾病。

(二)禁忌证

①有心肺功能不全等其他内镜检查禁忌者;②有上消化道狭窄或梗阻,内镜不能进入十二指肠降部者。对于急性胆源性胰腺炎、急性非结石性胰腺炎、胰腺囊肿等以往被认为是 ERCP 禁忌证,近年来由于十二指肠镜内外引流技术的开展,广泛用于紧急胆道减压、引流和去除胆石梗阻,从而减少了胆管炎及胰腺坏死的发生,大大降低了并发症的发生率和病死率,尤其适合于合并心肺功能障碍而不适合开腹手术的高龄患者,但是在内镜介入治疗的时机、手术方式选择上仍存在争议。

二、操作方法

(一)体位

通常患者取左侧卧位,双手自然放于身体两侧床面上,内镜进入十二指肠后再取俯卧位,操作熟练者可一开始就让患者取俯卧位。

(二)内镜插入

1.进入食管

插管时患者颈部微屈,下压大钮使内镜头端上弯,平行于检查床向前轻轻推进,即可越过咽部到达食管上括约肌水平。患者做吞咽动作,轻轻推镜及轻微弯曲内镜头端即可进入食管。

2.通过贲门

进入食管后,将十二指肠镜头端摆直,轻轻推镜即可通过食管经贲门进入胃内,如果需要,转动镜身及轻微推大钮向下弯曲内镜头端可完成食管检查。

3.经过胃体

进入贲门后,下压大钮使内镜头端上弯,同时注入气体,确认胃内结构,将左手降低至诊断床的高度,伸左肘部("放低左手"),使内镜顺着胃皱襞,沿胃大弯前行至胃体部,远方为胃角下面像,上方为胃体部,下方为胃窦部,左侧为胃前壁,右侧为胃后壁。

4.通过幽门

调整内镜头端位置使幽门口位于视野的下 1/3 正中处,呈现典型的"落日征",进镜通过幽门到达十二指肠球部。此时推大钮伸展内镜头端可看到十二指肠球部的全貌及进入十二指肠降部的方向。

5.进入十二指肠降段

到达十二指肠球部后,少许进镜并将镜身顺时针旋转 $60°\sim90°$,下压大钮,上弯内镜头端,可使内镜镜身顶在胃大弯上,以"长镜身"状态沿十二指肠曲进入十二指肠降部。

6.十二指肠镜直线化

向上提拉内镜使内镜直线化,避免内镜在胃与十二指肠内过度弯曲,以便于附件进入。

对于胃扩张患者,清醒状态下很难长时间忍受"长镜身"法中内镜位置的刺激,实际操作中"翘镜、送镜、旋转、提拉"4 个动作几乎在同一时间完成。

(三)寻找乳头及辨认乳头开口

内镜到达十二指肠降部,并经过标准的缩短镜身操作后,可在十二指肠降部沿纵行襞走向寻找到乳头,典型乳头结构包括系带、隆起部和缠头皱襞。一些患者乳头解剖位置异常,乳头可移近至十二指肠球部顶端,或者远至十二指肠水平部甚至升部。副乳头通常位于主乳头的右上方,相距约 20 mm,多无缠头皱襞。

寻找到乳头后还需辨清其开口类型,包括:①绒毛型,多见,乳头隆起的中心或系带起始部可见稍红润的晕区,中心处绒毛较细,范围 2~3 mm,插管易成功;②颗粒型,少见,晕圈小,绒毛少,开口窄,中心有时可见米粒样息肉脱垂;③裂隙型,开口呈纵行线状,常有较粗的系带,无明显晕圈及绒毛;④单孔型,开口呈小孔状,硬而固定。

(四)插管

在插管和注射造影剂之前,常规摄取右上腹平片,观察十二指肠镜与脊柱的位置关系。乳头插管最好位于平面中心位置,借助内镜头端的弯曲功能、旋转镜身、使用抬钳器、推进或回拉镜,调节造影导管接近乳头。

胆管插管多从乳头下方插入或用导管挑起乳头,向 11~12 点方向插管。胰管插管多垂直十二指肠壁或向 1~2 点方向插管。

导丝引导插管是目前普遍采用的方法,其优点是避免导管插管的反复注入造影剂引起的胰腺炎;也有选择弓形双腔乳头切开刀,通过调节钢丝的张力改变导管头的方向,并可上抬乳头切开刀,使导管头端顺应胆管轴的方向,有利于插管。操作过程中,注射造影剂要少量来判断是否插管成功。

(五)造影

插管成功后,先回抽胆汁或胰液,降低胆管或胰管内压力,同时排空造影导管内空气,尤其是严重的梗阻性黄疸、急性梗阻性化脓性胆管炎、肝门部胆管肿瘤,首要的是先抽吸梗阻的胆汁 10~30 mL,再注入等量的造影剂,避免胆汁逆流入血加重肝脏损伤,这方面往往被操作者忽视。之后再进行造影。胆道造影时,造影剂浓度高,管道显影好,但是易遮盖结石、病灶而成假阴性;浓度过低,透视下管道显示不清。为了减轻造影剂对胰腺及胆管的损伤,可选用非离子型造影剂,如优维显、碘海醇。推注速度以 0.2~0.6 mL/s 为宜。造影剂注入量视造影目的而定,胰管造影时,1 mL 显胰管,2 mL 显一级分支,3 mL 显 2、3 级分支,4 mL 显胰腺实质,通常情况下 2~3 mL 即可;胆总管及肝管显影需 10~20 mL,根据胆囊大小及肝内外胆管扩张程度可用 20~80 mL,个别巨大胆管囊肿可用达 120~200 mL,胆管造影的原则是肝内 3 级胆管显影即可。造影过程中压力不宜过大、量过多,如果胰腺腺泡及毛细胆管显影,术后发生急性胰腺炎及急性胆管炎的概率高,但更重要的是有可能加重病情,甚至危及生命。

疑有胆总管结石,注射造影剂前摄 X 线片,因为一些小结石呈"半月征",注射造影剂后可能会屏蔽这些小结石。术中可以改变体位或旋转 X 线机器排除一些干扰,如肠气、骨结构、遮盖物。倾斜检查台可利用重力作用,使造影剂充盈肝内胆管或胆总管末端,其中头低脚高位可使肝内胆管显示清楚,仰卧位可充盈右侧肝内胆管,头高脚低位则能更好地显示胆总管下端及胆囊,判断乳头引流和胆管的排空状态。有时为了明确病变部位,可以将插管或切开刀端在病变部位上下移动造影,这样可以避免为了显示不清楚的病灶(如狭窄部位、狭窄长度等)而注入过多造影剂。一般造影原则是插管或切开刀在导丝引导下,先自胆总管下端开始,逐步向上到肝门部。

胰管在无梗阻的情况下,胰管内造影剂通常 1~2 min 排空,因此在胰管尾部充盈后应立即摄片,如果胰管内造影剂持续显影,意味着胰管开口有梗阻,常见的原因有胰管结石、胰管开口炎性狭窄,如果对此不做处理,术后胰腺炎将不可避免。处理的方法是:如果胰管扩张明显,建议胰管开口切开,利用小气囊取石,如果取出胰管结石,建议行鼻胰管引流(ENPD),没有结石可以行胰管内引流(ERPD),反复的插管进入胰管,为避免胰腺炎的发生也建议 ERPD。造影剂在胆管内滞留时间比在胰管内长,如果胆管内造影剂在术后 45 min 仍未排空,此时患者往往有胆管炎表现,这提示引流不畅,应该积极检查,明确 ENBD 或内引流是否通畅,必要时再次进行内镜治疗,通畅胆道引流。

三、术后处理

ERCP 是通过人体自然腔道进镜头下直视观察和造影检查,除了给患者带来咽喉部等局部不适外,也可能因器械造成胃肠穿孔、出血,以及灌注造影剂引起的胆管炎、胰腺炎、胆囊炎,如治疗不及时,可危及患者生命,因此在行 ERCP 术后需注意以下方面。

1.预防感染

应用革兰阴性杆菌敏感的广谱抗生素,术后第二天晨查血常规,血白细胞检查无升高者,抗生素使用 2 d;血白细胞检查升高者,根据血白细胞检查升高程度及体征,调整抗生素档次、剂量、疗程,检测血细胞常规变化,必要时行血液培养及药敏实验,选择敏感性抗生素,直至恢复正常值。

2.常规用药

应用抑酸、解痉药物,术中如胰管显影或有 ERCP 术后胰腺炎高危人群,预防应用抑制胰酶活性及抑制胰液分泌的药物。

3.严格禁食

术后 3、12 h 查血清淀粉酶,如超过正常值且伴有腹痛、发热、血白细胞检查升高者,应以急性胰腺炎处理,严格禁食、补液、解痉、止痛、胃肠减压等,个别发展为重症胰腺炎,应急诊手术或采取 ERCP 行胰管括约肌切开及胰液引流减压治疗。

4.注意

注意有无寒战发热、腹痛、黄疸等情况。

四、并发症的预防和处理

ERCP 检查是比较安全而具有价值的胆胰疾病的检查方法,但是如有操作不慎也可发生一些并发症,有些并发症甚至能危及生命。Bilbao 统计 1 万例 ERCP 检查结果,并发症发生率为 4%,病死率为 0.2%。ERCP 术后常见的并发症是注射造影剂后引起的急性胰腺炎、急性胆管炎、胃肠穿孔等,这些并发症轻则延长住院时间,重则导致严重损害甚至危及生命。

(一)急性胰腺炎

多因造影剂注入过快、量过大,引起胰管过度充盈,造影剂或气泡进入胰腺实质,引起胰管或腺泡的急性型损伤,反复插管还能引起乳头括约肌水肿,导致胰液排泄不畅,引起胰管内高压。内镜附件,如导丝、造影导管或扩张器等引起胰管损伤或将肠管内细菌带入胰管内。对于急性胰腺炎的预防和处理措施主要包括以下方面。

(1)选择非离子型造影剂,如优维显、碘海醇。

(2)术中要尽量减少造影剂过度充盈,避免胰管反复插管时将气泡或造影剂注入胰腺,一般 2~3 mL 造影剂以 0.2~0.6 mL/s 速度缓慢推注,全胰管系统即可显影;如果诊断明确,治疗目的明确,仅仅是胆道疾病,如取石、引流减黄等,可以不行胰管造影,减少医源性胰腺炎的发生因素。

(3)胰管造影后10 min,造影剂排泄不净,可将胰管括约肌切开或植入胰管内外引流管引流。

(4)术后常规应用抑酸、解痉药物及抗生素,如胰管显影或有ERCP术后胰腺炎高危人群,预防应用抑制胰酶活性及抑制胰液分泌的药物。

(5)术后3 h、12 h查血清淀粉酶,如超过正常值且伴有腹痛、发热、血白细胞检查升高者,应以急性胰腺炎处理,严格禁食、补液、解痉、止痛、胃肠减压等,个别发展为重症胰腺炎,应急诊手术或采取ERCP行胰管括约肌切开及胰液引流减压治疗,对于血淀粉酶明显升高而无体征者,可不予处理。

(二)急性胆管炎

内镜附件,如导丝、造影导管或扩张器等引起乳头水肿或将肠管内细菌带入胆管内,造影剂注入过快、量过大,引起胆管内高压,导致毛细胆管破裂,胆汁、细菌等可经毛细胆管进入肝窦内。对于急性胆管炎的预防和处理措施主要包括以下方面。

(1)急性胆管炎发作期,应做鼻胆管引流,胆道压力降低后再行胆管造影。

(2)胆道造影推注造影剂时,速度要慢而均匀,3级胆管显影后即停止造影,若胆管直径细,速度要更慢。

(3)十二指肠乳头狭窄或伴有急慢性乳头炎时,可同时行内镜下十二指肠乳头括约肌切开(EST)治疗。

(4)预防应用革兰氏阴性杆菌敏感的光谱抗生素,术后第二天晨查血常规,血白细胞检查无升高者,抗生素使用2 d;血白细胞升高者,根据血白细胞升高程度及体征,调整抗生素档次、剂量、疗程,检测血常规变化,必要时行血液培养及药敏实验,选择敏感性抗生素,直至恢复正常值。术后留置鼻胆管者可选择稀释庆大霉素或敏感性抗生素行鼻胆管冲洗,用于控制ER-CP术后急性胆管炎疗效显著。

(三)胃肠穿孔

多发生在内镜操作不熟练的初学者,诊断性ERCP很少发生胃肠穿孔,往往因内镜操作不慎所致,其后果严重,有腹膜刺激征者往往需外科手术处理,仅有后腹膜气体者,可采取内科保守治疗。对于胃肠穿孔的预防和处理措施主要包括以下方面。

(1)操作者应在学习胃镜的基础上进行ERCP模拟训练,尤其是注意过幽门及插管方位调整的练习,达到稳、准、轻、柔。

(2)进镜时注意手感无阻力、寻腔进镜、胃腔少进气,避免暴力操作。

还有一种穿孔是导丝穿孔,常发生在乳头插管困难行预切开时,反复插管,助手插入导丝用力,导丝沿着后腹膜间隙顺着胆总管方向,这时助手可以感觉导丝进入不畅,造影呈现模糊状,如果操作时间过长,会逐渐出现后腹膜有气体,肾脏轮廓显现。

处理方法:通过保守治疗都可以得到治愈,密切观察病情变化,禁食水、胃肠减压,抗生素、解痉、抑酸药物应用。如果合并严重的后腹膜间隙感染:急性化脓性蜂窝组织炎,CT显示后腹膜间隙明显水肿,肾周脂肪水肿明显,或合并有气体,应积极行超声引导穿刺置管引流,必要时多点多处引流,只要达到后腹膜间隙减压引流即可。

EST取石导致的穿孔,这种穿孔是因为乳头切开过大,或是网篮套取结石大,取石用力导致十二指肠壁的撕裂,这种穿孔如果术中发现,应立即开刀手术修补,也有专家进行内镜下修补,但这只适合较小穿孔和娴熟的内镜技术和经验,因为该类型穿孔病情进展快,病死率高,抱有侥幸心理而贻误最佳治疗时机导致死亡案例值得借鉴和思考。

(四)呼吸抑制及低氧血症

ERCP 术中出现呼吸抑制及低氧血症主要是镇静药物剂量过大或呼吸道不畅,其预防和处理措施主要包括:①对于高龄、黄疸及肝功能较差者,术中镇静药物需减量;②通气功能不足者,给予吸氧;③内镜进入胃内后,不要急于进入十二指肠,应立即吸出胃内潴留液,避免因为呕吐而发生误吸。

(五)恶心、呕吐

部分患者咽喉部反应较重,十二指肠镜进入及操作过程中及术后出现难以耐受的恶心及呕吐症状,其预防和处理措施主要包括:①延长咽喉部黏膜麻醉药物在咽喉的停留时间;②增加镇静药物剂量;③术后出现恶心及呕吐症状,给予对症处理即可。

(六)其他

可见药物不良反应及造影剂过敏反应;迷走反射诱发心律失常,甚至是心搏骤停;尤其是急性梗阻性化脓性胆管炎(AOSC)者出现感染性休克,除予以补充血容量、抗休克、抗感染治疗外,应简化内镜操作,尽量少造影,达到解除梗阻、通畅引流即可,避免因为结石小、结石好取而延长手术时间。

(杨成志)

第三十四节　十二指肠镜鼻胆管引流术

内镜下鼻胆管引流术(endoscopic nasobiliary drainage,ENBD)自从 1975 年开展以来,目前该技术已广泛应用于梗阻性黄疸、急性梗阻性化脓性胆管炎、急性胆源性胰腺炎等疾病的治疗中,该技术操作相对简单,并发症少,深受临床内镜医师的青睐。

一、适应证

①急性梗阻性化脓性胆管炎;②恶性胆管梗阻;③肝内外胆管结石;④急性胆源性胰腺炎;⑤良性胆管狭窄;⑥创伤性或医源性胆漏;⑦硬化性胆管炎,经鼻胆管行药物灌注等;⑧其他用途,如胆管癌的腔内放疗。

二、禁忌证

①有心肺功能不全等其他内镜检查禁忌者;②有上消化道狭窄或梗阻,内镜不能进入十二指肠降段者;③有重度食管、胃底静脉曲张并出血倾向者。

三、麻醉

(一)咽喉部黏膜麻醉

术前 15 min 肌内注射解痉剂、镇静剂,如丁溴东莨菪碱 20 mg,地佐辛 5 mg,达克罗宁

10 mg口服,咽喉部反应敏感者,使用1‰～2‰丁卡因10～20 mL喷洒咽喉部黏膜。

(二)静脉复合麻醉

咪唑安定0.03 mg/kg,芬太尼1.0 μg/kg,丙泊酚1.5～2.5 mg/kg,顺序缓慢分次静脉注射至睫毛反射消失即可,检查中以微量泵持续泵入丙泊酚0.1～0.15 mg/(kg·min),检查过程中如有恶心、呛咳、躁动时追加丙泊酚20～30 mg,检查结束前3 min停药。

四、体位

通常患者取左侧卧位,双手自然放于身体两侧床面上,内镜进入十二指肠后再取俯卧位,操作熟练者可一开始就让患者取俯卧位。

五、术者站位

术者最好在X线检查台的右角旁,左臂弯曲抵胸,左手持镜,避免身体过度移动。

六、手术步骤与操作

(一)十二指肠镜检查

观察乳头形态、开口类型、乳头长度、是否合并乳头旁憩室、有无肿瘤及窄带成像内镜(NBI)下图像。

(二)ERCP

胆管造影,了解胆管树形态、扩张及狭窄部位,结石的部位、数目及大小,有无胆胰合流异常等,注意先回抽部分胆汁,降低胆管内压力,同时排空造影导管内空气,再注入等量造影剂,防止术后胆管炎的发生或加重。

(三)确定ENBD的必要性及引流的位置

若为胆管结石或胆管狭窄,引流管应植入到结石或狭窄上方扩张的胆管内,为了方便胆管的植入及位置的选择,可先植入导丝,在导丝的引导下植入鼻胆管,对于有胆管狭窄,鼻胆管无法通过者,可先使用扩张探条逐级扩张后再植入鼻胆管。

(四)ENBD

斑马导丝送至肝内胆管的指定位置,在导丝的引导下经钳道置入鼻胆管,通过外拉导丝并使用抬钳器将鼻胆管送入胆总管并置入指定位置。

(五)退镜

在X线监视下,保持鼻胆管位置不变,逐步退出内镜,同时向钳道内送鼻胆管,直至内镜退出口腔,此时可拔除鼻胆管内的导丝。最后通过插入或外拉动作使鼻胆管在十二指肠及胃内形成理想圈襻。

(六)口鼻交换

将卷曲的导丝从鼻胆管上方经口送至咽喉部,再将鼻咽引导管经鼻孔插入咽部,外拉导丝将鼻咽引流管的头端经咽喉从口中取出,将鼻胆管插入鼻咽引流管头端的侧孔中,随后将鼻胆管从鼻腔中拉出,并在X线透视下调整鼻胆管在口咽部及胃内的位置,最后固定接袋引流。

(七)经鼻胆管造影

先从鼻胆管中抽吸出部分胆汁,然后缓慢匀速注入等量造影剂,观察鼻胆管的位置是否理想,造影剂排泄是否通畅,肝内外胆管有无结石残留,梗阻是否解除等情况。造影结束后,注意将肝外胆管中的造影剂抽吸干净。

七、手术要点及难点

(1)为了方便术中造影、EST、取石、置入鼻胆管等步骤,可以在造影前将一根斑马导丝置入肝内胆管,同时能减少对乳头的损伤。

(2)胆道梗阻在未完全解除前,需控制造影的次数,即使鼻胆管置入到梗阻部位以上,造影前也应抽出和造影剂等量的胆汁,以减少胆管炎的发生或加重胆管炎。

(3)鼻胆管位置固定后在退镜之前,最好将斑马导丝送回鼻胆管内,防止导丝头端螺旋卷的折断。

八、术后处理

(1)固定引流管,加强护理,防止引流管脱出。

(2)计 24 h 胆汁引出量,判断引流管有无堵塞,观察胆汁的颜色,有无胆泥、絮状物、血液,并将胆汁送细菌培养及药敏实验。

(3)预防应用革兰阴性杆菌敏感的广谱抗生素,术后第二天晨查血常规,血白细胞检查无升高者,抗生素使用 3 d;血白细胞检查升高者,根据血白细胞检查升高程度及体征,调整抗生素档次、剂量、疗程,检测血常规变化,根据胆汁细菌培养及药敏实验,选择敏感性抗生素,直至恢复正常。

(4)常规应用抑酸、解痉药物,术中如胰管显影或有 ERCP 术后胰腺炎高危人群,预防应用抑制胰酶活性及抑制胰液分泌的药物。

(5)严格禁食,术后 3 h、12 h 查血清淀粉酶,如超过正常值且伴有腹痛、发热、血白细胞检查升高者,应以急性胰腺炎处理,严格禁食、补液、解痉、止痛、胃肠减压等,个别发展为重症胰腺炎,应急诊手术或采取 ERCP 行胰管括约肌切开及胰液引流减压治疗。

(6)注意有无寒战发热、腹痛、黄疸等情况。

(7)术后针对不同的情况,分别使用生理盐水、稀释凝血酶冻干粉、稀释庆大霉素或敏感性抗生素冲洗鼻胆管,促进胆管内絮状物及胆泥的排出,防止鼻胆管堵塞,预防或治疗迟发性出血,促进感染的控制。注意每次冲洗前先抽出等量胆汁,参照术中造影时造影排泄情况,把握冲洗的速度和每次冲洗量。

(8)胆汁引流量较大时,可抬高引流袋位置,增加压力,减少胆汁丢失,防止因为胆汁液体丢失过多引发代谢性酸中毒。

(9)怀疑胆总管下端堵塞,可于 X 线下行经 ENBD 管造影。

(10)引流袋内积气或食糜,考虑引流管脱出,可于 X 线透视下确定。

九、并发症的预防与治疗

(一)恶心、呕吐

部分患者咽喉部反应较重,少数患者不能耐受鼻胆管的刺激,除了术前向患者解释外,可以用硼酸盐溶液漱口,口服蓝芩口服液利咽消肿治疗。

(二)胆管炎

预防应用革兰阴性杆菌敏感的广谱抗生素,术后第二天晨查血常规,血白细胞检查无升高者,抗生素使用 3 d;血白细胞检查升高者,根据血白细胞检查升高程度及体征,调整抗生素档次、剂量、疗程，检测血常规变化，根据胆汁细菌培养及药敏实验，选择敏感性抗生素，同时可使用稀释庆大霉素或敏感抗生素冲洗鼻胆管，复查血常规直至恢复正常。

（三）鼻胆管堵塞

胆汁引流量减少，并可见大量絮状物或胆泥时，应考虑鼻胆管堵塞，可用生理盐水冲洗，促进肝内外胆管絮状物及胆泥的排出，起到预防鼻胆管堵塞的效果，如果冲洗困难，可经鼻胆管插入导丝，将管腔内碎石顶出胆管外。

（四）鼻胆管脱出

胆汁引流量突然减少、引流袋内积气或有食糜引出，应考虑引流管脱出，可于 X 线透视下进行确认，病情需要时可重新置入鼻胆管。

（五）鼻胆管折叠

乳头外十二指肠降段内的鼻胆管最低点容易发生折叠，表现为胆汁引流量减少或无胆汁流出，可经鼻胆管插入导丝，并于 X 线透视下调整鼻胆管位置。

内镜治疗中留置鼻胆管一方面能充分引流胆汁，降低胆道压力，恢复胆汁分泌，减少内毒素及细菌代谢产物入血，从而促进感染的控制、黄疸的消退，为后续治疗提供条件，另一方面能观察胆汁性状及流出情况，发现问题，及早处理，在拔除鼻胆管前可以再次行胆道造影，判断胆道梗阻是否解除、有无结石残留等。

（六）胆汁引流量的观察

成人每日胆汁分泌量约 $800 \sim 1\ 200$ mL，鼻胆管每日平均引流量约 500 mL，最高达 $1\ 100$ mL 以上，以引流量大于 400 mL 为满意，大于 300 mL 为有效引流。对于鼻胆管引流量消失或引流量小于 300 mL，使用少量的生理盐水行鼻胆管冲洗可以作为一种有效的鉴别方法，判断引流管有无结石堵塞、折叠或脱出。

（七）胆汁性状的观察

在内镜治疗过程中，导丝等附件能将肠道内细菌带入胆管内，乳头切开或球囊扩张后亦能诱发乳头括约肌水肿，导致胆系感染，尤其是合并急性胆管炎甚至急性梗阻性化脓性胆管炎，鼻胆管引出的胆汁较黏稠，含大量的絮状物和脱落的黏膜。结石患者在取石术后，引出的胆汁内多含有黄色的胆泥或碎石。乳头括约肌切开或使用胆道探条扩张后可发生出血，鼻胆管内可有血性胆汁引出。

（八）控制胆系感染

鼻胆管引流术成为胆系感染内镜治疗术后一种常规辅助治疗手段，一方面促进感染性胆汁的排出，另一方面术后采取鼻胆管冲洗，不仅能稀释胆汁，促进炎性介质及固体物质成分的排出，保持通畅引流，还可以使用稀释的庆大霉素溶液或根据胆汁细菌培养及药敏试验选择敏感性抗生素配置的冲洗液，进行胆道冲洗，控制胆系感染效果显著。

（九）预防术后胰腺感染

ERCP 术后胰腺炎发生的主要原因之一是由于 ERCP 术过程中的机械损伤和热电效应引发的热损伤，导致十二指肠乳头水肿等，致使胆汁及胰液引流不畅通。生长抑素等药物由于不能满意地减轻胆管及胰管内的压力，预防的意义不是十分明显。而由于鼻胆引流管较之胰液引流管更易于置入，置鼻胆管能在 Oddi 括约肌处起到支撑作用，减轻各种原因导致的 Oddi 括约肌水肿和痉挛，通畅胆胰管的引流，解除胆胰管汇合区的暂时性梗阻，并有利于造影剂的排出,减少造影剂、胆汁反流入胰管,从而达到预防 ERCP 术后胰腺炎的目的,同时能减少不必要的药物应用。

(十)控制出血

胆系感染、创伤、结石、肝胆系统癌肿等是胆道出血的主要原因,而且 50%的出血位于肝内,其病死率高达 20%。ERCP 术后胆道出血主要是 EST、EPBD 术后乳头部位的出血,虽然其发生率较低,却是 ERCP 手术的三大并发症之一。迟发性出血多发生在 ERCP 术后 48~72 h 内,患者可合并为血性胆汁、便血、呕血等临床表现,ERCP 术后留置鼻胆管引流成为观察和治疗迟发性出血的重要手段。经鼻胆管注入肾上腺素、凝血酶冻干粉溶液,收缩暴露的血管,促进血栓的形成,疗效显著,而且肾上腺素用于胆道冲洗时对血压和心率无明显影响,可安全地用于胆道出血。

(十一)术后胆道造影

拔除鼻胆管前二次行鼻胆管造影,一方面,通过观察造影剂的流出情况,判断胆道梗阻是否解除,另一方面可以判断有无结石残留。

总之,EST 术后常规放置鼻胆管,能大大降低术后并发症。

(杨成志)

第三十五节　十二指肠胆管支架引流术

内镜下胆管塑料支架引流术(ERBD)由德国Sochendra教授首先报道,目前胆道塑料支架被广泛应用于良恶性胆道梗阻、胆管结石、急性胆管炎等疾病的治疗中,Jain 等认为放置塑料支架对于难取性结石不但能解除梗阻,而且具有碎石、消石的功效。ERBD 作为 ERCP 的一项基本技术,胆汁排泄途径更符合正常生理解剖结构和生理过程,在很大程度上替代了经皮肝穿刺胆道引流(PTCD),避免了胆汁丢失引起的内环境紊乱,进一步提高患者的生活质量。

一、适应证

(1)恶性肿瘤所致的胆道梗阻的姑息治疗,患者生存时间一般不超过 3 个月。

(2)胆道金属支架梗阻后,可在金属支架内置入胆道塑料支架。

(3)胆管结石的姑息治疗:①有 EST 禁忌证或内镜取石可能失败者;②高龄、高风险、不宜手术患者;③胆源性胰腺炎或胆管炎急性发作,为术前做准备。

(4)黄疸患者术前的减黄治疗。

(5)良性胆管狭窄:①十二指肠乳头狭窄;②肝移植术后吻合口狭窄;③胆管损伤。

(6)胆漏。

二、禁忌证

(1)有心肺功能不全等其他内镜检查禁忌者。

(2)有上消化道狭窄或梗阻,内镜不能进入十二指肠降段者。

(3)肝门部胆管癌,肝内多级分支胆管受侵,引流范围有限者。

三、麻醉

1.咽喉部黏膜麻醉

术前 15 min 肌内注射解痉剂、镇静剂,如丁溴东莨菪碱 20 mg,地佐辛 5 mg,达克罗宁 10 mg 口服,咽喉部反应敏感者,使用 1%～2%丁卡因 10～20 mL 喷洒咽喉部黏膜。

2.静脉复合麻醉

咪唑安定 0.03 mg/kg,芬太尼 1.0 μg/kg,丙泊酚 1.5～2.5 mg/kg,顺序缓慢分次静脉注射至睫毛反射消失即可,检查中以微量泵持续泵入丙泊酚 0.1～0.15 mg/(kg·min),检查过程中如有恶心、呛咳、躁动时追加丙泊酚 20～30 mg,检查结束前 3 min 停药。

四、体位

通常患者取左侧卧位,双手自然放于身体两侧床面上,内镜进入十二指肠后再取俯卧位,操作熟练者可一开始就让患者取俯卧位。

五、术者站位

术者最好在 X 线检查台的右角旁,左臂弯曲抵胸,左手持镜,避免身体过度移动。

六、手术步骤与操作

(1)十二指肠镜检查:观察乳头形态、开口类型、乳头长度、是否合并乳头旁憩室、有无肿瘤及 NBI 下图像。

(2)ERCP:胆管造影,了解胆管树形态、扩张及狭窄部位,结石的部位、数目及大小,有无胆胰合流异常等,注意先回抽部分胆汁,降低胆管内压力,同时排空造影导管内空气,再注入等量造影剂,防止术后胆管炎的发生或加重。

(3)确定 ERBD 的必要性、胆道塑料支架的长度及内径、引流的位置:胆道塑料支架末端倒钩以下的支架端位于十二指肠内,头端倒钩以上的支架端必须位于结石或狭窄的上方。

(4)ERBD:斑马导丝越过结石或狭窄部位送至肝内胆管的指定位置,若胆管狭窄明显,必须使用探条逐级扩张,以便支架能顺利通过狭窄,然后固定导丝,再循导丝插入支架及推送管或使用连体支架,通过外拉导丝并使用抬钳器将支架送入胆总管指定位置,用推送器顶住支架,拉出导丝及完成支架置入。

(5)退镜。

(6)X 线透视下观察支架位置。

七、手术要点及难点

(一)支架选择

1.支架长度

最常用的支架是线性带侧翼的支架,侧翼距离支架两端各为 1 cm,因此置入支架的长度为狭窄或结石上部和乳头支架的距离再加上 2 cm,将切开刀顺着导丝置入到堵塞部位以上,在拉直乳头外,测量此段距离切开刀的长度再加上 2 cm 即是支架的长度。

2.直径

根据胆总管的直径及狭窄扩张后的直径,可选择 7.5、8.5 Fr 等多型号的支架。

(二)术中导丝的应用

1.选择狭窄胆管

导丝有直头导丝和弯头导丝,弯头导丝或超滑导丝能辅助选择有狭窄的胆管。

2.植入多枚支架

肝门部胆管狭窄伴有多处胆管狭窄时,可分别于每支狭窄的胆管内预留导丝,再在导丝的引导下植入支架。

(三)连体支架的应用

支架分为单体支架和连体支架,连体支架是指支架和推进管相连,支架植入到胆管后,如果发现支架过长或过短,可以将支架取出,因此操作性较单体支架强。

(四)肝门部狭窄的置管

肝门部胆管狭窄时,导丝较难通过严重的狭窄处,强行插入导丝易产生假性通道或穿孔,先行胆管造影,明确狭窄轴向,经导丝置入拉式括约肌切开刀,通过弯曲切开刀头端改变导丝方向。

(五)支架移位

支架向肝外胆管、肝内胆管移位,可使用异物钳将支架向外牵拉;如支架完全进入胆总管,可置入导丝并越过支架,使用取石球囊将支架拖出,也可使用取石网篮套取支架末端后将支架取出。如支架向近侧端移位而嵌入胆管或胰头内,可行乳头切开取出支架。

八、并发症的预防与治疗

(一)早期并发症

(1)支架堵塞:常为血凝块、肿瘤坏死组织、泥沙样结石所致,发生支架堵塞应及时更换支架或行内镜下鼻胆管引流术,术后进行鼻胆管冲洗。

(2)支架穿孔:是因为支架过长顶在十二指肠黏膜处导致的慢性穿孔,这种穿孔概率极低。根据不同类型的穿孔采取不同的治疗方案,对明确的穿孔,无症状者可试行内镜下钳夹封闭,同时行充分的胆道引流,并行胃肠减压。伴有腹膜炎者应立即采取外科手术。

(3)胰腺炎、胆管炎:较常见,治疗措施同 ERCP。

(二)远期并发症

1.支架堵塞

塑料支架 3 个月的堵塞率为 30%,6 个月的堵塞率为 70%,多为肿瘤压迫、泥沙样结石、反流食物等,为了降低支架堵塞的概率,可放置两枚以上的支架。

2.支架移位或滑脱

支架移位或滑脱多因十二指肠蠕动过强所致,术后避免暴饮暴食,移位的支架可用圈套器或异物钳取出,根据情况重新放置支架。也有过长的 ERBD 滑脱入肠道排出困难,最常见的滞留部位是回肠末端,即回盲瓣处,有在此处滞留后导致肠梗阻、慢性肠穿孔的病例报道。

3.胆道或十二指肠黏膜损伤

支架外露部分不要太长。

(杨成志)

第六章 泌尿外科疾病

第一节 肾结石

肾结石(renal calculi)是晶体物质(如钙、草酸、尿酸、胱氨酸等)在肾脏的异常聚积所致,为泌尿系统的常见病、多发病,男性发病多于女性,多发生于青壮年,左右侧的发病率无明显差异,90%含有钙,其中草酸钙结石最常见。40%~75%的肾结石患者有不同程度的腰痛。结石较大,移动度很小,表现为腰部酸胀不适,或在身体活动增加时有隐痛或钝痛。较小结石引发的绞痛,常骤然发生腰腹部刀割样剧烈疼痛,呈阵发性。泌尿系统任何部位均可发生结石但常始发于肾,肾结石形成时多位于肾盂或肾盏,可排入输尿管和膀胱,输尿管结石几乎全部来自肾脏。

一、发病机制和分类

(一)病因

尿路结石是泌尿系统的常见疾病之一,我国尿路结石的患病率为1%~5%。肾结石约占尿路结石的40%。尿路结石总体发病趋势是南方高于北方,东南沿海各省的发病率可高达5%~10%。多发于中年男性,男女比为(2~3):1。男性的高发年龄为30~50岁,女性高发年龄为35~55岁。

肾结石的形成原因非常复杂。包括4个层面的因素:外界环境、个体因素、泌尿系统因素以及尿液的成石因素。外界环境包括自然环境和社会环境,流行病学中提到的气候和地理位置属于自然环境因素,而社会经济水平、饮食文化、职业属于社会因素范畴。个体因素包括种族、遗传疾病、代谢性疾病、肥胖、饮食习惯和服用药物等。泌尿系统因素包括损伤、泌尿系统梗阻、感染、异物等。上述因素最终都导致尿液中钙、草酸、磷酸、尿酸、胱氨酸、尿铵、碳酸盐等成分过饱和、抑制因素的降低、滞留因素和促进因素的增加等机制,造成晶体析出、聚集生长,最终导致肾结石的形成。

(二)分类

肾结石由基质和晶体组成,晶体占97%,基质只占3%。由于结石的主要成分为晶体,通常按照结石的晶体成分将肾结石主要分为含钙结石、感染性结石、尿酸结石和胱氨酸结石4大类。不同成分的结石的物理性质、影像学表现不同。结石可以由单一成分组成,也可以包含几种成分。

二、临床表现

(一)症状

肾结石的临床表现具有多样性。腰痛和血尿是常见的典型症状。有些患者可以没有任何症状。部分患者可以排出结石。此外,有些患者以发热、无尿、肾积水、肾功能不全等表现而就诊。

(二)体征

对于肾结石患者应进行全面体格检查。结石造成梗阻时,典型体征是肾区叩击痛。肾绞痛发作时,临床表现为"症状重、体征轻"。

除了发现肾区明显叩击痛,常无腹部和脊肋角压痛,也没有明显的腹肌紧张。肾结石慢性梗阻引起肾积水时,可于腹部触及包块。肾功能不全时,可出现贫血貌和水肿。痛风患者可于足部发现痛风结节。

三、诊断

(一)诊断思路

通过诊断需要明确是否存在肾结石、是否合并肾积水、是否合并尿路感染、是否合并尿路畸形以及既往治疗等情况。这些因素都在肾结石的治疗和预防方法选择中起重要作用。

1.明确肾结石诊断

(1)明确是否存在肾结石:肾结石的诊断一般不难,通过病史、体检、必要的影像学检查和实验室检查,多数病例可以确诊。应当明确,诊断肾结石常用的 B 超、泌尿系统 X 线片等影像学方法都存在一定缺陷,各种临床资料要相互印证。

(2)与其他疾病相鉴别:肾结石应与肾结核、肾肿瘤、动脉瘤等伴有钙化的疾病鉴别。在临床工作中,可以见到只凭单纯 B 超或 KUB X 线片就简单诊断肾结石进行体外碎石治疗,而造成肾肿瘤破裂、肾结核播散等情况。

(3)明确肾结石的具体情况:不要满足于肾结石的诊断,还要明确肾结石的位置、数目、大小、空间结构。这些情况在决定手术方法和具体取石环节中有重要意义。

2.明确肾功能、肾积水情况

肾结石的危害除了引起疼痛,更重要的是损害肾功能。治疗结石的根本目的是保护肾功能。肾功能和肾积水的状态对治疗策略的选择非常重要。例如,总肾功能异常、肾积水严重,需要先引流尿液,待肾功能恢复再行取石治疗;总肾功能正常,患肾无功能,可行肾切除术;<2 cm肾结石一般首选体外碎石,但如果伴严重肾积水,可以首选经皮肾镜取石。

3.是否存在感染

肾结石可并发革兰阴性菌感染。未控制的感染不宜进行碎石、取石治疗,否则容易造成败血症、感染中毒性休克等严重并发症。如感染不易控制,可行肾穿刺引流。严重感染不能控制者,可行脓肾切除术。

4.是否存在尿路解剖异常

尿路解剖异常是肾结石的诱因,如蹄铁形肾、肾旋转不良、异位肾、重复肾、多囊肾、髓质海绵肾、肾盂输尿管连接部狭窄、肾盏憩室、肾盏颈狭窄、巨输尿管、输尿管狭窄、尿道狭窄、移植肾、尿流改道等。诊断肾结石同时,要明确是否存在上述解剖异常。解剖异常可以影响治疗方法的选择,而且有些解剖异常需要与取石同时处理。例如,肾结石伴输尿管狭窄者,不宜行体外碎石;肾盂输尿管连接部狭窄合并肾结石者可手术行肾盂输尿管连接部成形加取石术。

5.结石成分、病因和代谢异常

不同的结石具有不同的理化性质,影响治疗方法的选择。例如,较小的肾尿酸结石可以首选溶石治疗;感染性结石治疗后要注意发热、引流与感染的情况等。结石的成分、成因和代谢异常在预防结石复发中有重要指导意义。例如,甲状旁腺功能亢进合并肾结石,除了治疗肾结石,还要手术切除甲状旁腺腺瘤;胱氨酸结石患者需要碱化尿液、增加尿量等方法预防。

6.其他情况

患者身体情况,如年龄、体质、脊柱侧弯、肥胖、凝血功能以及既往治疗等情况都可能影响肾结石的治疗。

(二)病史与体格检查

对于所有怀疑尿路结石诊断者,都应当全面采集病史,包括家族史、个人史和既往结石症状的发作和治疗等。25%的肾结石患者存在结石家族史。了解患者的居住和工作环境、饮食习惯、水摄入量以及是否存在痛风、甲状旁腺功能亢进、远端肾小管性酸中毒、长期卧床、结节病、维生素 D 中毒、皮质醇增多或肾上腺功能不全、甲状腺功能亢进或低下、急性肾小管坏死恢复期、多发性骨髓瘤等各种代谢性疾病。既往结石发作情况、排石情况、治疗方法及结局、结石成分分析结果等。

(三)影像学检查

诊断肾结石主要依靠 B 超、泌尿系统平片(plain film of kidneys ureters and bladder,KUB)及静脉尿路造影(introvenous urography,IVU)和腹部 CT 等影像学检查。磁共振、逆行造影、顺行造影和放射性同位素检查在肾结石及其相关诊断中也有一定的作用。

通过上述影像学检查,不但要明确是否存在肾结石,还要明确结石的数目、位置、大小、形态、可能的成分。同时需要对整个尿路做出评价,了解分肾功能、肾积水情况,是否合并尿路畸形,是否合并尿路肿瘤等情况。除了肾结石的诊断,还应当明确尿路其他部位是否存在结石。

(四)实验室检查

通过尿液、血液和结石分析等实验室检查,可以明确与肾结石发生有关的代谢性因素,对于结石的预防起重要的指导作用。另外,通过实验室检查了解患者的肾功能,是否合并感染、凝血功能异常等,影响结石治疗的因素。

四、治疗

(一)治疗原则

(1)肾结石治疗的总体原则是解除痛苦、解除梗阻、保护肾功能、有效去除结石、治疗病因、预防复发。

(2)保护肾功能是结石治疗的中心。

(3)具体的治疗方法需要个体化,根据患者的具体情况选择适宜的治疗方法。

肾结石的治疗主要包括以下内容:严重梗阻的紧急处理,肾绞痛的处理,合理有效去除结石,病因治疗等方面。

(二)排石治疗

去除肾结石的方法包括排石、溶石、体外冲击波碎石(extracorporeal shock-wave litho-tripsy,ESWL)、输尿管镜碎石、经皮肾镜取石(percutaneous nehprolithotripsy,PCNL)、腹腔镜或开放手术取石等方法。

20 年来,由于各种微创方法的不断发展和推广,体外冲击波碎石(ESWL)、输尿管镜碎石、经皮肾镜取石(PCNL)等技术的应用越来越普及,大多数肾结石可以通过上述微创方法得到有效治疗。传统的开放手术在肾结石的治疗中应用已逐步减少,但对那些需要同时解决解剖异常的结石患者,仍为一种有效治疗。具体采用何种方法治疗肾结石,主要取决于结石的大小、位置、数目、形态、成分。对于某位患者来说,应选择损伤相对更小、并发症发生率更低的治疗方式。此外,还要考虑肾功能,是否合并肾积水,是否合并尿路畸形,是否合并尿路感染,可能的病因,患者的身体状况以及既往治疗等情况。

＜6 mm 的肾结石可以采用排石治疗。尿酸结石和胱氨酸结石可以采用或配合溶石治疗。＞7 mm 结石采用积极方法去除结石,包括体外冲击波碎石 ESWL、输尿管镜碎石、经皮肾镜取石(PCNL)、手术取石等。

1. 排石

治疗的适应证为肾结石直径＜6 mm,未导致尿路梗阻或感染,疼痛症状可以得到有效控制。＜4 mm 的结石自然排石率为 80%,再辅以排石药物,可进一步提高排石率。＞7 mm 的结石自然排石率很低。

排石治疗的措施有:①每日饮水 3 000 mL 以上,保持 24 h 尿量 2 000 mL,且饮水量应 24 h 内均匀分配;②服用非甾体类药物或 α 受体阻滞药,或钙离子拮抗药;③服用利湿通淋的中药,主要药物为车前子,常用成药有排石颗粒、尿石通等,常用的方剂如八正散、三金排石汤和四逆散等;④辅助针灸疗法,常用穴位有肾俞、中脘、京门、三阴交和足三里等。

较小肾盏结石可长期滞留,无临床表现。应严密观察,定期复查。如果结石增大或引起严重症状或造成肾积水或肾盏扩张、继发感染时,应行其他外科治疗。

2. 溶石

溶石治疗是通过化学的方法溶解结石或结石碎片,以达到完全清除结石的目的,是一种有效的辅助治疗方式,常作为体外冲击波碎石、经皮肾镜取石、输尿管镜碎石及开放手术取石后的辅助治疗。主要用于尿酸结石和胱氨酸结石的治疗。溶石手段包括口服药物、增加尿量、经肾造瘘管注入药物等。其他结石也可尝试溶石治疗。

3. 体外冲击波碎石(ESWL)

20 世纪 80 年代初体外冲击波碎石的出现,为肾结石的治疗带来了革命性变化。其原理是将液电、压电、超声或电磁波等能量,会聚到一个焦点上,打击结石,实现不开刀治疗肾结石。

(1)ESWL 的适应证:＞7 mm 的肾结石。对于 7～20 mm 大小的各种成分的肾结石,并且不合并肾积水和感染者,ESWL 是一线治疗。对于＞20 mm 的肾结石,ESWL 虽然也能够成功碎石,但存在治疗次数多、时间长、排石问题多等缺点,采用 PCNL 能够更快、更有效地碎石。ESWL 可与 PCNL 联合应用于较大肾结石。

(2)ESWL 的禁忌证包括:孕妇、未纠正的出血性疾病、未控制的尿路感染、结石远端存在尿路梗阻、高危患者(如心力衰竭和严重心律失常)、严重肥胖或骨骼畸形、腹主动脉瘤或肾动脉瘤、泌尿系活动性结核等。

(3)治疗过程和复查:现代碎石机都采用干式碎石方式,患者平卧在碎石机上碎石。对于痛觉敏感或精神紧张者,可给予静脉镇痛药物。儿童患者,可给予全身麻醉。碎石后患者可出现血尿,可给予排石药物进行辅助。应收集尿液中的结石,进行结石成分分析。患者停止排石 2～3 d 复查 KUB,以观察碎石效果,严密观察是否形成输尿管石街。残余结石较大者,可再次行 ESWL。残余结石较小者,应进行跟踪随访。

(4)ESWL 治疗次数和治疗时间间隔:ESWL 治疗肾结石一般不超过 3～5 次(具体情况依据所使用的碎石机而定),如结石较大或硬度较大,应该选择经皮肾镜取石术。ESWL 治疗肾结石的间隔时间目前无确定的标准,公认不能短于 1 周。通过研究肾损伤后修复的时间,现认为两次 ESWL 治疗肾结石的间隔以 10～14 d 为宜。

4.经皮肾镜取石术(percutaneous nephrolithotomy,PCNL)

经皮肾镜取石术于 20 世纪 80 年代中期开始在欧美一些国家开展。它是通过建立经皮肾操作通道,击碎并取出肾结石。

(1)PCNL 适应证:各种肾结石都可经 PCNL 治疗,对于长径或直径>2 cm 的肾结石和>1.5 cm 的肾下盏结石是一线治疗(无论是否伴有肾积水)。还包括 ESWL 难以击碎的<2 cm 的肾结石,肾结石合并肾积水者,胱氨酸结石,有症状的肾盏或憩室内结石,蹄铁形肾结石,移植肾合并结石,各种鹿角形肾结石等。

(2)禁忌证:①凝血异常者,未纠正的全身出血性疾病;服用阿司匹林、华法林等抗凝药物者,需停药 2 周,复查凝血功能正常才可以进行手术。②未控制的感染,合并肾积脓者,先行肾穿刺造瘘,待感染控制后,行Ⅱ期 PCNL。③身体状态差,严重心脏疾病和肺功能不全,无法承受手术者。④未控制的糖尿病和高血压者。⑤脊柱严重后凸或侧弯畸形,极肥胖或不能耐受俯卧位者为相对禁忌证,可以采用仰卧、侧卧或仰卧斜位等体位进行手术。

(3)Ⅰ期 PCNL 手术步骤。麻醉:连续硬膜外麻醉,或蛛网膜下隙麻醉联合连续硬膜外麻醉,或全麻。

留置输尿管导管:膀胱镜下留置 F5～F7 输尿管导管,作用是:①向肾盂内注水造成人工"肾积水",利于经皮肾穿刺,对于不积水的肾结石病例更有作用;注入造影剂使肾盂肾盏显影,指导 X 线引导穿刺针。②指导肾盂输尿管的位置。③碎石过程中防止结石碎块进入输尿管。④碎石过程中,通过输尿管导管加压注水,利于碎石排出。

体位:多采用俯卧位,但俯卧位不便于施行全麻。也可采用侧卧位、斜侧卧位。

定位:建立经皮肾通道需要 B 超或 X 线定位。X 线的优点是直观;缺点是有放射性,而且不能观察穿刺是否损伤周围脏器。B 超的优点是无辐射,可以实时监测穿刺避免周围脏器损伤,熟练掌握后穿刺成功快,术中还能明确残余结石位置,指导寻找结石,提高结石取净机会;缺点是不够直观,需要经过特殊培训才能掌握。

穿刺:穿刺点可选择在第 12 肋下至第 10 肋间腋后线到肩胛线之间的区域,穿刺经后组肾盏入路,方向指向肾盂。对于输尿管上段结石、肾多发性结石以及合并输尿管肾盂的接合处(UPJ)狭窄需同时处理者,可首选经肾后组中盏入路,通常选第 11 肋间腋后线和肩胛下线之间的区域做穿刺点。穿刺上、下组肾盏时,须注意可能会发生胸膜和肠管的损伤。穿刺成功后,有尿液溢出。将导丝经穿刺针送入肾盂。该导丝在 PCNL 中具有重要作用,在随后的操作中,必须保持导丝不脱出。撤穿刺针,记住穿刺针的方向和穿刺深度。

扩张:用扩张器沿导丝逐级扩张至所需要的管径。扩张器进入的方向要与穿刺针进入的方向一致。扩张器进入的深度不能超过穿刺针进入的深度。否则,进入过深容易造成肾盂壁的损伤或穿透对侧肾盂壁,造成出血,而且无法用肾造瘘管压迫止血。扩张器可使用筋膜扩张器、Amplatz 扩张器、高压球囊扩张器或金属扩张器扩张,具体使用哪种扩张器以及扩张通道的大小,必须根据医师的经验以及当时具备的器械条件决定。扩张成功后,将操作鞘置入肾盏。

腔内碎石与取石:较小结石可直接取出,较大结石可利用钬激光、气压弹道、超声、液电器械等击碎。碎石过程中需保持操作通道通畅,避免肾盂内压力升高,造成水中毒或菌血症。碎石可用冲洗和钳取方式取出。带吸引功能的超声气压弹道碎石器可在碎石同时吸出结石碎片，使肾内压降低，尤其适用于体积较大的感染性结石患者。根据情况决定是否放置双J管。手术结束时留置肾造瘘管可以压迫穿刺通道、引流肾集合系统、减少术后出血和尿外渗，有利于再次处理残石，而且不会增加患者疼痛的程度和延长住院的时间。

5.输尿管肾镜碎石

虽然长径或直径<2 cm 的肾结石首选 ESWL 治疗，但随着输尿管镜技术的发展，近年来利用逆行输尿管肾镜(retrograde intrarenal surgery，RIRS)成功治疗肾结石，与 ESWL 相比，RIRS 虽然是有创治疗，但其碎石效果精确、彻底。RIRS 主要利用软输尿管镜。软输尿管镜型号 F 7.5 左右，容易达到肾盂。为了观察到全部肾盏，需要 X 线透视辅助。

(1)长径或直径适应证：<2 cm 的肾结石。尤其适用于 ESWL 定位困难的、X 线阴性肾结石，ESWL 治疗效果不好的嵌顿性肾下盏结石和坚韧结石，极度肥胖、严重脊柱畸形建立 PC-NL 通道困难者，不能停用抗凝药物者以及肾盏憩室内结石。

(2)禁忌证：不能控制的全身出血性疾病；未控制的泌尿道感染；严重的心肺功能不全，无法耐受手术；严重尿道狭窄及输尿管狭窄；严重髋关节畸形，截石位困难。

(3)术前准备：与 PCNL 相似，主要内容包括通过 KUB/IVP 和 CT 精确定位结石，术前控制尿路感染，预防性应用抗生素等。

(4)操作方法：采用逆行途径，向输尿管插入导丝，经输尿管硬镜或者软镜镜鞘扩张后，软输尿管镜沿导丝进入肾盂并找到结石。使用 200 μm 软激光传导光纤，利用钬激光将结石粉碎成易排出的细小碎粒。部分较大碎石可利用镍制套石网篮取出。使用输尿管软镜配合 200 μm 可弯曲的(钬激光)纤维传导光纤，可以到达绝大多数的肾盏。盏颈狭窄者，可以利用钬激光光纤切开狭窄的盏颈，再行碎石。

钬激光配合 200 μm 的纤维传导光纤，是目前逆行输尿管软镜治疗肾结石的最佳选择。综合文献报道，结石清除率为 71%～94%。逆行输尿管软镜治疗肾结石可以作为 ESWL 和 PCNL 的有益补充。

(5)逆行输尿管软镜治疗肾结石的影响因素：结石的大小与碎石后清除率成负相关。对于大的肾结石，手术的时间和风险会相应增加。直径>2 cm 的肾结石，碎石时间常常需要 1 h 以上，术者和患者应有充分的思想准备并密切配合。当肾盂肾下盏夹角过小，例如<90°时，将会影响输尿管镜末端的自由转向，从而影响激光光纤抵达部分结石，影响碎石效果。软输尿管肾镜的技术要求非常高，需要术者具备相当的腔镜操作经验。

6.开放手术或腹腔镜手术取石

近年来，随着体外冲击波碎石和腔内泌尿外科技术的发展，特别是经皮肾镜和输尿管镜碎石取石术的广泛应用，开放性手术在肾结石治疗中的运用已经显著减少。在某些医院，肾结石病例中开放手术仅占 1%～5.4%。但是，开放性手术取石在某些情况下仍具有极其重要的临床应用价值。

(1)适应证：ESWL、PCNL、URS 手术或治疗失败或上述治疗方式出现并发症需开放手术处理。骨骼系统异常不能摆 ESWL、PCNL、URS 体位者。肾结石合并解剖异常者，如肾盂输尿管连接部狭窄、漏斗部狭窄、肾盏憩室等。这些解剖异常需要在取石同时进行处理。异位肾、蹄铁形肾等不易行 ESWL、PCNL、URS 等手术者。同时需要开放手术治疗其他疾病。无功能肾需行肾切除。小儿巨大肾结石，开放手术简单，只需一次麻醉。

(2)手术方法:包括肾盂切开取石术;肾盂肾实质联合切开取石术;无萎缩性肾实质切开取石术;无功能肾肾脏部分切除术和全切除术;肾盂输尿管连接部成形术等。这些手术方式现在基本可以通过腹腔镜手术来完成。一般来说,腹腔镜手术比开放手术出血少、并发症少、住院时间短、恢复快,但手术时间较长。腹腔镜手术需要经过专门培训,还需要完善的设备支持。

(王永强)

第二节　输尿管结石

输尿管结石 90％以上是在肾内形成而降入输尿管,输尿管有 3 个狭窄部:肾盂输尿管连接部、输尿管跨越髂血管分叉处和输尿管的膀胱壁段,管腔直径分别为 2 mm、3 mm 和 1～2 mm,输尿管与男性输精管或女性阔韧带交叉处和输尿管进入膀胱壁的外缘,管腔也相对狭窄。肾结石降入输尿管后,易于停留在上述 5 个部位。

输尿管由上到下,管壁越来越厚。输尿管梗阻性病变,常见的如输尿管狭窄、输尿管口囊肿、输尿管瓣膜和输尿管憩室等也容易合并结石,是输尿管原发结石的原因。输尿管结石如果不能排出,无论大小,都可能引起肾积水,造成肾功能损害,因此,如果结石不能顺利排出,就需要外科干预。

一、临床表现

(一)疼痛

输尿管结石出现肾绞痛者占 56％,肾绞痛的原因是由于结石造成输尿管梗阻,使输尿管及肾盂压力增高以及结石刺激输尿管造成输尿管痉挛引起。疼痛的位置多位于脊肋角、腰部和腹部,表现为痉挛样疼痛,剧烈难忍,呈阵发性,发作时患者辗转不安、面色苍白、全身冷汗;输尿管与胃肠有共同的神经支配,因此,输尿管结石引起的绞痛常引起剧烈的胃肠症状,伴有恶心、呕吐和腹胀。疼痛部位和放射的范围与结石的位置有关,输尿管中、上段结石,绞痛位于腰部和上腹部,向下腹、会阴部及股内侧放射;下段结石疼痛位于下腹部,向会阴部及股内侧放射,男性可以放射至阴囊和阴茎头,女性可以放射至同侧大阴唇,可以同时有同侧腰部及上腹部疼痛、不适感。

(二)血尿

约 90％患者会出现血尿,多数为镜下血尿,其中 10％患者有肉眼血尿。一般认为产生血尿的原因是结石进入输尿管,对输尿管黏膜造成损伤或合并感染所引起。肾绞痛伴血尿是上尿路结石的典型表现。

(三)排石

结石患者可能有从尿中排出砂石的病史,特别是在疼痛和血尿发作时,排出结石时,患者有排出异物感或刺痛感,排出的结石要注意收集,进行结石分析。

(四)感染和发热

输尿管结石可以合并有上尿路的急性或慢性感染,常有腰痛、发热、寒战和脓尿,尿常规检查尿中白细胞增多。输尿管结石引起梗阻导致继发感染引起发热,其热型以弛张热、间歇热或不规则发热为主。严重时还可引起中毒性休克症状,出现心动过速、低血压、意识障碍等症状。抗生素治疗有时可以控制症状,但多数情况下,在解除梗阻以前,患者的发热不能得到有效的改善。

(五)无尿

无尿比较少见,原因可能有以下几种情况:双侧上尿路完全梗阻;孤立肾上尿路完全梗阻;一侧肾无功能,另一侧上尿路完全梗阻;一侧上尿路完全梗阻,另一侧正常肾反射性尿闭。出现无尿一般在1周以内积极处理,肾功能可以恢复。

(六)肾功能不全

长时间无尿患者或上尿路结石造成双侧肾功能损害,可能发展为尿毒症,出现肾功能不全的表现。合并感染对肾功能的损害更加严重。

二、诊断与鉴别诊断

(一)诊断

输尿管结石的诊断应该包括:①结石的诊断包括结石部位、体积、数目、形状和成分;②结石并发症的诊断包括感染、梗阻的程度、肾积水的程度和肾功能的损害;③结石病因的评价。通过病史、症状、体检、实验室检查和影像学检查,可以完成上述诊断。

(二)鉴别诊断

该病需与急性阑尾炎、胃十二指肠溃疡穿孔、胆囊炎、胆石症、卵巢囊肿扭转及宫外孕、睾丸炎和睾丸扭转、腹腔淋巴结钙化、盆腔淋巴结钙化、输尿管肿瘤等相鉴别。

三、治疗

输尿管结石的治疗目的是减轻患者的痛苦,保护肾功能,并且尽量去除结石。

(一)治疗选择

目前治疗输尿管结石的方法有ESWL、输尿管肾镜取石术、腹腔镜及开放手术、溶石治疗和药物治疗。绝大部分输尿管结石通过药物治疗、ESWL和输尿管镜取石术治疗可取得满意的疗效。上述治疗失败的患者往往需要开放手术取石,腹腔镜手术是微创手术,可以作为开放手术的替代方法。腹腔镜手术和开放手术也可用于ESWL和输尿管镜治疗有禁忌时,例如,结石位于狭窄段输尿管的近端。

关于ESWL和输尿管镜碎石两者谁更微创的争论一直存在,尽管相对于输尿管镜而言,ESWL再次治疗的可能性较大,但由于创伤小、无需麻醉,即使加上各种辅助治疗措施,ESWL仍然属于创伤最小的治疗方法。另一方面,输尿管镜在麻醉下一次治疗的结石清除率非常高。判定这两种方法孰优孰劣是很困难的,针对每一位患者具体选择何种诊疗方法最合适,取决于医生的经验、所拥有的设备及治疗环境。

纯尿酸结石能够通过口服溶石药物溶石,含有尿酸铵或尿酸钠的结石则很难溶解。对于X线下显示低密度影的结石,可以利用输尿管导管或双J管协助定位试行ESWL。尿酸结石行逆行输尿管插管进行诊断及引流治疗时,如导管成功到达结石上方,可以在严密观察下行碱性药物局部灌注溶石,比口服溶石药物溶石速度更快。

(二)体外冲击波碎石(ESWL)

ESWL是输尿管结石治疗的首选方法,理论上所有的输尿管结石都可以采用ESWL,但是输尿管结石过大、梗阻比较严重和梗阻时间长的患者,结石击碎后无法分散、排出困难,可能加重肾功能的损害。由于输尿管结石在尿路管腔内往往处于相对嵌顿的状态,其周围缺少一个有利于结石粉碎的液体环境,与同等大小的肾结石相比,粉碎的难度较大。因此,ESWL治疗输尿管结石通常需要较高的冲击波能量和更多的冲击次数。对于复杂的结石(结石过大或包裹很紧),需联合应用ESWL和其他微创治疗方式(如输尿管支架或输尿管镜碎石术)。

ESWL疗效与结石的大小、结石被组织包裹程度及结石成分有关,大而致密的结石再次治疗率比较高。大多数输尿管结石行原位碎石治疗即可获得满意疗效,并发症和不良反应的发生率较低。对直径<1 cm上段输尿管结石首选ESWL,>1 cm的结石可选择ESWL、输尿管镜(URS)取石术和(或)经皮肾镜取石术(PNL);对中下段输尿管结石可选用ESWL和URS。有些输尿管结石需放置输尿管支架管,通过结石或者留置于结石的下方而行原位碎石,对治疗有一定的帮助;也可以将输尿管结石逆行推入肾盂后再行碎石治疗。比较大的结石,需要分次进行治疗,间隔时间10~14 d。治疗后患者要多饮水、口服抗生素和排石药物,注意体位排石,定期复查腹部X线片,直至结石排净。

1.ESWL的相对禁忌证

(1)患者患有急性炎症,尤其是泌尿系统炎症。

(2)育龄女性的中下段输尿管结石。

(3)结石以下尿路狭窄,不易排石,需要开放手术同时处理。

(4)出血性疾患活动期,妇女月经期。

(5)身体太高、太胖、太小或太瘦,有些机器无法聚焦定位或严重心律不齐,需要选择合适的碎石机进行治疗。

2.治疗后比较常见的合并症

(1)血尿很常见,一般无须处理。

(2)碎石排出过程中,可能引起肾绞痛,对症处理即可。如果击碎的结石堆积在输尿管内,称石街,有时会继发感染,如果石街梗阻时间长或继发感染比较严重,需要做肾穿刺造瘘,引流尿液,缓解症状,保护肾功能,待结石排净再将造瘘管拔除。

(3)早期的碎石机损伤比较多,碎石后可以出现皮肤瘀斑(皮肤损伤)、血尿(肾损伤)、大便潜血(肠损伤)、咳血(肺损伤)等,严重者将肾脏击碎,危及生命,需予以注意。正确定位、低能量、低频率、限制冲击次数能够减少损伤。

(三)输尿管镜取石或碎石术

新型输尿管镜及附属设备的临床应用,使输尿管结石的治疗发生了根本性的变化。新型小口径半硬性和软性输尿管镜的应用,与新型碎石设备如超声碎石、气压弹道碎石和激光碎石的广泛结合,输尿管镜直视下套石篮取石和防止输尿管结石被冲回肾盂的器械的应用,提高了输尿管结石治疗的成功率。输尿管镜下取石或碎石方法的选择,应根据结石的部位、大小、成分(密度)、合并感染情况、可供使用的仪器设备、泌尿外科医生的技术水平和临床经验以及患者本身的条件和意愿等综合考虑。

1.适应证

(1)输尿管下段结石。

(2)输尿管中段结石。

(3)ESWL失败后的输尿管上段结石。

(4)ESWL 后的"石街"。

(5)结石并发可疑的尿路上皮肿瘤。

(6)X 线阴性的输尿管结石。

(7)停留时间长的嵌顿性结石而 ESWL 困难。

2.禁忌证

(1)不能控制的全身出血性疾病。

(2)严重的心肺功能不全,无法耐受手术。

(3)未控制的泌尿系统感染。

(4)严重的尿道狭窄,腔内手术无法解决。

(5)严重髋关节畸形,截石位困难。

3.手术注意事项

目前使用的输尿管镜有半硬性和软性两类。半硬性输尿管镜适用于输尿管中、下段结石的碎石取石,而输尿管软镜则多适用于输尿管中、上段结石特别是上段结石的碎石及取石。对于输尿管中、上段结石或较大的结石碎片,为防止或减少结石滑落回肾盂,可采取以下方法:①应尽量减小灌洗液体的压力;②调整体位,如头高足低位;③减少碎石的能量和频率;④采用套石篮固定结石后,再行碎石;⑤碎石从结石一侧边缘开始,尽量将结石击碎成碎末,结石输尿管粘连的一面留至最后碎石;⑥使用阻石网篮、Stone cone 等阻石器械。经输尿管镜看到结石后,利用碎石设备(激光、气压弹道和超声等)将结石粉碎成 3 mm 以下的碎片。而对于那些小结石以及直径<5 mm 的碎片也可用套石篮或取石钳取出。输尿管镜下碎石术后是否放置双 J 管,目前尚存在争议。遇有下列情况,建议放置双 J 管:①较大的嵌顿性结石(直径>1 cm);②输尿管黏膜明显水肿或有出血;③输尿管损伤或穿孔;④伴有息肉形成;⑤伴有输尿管狭窄,有(无)同时行输尿管狭窄内切开术;⑥较大结石碎石后碎块负荷明显,需待术后排石;⑦碎石不完全或碎石失败,术后需行 ESWL 治疗;⑧伴有明显的上尿路感染。一般放置双 J 管1~2 周,如同时行输尿管狭窄内切开术,则需放置4~6 周。

(四)经皮肾镜取石术(PNL)

由于科学技术的发展,可以制造越来越细的输尿管肾镜,视野依然清晰;经皮穿刺建立通道的扩张设备也越来越完善;碎石的设备,例如钬激光、超声气压弹道碎石机等设备,碎石效果非常好,使 PNL 技术越来越容易掌握。

对于输尿管结石,PNL 可以用于输尿管上段第 4 腰椎以上、梗阻较重或长径>1.5 cm 的大结石;或因息肉包裹及输尿管迂曲、ESWL 无效或输尿管置镜失败的输尿管结石;行各种尿流改道手术的输尿管上段结石患者,也可以选择 PNL。

1.禁忌证

(1)全身性出血性疾病未控制,重要脏器严重疾病不适合手术和传染性疾病活动期的患者。

(2)身体严重畸形,不能保持 PNL 体位。

(3)过度肥胖,皮肤到肾脏的距离超过穿刺扩张器的长度。

(4)肾内或肾周围急性感染未能有效控制或合并有肾结核。

(5)脾脏或肝脏过度肿大,结肠位于肾脏后外侧,穿刺建立通道过程中有可能引起损伤的患者。

(6)糖尿病或高血压未纠正。

(7)服用阿司匹林、华法林等抗凝药物者,需停药 1 周,复查凝血功能正常才可以进行手术。

2.手术注意事项

术前明确诊断,充分地了解结石和肾盂、肾盏的形态和关系,同时了解肝、脾、胸膜和结肠与肾的关系,对于确定手术中经皮穿刺的位置有很大的帮助。术前交叉配血并备血 2 个单位。如果决定俯卧位手术,术前嘱咐患者进行俯卧位练习,腹部垫枕头,最好能够坚持 2 h 左右,以减轻患者手术时由于俯卧位带来的不适感。手术也可以选择侧卧位或向健侧斜 30°卧位,根据操作者的操作习惯决定。

手术中为结石定位,进行经皮穿刺建立皮肾通道,可以选择移动式 C 形臂 X 线机或 B 超,两者齐备效果更好。扩张器选择筋膜扩张器(fascial dilator)比较实用,有一定的弹性,由不透 X 线的聚乙烯制成,长 20 cm,规格为 F8~F30,扩张时以 2F 递增,F12 以上配有可撕开的塑料鞘(Peel-away sheath)。另外,也可以选用金属扩张器和气囊扩张器,气囊扩张器应用比较方便,出血少,但价格比较贵。输尿管肾镜以 F8/9.8 输尿管肾镜比较常用。也可以用 F15~F20 肾镜,视野大,清晰,但是镜体较粗的肾镜需要 F20 以上的皮肾通道,优点是可以使用比较粗的超声碎石探杆,取石比较快。由于输尿管结石通常不大,不同碎石器的碎石取石速度无明显差别。

选择腋后线到肩胛线之间肋缘下或 11 肋间隙为穿刺点,穿刺肾中盏或上盏,比较方便输尿管结石的取出,穿刺针如果能够垂直于人体的纵轴经肾中盏进针,则置入肾镜后,肾镜的活动范围最大,肾镜活动引起的出血最少。穿刺针进入肾集合系统内后,放入导丝最好能够插入输尿管腔内,至少插入肾盂或肾盏内 5~10 cm。沿导丝用扩张器进行扩张,注意保持导丝拉直有一定的张力,不能随扩张器一起动,但是也一定要注意导丝不要脱出。可以选用筋膜扩张器、金属同轴扩张器和气囊扩张器。输尿管结石常用微造瘘 PNL,扩张至 F14~F18 即可,如果使用肾镜,需要扩张至 F22~F24。手术过程中由助手专门扶住操作鞘和导丝,以免术中导丝或操作鞘脱出。术中一定要保持操作鞘出水通畅,有血块、脓苔、泥沙样结石等物时,容易影响出水速度,造成液体外渗,应该及时取出或吸出。观察到结石后,使用气压弹道碎石机、钬激光或超声碎石机进行碎石,将结石碎成小块随灌洗液冲出或用超声碎石直接吸出,稍大结石用取石钳取出。

根据术前造影显示的情况,详细检查各肾盏、肾盂和输尿管上段,一般经中盏穿刺用输尿管镜观察可以进入输尿管上段平第 4 腰椎水平。无结石残留,可以保留输尿管导管或拔除输尿管导管,顺行放入双 J 管,然后经操作鞘放入比操作鞘小 2 号的肾造瘘管(比较好放,与操作鞘相同号的肾造瘘管有时置入比较困难,但压迫止血效果更好),如果有可能,将肾造瘘管放入肾上盏不易脱出。术中如果有较多出血时,应该及时终止手术,留置肾造瘘管,待 3~7 d 后再行Ⅱ期手术。术中如果操作鞘脱出,可沿导丝放入肾镜或镜下寻找原通道放入肾镜,不成功则需重新造瘘或再做Ⅱ期手术。

术中和术后使用抗生素 3~5 d,根据情况可以使用 1~3 d 止血药物(多数不用),如果术后出现发热,注意及时退热。术后 3 d 多卧床,KUB 或 B 超显示无残留结石,可以拔除导尿管、输尿管导管和肾造瘘管,2 周内尽量减少活动。如果留置输尿管双 J 管,手术后 7 d 以后拔除,如果术中输尿管内操作比较多,可以适当延长双 J 管的留置时间,一般不超过 3 个月。

（五）输尿管结石开放手术和腹腔镜手术

大多数输尿管结石可以通过排石治疗、体外冲击波碎石术、输尿管镜取石术和经皮肾镜取石术获得满意疗效，开放手术和腹腔镜手术一般不作为首选方案。腹腔镜手术与开放手术适应证相同，如果需要开放手术，应该首先考虑腹腔镜手术。

1. 适应证

（1）ESWL 和输尿管镜取石失败的输尿管结石。

（2）合并输尿管或邻近组织其他病变需要同时处理。

（3）直径＞1.5 cm，需行多次 ESWL 或输尿管镜治疗或输尿管扭曲估计 ESWL 或输尿管镜治疗比较困难。

2. 禁忌证

（1）未纠正的全身出血性疾病。服用阿司匹林、华法林等抗凝药物者，需停药 2 周，复查凝血功能正常才可以进行手术。

（2）严重心脏疾病和肺功能不全，无法承受手术。

（3）未控制的糖尿病和高血压。

（4）合并感染和肾功能不全，需先行引流，待病情稳定后再行手术。

3. 手术途径的选择

（1）腹腔镜手术：可以经腹腔也可以经腹膜后途径，经腹腔可以处理上、中、下各段输尿管结石，经腹膜后途径主要处理上段输尿管结石。

（2）开放手术：输尿管上段手术一般采用腰部斜切口，也可以选择经腰大肌直切口；输尿管中段病变一般采用腹部斜切口；下段一般采用下腹部斜切口、下腹部腹直肌旁切口或腹部正中切口。

（龙胜恩）

第三节　膀胱结石

膀胱结石是指在膀胱内形成的结石，分为原发性膀胱结石和继发性膀胱结石。前者是指在膀胱内形成的结石，多由于营养不良引起，多发于儿童。随着我国经济的不断发展，儿童膀胱结石现已呈下降趋势。后者则是指来源于上尿路或继发于下尿路梗阻、感染、膀胱异物或神经源性膀胱等因素而形成的膀胱结石。在经济发达地区，膀胱结石主要发生于老年男性，且多患前列腺增生症或尿道狭窄；而在贫困地区则多见于儿童，女性少见。

一、病因

膀胱结石分为原发性和继发性两种。原发性膀胱结石多由营养不良所致。继发性膀胱结石主要继发于下尿路梗阻、膀胱异物等。

1. 营养不良

婴幼儿原发性膀胱结石的主要原因是动物蛋白摄入不足。调查发现膀胱结石患儿的尿草酸、尿酸和铵盐排出增加，尿 pH 和尿磷降低，容易形成尿酸铵和草酸钙结石。通过母乳或牛乳喂养,可以预防婴幼儿膀胱结石。

2.下尿路梗阻

一般情况下,膀胱内的小结石以及在过饱和状态下形成的尿盐沉淀常可随尿流排出。但当有下尿路梗阻时,例如,良性前列腺增生、膀胱颈部梗阻、尿道狭窄、膀胱憩室、肿瘤等,均可使小结石和尿盐结晶沉积于膀胱而形成结石。造成尿流不畅的神经性膀胱功能障碍、长期卧床等,都可能诱发膀胱结石的出现。尿液潴留容易并发感染,以细菌团、炎症坏死组织及脓块为核心,可诱发晶体物质在其表面沉积而形成结石。

3.膀胱异物

各种异物滞留于尿路内部可产生结石,最常见的是膀胱内异物结石。异物引起结石的原因主要是由于尿路内异物的存在打破了尿液的平衡,同时异物表面电荷的不同及异物表面相对粗糙面,为结石形成盐的附着提供了条件。异物作为结石的核心,往往先被尿中的黏蛋白附着,然后结石盐逐渐沉积形成结石。异物还易继发感染而诱发结石,因此,要注意尽量避免尿路异物的形成。进入尿路的各种物质都可以导致结石,常见的异物有塑料管、导线、草秆、缝针、发卡、蜡烛等,医用的导尿管、缝线、纱布等也是常见的异物。外伤时碎骨片、弹片等进入尿路也可以形成异物结石。血吸虫患者,膀胱内血吸虫虫卵亦可成为结石的核心而诱发膀胱结石。

4.尿路感染

尿路不同部位的感染都可以形成特殊成分的结石,其成分主要是磷酸镁铵、碳酸磷灰石及尿酸铵,称为感染性结石。炎症产生的有机物、细菌感染产生的结石基质、脓块及坏死组织可以作为结石核心,形成含钙结石。

造成感染性结石的主要危险因素是铵和尿液 pH。泌尿系统感染常为各型变形杆菌、某些肺炎杆菌、铜绿假单胞菌、沙雷菌属、肠产气菌、葡萄球菌、普罗威登斯菌(Providencia)以及尿素支原体,这些细菌能够产生尿素酶,将尿液中的尿素分解为氨和二氧化碳,氨与水结合形成氢离子和铵离子,大大地增加尿 pH,铵与尿中的镁和磷酸根结合,形成磷酸镁铵,当感染持续存在,磷酸镁铵浓度逐渐增加,呈高度过饱和,析出即形成结石;另外在碱性条件下,尿中的钙和磷酸根可以结合形成磷灰石,浓度高时析出形成结石;在尿氨和碱性环境下,尿黏蛋白形成基质网架,使析出的结石盐易于附着、沉淀形成结石,因此,感染容易导致结石,感染与泌尿系统其他因素一起还能够促进其他成分结石的形成。

5.代谢性疾病

上尿路结石的形成可能存在一定的代谢因素,上尿路结石进入膀胱未能排出,也是膀胱结石形成的一个原因。

6.肠道膀胱扩大术

术后膀胱结石的发生率高达 $36\% \sim 50\%$,主要原因是肠道分泌黏液所致。

7.膀胱外翻——尿道上裂

患者存在解剖及功能方面的异常,在重建术后,手术引流管、尿路感染、尿液滞留等增加了结石形成的危险因素,易发生膀胱结石。

二、病理

膀胱结石的继发性病理改变主要表现为局部损害、梗阻和感染。由于结石的机械性刺激,膀胱黏膜往往呈慢性炎症改变。继发感染时,可出现滤泡样炎性病变、出血和溃疡,膀胱底部和结石表面均可见脓苔。偶可发生严重的膀胱溃疡,甚至穿破到阴道、直肠,形成尿瘘。晚期可发生膀胱周围炎,使膀胱和周围组织粘连,甚至发生穿孔。

膀胱结石易堵塞于膀胱出口、膀胱颈及后尿道,导致排尿困难。长期持续的下尿路梗阻可使膀胱逼尿肌出现代偿性肥厚,并逐渐形成小梁和假性憩室,使膀胱壁增厚和肌层纤维组织增生。长期下尿路梗阻还可损害膀胱输尿管的抗反流机制,导致双侧输尿管扩张和肾积水,使肾功能受损,甚至发展为尿毒症。肾盂输尿管扩张积水可继发感染而发生肾盂肾炎及输尿管炎。

当尿路移行上皮长期受到结石、炎症和尿源性致癌物质刺激时,局部上皮组织可发生增生性改变,甚至出现乳头样增生或者鳞状上皮化生,最后发展为鳞状上皮癌。

三、临床表现

1.疼痛

排尿时疼痛明显,向会阴部及阴茎头部放射,患儿经常牵拉阴茎,阴茎呈半勃起状态,患儿常采用蹲位或卧位以减轻因梗阻引起的痛苦。

2.排尿困难和排尿中断

结石能在膀胱内活动时,排尿困难的症状时轻时重,有时排尿至中途结石堵塞尿道内口而突然排尿中断,必须改变体位,如卧位或蹲位后,才能继续排尿,多数患者还有原发病,如前列腺增生症、尿道狭窄引起的排尿不畅史。

3.血尿及排尿刺激症状

由于结石的刺激,使患者排尿次数频繁,尿频、尿急,如果继发感染,症状加重。结石对黏膜的刺激和损伤,可以引起血尿,黏膜的损伤以三角区最多,因此,常表现为终末血尿。

4.肾功能损害

极少数结石引起梗阻,造成肾积水和肾盂炎,以致肾功能逐渐减退。

5.癌变

结石长期刺激膀胱黏膜,可以引起膀胱黏膜鳞状化生,严重者可引起膀胱上皮鳞状细胞癌。

6.其他

少数患者,尤其是结石较大,且有下尿路梗阻及残余尿者,可无明显的症状,仅在做 B 超或 X 线检查时发现结石。

四、诊断

1.病史

排尿困难、排尿中断是膀胱结石的典型表现,可以伴有血尿和尿路刺激症状。既往可能有排尿困难的病史,小儿可能有营养不良、蛋白饮食摄入太少。

2.双合诊检查

排空膀胱后,行直肠和耻骨上双合诊检查,较大的膀胱结石可以触及。

3.尿液检查

镜检尿中红细胞、白细胞明显增多。

4.金属尿道探子检查

探子触到膀胱结石时,可有碰撞声及触到结石的感觉。

5.B超检查

B超检查是目前最常用的检查,已经基本取代了双合诊检查和尿道探子检查。B超可以发现结石大小及数目,同时能够区分膀胱结石及膀胱憩室结石,结石呈强回声,并有明显的声影,当患者转动身体时,可见到结石在膀胱内移动,膀胱憩室结石则变动不大。B超还可以观察有无前列腺增生、膀胱肿瘤和尿潴留等情况。

6.X线

腹部X线片上不仅可以了解膀胱区有无不透光的结石影,同时能够了解上尿路有无结石存在,静脉尿路造影检查还可以了解肾脏的功能情况。

7.膀胱镜检查

膀胱镜检查是最可靠的诊断方法,同时可以观察其他病变,如前列腺增生症、膀胱颈纤维化、膀胱炎等,同时也是目前最常用的治疗手段。

五、鉴别诊断

1.前列腺增生症

前列腺增生症有排尿困难病史,多发生于老年人,病史长,逐渐加重,开始时尿线细而无力,以后尿滴沥。膀胱结石患者突然排尿中断,排尿时剧痛。B超及X线检查可以鉴别,需要注意的是前列腺增生症可以继发膀胱结石。

2.尿道狭窄

尿道狭窄常有尿道损伤和尿道炎病史,排尿困难逐渐加重,一般无排尿中断现象,排尿时亦无剧痛。尿道造影可以确定尿道狭窄的诊断。

3.膀胱异物

膀胱异物可以引起与膀胱结石相似的症状,有膀胱异物置入的病史,但多掩盖病史,膀胱镜检查是主要的鉴别手段。注意由膀胱异物为核心的膀胱结石。

六、治疗

(一)治疗原则

膀胱结石的治疗应遵循两个原则,一是取出结石,二是去除结石形成的病因。膀胱结石如果来源于肾、输尿管结石,则同时处理;来源于下尿路梗阻或异物等病因时,在清除结石的同时必须去除这些病因。有的病因则需另行处理或取石后继续处理,如感染、代谢紊乱和营养失调等。绝大多数的膀胱结石需要外科治疗,方法包括体外冲击波碎石术、内腔镜手术和开放性手术。

(二)体外冲击波碎石术

小儿膀胱结石多为原发性结石,可首选体外冲击波碎石术;成人膀胱结石直径<3 cm者亦可以采用体外冲击波碎石术,由于成人膀胱结石多数存在诱因,ESWL后,碎石排出困难,因此,ESWL不是膀胱结石首选治疗。膀胱结石进行体外冲击波碎石时多采用俯卧位或蛙式坐位,对阴囊部位应做好防护措施。由于膀胱空间大,结石易移动,碎石时应注意定位。较大的结石碎石前膀胱需放置Foley尿管,如需做第2次碎石,2次治疗间断时间应>1周。

(三)腔内碎石治疗

内镜直视下经尿道碎石是目前治疗膀胱结石的主要方法,可以同时处理下尿路梗阻病变,如前列腺增生、尿道狭窄、先天性后尿道瓣膜等,亦可以同时取出膀胱异物。

相对禁忌证:①严重尿道狭窄经扩张仍不能置镜者;②合并膀胱挛缩者,容易造成膀胱损伤和破裂;③伴严重出血倾向者;④泌尿系急性感染期;⑤严重全身性感染;⑥全身情况差,不能耐受手术者;⑦膀胱结石合并多发性憩室应视为机械碎石的禁忌证。

目前常用的经尿道碎石方式包括机械碎石、液电碎石、气压弹道碎石、超声碎石和激光碎石。

1.经尿道机械碎石治疗

经尿道机械碎石治疗是用器械经尿道用机械力将结石夹碎。常用器械有大力碎石钳及冲压式碎石钳,适用于 2 cm 左右的膀胱结石,碎石钳张开后,能够含住结石。机械碎石有盲目碎石和直视碎石两种,盲目碎石现已很少使用,基本上被直视碎石所取代。直视碎石是先插入带窥镜的碎石钳,充盈膀胱后,在镜下观察结石的情况并在直视下将碎石钳碎。操作简便,效果满意且安全。若碎石过程中不慎夹伤黏膜或结石刺破黏膜血管,有可能导致膀胱出血。因此,碎石前必须充盈膀胱,使黏膜皱褶消失,尽量避免夹到黏膜;碎石钳夹住结石后,应稍上抬离开膀胱壁,再用力钳碎结石。术后如无出血,可以不留置导尿管。如伴有出血或同时做经尿道前列腺切除手术,则需留置导尿管引流,必要时冲洗膀胱。膀胱穿通伤是较严重的并发症,由碎石钳直接戳穿或钳破膀胱壁所致。此时灌注液外渗,患者下腹部出现包块,有压痛,伴有血尿。如果膀胱为腹膜外破裂,只需留置导尿管引流膀胱进行保守治疗和观察即可;如出现明显腹胀及大量腹腔积液,说明为腹膜内破裂,需行开放手术修补膀胱。

2.经尿道液电碎石治疗

液电碎石的原理是通过置入水中的电极瞬间放电,产生电火花,生成热能制造出空化气泡,形成球形的冲击波来碎石。液电的碎石效果不如激光和气压弹道,而且其热量的非定向传播往往容易导致周围组织损伤,轰击结石时如果探头与膀胱直接接触可造成膀胱的严重损伤甚至穿孔,目前已很少使用。

3.经尿道超声碎石治疗

超声碎石是利用超声转换器,将电能转变为声波,声波沿着金属探条传至碎石探头,碎石探头产生高频震动使与其接触的结石碎裂。超声碎石常用内含管腔的碎石探头,其末端接负压泵,能抽吸进入膀胱的灌注液,吸出碎石,使视野清晰并可使超声转换器降温,碎石、抽吸和冷却同时进行。

用超声碎石,需要在膀胱镜直视下,将碎石探头紧触结石,并将结石压向膀胱壁进行碎石。注意碎石探头与结石间不能有间隙。探头不可直接接触膀胱壁,以减少其瘀血和水肿。超声碎石的特点是简单、安全性高,碎石时术者能利用碎石探头将结石稳住,同时可以边碎边吸出碎石块。有些膀胱结石质地比较坚硬,单纯超声碎石效果比较差,操作时间较长,可以使用超声气压弹道联合碎石系统,能够减少碎石操作时间。

4.经尿道气压弹道碎石术

气压弹道碎石于 1990 年首先在瑞士研制成功,至今已发展到第三代,同时兼备超声碎石和气压弹道碎石的超声气压弹道碎石清石一体机。

气压弹道碎石的原理是通过压缩的空气驱动金属碎石杆,以一定的频率不断撞击结石而使之破碎。气压弹道能有效击碎各种结石,整个过程不产生热能及有害波,是一种安全、高效的碎石方法。其缺点是碎石杆容易推动结石,比较坚硬的结石,碎石速度比较慢,结石碎片较大。碎石后需要用冲洗器冲洗或用取石钳将结石碎片取出膀胱。使用超声气压弹道碎石清石一体机可同时进行超声碎石和气压弹道碎石，大大加快碎石和清石的速度，有效缩短手术时间。

5.经尿道激光碎石治疗

激光碎石是目前治疗膀胱结石的首选方法，目前常用的激光有钕-钇铝石榴石（Nd：YAG）激光、Nd：YAG 双频激光和钬-钇铝石榴石（Ho：YAG）激光，使用最多的是钬激光。

钬激光是一种脉冲式近红外线激光，波长为 2 140 nm，组织穿透深度不超过 0.5 mm，对周围组织热损伤极小。有直射及侧射光纤，365 μm 的光纤主要用于半硬式内镜，220 μm 的光纤用于软镜。

钬激光能够粉碎各种成分的结石，功率越大，碎石速度越快，但需要注意大功率钬激光对组织有切开作用，碎石时不要直接接触膀胱壁。钬激光还能治疗引起结石的其他疾病，如前列腺增生、尿道狭窄等。膀胱镜下激光碎石术只要视野清晰，不易伤及膀胱黏膜组织，术后无需做特殊治疗，嘱患者多饮水即可。

（四）开放手术

治疗耻骨上膀胱切开取石术不需特殊设备，简单易行，安全可靠，但随着腔内技术的发展，目前采用开放手术取石已逐渐减少，开放手术取石不应作为膀胱结石的常规治疗方法，仅适用于需要同时处理膀胱内其他病变时使用。

开放手术治疗的相对适应证：①较复杂的儿童膀胱结石；②直径＞4 cm 的大结石；③严重的前列腺增生、尿道狭窄；④膀胱憩室内结石；⑤膀胱内围绕异物形成的大结石；⑥同时合并需开放手术的膀胱肿瘤；⑦经腔内碎石不能击碎的膀胱结石；⑧肾功能严重受损伴输尿管反流者；⑨全身情况差不能耐受长时间手术操作者。

开放手术治疗的相对禁忌证：①合并严重内科疾病者，先行导尿或耻骨上膀胱穿刺造瘘，待内科疾病好转后再行腔内或开放取石手术；②膀胱内感染严重者，先行控制感染，再行手术取石；③全身情况极差，体内重要器官有严重病变，不能耐受手术者。

（王永强）

第四节　尿道结石

尿道结石较少见，多数来源于其上方的泌尿系统，在膀胱结石多发的地区，尿道结石也相对多见。常见于男性，女性只有在有尿道憩室、尿道异物和尿道阴道瘘等特殊情况下才出现。尿道结石分原发性和继发性两种，多见于儿童与老年人。尿道结石在发展中国家以六水磷酸镁铵和尿酸结石多见，发达国家草酸钙和胱氨酸结石多见。男性尿道结石中，结石多见于前列腺部尿道。

后尿道结石占 88％，阴囊阴茎部尿道占 8％，舟状窝占 4％。结石容易嵌顿在前列腺尿道、尿道舟状窝或尿道外口，也可由于尿道狭窄、憩室、囊肿、异物等形成结石核心，而形成原发性尿道结石。

一、临床表现

1.排尿困难

结石突然嵌入尿道时,可发生突然尿流中断、尿线变细、分叉、无力,甚至滴沥,出现急性尿潴留。患者常能指明尿流受阻的部位,对阴茎部尿道结石,常能触及,患者主诉排尿时结石梗阻近侧隆起伴有胀痛。梗阻严重、时间长可影响肾功能。

2.疼痛

一般为钝痛,突然嵌入尿道时,可有局部剧烈疼痛或排尿时刀割样疼痛,前尿道结石疼痛常局限于结石嵌顿处,后尿道结石的疼痛常放射至会阴部或肛门,常伴有尿频尿急,有强烈尿意。

3.感染症状

局部感染引起剧烈疼痛,可导致炎症、溃疡、脓肿或狭窄,严重者可有瘘管形成、会阴脓肿等,后尿道结石嵌顿,可引起急性附睾炎。

4.尿道分泌物

患者常有终末或初始血尿,有时有血性分泌物,严重者可以有尿道溢血,继发感染时有脓性分泌物。

5.尿道硬结与压痛

前尿道结石可在结石部位扪及硬结,并有压痛,后尿道结石应通过直肠指诊扪及后尿道部位的硬结。

6.其他症状

结石长期对局部的刺激,可引起尿道炎症、狭窄、尿道周围脓肿及尿道皮肤瘘、尿道直肠瘘,甚至引起一系列上尿路损害。后尿道结石可产生性交痛及性功能障碍。

二、诊断

1.病史及体检

患者既往可能有肾绞痛病史及尿道排出结石史。男性患者如发生排尿困难,排尿疼痛者,应考虑此病。男性前尿道结石在阴茎或会阴部可以摸到结石,后尿道结石可经直肠摸到。女性患者经阴道可摸到尿道憩室内结石。

2.尿道探子检查

尿道能感到探子接触到结石并能感到有摩擦音。

3.X线检查

尿道造影可以发现有无尿道狭窄和尿道憩室,X线片可以证实尿道结石,并且可以发现上尿路结石。

4.尿道镜检查

尿道镜检查可以直接观察结石及尿道并发症,同时可以处理结石。

三、鉴别诊断

1.尿道狭窄

尿道狭窄主要症状为排尿困难,合并感染时可有尿频、尿急、尿痛,多数有原发病因,如损伤、炎症、先天性疾病等,排尿困难逐渐加重,尿流变细;而尿道结石发病一般较突然,伴有剧痛,通过 X 线片及尿道造影可以鉴别,但有时尿道狭窄可以合并尿道结石,需要加以注意。

2.尿道痉挛

尿道括约肌痉挛可以有尿道疼痛和排尿困难等症状,往往由于精神紧张、局部刺激等因素引起,体检时触不到结石,尿道探子检查可正常通过尿道,X 线检查无异常,可以与尿道结石相鉴别。

3.尿道异物

根据异物的形态不同,可以引起不同程度的尿路梗阻,严重时可出现排尿困难,继发感染时,有尿路刺激症状及血尿,尿道镜检查可见异物。

四、治疗

根据尿道结石的大小、形态、部位,尿道局部病变以及有无并发症等情况而决定。有自行排石、尿道内注入麻醉润滑剂协助排石,尿道内原位或推入膀胱内行腔内碎石和开放手术切开取石等多种方法。随着腔内泌尿外科的发展,目前多采用尿道镜或输尿管镜气压弹道碎石和钬激光碎石等腔内手术的方法处理前、后尿道结石。输尿管镜直视下钬激光碎石术,具有损伤小、成功率高、并发症少的优点。开放性手术仅适用于合并有尿道憩室、尿道狭窄、脓肿、尿道瘘等尿道生殖道解剖异常的病例及医疗技术条件较差,无法实施腔内技术的地区。

1.前尿道结石取出术

较小的继发性尿道结石,如尿道无明显病变,结石有自行排出的可能。尿道外口和舟状窝的尿道结石可用细钳夹出或用探针勾出,前尿道结石可以切开尿道外口,向尿道内灌入无菌液状石蜡,然后边挤边夹,将结石取出,切忌盲目钳夹牵拉或粗暴地企图用手法挤出,否则,会造成尿道黏膜的广泛损伤,继发炎症、狭窄。位置较深者,可插入细橡胶导尿管于结石停留之处,低压注入润滑剂数毫升,排尿时可能将结石冲出。

2.尿道镜碎石

治疗前、后尿道的结石可以原位或推至膀胱再行碎石治疗。可以使用普通膀胱尿道镜,也可以使用输尿管镜。使用钬激光、气压弹道或超声碎石都有很好的碎石效果。

3.前尿道切开取石术

前尿道结石嵌顿严重,不能经尿道口取出,没有腔内碎石设备,可以行前尿道切开取石术。

开放手术和腔内技术治疗尿道结石术后的主要并发症是尿道狭窄,术后留置导尿管可以减少尿道狭窄的发生。

(王永强)

第五节　膀胱损伤

膀胱损伤是各种暴力引起的膀胱组织结构的挫伤、裂创及挫裂创。膀胱空虚时位于骨盆深处,受到周围筋膜、肌肉、骨盆及其他软组织的保护,除贯通伤或骨盆骨折外,很少为外界暴力所损伤。膀胱充盈时壁薄而紧张,高出耻骨联合变为腹膜间位器官,易受外力的损伤。

一、病因

1.外伤性损伤

(1)开放性损伤:较为少见。主要是由弹片、子弹或锐器贯通所致,常合并其他脏器损伤,如直肠、阴道损伤,形成腹壁尿瘘、膀胱直肠瘘或膀胱阴道瘘。

(2)闭合性损伤:最常见的原因为各种因素引起的骨盆骨折,如车祸、高处坠落等;其次为膀胱在充盈状态下突然遭到外来打击,如下腹部遭受撞击、摔倒等。

2.医源性损伤

医源性损伤最常见于妇产科、下腹部手术以及某些泌尿外科手术,如膀胱镜、输尿管镜、腹腔镜检查或治疗等均可导致膀胱损伤。对于此类膀胱损伤应重在预防,高度的责任心,对解剖结构的熟悉可有效避免此类损伤的发生。

3.自发性破裂

病理性膀胱(如肿瘤、结核)在过度膨胀时(可由意识障碍引起,如醉酒或精神疾病),可发生破裂,称自发性破裂,较少见。

二、临床表现

轻微损伤仅出现血尿、耻骨上或下腹部疼痛等,损伤重者可出现血尿、无尿、排尿困难、腹膜炎等。依腹膜外型、腹膜内型及混合型的不同而有其特殊表现。

1.血尿

血尿可表现为肉眼或镜下血尿,其中肉眼血尿最具有提示意义。有时伴有血凝块,大量血尿者少见。

2.疼痛

疼痛多为下腹部或耻骨后的疼痛,伴有骨盆骨折时,疼痛较剧。腹膜外破裂时,尿外渗及血肿引起下腹部疼痛、压痛及肌紧张,直肠指检可触及肿物和触痛,可有放射痛。腹膜内破裂时,尿液流入腹腔而引起全腹疼痛、压痛及反跳痛、腹肌紧张、肠鸣音减弱或消失等急性腹膜炎症状,并有移动性浊音。

3.无尿或排尿困难

膀胱发生破裂,尿液外渗或有血块堵塞时,表现为无尿或尿量减少。部分患者表现为排尿困难,与疼痛、恐惧或卧床排尿不习惯等有关。

4.休克

骨盆骨折所致剧痛、大出血,膀胱破裂引起尿外渗及腹膜炎,伤势严重,常发生休克。

5.尿瘘

开放性损伤可有体表伤口漏尿,如与直肠、阴道相通,则经肛门、阴道漏尿。闭合性损伤在尿外渗感染后破溃,可形成尿瘘。

三、诊断与鉴别诊断

1.病史和体检

患者下腹部或骨盆受外来暴力后,出现腹痛、血尿及排尿困难,体检发现耻骨上区压痛,直肠指检触及前壁有饱满感,提示腹膜外膀胱破裂。全腹剧痛,腹肌紧张,压痛及反跳痛,并有移动性浊音,提示腹膜内膀胱破裂。骨盆骨折引起膀胱及尿道损伤,则兼有后尿道损伤的症状和体征。

2.导尿实验

怀疑膀胱损伤时,应马上给予导尿,如尿液清亮,可初步排除膀胱损伤;膀胱损伤时,导尿管可顺利插入膀胱(尿道损伤常不易插入),仅流少量血尿或无尿流出,应行注水试验:经导尿管向膀胱内注入 200～300 mL 生理盐水,稍待片刻后抽出,如出入量相差很大,提示膀胱破裂。该方法尽管简便,但准确性差,易受干扰。

3.膀胱造影

膀胱造影是诊断膀胱破裂最有价值的方法,尤其是对于骨盆骨折合并肉眼血尿的患者。导尿成功后,经尿管注入稀释后的造影剂(如 15％～30％的复方泛影葡胺 300 mL),分别行前后位及左右斜位摄片,将造影前后 X 线比较,观察有无造影剂外溢及其部位。腹膜内破裂者,造影剂溢出至肠系膜间相对较低的位置或到达膈肌下方;腹膜外破裂者可见造影剂积聚在膀胱颈周围。需要指出的是,由于 10％～29％的患者常同时出现膀胱和尿道损伤,故在发现血尿或导尿困难时,尚应行逆行尿道造影,以排除尿道损伤。

4.CT 及 MRI

CT 及 MRI 的临床应用价值低于膀胱造影,不推荐使用。但患者合并其他损伤需行 CT 或 MRI 检查,有时可发现膀胱破口或难以解释的腹部积液,应想到膀胱破裂的可能。

5.静脉尿路造影

在考虑合并有肾或输尿管损伤时,行 IVU 检查,同时观察膀胱区有无造影剂外溢,可辅助诊断。

6.鉴别诊断

结合外伤、手术史,患者的症状,体征,膀胱造影及导尿实验的结果,一般较易诊断膀胱损伤。但应注意腹膜外型和腹膜内型膀胱破裂的鉴别,两者的严重程度及治疗方法有所不同。

四、治疗

首先应积极处理原发病及危及生命的合并症,对于膀胱损伤,应根据受伤原因(暴力伤和穿通伤)和病理损伤类型(腹膜外型膀胱破裂和腹膜内型膀胱破裂),采用不同的治疗方法。

(一)紧急处理

抗休克治疗如输液、输血、止痛及镇静。尽早使用广谱抗生素预防感染。

(二)膀胱挫伤

一般仅需非手术治疗,卧床休息,多饮水,经尿道插入导尿管持续引流尿液 7～10 d,预防性应用抗生素。

(三)膀胱破裂

膀胱破裂处理原则:完全的尿流改道;膀胱周围及其他尿外渗部位充分引流;闭合膀胱壁缺损。

1.腹膜外膀胱破裂

钝性暴力所致下腹部闭合性损伤,如患者情况较好,无合并症,可仅予以尿管引流。主张采用大口径尿管(22F),以确保充分引流。2 周后拔除尿管,但拔除尿管前推荐行膀胱造影。同时应用抗生素持续至尿管拔除后 3 d。

以下情况应考虑行膀胱修补术:①钝性暴力所致腹膜外膀胱破裂,有发生膀胱瘘、伤口不愈合、菌血症的潜在可能性时;②因其他脏器损伤行手术探查时,如怀疑膀胱损伤,应同时探查膀胱,发现破裂,予以修补;③骨盆骨折在行内固定时,应对破裂的膀胱同时修补,防止尿外渗,从而减少内固定器械发生感染的机会。

手术行下腹部正中切口,腹膜外显露并切开膀胱,清除外渗尿液,修补膀胱穿孔,做耻骨上膀胱造瘘。

对于非手术治疗时膀胱周围血肿可以不必手术引流以防诱发感染,但要注意控制感染的发生。

2.腹膜内膀胱破裂

大多数腹膜内膀胱破裂其裂口往往比膀胱造影所见要大得多,常需手术修补,探查可取下腹部正中切口,同时对腹腔内其他脏器进行探查,并注意是否有腹膜外膀胱破裂。术中发现破裂,应用可吸收线分层修补腹膜和膀胱壁,并在膀胱周围放置引流管。根据情况决定是单纯行留置导尿,还是加行耻骨上膀胱高位造瘘,但最近观点认为后者并不优于单独留置导尿。若发生膀胱颈撕裂,须用可吸收线准确修复,以免术后发生尿失禁。术中应同时检查有无输尿管、直肠或阴道损伤,若发现及时处理。术后应用足量抗生素。

少数腹膜内膀胱破裂裂口较小或患者病情不允许,可暂时行尿管引流,根据病情决定下一步是否行手术探查或修补。

(四)膀胱穿通伤

应立即开腹探查,是因为腹膜内脏器受伤的可能性很大,其主要目的是探查修补受损脏器,取出异物。发现膀胱破裂,分层修补;同时观察有无三角区、膀胱颈部或输尿管、直肠或阴道损伤,视伤情相应处理。

对于膀胱周围的血肿,应予以清除,以防脓肿形成。置入一根耻骨上造瘘管,并从腹壁另外戳洞引出(勿从伤口引出)。术后应用抗生素。

(五)并发症处理

早期而恰当的手术治疗以及抗生素的应用大大减少了并发症。大多数严重并发症是由于漏诊或尿液外漏未得到及时处理,从而导致广泛的盆腔和腹腔脓肿形成;较轻的并发症有耻骨上造瘘管脱出、造瘘管周围及伤口漏尿、膀胱痉挛等。盆腔积液或脓肿可以通过超声定位穿刺引流,必要时可向脓腔内注射广谱抗生素;造瘘管位置可通过膀胱造影或膀胱镜检查后调整;膀胱痉挛一般通过口服药物控制即可。

另外需注意,盆腔血肿宜尽量避免切开,以免发生大出血并招致感染。若出血不止,用纱布填塞止血,24 h后再取出。出血难以控制可以行选择性盆腔血管栓塞术。

(龙胜恩)

第六节　尿道损伤

尿道损伤为泌尿系统最常见的损伤,多见于15~25岁青壮年男性,90%以上是骨盆骨折或骑跨伤等闭合性损伤引起,开放性损伤少见。男性尿道以尿生殖膈为界,分为前、后两段。前尿道包括球部和阴茎部,后尿道包括前列腺部和膜部。球部和膜部损伤常见。男性尿道损伤是泌尿科常见的急症,早期处理不当,会产生尿道狭窄、尿失禁、尿瘘、勃起功能障碍等并发症,尿道外伤的初步处理取决于尿道损伤的程度、部位、患者的血流动力学是否稳定和相关的损伤情况。本节重点介绍后尿道损伤。后尿道损伤是下尿路最严重的一种损伤,80%～90%的患者由骨盆骨折引起,多发生于尿道膜部。

一、病因

1.尿道外暴力闭合性损伤

此类损伤最多见,主要是骨盆骨折。4%～14%骨盆骨折伴有后尿道损伤,80%～90%后尿道损伤伴有骨盆骨折。后尿道损伤中65%是完全断裂,另外10%～17%后尿道损伤患者同时有膀胱损伤。

骨盆骨折的常见原因是交通事故、高处坠落和挤压伤,损伤部位在后尿道,常伴其他脏器的严重创伤。尿道有两处较为固定,是膜部尿道通过尿生殖膈固定于坐骨耻骨支,另一处是前列腺部尿道通过耻骨前列腺韧带固定于耻骨联合。骨盆骨折时,骨盆变形,前列腺移位,前列腺从尿生殖膈处被撕离时,膜部尿道被牵拉伸长,耻骨前列腺韧带撕裂时更甚,最终使尿道前列腺部和膜部交界处部分或全部撕断,全部撕断后前列腺向上后方移位。

膀胱颈部、前列腺部尿道损伤通常仅发生于儿童。女性尿道短,活动度大,无耻骨韧带的固定,所以骨盆骨折损伤女性尿道极少见,约占骨盆骨折的1%以下。女性尿道损伤机制通常由骨盆骨折碎片刺伤引起,而非男性那样的牵拉撕裂伤。

2.尿道内暴力损伤

尿道内暴力损伤多为医源性损伤,特别是尿道内有病变尤其是尿道狭窄梗阻时,更易发生。由于经尿道手术或操作的增多,近年此类损伤有增加趋势。大部分是尿道内的器械操作损伤,损伤程度和范围不一,可仅为黏膜挫伤,亦可穿破尿道甚至穿入直肠。

有的尿道损伤当时未发现,过一段时间后直接表现为尿道狭窄,尿道内异物也会引起尿道黏膜损伤。

3.尿道外暴力开放性损伤

枪伤和刺伤等穿透性损伤引起,但少见,偶可见于牲畜咬伤、牛角刺伤,往往伤情重,合并伤多,治疗较为困难。妇科或会阴手术有损伤尿道的可能,如经阴道无张力尿道中段悬吊术可在术中或术后损伤尿道。孕妇第二产程延长时,尿道和膀胱颈部也有可能受压引起缺血性损伤。

4.非暴力性尿道损伤

非暴力性尿道损伤较为少见,常见原因有化学药物烧伤、热灼伤、放射线损伤等。体外循环的心脏手术患者有出现尿道缺血和发生尿道狭窄的可能,胰腺或胰肾联合移植胰液从尿液引流者,由于胰酶的作用有出现尿道黏膜损伤甚至尿道断裂的报道。

二、临床表现

1.休克

骨盆骨折所致后尿道损伤常合并其他内脏损伤,一般较严重。骨盆骨折、后尿道损伤、前列腺静脉丛撕裂及盆腔内血管损伤等,均可导致大量出血,引起创伤性、失血性休克。

2.尿道滴血及血尿

尿道滴血及血尿为后尿道损伤最常见症状,多表现为尿初及终末血尿或小便终末滴血。

尿道滴血及血尿程度与后尿道损伤严重程度不相一致,有时尿道部分断裂时血尿比完全断裂还要严重。尿道滴血或血尿常因导尿失败或用力排尿而加重。

3.疼痛

后尿道损伤疼痛可放射至肛门周围、耻骨区及下腹部,直肠指检有明显压痛,骨盆骨折者骨盆有叩压痛及牵引痛,站立或抬举下肢时疼痛加重,耻骨联合骨折者耻骨联合处变软,有明显压痛、肿胀。

4.排尿困难及尿潴留

轻度挫伤可无排尿困难,严重挫伤或尿道破裂者,因局部水肿或外括约肌痉挛而发生排尿困难,有时在数次排尿后出现完全尿潴留,尿道断裂者因尿道已完全失去连续性而完全不能排尿,膀胱充盈,有强烈尿意,下腹部膨隆。

5.血肿及瘀斑

伤处皮下见瘀斑。后尿道损伤血肿一般位于耻骨后膀胱及前列腺周围,严重者引起下腹部腹膜外血肿而隆起,有尿生殖膈破裂者血肿可蔓延至会阴、阴囊部。

6.尿外渗

尿外渗的程度取决于尿道损伤的程度及伤后是否频繁排尿。伤前膀胱充盈者尿道破裂或断裂且伤后频繁排尿者尿外渗出现较早且较广泛。一般伤后尿道外括约肌痉挛,数小时内不发生尿外渗,多在12 h后仍未解除尿潴留者才出现尿外渗。盆腔内尿外渗可出现直肠刺激症状和下腹部腹膜刺激症状。尿外渗未及时处理或继发感染,导致局部组织坏死、化脓,出现全身中毒症状甚至全身感染,局部坏死后可能出现尿瘘。

三、诊断

后尿道损伤的诊断应根据外伤史、临床表现、直肠指检、导尿检查、尿道造影或其他 X 线检查等明确诊断,确定尿道损伤的部位、程度和其他合并伤等。

1.外伤史和临床表现

尿道内操作或检查后出现尿道出血、排尿困难、尿潴留等首先要想到尿道损伤。骨盆骨折患者都应怀疑有后尿道损伤,有下列情况者更要高度怀疑有后尿道损伤:尿道外口滴血,排尿困难或不能排尿,膀胱区充盈,血尿外渗部位常在耻骨膀胱周围,体表青紫肿胀可不明显,有时见会阴部典型的蝶形肿胀。

2.直肠指诊

直肠指诊在尿道损伤的诊断中具有重要意义,可以判断后尿道损伤的程度以及是否合并直肠肛门损伤。后尿道损伤时前列腺位置升高,有浮动感。指套有血迹或有血性液体溢出,提示直肠有损伤或膀胱尿道直肠间有贯通伤。骨折导致耻骨或坐骨支移位,有时在直肠指诊时可触及。

3.尿道造影

怀疑后尿道损伤时逆行尿道造影是首选的诊断方法。逆行尿道造影可以清晰和确切地显示后尿道损伤部位、程度和各种可能的并发症,是一种最为可靠的诊断方法。摄片时应首先摄取骨盆平片,了解是否有骨盆骨折及是否为稳定骨折,有无骨折碎片和异物残留,12～14 号 Foley 尿管气囊置于舟状窝并注水 1～3 mL,然后患者置 25°～35°斜位,应用水溶性造影剂,在荧光透视下用 60％碘剂 20～30 mL 注入尿道,在尿道充盈状态下行连续动态摄片,无法进行实时动态摄片时应进行分次摄片,每次注入 60％碘剂 10 mL,在急症抢救室也能进行。同时行耻骨上膀胱造影和逆行尿道造影可精确了解尿道损伤的位置、严重性和长度,若进行延迟修补术,应在伤后 1 周内进行,若进行晚期修复手术应在伤后 3 个月以上进行。

4.导尿检查

后尿道挫伤或较小的破裂患者有可能置入导尿管,但要有经验的泌尿外科专科医师进行,仔细轻柔地试放导尿管,如果置入尿管较为困难,应该马上终止,在确定已放入膀胱前不能充盈气囊,一旦置入不可轻易拔出,导尿管应至少留置 7～14 d,拔除导尿管后常规做一次膀胱尿道造影。能顺利置入导尿管者,拔管后仍有出现尿道狭窄的可能,要密切随访,轻度的狭窄可以通过定期尿道扩张达到治疗目的。

另有许多学者认为诊断性导尿有可能使部分尿道裂伤成为完全裂伤,加重出血并诱发感染,还有可能使导尿管从断裂处穿出,而误认为放入膀胱并充盈气囊导致进一步加重损伤,因此,在诊断不明时不宜采用。

5.超声检查

超声在尿道损伤的急症诊治工作中不是常规检查方法,仅用于评价盆腔内血肿范围、膀胱的位置高低和膀胱是否充盈等情况。特别在进行耻骨上膀胱穿刺造瘘前,了解膀胱充盈度和位置有较大价值。近年报道超声在了解尿道周围和尿道海绵体纤维化方面有潜在优势。

6.膀胱尿道镜检查

膀胱尿道镜检查是诊断后尿道损伤最为直观的方法,单纯的急症诊断性膀胱尿道镜检查尽量不做,应由经验丰富的泌尿外科医师进行,同时做好内窥镜下尿道会师术的准备,用比膀胱镜细的输尿管镜检查尿道更有优势。女性尿道短不适合尿道造影检查,尿道镜检查是诊断女性尿道损伤的有效方法。后期进行后尿道修复性成形手术前怀疑有膀胱颈部功能异常可通过膀胱造瘘口检查膀胱颈部和后尿道有很大的价值,通过膀胱造瘘口仔细观察膀胱颈部的完整性和功能,但有时膀胱颈部的外形完整性与功能不一定完全一致。

7.CT 和 MRI 检查

CT 和 MRI 检查在诊断尿道损伤本身的意义不大,但可详细了解骨盆骨折、阴茎海绵体、膀胱、肾及其他腹内脏器的损伤。

四、治疗

后尿道损伤的治疗应根据患者的全身情况,受伤时间,尿道损伤的部位,严重程度以及合并伤的情况等,综合考虑制定治疗方案,应优先处理威胁生命的严重出血和其他脏器损伤。

(一)全身治疗

1.防治休克

及时建立输液通道,纠正低血容量,补充全血和其他血液代用品,受伤早期休克主要是严重创伤出血或其他内脏损伤所致。

2.防治感染

全身应用抗菌药物,时间长者根据尿及分泌物培养结果选用最有效的抗菌药物。

3.预防创伤后并发症

预防肺部感染、肺不张,保持大便通畅,避免腹压升高引起继发性出血,对于骨盆骨折或其他肢体骨折卧床较久的患者,注意改变体位,避免发生压疮和泌尿系结石。

（二）损伤尿道的局部治疗

原则是恢复尿道的连续性，引流膀胱尿液，引流尿外渗。在损伤期内的患者应设法积极恢复尿道连续性。后尿道破裂或断裂应根据伤情及医疗条件，有可能时争取解剖复位。炎症期（闭合性尿道损伤 72 h 后和开放性尿道损伤 48 h 后）的患者仅行耻骨上膀胱造瘘和尿外渗切开引流，待炎症消退后再行尿道手术。

1.后尿道挫伤的治疗

轻微挫伤、出血不多、排尿通畅者仅需以抗生素预防感染。出血较多者，局部加压与冷敷，排尿困难或尿潴留者保留导尿 3~7 d。试插导尿管失败者，可行单纯耻骨上膀胱造瘘，1 周左右即可痊愈。

2.后尿道裂伤的治疗

试插导尿管成功者留置 2~4 周，不能插入导尿管者行耻骨上膀胱造瘘，2~3 周后试排尿和行排泄性膀胱尿道造影，若排尿通畅无尿外渗可拔除膀胱造瘘管，尿道会师术也可以用于治疗后尿道破裂，尿道会师法置入一 18~20 号气囊导尿管，气囊充水 25~30 mL，稍加牵引，使前列腺向尿生殖膈靠拢，一般牵引 5~7 d。导尿管留置 3~4 周。以后根据排尿情况进行尿道扩张。

3.后尿道断裂的治疗

后尿道断裂患者多系骨盆骨折引起，一般伤情重，休克发生率高，且尿道完全断离，有分离和移位，使其处理比其他尿道损伤复杂得多。目前对后尿道断裂伤的局部治疗有 3 种观点。

（1）急诊开放性吻合手术：20 世纪 20 年代至 60 年代、70 年代，急诊手术行尿道修补、端端吻合术是国外治疗后尿道断裂最流行的方式。但这种手术的术后狭窄、再缩窄、尿失禁和勃起功能障碍发生率高，损伤时尿道周围组织血肿和水肿，组织结构层次不清，判别困难，尿道断端游离困难影响两断端的正确对位。目前认为，急诊后尿道吻合术仅在下列情况下进行：①有开放性伤口；②合并有骨盆内血管损伤需要开放手术；③合并的骨折或骨折引起的出血等情况需手术处理者；④合并有膀胱破裂；⑤合并直肠损伤。

（2）膀胱造瘘，二期尿道修复：20 世纪 60 年代以后，耻骨上膀胱穿刺或开放造瘘，3~6 个月后再行后尿道修复成形术成为国外后尿道断裂治疗较为流行的治疗方法。

耻骨上膀胱穿刺造瘘是尿液改道引流的简单易行的方法，若耻骨上膀胱是否充盈不能扪清，膀胱穿刺造瘘术可在 B 超引导下进行，开放性耻骨上膀胱造瘘术只在膀胱空虚、合并有膀胱破裂或膀胱颈部损伤时进行，开放手术时应避免进入耻骨后膀胱前间隙，从膀胱顶部切开膀胱，在膀胱腔内探查有无膀胱或膀胱颈部裂伤，若有也应从膀胱内部用可吸收线加以修补，4 周后先行排尿性膀胱尿道顺行造影，若尿道通畅可试夹管，排尿正常可安全拔除造瘘管。否则 3 个月后行后尿道瘢痕切除成形术。患者伤后 3~6 个月后拟行二期手术时尿道狭窄长度可以通过静脉尿路造影、逆行性尿路造影及 MRI、超声检查做出诊断。后尿道瘢痕切除再吻合手术采用经会阴的倒"人"字形切口。后尿道修复成形手术的原则是瘢痕切除彻底；黏膜对黏膜缝合；吻合口血供良好；缝合处组织健康不被缝线切割；熟练的手术技巧。

这种手术的主要优点是避免了急诊手术带来的进一步打击以及手术所致的外源性感染和可能造成的尿道及血管神经的进一步损伤，尿失禁、勃起功能障碍等其他并发症也明显低于一期吻合。但其缺点依然显著，包括需要长期的膀胱造瘘并可进一步导致尿道感染；几乎所有的患者都会发生尿道狭窄；许多伤者尿道畸形严重，二期手术困难。因此，一期手术端端吻合仍被推荐用于治疗存在有后尿道完全断裂并与前列腺部分离、严重的膀胱颈裂伤和合并有盆腔内大血管破裂等情况。

（3）窥视下尿道内会师术：随着内镜技术的进步，运用导丝引导置入导尿管治疗后尿道断裂成为一种新的手术方式，后尿道断裂甚至前尿道断裂都可试用，内镜下会师可能减少缺损的距离，一般用输尿管镜可以直接在断裂处找到近端，先放入导丝或输尿管导管，然后沿着导丝或输尿管导管置入 F18～F20 号三腔导尿管，如在断裂处找不到尿道近端，行耻骨上膀胱穿刺造瘘置入软性膀胱镜或输尿管镜从后尿道插入导丝或输尿管导管，引导尿道内置入的膀胱镜或输尿管镜进入膀胱或直接拉出导丝或输尿管导管引导置入导尿管。内镜窥视下尿道内会师术须由经验丰富的泌尿外科专科医师进行，否则有潜在的并发症，远期通畅率比急症膀胱造瘘3 个月以后再行后尿道成形修复手术低，尿道会师术后总的术后勃起功能障碍、再狭窄和尿失禁发生率分别为 35％、60％ 和 5％。目前耻骨上膀胱造瘘，待 3 个月后再行后尿道修复成形术仍是大部分泌尿外科医师治疗后尿道断裂的首选方法。

（梁万锋）

第七节　肾积水

由于尿液从肾排出受阻、蓄积，造成尿液潴留而引起肾内压升高，以致肾盂肾盏逐渐扩张，肾实质萎缩与破坏，统称为肾积水。肾盂积水是由于尿路阻塞而引起的肾盂肾盏扩大伴有肾组织萎缩。尿路任何部位的管道狭窄或阻塞以及神经肌肉的正常功能紊乱，尿液通过即可出现障碍，造成尿流梗阻，梗阻以上部位因尿液排出不畅而压力逐渐增高，管腔扩大，最终导致肾积水、扩张，肾实质变薄，肾功能减退，若双侧梗阻，则出现尿毒症，后果严重。

一、发病机制

肾积水可分为原发性和继发性两种。原发性肾积水又称为先天性肾积水、自发性肾积水、特发性肾积水。最主要的病因是肾盂输尿管连接部的梗阻，它往往是由于该部位的肌细胞被大量胶原纤维分离，失去了正常的排列，不能有效传递来自起搏细胞的电活动，阻断正常蠕动的传送。

1.先天性肾积水

先天性肾积水多由机械性梗阻所致，其原因主要如下。

（1）异位血管，如来自肾下极的迷走血管压迫。

（2）纤维条索压迫。

（3）输尿管肾盂高位插入及腔静脉后输尿管。

（4）肾盂输尿管连接部狭窄和瓣膜。

（5）膜性粘连造成的局部输尿管迂曲。先天性肾积水也可以由动力性原因造成，如节段性无动力性功能失调。

2.继发性肾积水

继发性肾积水多由于泌尿系的其他疾病所致，通过常规检查一般都可以找到原发的疾病，有些疾病则需要通过特殊的检查(如 CT、磁共振成像等)才能确诊。这些疾病主要包括如下。

(1)上尿路的梗阻性病变:肿瘤、息肉、结石、结核、炎症、损伤、畸形、憩室、肾下垂等。

(2)上尿路外部的压迫:腹部、盆腔或腹膜后的肿块,特发性腹膜后纤维化,异位血管,妊娠期和月经期充血的卵巢静脉压迫。

(3)下尿路梗阻性病变:前列腺增生症、前列腺癌、尿道狭窄、膀胱输尿管反流等。

二、临床表现

1.腰痛

腰痛为持续性钝痛或坠胀不适。

2.腰腹部肿块

腰腹部肿块起初始于肋缘下,逐渐向侧腹部及腰部延伸,大者可越过中线为表面光滑的囊性肿块,边缘规则,有波动感,压痛不明显。

3.血尿

血尿一般为镜下血尿。并发感染、结石或外伤后血尿加重。

4.少尿或无尿

若双侧肾、孤立肾或仅一侧有功能的肾出现积水,同时伴肾功能严重受损害者,则出现少尿或无尿。

5.少尿与多尿交替出现

少尿与多尿交替出现见于一部分原发性肾积水患者。可于 1 次大量排尿后肿块骤然缩小,疼痛减轻,尿量减少时则肿块迅速增大,疼痛加重。

6.高血压

重度肾积水患者中 1/3 出现高血压,呈轻度或中度升高。可能由于扩张的肾盂肾盏压迫小叶间动脉引起肾实质缺血所致。

7.自发性肾破裂

在无创伤情况下,因继发感染致肾盂破溃,造成肾周围血肿及尿外渗。表现为突发性腰腹疼痛,有广泛性明显压痛伴肌紧张。

8.发热

继发感染时体温升高。

9.消化道症状

消化道症状可有腹痛、腹胀、恶心、呕吐,大量饮水后上述症状加重。

10.其他

双侧梗阻出现慢性肾功能不全,尿毒症。

肾积水常无典型的临床表现,主要表现为原发病的症状和体征,肾积水诊断时,首先应明确肾积水的存在,而后查明肾积水的原因、病变部位、梗阻程度、有无感染以及肾功能损害情况。

三、诊断

通过全面细致的病史采集、症状与体征的分析,以及实验室和各项影像学检查综合分析,多可明确诊断。

四、鉴别诊断

该病需与多囊肾、单纯性肾囊肿、肾周围囊肿、肾上腺囊肿、肠系膜囊肿、胰腺囊肿、肝囊肿等相鉴别。

五、治疗

1.非手术治疗

(1)肾积水较轻,病情进展缓慢,肾功能已达平衡和稳定状态可观察,但应定期检查了解积水进展情况。

(2)可自行解除的梗阻者,如孕妇生理性肾积水。

2.手术治疗

(1)手术指征:肾积水进行性加重,临床症状明显,肾功能不断下降,梗阻病因明确,有并发症存在,应及早行手术治疗。

(2)手术治疗的原则:①解除造成肾积水的梗阻性疾病,如结石应去除,解除纤维束带或迷走血管的压迫,前列腺增生可行电切或摘除等;②严重的肾积水致患侧肾功能全部丧失或有严重感染积脓,但对侧肾功能良好,可行患肾切除术;③肾积水致患侧肾功能极差,对侧肾由于其他疾病功能不佳,甚至尿毒症,积水肾宜先行肾造瘘术,待肾功能恢复,再进一步处理梗阻;④双侧肾积水,注意排除下尿路梗阻原因,一般先治疗情况好的一侧,待情况好转后,再处理严重的一侧,通常先做一侧肾造瘘术;⑤肾小盏积水,漏斗部梗阻多由结石引起,如无临床症状,一般无须手术;⑥整形手术原则,注意正常的肾输尿管解剖关系,保持肾输尿管的畅通引流,吻合处应在肾盂的最低处。吻合时防止内翻,力争缝合后呈漏斗状。修复时尽量将纤维组织粘连瘢痕切除干净,勿伤及血管,适当保留周围脂肪组织,以覆盖手术野。

(3)术后问题及处理:一般说来,由于尿路梗阻后所引起的肾积水是长期的病理过程,手术解除梗阻只是从形态学上解决了问题,为肾功能的恢复创造了条件。梗阻解除后肾功能在恢复过程中会出现一系列的问题,必须引起泌尿外科医生的高度重视。否则,对这些问题的处理不当,同样会造成很严重的后果。其问题包括如下。①梗阻后利尿:上尿路急性梗阻缓解后的1~3 d,患者可出现利尿现象。24 h尿量可为3 000~8 000 mL。在短时期内持续排出大量的尿液,必然会造成水、电解质、酸碱平衡的失调,严重者还会威胁患者的生命。造成梗阻后利尿的原因主要有两个方面。其一,梗阻后血中尿素氮和排钠激素的蓄积,使肾小管对水、钠和氯的重吸收功能降低。其二,肾小管上皮变平、吸收面积减少、碱性磷酸酶和 Na^+-K^+-ATP 酶明显减少。随着病程的进展,肾小管的功能逐渐得到恢复,尿量会逐渐恢复正常。②对抗平衡问题:根据肾功能恢复过程中的对抗平衡问题,患肾功能的恢复有赖于体内代谢负荷的刺激。因此,一侧肾积水而肾功能严重受损时,如对侧肾功能完全正常,即使患侧肾的梗阻得到解除,它也得不到体内代谢产物的刺激,故其肾功能的恢复将很慢。而如果对侧肾也有一定的损害,患侧肾在梗阻解除后功能的恢复会快一些。由此可知,如果两侧肾均有梗阻时,在保证患者全身情况许可的情况下,可先解除肾功能相对较好的一侧肾的梗阻,然后再尽快解除另一侧肾的梗阻。③梗阻对肾的影响:梗阻后由于水钠潴留,全身血容量随之增加;肾素活性增加,可导致高血压。在梗阻解除或切除患肾后,部分患者的血压即可随之下降。肾积水时由于肾产生红细胞生成素增加,可导致红细胞增多症,肾切除后也会恢复正常。

(徐 峰)

第八节　输尿管梗阻

任何原因(包括腔内和腔外)引起单侧或双侧输尿管内尿液运输受阻,造成病变近端尿液潴留的尿路梗阻。病因包括结石、恶性肿瘤、手术损伤、腹膜后纤维化等。主要症状有肾绞痛、血尿、发热及腹部包块等。

一、病因

(1)输尿管内病变最常见的为结石。

(2)输尿管壁病变包括输尿管狭窄、输尿管囊肿、输尿管瓣膜、输尿管肿瘤、炎症、子宫内膜异位症。

(3)输尿管外压迫包括腔静脉后输尿管、妊娠、主动脉瘤、盆腔脂肪增多症、腹膜后纤维化。

二、临床表现

主要是上尿路梗阻引起的症状,如腰腹部疼痛,多为不同程度的持续性钝痛,大量饮水后可使症状加重。长时间的梗阻可使肾盂、肾盏和输尿管积水。同时,易合并尿路感染、结石和血尿,严重者可引起肾实质损害。继发感染时,可出现寒战、高热、腰痛、尿路刺激征等。此外,部分患者还伴有原发疾病的症状,如泌尿系结石引起的肾绞痛、血尿和膀胱刺激征等。少数患者可有肾性高血压、贫血等症状。在输尿管梗阻引起严重的肾积水时,可在患者腹部触及囊性肿块,为积水增大的肾。

三、诊断与鉴别

根据病史,结合影像学检查一般可以明确诊断,主要内容为梗阻原因和梗阻部位,同时评估患侧肾的功能情况。

(一)实验室检查

慢性感染或双侧输尿管梗阻导致肾积水晚期,出现尿毒症的患者可出现贫血。急性感染期血白细胞升高。白细胞升高不明显通常提示慢性感染。一般情况下不会出现大量蛋白尿,很少出现管型。镜下血尿提示可能为结石、肿瘤、炎症。尿液中可有细菌和脓细胞。

严重的双侧肾积水时,尿液流经肾小管变缓,尿素被大量重吸收,但是肌酐没有被吸收。血生化检查提示尿素/肌酐比值大于正常。尿毒症期,血肌酐和尿素氮水平明显增高。

(二)影像学诊断

输尿管梗阻的诊断主要依靠影像学检查。输尿管梗阻影像学检查的目的在于确定梗阻的部位、程度、原因、并发症及肾功能状态等。一般情况下确定有无梗阻并不困难,但应注意早期梗阻的征象,证实尿流受阻。影像学检查应明确梗阻的平面,梗阻的部位位于扩张的尿路的远端。并确定梗阻的程度、原因和性质。输尿管梗阻的影像学表现可分为直接和间接征象。直接征象指梗阻端的影像学表现。间接征象指梗阻病变导致的继发改变,如肾盂的扩张积水、梗阻近端的输尿管扩张等。常用于输尿管梗阻诊断的影像学方法包括B超、排泄性尿路造影、逆行尿路造影、磁共振水成像、放射性核素等。

(三)输尿管镜检查

任何病因不明的输尿管梗阻的患者建议行输尿管镜检查,必要时活检以明确诊断。

四、治疗

对于输尿管梗阻的患者,应在寻找病因的基础上解除梗阻,最大限度地保护肾功能,控制感染,防止并发症的发生。慢性不完全性输尿管梗阻,如果患者肾功能在正常范围内,应尽快明确梗阻的原因和部位,解除梗阻和病因治疗同时进行。如果解除梗阻和病因治疗不能同时进行,先解除梗阻,待梗阻解除病情稳定后再进一步针对病因治疗。如果患者肾功能已有明显损害,应立即解除梗阻,治疗合并症,恢复肾功能,然后再针对病因进一步治疗。慢性不完全性输尿管梗阻一般并不需要急诊处理,但是在下列情况下需要急诊解除梗阻:①反复的泌尿系感染;②有明显症状(如腰痛);③反复进行性肾功能损害。一侧急性完全性输尿管梗阻,应尽快解除梗阻,尽可能保护患侧肾功能。急性完全性输尿管梗阻引起的无尿需要急诊治疗,解除梗阻。如无法接受手术治疗的患者可经皮肾穿刺留置造瘘管或逆行插管暂时解除梗阻,待病情稳定后再针对病因治疗。对于一时无法解除梗阻的重症患者,可考虑行血液透析治疗。

通常情况下,对局部病变严重,肾功能有进展性损害,肾形态学上变化明显,出现合并症的患者,应积极手术治疗。输尿管梗阻的手术治疗方式主要根据患肾受损的程度而定。如果患者患侧肾积水不重,肾功能尚可,常用腔内方法或外科修复治疗输尿管梗阻。

(一)腔内治疗

1.输尿管支架植入术

植入输尿管支架能够迅速有效地治疗大多数的输尿管梗阻,尤其是输尿管内在病变引起的梗阻。一般情况下,内在病变引起的输尿管梗阻适于腔内治疗,而外部病变压迫输尿管造成的梗阻,可考虑经皮穿刺造瘘缓解肾积水或手术治疗。如果患者其他治疗方法都无效或本身疾病预后很差,例如,恶性肿瘤全身多处转移,可考虑植入输尿管支架,并定期更换输尿管支架,缓解由于梗阻引起的积水对肾功能的损害。Yo-hannes等针对一根输尿管支架引流不畅的输尿管梗阻的患者留置2根输尿管支架,可保证良好的内引流作用。

2.球囊扩张术

(1)逆行球囊扩张术:曾经是泌尿外科医生治疗输尿管梗阻的重要方法。这项技术没有明显的局限性,只是需要定期扩张。在20世纪80年代,在血管造影中应用的球囊被引进应用于泌尿外科的临床治疗中。随后,应用球囊扩张后暂时植入输尿管支架的方法成为大多数泌尿外科医生和输尿管梗阻患者均可以接受的治疗方法。对于输尿管梗阻的患者,如果已引起明显的梗阻,都可接受逆行球囊扩张治疗。下列情况被视为禁忌:活动期感染、输尿管狭窄长度超过2 cm。因为在上述情况下,单独应用球囊扩张治疗梗阻很少能取得成功。

应用经尿道逆行技术在临床中较容易通过输尿管梗阻段。首先,应用逆行造影明确输尿管梗阻的部位和长度。然后在输尿管导管引导下置入一根柔软的金属导丝,通过梗阻处,在肾盂处盘绕。在导丝引导下置入带球囊的导管,在X线动态监视下,调整球囊的位置在输尿管梗阻处,使X线可以监测到球囊的位置。接着,使球囊膨胀扩张,对梗阻段进行扩张。球囊膨胀达到的程度为在球囊膨胀前,X线可见金属导丝,随着球囊膨胀,最终无法看见金属导丝。经过10 min治疗后退出球囊导管。用于引导的金属导丝仍留在输尿管内,引导留置输尿管支架。输尿管支架留置时间一般为2~4周。拔除输尿管支架大约1个月后,复查排泄性尿路造影、B超和利尿肾图,了解治疗效果。随后,每6~12个月复查1次。少数情况下,X线无法准确定位,可借助输尿管镜直视下置入金属导丝后再置入球囊。部分球囊扩张术可在输尿管镜下直视操作。

(2)顺行球囊扩张术:当逆行插管失败时,可考虑顺行球囊扩张术。经皮肾穿刺建立顺行通道。应用X线或联合输尿管镜引导金属导丝到达输尿管梗阻处,其余步骤与逆行球囊扩张类似,在此不详述。只是在放置完输尿管支架后,应留置肾造瘘管。在术后24~48 h行X线检查,了解输尿管支架的位置是否正确。如果输尿管支架位置无问题,可拔除肾造瘘管。如果患者术前有明显感染或肾功能明显受损,可先留置肾造瘘管引流,待感染控制,肾功能明显改善后,再治疗输尿管梗阻。

3.腔内输尿管切开术

腔内输尿管切开术是球囊扩张术微创治疗输尿管梗阻的延伸,方法类似于球囊扩张术。在输尿管镜直视下或借助X线定位,应用逆行或顺行的方法通过输尿管梗阻段,施行梗阻段切开。因为创伤较小,一般建议应用逆行方式。患者在术后3年内应定期随访,行利尿肾图检查,了解是否存在远期并发症。

(1)逆行腔内输尿管切开术:最早借助X线定位,应用带有软尖端的引导导丝通过输尿管梗阻段。假如导丝在X线定位下无法通过梗阻段,可联合应用半硬性或软性输尿管镜引导。通过梗阻段后,输尿管镜退出,导丝仍留在输尿管内。

输尿管切开的部位应根据输尿管梗阻的部位而定。一般情况下,低位的输尿管梗阻选择前内侧切口,避免损伤髂血管。高位的输尿管梗阻选择侧方或后外侧切口,避免损伤大血管。

输尿管切开可选用冷刀、电刀或钬激光,切开的范围从输尿管管腔一直切到脂肪组织。无论近端还是远端输尿管切开,切开范围应包括正常2~3 mm输尿管。在特定的情况下,输尿管梗阻段可先用球囊扩张,再行内切开术。同样,也可以先内切开,再应用球囊扩张。完成内切开后,通过留置金属导丝引导置入输尿管支架。一般情况下,置入的支架直径最好在12F,利于提高治疗效果。

(2)顺行腔内输尿管切开术:通过逆行途径无法使输尿管镜到达梗阻处时,可考虑顺行的方法。建立经皮通道,留置造瘘管,缓解肾积水和控制感染后,扩大通道至能通过输尿管镜,剩下步骤与逆行方法基本一致。始终留置安全导丝在输尿管内,远端盘绕在膀胱内。

联合应用逆行和顺行腔内输尿管切开术:在少数情况下,输尿管梗阻的部位已完全闭锁,金属导丝无法通过输尿管闭锁段,无法施行球囊扩张或内切开术。这种情况下可以考虑联合应用逆行和顺行的方法行输尿管闭锁段的切开。在治疗前,同时施行逆行造影和顺行肾盂造影,了解闭锁段的情况。

通过经皮顺行通道和逆行输尿管途径同时插入输尿管镜,输尿管闭锁的两端借助输尿管镜和X线尽量在一条直线上靠近。然后关闭一侧的输尿管镜的光源,让对侧的输尿管镜光源透过闭锁段照到关闭光源侧,从关闭光源侧应用金属导丝沿着光源的指引通过闭锁段或应用钬激光、小的电刀边切边通过闭锁段,使输尿管再通。一旦输尿管再通,扩大通道,置入输尿管支架8~10周。与其他腔内治疗输尿管梗阻方法类似,该方法的成功率与输尿管闭锁的长度密切相关。

(二)外科修复

在施行任何类型的外科修复之前,必须仔细评估患者的肾功能,输尿管梗阻的部位、长度和程度。术前评估包括排泄性尿路造影(或顺行肾盂造影)、逆行尿路造影(必要时)、放射性核素、输尿管镜检查+活检等。完成上述术前评估后,才开始为患者制定相应的手术治疗方案。

1. 输尿管-输尿管吻合术

(1)开放输尿管-输尿管吻合术:输尿管上段和中段的梗阻,如果梗阻长度在 2～3 cm,首选输尿管-输尿管吻合术。由于吻合口的张力会影响输尿管的血供,导致术后再发梗阻。因此,输尿管-输尿管吻合术适于短的输尿管梗阻。对于输尿管长度是否满足输尿管-输尿管吻合要求,只有在手术中才能最终做出决定。开放输尿管-输尿管吻合术的手术成功率很高,可达 90％以上。假如出现吻合口瘘,首先行腹部平片了解输尿管支架的位置,出现移位,调整支架位置。如果吻合口处有使用负压装置,应停用。因为吻合口部位的负压吸引不利于吻合口的愈合。尿液反流以及膀胱痉挛也可能影响吻合口愈合,可延长尿管留置时间和使用抗胆碱药物对症处理。吻合口瘘持续时间较长,可留置肾造瘘管,引流尿液。

(2)腹腔镜下输尿管-输尿管吻合术:Nezhat 等于 1992 年首次报道,应用腹腔镜行输尿管-输尿管吻合术,治疗由于子宫内膜异位症导致输尿管梗阻的患者。总体而言,临床上对腹腔镜下输尿管-输尿管吻合术应用例数较少,在这方面的临床经验不多。但是,对于有经验的腹腔镜泌尿外科医生,该项技术仍不失为一种治疗长度较短的输尿管狭窄的微创方法。

2. 输尿管-膀胱吻合术

(1)开放输尿管-膀胱吻合术:输尿管下段短的狭窄首选输尿管-膀胱吻合术。用于治疗膀胱输尿管反流的输尿管-膀胱吻合术在此不讨论。单纯开放输尿管-膀胱吻合术不同时行膀胱腰肌悬吊术或膀胱瓣修复术适用于输尿管下段长 4～5 cm 的输尿管梗阻。假如术后的膀胱输尿管反流是可以接受的,可直接吻合输尿管膀胱,不需要抗反流。否则,应行远端隧道再植术抗反流。对成年患者接受输尿管-膀胱吻合术的回顾性研究发现输尿管膀胱吻合口是否抗反流并不影响患者术后肾功能的恢复,输尿管再发梗阻的危险性也无差异。但是,目前尚不清楚在成年患者直接行输尿管-膀胱吻合术是否能减少肾盂肾炎的发生。

(2)腹腔镜下输尿管-膀胱吻合术:对于输尿管下段的梗阻,腹腔镜下输尿管-膀胱吻合术通常应用经腹腔联合体内缝合技术。常规放置输尿管支架。

3. 膀胱腰肌悬吊术

(1)开放膀胱腰肌悬吊术:能有效治疗输尿管下段较长的梗阻、缺损以及输尿管-膀胱吻合术后持续反流或梗阻的患者,一般推荐输尿管梗阻的长度在 6～10 cm 施行该手术。膀胱腰肌悬吊术也被应用于断离的输尿管两端与对侧输尿管做端侧吻合术,治疗复杂的输尿管梗阻。如果膀胱容积小,不易游离,则不适合施行膀胱腰肌悬吊术。术前除了行排泄性尿路造影、输尿管镜检查外,应加做尿流动力学检查,了解膀胱容积和顺应性。一旦发现膀胱出口梗阻或神经源性膀胱,应先治疗,再行膀胱腰肌悬吊术。相比简单的输尿管-膀胱吻合术,膀胱腰肌悬吊术可提供大约 5 cm 的额外长度。而相比膀胱瓣修复术,膀胱腰肌悬吊术操作更简单,减少了血管损伤和排尿困难的危险。该手术对于成人和儿童的成功率均在 85％以上,并发症很少见,主要包括输尿管再发梗阻、肠管损伤、髂静脉损伤、吻合口瘘和尿脓毒症。

(2)腹腔镜下膀胱腰肌悬吊术:Nezhat 等于 2004 年报道成功应用腹腔镜行输尿管膀胱吻合＋腰肌悬吊术。术前常规放置输尿管支架,手术过程经腹腔完成。该手术的例数报道很少,经验欠缺。但是,从短期和中期随访的结果看,临床的疗效令人满意。

4. 膀胱瓣修复术

当输尿管梗阻的部分太长或输尿管游离比较困难,输尿管-输尿管吻合术和输尿管-膀胱吻合术无法保证吻合口无张力的情况下,可考虑施行膀胱瓣修复术。Boari 于 1894 年在犬上成功应用该项技术。膀胱瓣可以替代 10～15 cm 长的输尿管,在一定的条件下,螺旋型膀胱瓣一直可以连接到肾盂,尤其在右侧。与膀胱腰肌悬吊术相似,术前患者需接受排泄性尿路造影、输尿管镜检查以及尿流动力学检查,了解膀胱容积和顺应性。发现膀胱出口梗阻或神经源性膀胱,应先治疗,再行膀胱瓣修复术。膀胱容积过小,不宜行膀胱瓣修复术。接受膀胱瓣修复术的患者数目较少,但只要膀胱瓣的血供良好,术后效果令人满意。最常见的并发症为术后再发梗阻,梗阻复发的原因大多为缺血或吻合口张力过大,偶有假性憩室形成。

5. 肾移位术

肾移位术最早于 1964 年由 Popescu 报道。该手术能为输尿管上段缺损提供额外的长度,同时可以减少输尿管修复的吻合口张力。该手术方式可提供额外的 8 cm 长度。在这类手术中,肾血管尤其是肾静脉限制肾游离的范围。作为解决的方法,可将肾静脉切断,重新吻合在更低位置的腔静脉。该方法现在已很少使用。

6. 输尿管切开插管术

由于其他外科手术的发展,该技术已很少使用。该手术一般用于传统的输尿管-输尿管吻合术和输尿管-膀胱吻合术无法施行的 10～12 cm 长的输尿管梗阻。目前,该方法有新的改进,即联合口腔黏膜移植于梗阻处。

7. 断离的输尿管两端与对侧输尿管做端侧吻合术

断离的输尿管两端与对侧输尿管做端侧吻合术,在 1934 年由 Higgins 首次报道。该术式适于输尿管长段梗阻,剩余正常的输尿管无法吻合到膀胱上。对于残留的正常输尿管长度无法与对侧输尿管吻合,为本术式的绝对禁忌证。相对禁忌证包括既往有肾结石病史、腹膜后纤维化、输尿管恶性肿瘤、慢性肾盂肾炎和腹部-盆腔放疗史。如果接受移植的输尿管存在反流,应进一步证实并纠正。应在术前完成排尿期膀胱 X 线检查、其他相关影像学检查、输尿管镜检查,以评估双侧输尿管的功能。

多位学者报道断离的输尿管两端与对侧输尿管做端侧吻合术的治疗效果,结果令人满意。腹腔镜下施行该手术尚未见报道。

8. 回肠代输尿管术

对于长段的输尿管梗阻或缺损,尤其是近段的输尿管,外科治疗始终具有挑战性。应用膀胱尿路上皮替代输尿管,重建输尿管是目前认为最理想的方法。因为尿路上皮不吸收尿液,而且可以抵抗尿液的腐蚀及致癌作用。在无法应用膀胱尿路上皮替代输尿管的情况下,才考虑应用其他组织替代输尿管。回肠代输尿管术被认为是一种令人满意的治疗复杂的输尿管长段狭窄的方法。而输卵管和阑尾并非可靠的输尿管替代物。

(龙胜恩)

第九节　膀胱出口梗阻

膀胱出口梗阻(bladder outlet obstruction,BOO)是发生于膀胱颈部及其周围的任何病变导致膀胱尿液排出障碍的一种病理状态的统称。常见的疾病有前列腺增生症、前列腺肿瘤、前列腺切除术后瘢痕挛缩、膀胱段切除术后吻合口狭窄、膀胱颈部纤维化、先天性膀胱颈部梗阻、膀胱颈部炎症、膀胱颈部结核、膀胱颈部肿瘤、输尿管间脊肥大、正中脊肥大及膀胱颈部周围疾病压迫或累及膀胱颈部引起梗阻,如子宫颈癌、直肠癌等。

BOO 一旦发生,对上尿路的影响为双侧性,故肾的损害出现较晚,一般无上尿路损害的急性表现,但有明显的排尿困难症状。一旦引起双侧肾损害,其代偿能力差,易出现肾衰竭。

男性膀胱颈梗阻是一种常见病及多发病,分为功能性膀胱颈梗阻和膀胱颈挛缩。

功能性膀胱颈梗阻是由于膀胱颈自主神经功能失调引起的一种疾病,但神经系统检查无阳性体征。根据国际尿控协会的规定:排尿时有逼尿肌收缩,但膀胱颈开放不全或完全不能开放;内镜检查及尿道探子检查无器质性膀胱下尿路梗阻证据,且无明确神经病变者称为功能性膀胱颈梗阻。其病因可能与交感神经,膀胱颈部 α、β 受体兴奋性改变有关。

膀胱颈挛缩多认为是由于膀胱颈部及其周围脏器的慢性炎症导致膀胱颈部纤维化而致;亦可由各种前列腺手术时的损伤所致,以经尿道前列腺电切(TURP)术和前列腺摘除术后的膀胱颈挛缩发生率最高。

一、临床表现

主要症状为下尿路梗阻症状:排尿困难、排尿迟缓、尿流变细、尿频和夜尿增多及排尿不尽感、急或慢性尿潴留、尿失禁甚至血尿等。

二、诊断

1.病史

有排尿困难等下尿路症状或于各种前列腺手术后出现排尿困难的病史。仔细分析临床症状和询问病史,对于确定梗阻的类型和估计梗阻的程度有重要价值。

2.体格检查

除了进行系统的体格检查外,应特别强调直肠指诊和尿道探子检查。

3.实验室检查

尿常规检查,血液生化检查,以了解尿液质量的改变和肾功能情况。

4.X 线检查

排泄性尿路造影能发现主要并发症和了解上尿路功能情况。尿道膀胱造影可从造影片上清晰显示出梗阻的部位、程度和长度。

5.膀胱镜检查

膀胱镜检查可以直接观察梗阻部位并对梗阻的原因进行诊断,膀胱镜检查时可见内括约肌呈环状狭窄,把尿道和膀胱明显分开;膀胱颈抬高,膀胱颈呈苍白色或有玫瑰色,其表面通常光滑,缺少血管分布。

6.尿流动力学检查

普通尿流动力学检查和影像尿动力学检查对诊断有重要参考价值,应用该项检查在临床上有助于早期诊断。简单的自由尿流率测定可提供初步判断,最大尿流率<15 mL/s,提示存在下尿路梗阻的可能。

在普通尿流动力学检查中,压力流率测定是公认的诊断手段,判断指标有 A-G 图和 Lin PURR 图等方法。与 A-G 图相对应的是 A-G 数的应用,A-G 数>40,表示有膀胱出口梗阻存在,数值越大表示梗阻越严重;A-G 数在 15~40 表示有梗阻可疑;A-G 数<15 表示无梗阻存在。

三、鉴别诊断

(1)尿道狭窄多有尿道炎、尿道器械检查或外伤史。行尿道造影或尿道镜检查可明确尿道狭窄的部位和程度。

(2)后尿道瓣膜主要见于男童,排尿性膀胱尿道造影对鉴别诊断有重要价值。在膀胱颈部梗阻患者,瓣膜处有很薄一层充盈缺损,尿道镜检查可直接观察到瓣膜存在。

(3)精阜肥大:先天性精阜肥大的临床表现与膀胱颈部挛缩相同,在排尿性膀胱尿道造影时可见到梗阻以上后尿道扩张,后尿道填充缺损。尿道镜检查可见到肥大隆起的精阜。

(4)神经源性膀胱多有神经受损病史,如脊髓炎、多发性脊髓硬化症、脊椎外伤等。神经系统的检查可鉴别此病,膀胱压力测定显示各类神经源性膀胱功能障碍的图像。

(5)逼尿肌无力症:通过尿动力学检查可鉴别。

(6)前列腺增生症为老年人常见疾病,直肠指诊和尿道膀胱造影可鉴别。

四、治疗

(一)非手术治疗

适用下列情况:①没有残余尿或治疗残余尿少(10~20 mL);②无慢性肾功能不全;③无反复的尿路感染;④输尿管反流不明显。主要有 α 受体阻滞药、糖皮质激素、抗生素等的应用。对合并有感染和施用尿道扩张器者,均应使用抗生素治疗。

(二)手术治疗

1.膀胱颈部扩张术

对先天性和原发性膀胱颈部挛缩,单纯应用尿道扩张术治疗效果多不满意,对前列腺增生切除术及经尿道前列腺电切术后的膀胱颈部梗阻,可应用尿道扩张治疗。

2.膀胱颈切开术

楔形切开膀胱颈肌层,破坏其狭窄环。

3.膀胱颈切除术

该术式适用于各种原因引起的膀胱颈部挛缩和小儿膀胱颈梗阻。方法是在膀胱颈后唇将黏膜弧形切开,于黏膜下潜行分离,显露膀胱颈肌层,将膀胱肌层做楔形切除。

4.膀胱颈"Y-V"成形术

经耻骨后途径显露膀胱颈部及膀胱前壁,于膀胱前壁做 Y 形切口,将 V 形膀胱瓣与切口远端创缘缝合,以扩大膀胱颈部管腔。

5.经尿道膀胱颈部电切术

切断环形缩窄环,使梗阻得以解除,有学者主张切开部位以膀胱颈截石位12点最佳,也有主张切开范围在5~7点位置;深度为切除膀胱颈部全层,至见到脂肪组织。术后持续尿管引流尿液2~3周,拔除尿管后行尿道扩张术,初时每周1次,连续3次后改为每2周1次,之后改为4周、2个月、3个月、6个月至1年扩张1次后,即可停止扩张。

(梁万锋)

第七章 骨科疾病

第一节 舟状骨骨折

舟状骨形如舟船,体积虽小,但由于血供特殊,并且腰部血循环最差,因此成为人体诸骨骼中最难愈合的一块。在诊治时必须引起重视。

一、致伤机制

主要因跌倒时手掌着地,人向前倾,前臂内旋,以致应力直接撞击舟状骨,并受阻于桡骨远端关节面。加上掌侧桡腕韧带的压应力,造成外力集中在舟状骨处,从而引起舟状骨骨折。此外,如舟状骨遭受直接暴力撞击,也可出现骨折,但较少见。

二、临床表现

除骨折的疼痛活动受限等一般症状外,主要有以下特点。

(一)鼻烟壶凹陷消失

鼻烟壶凹陷消失是舟状骨受损的典型症状,观察时可让患者将双侧拇指呈伸展位,如显示患侧鼻烟壶的正常凹陷消失或变浅,则属异常。

(二)鼻烟壶处压痛

鼻烟壶处压痛是舟状骨所特有的,检查时应双侧对比,舟状骨骨折侧出现剧烈压痛。

(三)手指加压实验

即通过对拇指、中指及食指纵向加压,观察鼻烟壶处有无疼痛感,骨折者一般均为阳性。

(四)桡偏痛

让患者腕关节向桡侧偏斜,若舟状骨骨折则有痛感。

三、鉴别诊断

临床上有时可遇到双分舟骨,需与陈旧性舟骨骨折相鉴别。前者舟状骨是由两个大小相近、密度相当、相互间成关节的小骨构成。和骨折鉴别要点为,多为双侧发生,间隙光滑;后者多发生于一侧,间隙毛糙,断端常有硬化及囊性变。必要时行 CT 检查进一步确诊。

四、治疗

根据骨折处的具体情况不同,在治疗上有所差异。

(一)新鲜稳定型骨折

骨折血供较好,一般均采用外固定,即以带拇指近节指骨的前臂石膏固定 10～12 周。腕关节置于功能位,拇指取对掌位。拆石膏后根据临床检查及 X 线片显示骨折愈合程度,再决定是否需要继续固定。未愈合的,均应继续固定,直至愈合为止,时间最长的可需 1 年。

（二）陈旧稳定型骨折

陈旧稳定型骨折指伤后 3 周以上来诊者，多因延误诊治，仍应按前法行带拇指的前臂石膏固定，直至愈合。4～5 个月后无愈合迹象，考虑手术治疗。

（三）新鲜不稳定型骨折

非手术治疗该类型骨折有半数发生不愈合，准确复位是骨折愈合的前提，因此有以下治疗方法可供选择。

1.闭合复位石膏外固定

在纵向牵引对抗下，用手指挤压骨折远端和近端使其复位，然后用长臂石膏管型做外固定。6 周后改用短臂石膏管型直至骨折愈合。

2.闭合复位经皮穿针内固定

用于难以维持复位的骨折或复位后为增加稳定性，复位满意后经皮穿针内固定骨折远、近端，再用石膏管型外固定。

3.切开复位内固定术

用于闭合复位失败患者，也可首选应用于新鲜不稳定型骨折采用掌侧或背侧入路，但掌侧入路可以减少血管损伤，内固定物可选克氏针、螺钉。AO 微型空心螺钉及 Hebert 螺钉最为常用，二者均有骨折断端加压作用，促使骨折愈合。Hebert 螺钉为头尾双螺纹设计，直径相等，前端螺距大于后端，固定后钉尾没入骨内，不必二次手术取出。

（四）骨折不愈合

创伤后 4～5 个月仍无愈合表现，此时 X 线片显示骨折线已吸收，断端出现硬化，附近骨质有囊性变。若此时不及时予以积极手术治疗，可出现创伤性关节炎。可酌情选择以下几种术式。

1.植骨融合术

将骨折端钻孔，切除硬化骨，取自体松质骨条插入，再加前臂石膏固定。常用的有 Adams 骨栓植入法、Russe 掌侧入路植骨法和 Matti 背侧入路植骨法，多数取髂骨植骨；也可在桡骨远端背侧取骨。上述治疗方法的骨愈合率可超过 90%。为增加断端稳定性，可再附加克氏针、AO 微型空心螺钉及 Hebert 螺钉内固定。此外，可采用带血管的植骨块以提高骨折愈合率，最常用者为带旋前方肌骨瓣植骨，其血供来自前臂掌侧骨间动脉分支。3 个月后拍片检查，未愈合者再继续固定。

2.桡骨茎突切除术

用于腰部以外骨折。腕部活动时骨折线与茎突相碰，引起疼痛。当有创伤性关节炎倾向时，可将与骨折线相接触处以远之桡骨茎突切除，并同时行植骨融合术。

3.螺钉内固定术

单纯螺丝钉固定术现已少用，多与植骨相配合。

（五）舟状骨无菌性坏死

舟状骨无菌性坏死指舟状骨全部或超过 2/3 坏死者，由于易引起创伤性关节炎，应及早处理。其术式有以下几种。

1.近侧舟状骨切除术

适用于近侧骨折段小于或等于舟骨全长 1/4 和创伤性关节炎局限在桡骨茎突，同时行桡骨茎突切除术,所留下的空隙用肌腱团填充。

2.近排腕骨切除术

适用于关节炎范围较广及不能耐受长期固定的患者,手术可缓解疼痛,保留关节部分运动功能。

3.局限性腕关节融合术

适用于桡舟关节、舟月和头月关节已有严重创伤性关节炎者,手术中需切除桡骨茎突,并行舟头、舟月和头月关节间融合。手术后疼痛多能缓解或消失,并保留关节的外形及一定活动度。

4.全腕关节融合术

适用于上述方法失败及全腕关节炎,术后关节稳定,疼痛消失,握力恢复,腕关节活动度完全消失。

(常荣刚)

第二节 胫骨平台骨折

胫骨平台骨折属关节内骨折,约占全身骨折的 4%,多由车祸伤、高处坠落伤、运动损伤等高能量损伤引起,多见于男性青壮年患者。常伴有半月板、交叉韧带、侧副韧带的损伤。

一、解剖

胫骨内外两侧平台成鞍形。侧位观,平台关节面略呈凸形。正位观,略呈凹形。胫骨隆突位于两侧平台之间,为非关节面区。此处由前向后依次有:内侧半月板前脚、前交叉韧带、外侧半月板前脚、胫骨棘、外侧半月板后脚、内侧半月板后脚、后交叉韧带。胫骨上端周围皮质骨较薄弱,具有纵向骨小梁,向上至平台软骨下骨质,在平台骨皮质下方,有横行联合形骨小梁,与纵向骨小梁呈交叉排列。外侧平台骨小梁分布密度不及内侧平台密集,骨支撑力相对较弱。加之膝关节生理性外翻角,故外侧平台损伤较为多见。

二、受伤机制

膝关节承受轴向压力、内翻或外翻暴力,由于暴力大小及性质不同,可引起多种类型的平台骨折。外翻暴力较为多见,常引起外侧平台劈裂或凹陷性骨折,外侧半月板或内侧副韧带的损伤;单纯内翻暴力导致内侧平台劈裂或压缩较为少见;垂直压缩暴力或复合暴力易造成双侧平台劈裂或粉碎性骨折,并可伴有腓骨近端骨折。

三、分型

目前,不少学者主张根据交叉韧带、侧副韧带、半月板损伤的程度分为"单纯"骨折与"脱位"骨折。据 Tscheme 及 Lobenhoffer 统计的 190 例骨折脱位的患者中,67%合并半月板损伤、96%合并交叉韧带损伤、85%合并侧副韧带损伤。

(一)胫骨平台单纯骨折分型:Schatzker 分型

Ⅰ型:外侧平台楔形劈裂骨块(无粉碎),向外下方移位;Ⅱ型:外侧平台楔形劈裂骨块,伴有关节面向干骺端压缩,此型好发于老年患者,如果压缩超过 5～8 mm,则为不稳定性骨折; Ⅲ型:关节面被压缩而外侧皮质无骨折;Ⅳ型:内侧平台(劈裂、压缩或粉碎性骨折),或累及髁间棘骨折;Ⅴ型:双髁骨折,双侧胫骨平台均发生劈裂性骨折,但与骨干仍然连续;Ⅵ型:平台骨折伴有骨干骺端的分离,此型胫骨远端有横形或斜形骨折。

(二)胫骨平台骨折脱位的分型:Hohl-Moore 分型

Ⅰ型:劈裂少许移位;Ⅱ型:平台压缩;Ⅲ型:平台劈裂骨折及压缩;Ⅳ型:全髁骨折;Ⅴ型:双髁(双侧平台)骨折。

四、症状及诊断

骨折程度不同,临床表现轻重不一。单髁轻度压缩骨折,膝关节疼痛和肿胀都很轻,单膝关节多有淤血,局部存在压痛。更为严重的骨折,除有明显的肿胀和疼痛外,还伴有关节畸形,活动受限。

胫骨平台骨折脱位,往往示高能量损伤,多伴有多发伤,应全面了解受伤机制及病史、患者全身状况、年龄以及肢体功能状况。进行详细的体验以确定有无韧带损伤及神经血管损伤,并需观察有无筋膜间室综合征,有无其他处的骨折及损伤。如果发现小腿肿胀严重,足背动脉搏动不清,临床可疑有筋膜间室综合征,应及时进行筋膜间室压力测定、动脉造影及彩色多普勒超声检查。

常规 X 线检查是必要的,前后位、侧位及双侧斜位片不仅可诊断出骨折属何类型,同时也可测出压缩骨关节面的程度及范围,这对确定治疗方法有帮助。如临床怀疑有复合损伤,单纯做 X 线检查还不能够满足要求,需借助 CT 扫描及 MRI 检查。CT 轴位扫描及 CT 三维重建检查能够更加精确地了解骨折移位状况。膝部 MRI 检查,对了解半月板、交叉韧带、副韧带、关节面的损伤状况及程度是其他影像学检查无法比拟的。如果临床怀疑以上组织有损伤,那么膝部 MRI 检查非常有必要。

五、治疗方法选择

治疗方法有保守治疗及手术治疗,主要根据膝关节轴线对位情况及关节面压缩的程度来决定,但具体的界定,由于经验不同,尚有争端。

多数学者公认 1994 年 Bermett 及 Browner 提出的标准较合理,其标准为:"关节面压缩> 5 mm,膝轴线对位不齐>5°,宜手术治疗。"

六、治疗方法举例

(一)石膏固定

行患肢长腿石膏或支具固定,制动时间不宜过长,以 4 周为宜,骨折初步愈合后即可除去外固定,行功能锻炼。

(二)骨牵引

如骨折伴有膝关节轻度内外翻畸形,可选跟骨牵引 4～6 周,牵引重量为 3～3.5 kg。牵引前,可先抽出关节内血肿。牵引过程中,适当行屈膝功能锻炼,目的在关节软骨修复过程中,通过牵引恢复与股骨髁相和谐一致的关节。对 Schatzker Ⅳ型骨折,不宜牵引,因增加分离移位倾向。

（三）开放复位及内固定

1. 目的

开放复位内固定治疗有移位的胫骨平台骨折是比较主流的做法。其目的是恢复胫骨平台的解剖形态，提供可靠的内固定，以利于关节的早期活动，使功能恢复正常。关节获得稳定与解剖复位是防止创伤性关节炎的重要条件，也是手术的最终目的。

2. 手术暴露

外侧平台的显露：自膝关节外侧副韧带前，沿关节线向前做切口，经髌腱外缘向下达胫骨粗隆外缘，将胫前肌止点连同骨膜向外下方翻开，显露胫骨上外侧及外髁。沿半月板边缘切开关节囊，可探查外侧平台及关节面。

内侧平台的显露：在膝关节内侧，沿关节线上 1 cm 侧副韧带稍后方起，向前达胫骨粗隆内缘做弧形切口，切开皮肤、皮下，分开鹅足腱，即显露内侧髁。切开关节囊可探查关节面。

双侧平台的显露：一般在骨折较碎的一侧做常规弧形切口，而对侧仅做一小切口以便辅助复位。必要时，可以做膝前"Y"型切口。

3. 固定方式的选择

（1）劈裂骨折：选择两枚或多枚螺钉固定。

（2）劈裂压缩骨折：需将压缩的平台掀起，干骺端植骨填塞，并用支持钢板螺钉固定。

（3）压缩骨折：需在平台下方开窗，用骨膜剥离器插入，将压缩关节面顶起后，于关节面下方植骨填塞，外用钢板或螺钉固定。

（4）内髁骨折：其治疗类似外侧平台劈裂固定，单此型骨折常波及胫骨棘，易内翻成角畸形，应用内侧支持钢板固定。

（5）双髁骨折：此型骨折，Moore 等曾报道了他们的经验，共治疗平台骨折 988 例，其中有298 例为双髁骨折，95 例做了开放复位及内固定术，仅 11 例应用了双侧钢板，11 例中有 9 例（约 82%）伤口裂开或感染。有学者认为，一般情况下，移位较大或粉碎较多的骨折，应用一枚支持钢板便能获得稳定，对损伤小的，应用韧带缝合固定术或经皮松质骨螺钉固定即可。

伴侧副韧带及十字交叉韧带损伤占 75%，属非稳定型骨折，以手术治疗为主。将压缩骨折撬起后，植骨及"T"型或"L"型钢板固定，修复韧带。

（四）外固定架的应用

适宜开放性骨折，便于观察伤口及交换敷料，实际应用的较少，因为胫骨平台骨折，关节面本身有骨折，外固定器之上端固定针刺入容易引起感染。

（薛建光）

第三节　胫腓骨骨干骨折

胫腓骨骨干骨折是最常见的长管状骨骨折，约占全身骨折的 13.7%，10 岁以下儿童尤为多见。其中，以胫腓骨双骨折最多，胫骨骨折次之，单纯腓骨骨折最少。

一、解剖

胫骨上端连接股骨内外髁，远端骑跨在距骨之上，直接承担绝大部分体重。腓骨上端附着于胫骨外髁，下端构成外踝的内侧壁，仅负荷6%的体重。胫骨干为三棱管状皮质骨，胫骨前嵴位于皮下，极易触及，可做为闭合复位时的体表标志。胫骨上1/3部切面呈三角形，下1/3部切面呈四边形，中下1/3交界处骨质薄弱，易发生骨折。胫骨内侧面表浅，仅皮肤覆盖，骨折时易戳破皮肤形成开放性骨折，或压迫皮肤致皮肤坏死。胫骨的营养血管位于骨干的后上方，骨干的下1/3部无肌肉附着，故此处骨折易出现延迟愈合或不愈合。小腿有4个筋膜间室（胫前间隙、外侧间隙、胫后浅间隙、深间隙），小腿骨折易并发筋膜间室综合征。

二、病因病理

（一）间接暴力损伤

如由高处落下，扭伤或滑倒致伤，最多见。此类骨折的两骨骨折不在同一平面上，一般胫骨骨折发生在中下1/3交界处，腓骨骨折在上中1/3交界处，骨折线多为螺旋形、斜形或粉碎性。

（二）直接暴力损伤

如重物打击、踢伤、车辆碾压、重物压轧等，此类骨折两骨骨折线多在同一平面，且常在暴力侧有一三角形碎块，但大多数骨折线为横形或短斜形。

因胫骨内面位于皮下，极易穿破皮肤，小腿肌肉发生挫伤较多，而血管神经直接破裂的不多，但重物压轧伤害易发生筋膜间室综合征，应引起高度重视。伤后骨折移位主要依据暴力方向、暴力种类，肌肉收缩牵扯拉力及肢体重力影响。因小腿外侧受暴力的机会多，所以骨折多有向内成角。肢体重力影响到骨折向后成角，肌肉收缩使骨折发生重迭移位。

根据以上解剖，胫腓骨骨干骨折有以下几个特点：①胫腓骨骨折易发生于胫骨中下1/3交界之骨质薄弱处；②该处无肌肉附着，营养血管又不在此部，故此处骨折，常因血供不足而发生延迟愈合或骨不连接；③胫骨内侧仅覆盖皮肤，骨折时易发生开放骨折或压迫皮肤造成皮肤坏死；④小腿有四个筋膜间隙，胫腓骨骨折，特别是闭合骨折易发生筋膜间隙综合征；⑤胫骨前嵴，可做为复位准确的标志。

三、分型

Johner 和 Wruhs 将胫腓骨干骨折分为单纯型骨折（包括横行骨折、斜行骨折、螺旋形骨折）、蝶形骨折、粉碎性骨折。

A 型：简单骨折。

A1 简单骨折，螺旋形。

A2 简单骨折，斜形（>30°）。

A3 简单骨折，横行（<30°）。

B 型：蝶形骨折。

B1 蝶形骨折，旋转蝶形骨折。

B2 蝶形骨折，弯曲蝶形骨折。

B3 蝶形骨折，碎片性蝶形骨折。

C 型：粉碎性骨折。

C1 粉碎性骨折，螺旋形。

C2 粉碎性骨折，多节段。

C3 粉碎性骨折,不规则。

附:开放性骨折的 Gustilo-Anderson 分类。

Ⅰ类:清洁伤口,伤口长度<1 cm。

Ⅱ类:伤口长度>1 cm,没有广泛的软组织损伤、皮瓣游离或皮肤撕脱。

ⅢA类:有广泛的软组织撕裂伤或形成游离皮瓣,骨仍有足够的软组织覆盖。

ⅢB类:广泛的软组织缺损伴有骨膜剥离和骨外露。

ⅢC类:伴有动脉损伤需要修补,并不考虑软组织伤口的大小。

四、症状与诊断

胫腓骨位置表浅,肿胀、淤血、压痛、骨擦感、异常活动均较为明显,有移位的骨折,小腿有短缩、成角畸形或足外旋。无移位骨折需借助 X 线片协助诊断才易于与小腿软组织严重挫伤相鉴别。

五、治疗方法的选择

胫腓骨干骨折的手术与非手术治疗的适应证尚不能很好地确定。非手术治疗仅用于由低能量外伤引起的闭合、稳定、单纯、微小移位的骨折。据 Tmfton 推荐的数据,要求内、外翻成角<5°,前后位成角<10°,旋转移位<10°,短缩畸形<15 mm。否则就有手术指征。Nicoll 列出手术治疗的指征包括:①开放性骨折;②合并股骨骨折或其他较大的创伤者;③截瘫并感觉丧失者;④节段性骨折伴中间骨块移位者;⑤骨块丢失导致骨缺损者。

六、治疗方法举例

(一)手法复位后石膏或夹板外固定

无移位的骨折可单纯行石膏或夹板局部固定,有移位的骨折,手法整复后,再使用石膏或夹板固定。整复及固定的方法如下。

1.整复

(1)麻醉:一般移位不大的可用局麻;移位大的采用腰麻或硬膜外麻醉。

(2)患者体位及拔伸姿势:拔伸可纠正缩短重迭移位。

(3)纠正前后侧移位:可用提端法。以中 1/3 骨折为例,一助手两手把住近端并固定。术者两拇指置于远段前侧,其余四指环抱小腿后侧。在维持牵引下,近段牵引助手将近段向后按,而术者的两手四指端提远段向前,使之对位。

(4)纠正内外侧移位,可用挤按法:有些骨折如螺旋形、斜形骨折,远段易向外侧移位。术者一手拇指抵于近骨折段内侧,另一手拇指抵于远骨折段外侧,二拇指相对挤按,如力量不足,尚可用两手掌相对挤按。在挤按过程中,持足之助手将远段稍稍内旋。

(5)纠正成角移位:一般成角移位经过上述手法均能随之复位。个别难以复位的,术者立于患肢内侧,两拇指抵于骨折端成角突起处,其他两手四指分别置于近、远段小腿外侧,拇指用力向外侧推顶,其他四指则向内搬动。

(6)最后用拇指、示指沿胫骨前嵴自上而下触摸是否平整。胫腓骨骨折移位虽有各种不同情况,但经过整复后,如前嵴轴线恢复,又很平整,表示整复成功,即可包扎夹板。

2.固定

(1)固定材料:夹板五块,其他还需脱脂棉及绷带。

（2）固定方法：包扎夹板固定。但因小腿上下不等粗，在腓肠肌以下，跟腱处特细，为了夹板能符贴患肢，在此较细区域后侧应垫以数层脱脂棉，基本消除小腿肌上下不等粗的现象，再包内绷带。亦可将夹板火烤塑成弯形。

若骨折线在胫腓骨上段，设计一种上段骨折活动夹板（两夹板以螺丝钉固定）。内、外侧夹板均使用这种夹板。后夹板可用胶布黏着。夹板下界达于踝上即可。

若骨折线在小腿中段骨折，内外侧夹板下界平内外踝，上界达胫骨内外髁，后侧夹板下界达跟缘，上界与上同。若骨折线在小腿下 1/3，则夹板下界与足底平。

（3）固定垫使用，胫腓骨骨折一般有向内侧成角移位，故大部需三点加压纠正之，如其他类型骨折所须固定垫数目及安放位置。

（二）骨牵引

骨牵引多为软组织肿胀较重，或骨折移位明显的患者提供临时固定，很少做为最终治疗。

（三）手术治疗

手术治疗包括钢板螺钉内固定，髓内钉固定（包括 Ender 钉、普通髓内钉、交锁髓内钉）及外固定术。目的是通过手术治疗可获得骨折的愈合和良好的对线，同时尽早恢复膝踝关节的有效活动范围。

1.钢板螺钉内固定

能提供稳定的固定，允许膝、踝关节的早期活动，维持肢体的长度和力线。但其最大的缺点是软组织的剥离，可导致骨折延迟愈合、不愈合、软组织坏死、感染等并发症。为降低骨折延迟愈合或不愈合率，AO 组织发展了加压钢板技术和植入物，并沿用至今。据统计，AO 钢板治疗胫骨骨折的优良率约为 90％，但其并发症发生率近 30％。

为了减少并发症，有学者开发了经皮钢板固定技术，以便在保存骨折环境的同时获得稳定的固定。此技术需固定伴随的腓骨骨折，预弯 3.5 mm 动力加压钢板，使之与胫骨的解剖形态相匹配，经小的切口放置钢板和螺钉。据 Collinge 和 Sanders 报道，经皮钢板的适应证是：①胫骨干骨折伴有经关节的干骺端骨折，不适合髓内钉固定者；②软组织损伤严重，不能经标准切口进行手术者。

2.髓内钉固定

髓内钉固定是大多数胫骨干的开放骨折（Gustilo Ⅰ、Gustilo Ⅱ 和 Gustilo ⅢA 型）和闭合骨折治疗的首选方法，尤其适用于多段的和双侧胫骨干骨折。髓内钉固定可保留骨折周围的软组织覆盖，允许邻近关节的早期活动。近端和远端的交锁功能能控制不稳定骨折的长度、力线和旋转，能稳定胫骨结节以下至踝关节上方 3～4 cm 的骨折。对髌板骨折、进针处皮肤缺损以及 Gustilo ⅢC 型开放骨折不宜用髓内钉固定。

交锁髓内钉固定治疗胫骨干骨折是一种有效方法。早期报道对闭合性胫骨干骨折效果好，骨愈合率达 97％。但随着应用的增多，也发现不少问题，感染率报道不一，为 2.2％～33％，特别是开放性骨折，扩髓者感染发生率高。由于两端有交锁钉固定，虽然能阻止骨骼的旋转及短缩移位，但断端间缺乏对骨愈合有利的动力，所以骨折延迟愈合及骨不连亦有报道。因此，对交锁髓内钉的适应证要有足够的认识，不宜无限扩大，以免造成不良后果。操作方法规范也是减少并发症的重要环节。具体操作如下。

（1）体位及骨折复位：患者置于骨折整复床或骨科手术床上。有学者主张应用骨科手术床，优点是容易摆体位，处理其他损伤较为方便，引起神经损伤及压疮的可能性小，骨折复位容易操作,根据需要患者体位容易调整。

(2)测量胫骨旋转角度。方法有二:一是应用 Clementz 法;二是通过髂嵴、髌骨、第二趾的连线来确定胫骨的旋转对线。

(3)切口:在髌腱正中做 5 cm 长纵形切口。

(4)在胫骨结节近侧,髌腱后侧正中用一弯形手钻钻开髓腔,近端扩髓达 12 mm。

(5)插入导针及骨折复位,用 C 臂机监视进行,插入导针深度达踝关节上 1 cm。

(6)选择适宜长度的髓内钉。方法有二。①导圆针法:用一枚与插入髓腔导针一样长的导针,在胫骨进口平行排列,减去两个导针进口之外重叠的部分,即为髓内钉的长度;②标准尺测量:把标准尺放在胫前,测量进钉孔至踝上 1 cm 距离。

(7)用管状扩髓器扩髓。插入在导针之外,扩髓 0.5 mm 即可。

(8)上髓内钉。选择合适长度髓内钉,顶端安装一六角形螺栓以备打击推入,力量不须太大,髓内钉推进中,保持骨折对线良好,从胫骨上端开口处,通过断端,直达远端骨骺线之上。导针拔出后,将髓内钉继续再送入,使髓内钉近端与胫骨近端进口处齐平。

(9)上交锁螺钉。

3. 外固定架固定

在胫骨骨折的治疗中,外固定是一种有效而用途多样的的装置。几乎可用于胫骨全长任何部位的骨折,无论是开放性还是闭合性损伤。外固定在提供稳定固定的同时,保留软组织和骨的血供。其适用范围包括:①严重的开放性骨折(ⅢB 和ⅢC 型),尤其适用于胫骨髓腔严重污染或初次清创不彻底的骨折;②不稳定的闭合性骨折;③骨折伴有筋膜间室综合征;④胫骨干骨折延伸至关节周围或延伸的关节周围的多段骨折;⑤伴有颅脑外伤或感觉受损的患者;⑥作为开放复位前的临时固定;⑦加强不稳定的钢板或髓内钉固定。

4. 开放性胫骨骨折的处理

影响开放性胫骨骨折治疗效果的决定性因素是软组织的处理。因此,Gustilo 等强调开放性胫骨损伤在初期彻底清创后,保持伤口开放,每 24~48 h 重复清创,开放性骨折应常规使用抗生素;对于Ⅲ度开放性骨折,应在使用头孢的基础上加用氨基糖苷类,严重污染的骨折还应使用青霉素。直到 5~7 d 后通过延迟初期缝合、植皮或皮瓣覆盖关闭创面。

开放性胫骨骨折的最佳固定方法尚有争议。由于有血供的软组织及骨质是抗感染及提供重建床的基本条件,故骨折的固定应尽可能地减少对血运的进一步干扰。通常单纯使用交锁髓内钉或外固定架即可获得骨折块和软组织的稳定,钢板固定因其感染率较高而极少应用。目前,大部分学者倾向于采用不扩髓的髓内钉治疗Ⅰ、Ⅱ和ⅢA 型开放性骨折。应用不扩髓的髓内钉及外固定治疗ⅢB 型骨折均有较高的感染率,该型最佳治疗方案还有待进一步研究。ⅢC 型骨折、延迟 24 h 以上治疗的开放性骨折、战伤、严重污染的骨折(尤其是累及到髓腔者)和保肢尚存疑问的损伤,均宜用外固定架固定。对于开放性胫骨干骨折的处理,1996 年 WhittleAP 提出的方案有实用价值。

(薛建光)

第八章 烧伤科疾病

第一节 头皮的缺损与修复

一、头皮缺损的病因、分类及治疗原则

(一)病因

1.损伤

损伤是头皮缺损最常见的原因。深度烧伤、冻伤、强酸或强碱烧伤、电击切割伤、撕脱伤、大剂量放射线照射等,均可使局部软组织缺损和坏死。

2.肿瘤

头皮的恶性肿瘤、良性肿瘤以及斑痣在切除后可造成软组织缺损。如神经纤维肉瘤、皮肤癌、血管瘤、色素痣等,均需整形外科方法修复缺损。

3.感染

细菌感染可引起广泛软组织破坏,继而产生不同程度软组织缺损。

4.先天性软组织缺损

由于遗传因素或胚胎发育过程障碍,致患儿出生时头皮有不同程度的缺损。临床少见,常合并有颅面部器官畸形。这类缺损严重影响外貌及生理功能。

(二)治疗原则

(1)根据软组织缺损的大小、深度、功能和美观要求选择修复方法,以就近、从简、效果好为原则。首先要保证缺损的修复;其次在选择修复方法和材料时,应兼顾功能和形态的修复。

(2)修复时机的选择:①损伤所致瘢痕形成,一般在伤后6个月,以瘢痕软化、稳定后手术修复为宜;②感染致软组织缺损,需经换药或清创,感染基本得到控制后,方能施行缺损修复术;③肿瘤病变手术切除后的缺损,可立即修复。

(3)头皮血循环丰富,修复过程中尽量保留和利用残存的正常组织或间生态组织,不可任意切除、摒弃。

(4)颅面部为暴露部位,易污染,感染是影响术后能否一期愈合及修复效果的重要因素。头皮因毛发丛生,常夹杂污垢及致病微生物,故术前必须剃光头发,彻底清洗、消毒。术中的无菌操作,术后的正确护理、预防感染,也是重要的措施。

二、头皮缺损的修复

头皮缺损的修复方法,根据其缺损的范围、深度、损伤性质而定。

(一)部分头皮缺损的修复

1.直接缝合法

头皮缺损较小在1 cm左右者,可在潜行游离创口周围头皮后,直接拉拢缝合。在缝合有

张力时,可在创面两侧距离创缘 3～4 cm 处做减张切口,或在助缝器牵引下缝合。

2.局部皮瓣法

头皮较小区域的缺损,不能用直接缝合法闭合创面者,可在头皮缺损附近的正常头皮组织部分,根据缺损的大小、形状、部位,设计一个或多个乃至整个头皮的皮瓣。在帽状腱膜下掀开各皮瓣,充分展开,反复以旋转－推进－交错方式,进行试转移,直至最佳覆盖缺损,无张力缝合。

由于头皮血液循环丰富,设计局部皮瓣可超过肢体传统皮瓣,设计长、宽为 1.5∶1 的比例。蒂部应位于颞部、耳后、额部或枕部,以保证皮瓣内含知名动脉。旋转后的皮瓣缝合应无张力。缝合后,皮瓣下应放置引流条并加压,以避免血肿形成。

3.游离皮片移植

缺损过大,无法用局部皮瓣修复者,只要缺损区骨膜存在,可切取中厚或刃厚度片,制成大张或邮票状的皮片,平铺于缺损区,将皮片缝合固定于创缘,或用网眼纱布固定皮片加压包扎。术后 10 d 皮片成活后拆线。

(二)全头皮缺损的修复

1.颅骨钻孔后肉芽创面植皮

在颅骨外板每隔 0.5 cm 钻孔至板障层,见出血为度,用油纱布加压包扎。术后隔日换药,抗生素盐水纱布湿敷包扎,待板障肉芽组织长满后,取自体刃厚或薄中厚皮片移植覆盖创面。这是最简单方便、最有效的手术修复方法。缺点是需时较长,无头发生长。

2.游离大网膜移植中厚植皮

头皮缺损面积大且形状不规则,有颅骨或硬脑膜外露,或已有轻度感染征象者,可行血管吻合大网膜游离移植覆盖创面。

剖腹后,在胃大弯侧,自左向右逐一结扎右胃网膜动、静脉向胃大弯缘发出的分支,切断大网膜附着于横结肠的网膜蒂和左胃网膜动、静脉。取出含右胃网膜动、静脉为供区血管的大网膜。将大网膜平铺于头部创面,在手术显微镜下行右胃网膜静脉与颞浅静脉,右胃网膜动脉与颞浅动脉端端吻合。网膜血液循环重建后,在股部取中厚皮片覆盖于网膜上,间断缝合固定,适当加压包扎。

切取大网膜面积应较创面大 1/4 为宜,以保证既无张力又不折叠。游离大网膜,结扎胃-网膜血管应紧贴胃大弯进行,保证血管结扎牢固,避免出血。手术操作宜轻柔,避免腹内过多操作导致术后腹腔粘连。尽可能使切取的大网膜血管蒂够长,以便于无张力、吻合血管,并使皮片与网膜紧贴,不留死腔。对皮片的加压包扎松紧度适中,避免过紧压迫血管,影响大网膜血液循环。

大网膜游离移植中厚植皮由于手术难度较大,对身体创伤也较大,且修复后效果并不优于颅骨钻孔植皮法,故不作为修复全头皮缺损的首选方法,仅在有大块颅骨坏死、需行颅骨修补时选用。

3.游离皮瓣移植

游离皮瓣移植适用于较大面积的头皮缺损,有颅骨或脑膜外露,不能接受游离植皮或皮瓣转移术的治疗者。彻底切除头皮的病变组织,切开颞侧耳前皮肤,解剖出颞浅动、静脉。根据缺损范围,可选用肩胛皮瓣、背阔肌皮瓣、腹股沟皮瓣、前臂皮瓣和股前外侧皮瓣等作为供区。以皮瓣营养血管束为轴,按略大于缺损区的皮瓣轮廓线切取皮瓣。将游离皮瓣平铺于头部创面,皮瓣缘与创缘缝合数针固定。在显微镜下,皮瓣的静脉、动脉与颞浅静脉、动脉行端端吻合。血管接通后彻底止血,缝合创缘。供区宜选择较为隐蔽的部位。移植皮瓣在血管吻合成功后,常渗血较多,应注意止血和防止失血性休克,并在皮瓣下放置引流条。术后严密观察血循环情况,若出现血管危象,应即时处理。

(三)头皮撕脱伤

头皮撕脱伤常发生于女性工人,常因违反安全生产操作规程,头发被卷入轧轮或皮带中,而致头皮全部或部分撕脱,严重的可连同耳、额部皮肤甚至连同部分眉毛、上睑以及面侧部皮肤等一并撕脱。通常皮肤、皮下组织和帽状腱膜一起撕脱,严重时连同颅骨骨膜也一起撕脱,甚至伴有颅骨损伤。由于头皮血液丰富,受伤后有大量失血,加之疼痛,伤者易发生休克,有的还伴有颅脑损伤,接诊时应仔细检查。头皮撕脱后如未能得到妥善处理,可造成严重感染,以至颅骨骨髓炎、颅内感染和败血症等,或造成慢性溃疡,长期不愈,最后发生严重挛缩,导致上睑外翻及面部其他严重畸形,并遗留永久性秃发。头皮撕脱伤的治疗按受伤后早期、晚期和后期3个不同阶段进行不同的处理。

1.早期处理

(1)抗休克:大片或全部头皮撕脱伤,患者常因疼痛及大量失血而发生休克,故首先应测定其血压、脉搏、呼吸等,并仔细检查其头皮撕脱区有无活跃的出血点,如有,应立即结扎。同时检查头颅骨有无骨折,脑损伤的症状、体征以及身体其他部位的合并伤。若患者已处于休克状态,则应予输血、输液,以纠正其血容量的不足,并给以镇静止痛药物,使其能配合治疗。在休克被纠正前严禁行头颅清创术。

(2)清创缝合:一般应争取在受伤后12 h以内行清创治疗,伤口可望一期愈合。如超过12 h,但创面较为清洁,仍可按早期治疗原则处理;如头皮未完全脱离,则尽可能保留其相连处的头皮;如果与头皮相连的蒂部较宽,并有知名血管相连接时,虽大块撕脱,亦可保留;如头皮完全撕脱,则应用游离皮片覆盖;若有较大的骨膜缺损(大于3 cm),则应考虑皮瓣或其他方法修复之。

(3)处理步骤及方法:手术宜在全身麻醉下进行。先彻底清创,剃净头发。有油污的头皮应用汽油或肥皂洗净后,按以下方法处理。①部分撕脱:如被撕脱的头皮仍有部分与头部相连,而无严重挫伤,可观察头皮远端血运情况,逐步修剪,直至出血旺盛为止,然后将撕脱的头皮缝回原处;②完全性撕脱:国外曾有人报道将完全撕脱的头皮于清创后缝回原处,加压包扎而获成活。但在绝大多数情况下,包括帽状腱膜的全层头皮,在撕脱时常伴有挤压与挫伤或撕裂伤,原位缝合后,很难重新建立血运,结果将导致头皮坏死、继发感染,反而延误了创面早期愈合。故除游离头皮中知名动、静脉可与受区血管做吻合者外,目前一般不主张将撕脱的头皮进行简单的回植。

有人主张将撕脱的头皮修去皮下组织和帽状腱膜后作为全厚皮片进行移植,以期能使毛发重生,但因组织仍然过厚,不易成活或成活后毛发难于再生致效果不佳,若头皮挫伤严重更不易采用该法,否则将导致头皮坏死和感染。目前临床上对全头皮撕脱伤常采用下列方法处理。

游离皮片移植法:游离头皮无挫伤或擦伤,可以考虑将其切为中厚皮片再回植于头部创面上,如仍嫌不足可再在其他部位切取皮片移植修复。该法在骨膜完整时效果较好;如果撕脱的骨膜面积较小,则植皮片亦有可能存活;如果骨膜大片撕脱,邻近可形成筋膜或肌肉瓣,可将其转移覆盖裸露的颅骨,再在其上植游离皮片;如无组织瓣可转移时,可凿去一层骨外板或骨皮质,直至有较密的出血点时,再在其上植游离皮片也有可能存活。

血管吻合法:若撕脱的头皮有一定完整性,其上又可分离出知名动、静脉者,则具有显微外科手术的条件可采用此法。方法为:先对撕脱的头皮组织块剃发,用0.1%苯扎溴铵(新洁尔灭)和生理盐水反复清洗头皮,再在其相应的颞部、耳后、枕部皮下组织与帽状腱膜之间解剖出颞浅血管、耳后血管和枕部血管断端,用肝素和生理盐水冲洗,修整断端。头部创面常规清创后,解剖显露颞浅动、静脉,耳后动静脉,枕动、静脉等受区血管。将撕脱的头皮组织块原位放回头部创面,端端吻合颞浅静脉和颞浅动脉,间断缝合头皮创缘。如血管过短也可用静脉移植的方法补救。再植头皮一般选择颞浅血管吻合,成功率高。接通血管后,若部分头皮血运不良,应在相应部位再吻合一组耳后或枕动、静脉。用此种显微外科吻接血管的方法,将撕脱的头皮再植成功后头发能再生,是一种理想的修复方法,国内外均有成功报道。但临床多见撕脱的头皮毁损严重,失去了再植条件。

游离皮瓣法:在身体适当的部位,设计大小合适的带蒂皮瓣,待头部清创完毕,并将一侧颞浅动、静脉蒂部解剖后,再将皮瓣血管蒂切断,与受区(颞部)血管吻合。大网膜游离吻接血管移植皮片移植:若有大片骨膜撕脱,无法植游离皮片时,如患者条件允许,可考虑用大网膜血管吻合加皮片移植的方法覆盖头部创面。上述几种血管吻合的方法必须首先考察创区血管情况,若切取皮瓣后无法取得良好血管重建效果,无疑将增加患者的伤痛,贻误治疗。颞部受区动、静脉应避免使用有撕裂或挫伤的部分有损伤应切去已损伤的部分,选择血循环良好的动脉端进行吻合;若血管蒂长度不足,可行静脉移植术。有条件时应力争多吻接1~2条静脉,以保证皮瓣的血循环。全头皮血管吻合再植时,动、静脉吻合比率宜为1:2~2:3。另外,为尽量缩短手术时间,保证手术的成功率,可分两组人员同时进行头颅清创和头皮(皮瓣)准备。

2. 晚期处理

早期患者未能得到合适的治疗,如将撕脱的头皮原位缝合,可致头皮坏死,进一步引起创面感染,患者有疼痛、发热、食欲不振等全身症状,治疗时应首先控制感染,给予必要的抗生素,再输液或输血维持体液平衡,并加强营养。但最主要的还是要除去感染源,切除坏死或感染的头皮,创面进行湿敷引流,以控制局部感染。待创面出现鲜红肉芽组织时,即可用中厚皮片覆盖,以封闭创面。在头皮植皮应以大块移植为主,而不应用小块或邮票状植皮,因这种植皮后,皮片间隙处常有较多的瘢痕组织,其上为一层极薄的上皮,由于基底血液供应较差,表皮容易受损而溃破,从而形成慢性溃疡。

在有颅骨外露时,待感染控制后,可凿除骨外板直达出血的创面,或用密集钻孔的方法,达到出血的骨松质即可,但不可钻入内板。肉芽逐渐从钻孔处长出,待肉芽布满创面,即可植以薄皮片。有时可等待坏死的骨外板脱落后再行植皮,这往往要等待较长的时间。

3. 后期修复

头皮缺损修复的目的包括创面的消除和头发的恢复。头皮撕脱伤有头皮缺损的患者经早期植皮、皮瓣修复、创面愈合后就可装配假发,一般可达到满意效果。但在未经妥善处理的病例中,如皮片移植后有部分坏死或以小块(邮票)皮片移植的患者,经过很长时间,虽然创面最后愈合,但往往出现一种不稳定性的瘢痕,反复发生慢性零星溃疡,脓痂积滞,并有瘢痕挛缩,造成上睑外翻等畸形。对于这种遗留的瘢痕,无论有无溃疡,都宜再做整复手术,将瘢痕全部切除,重新行组织移植。对部分头皮缺损病例,特别是缺损部位位于额颞区者,而残留头皮面积足够,可采用头皮转移瓣或头皮扩张术后头皮移位的方式修复缺损区,以达到恢复暴露区头发、改善外形的目的。

(四)头皮和颅骨的烧伤

头皮是烧伤的常见部位,颅骨烧伤则多见于电击伤。两者的治疗原则与身体其他部位的烧伤处理原则相同。由于头皮厚实,血运丰富,又富于毛囊、皮脂腺等上皮结构,故大部分浅度烧伤创面愈合迅速。通常采用暴露疗法,保持创面干燥,促进干痂形成。

Ⅰ度烧伤创面争取痂下愈合,如继发痂下感染或积脓时,应及时湿敷,脱痂引流。

Ⅱ度烧伤者由于早期深度不易辨认,且头面部血运丰富、毛囊多而深,故不宜早期切痂。头皮Ⅱ度烧伤创面在保持局部清洁后,其愈合时间较其他部位烧伤短。

头皮Ⅲ度烧伤的处理较复杂。单纯头皮Ⅲ度烧伤,应尽早争取切痂,然后在健康的骨膜上进行植皮,如能行局部皮瓣或吻合血管的游离皮瓣转移修复,效果更好。头皮全层烧伤时,需待界限清楚后方可进行坏死头皮切除和植皮消除创面,待二期再应用带发头皮瓣做秃发区修复。

头皮和颅骨同时烧伤的病例,传统的治疗多趋向于保守。钻孔或凿除颅骨外板或等待坏死的颅骨分离脱落,创面生长肉芽组织后再行植皮,不仅拖延时间,而且愈合的瘢痕和皮片常因轻微的创伤而反复破溃,常需多次手术整复使创面愈合稳定。近几十年来,对头皮合并有颅骨烧伤病例多采用积极的治疗方法,即早期切除坏死的头皮,用邻近的头皮皮瓣一期覆盖失去活力的颅骨,以保护颅骨。在缺乏局部皮瓣利用的病例,则争取应用远处皮瓣或借小血管吻合游离皮瓣、肌皮瓣、肌肉瓣、筋膜瓣或大网膜的移植覆盖颅骨。裸露或烧伤的颅骨如能及时应用带血运的软组织覆盖,即使是全层颅骨烧伤,仍可做原位骨移植而保存下来,使之重建血运,形成新骨,避免了颅骨因裸露继发感染、坏死或因早期切除死骨的危险性,以及由于颅骨缺损带来的并发症和后遗症。

(五)先天性头皮发育不全

先天性头皮发育不全以女性多见,80%发生在顶枕部中线或中线附近。通常为一个部位,多部位的占 28%。部分患儿合并有身体其他部位的畸形,如先天性心脏病、唇腭裂、手指畸形等,若合并有脑积水或脑脊膜膨出则预后较差。其发病原因至今未明,可能与染色体异常、胎盘梗死或羊膜粘连等因素有关。

临床表现为患儿出生时头皮存在秃斑或溃疡,大小不等,直径一般小于 2 cm。常合并有相应大小的颅骨缺损,此时基底可见脑膜。小面积的头皮缺损经缺损边缘的上皮爬行可自行愈合。缺损较大时常因感染、出血而导致死亡。

治疗以保守为主。保持头皮溃疡湿润,用生理盐水或抗生素溶液纱布湿敷,以防感染和出血,促进溃疡边缘上皮生长,使创面自行愈合。合并有颅骨缺损的病例,如面积不大,可以用局部头皮瓣覆盖者,可考虑早期手术。新生儿的头皮薄而娇嫩,血运较差,手术时应注意皮瓣血运。

在头皮缺损自行愈合或经手术修复后,较小的颅骨缺损常能自行闭合。较大的颅骨缺损常难以自行闭合,应依据缺损大小择期行缺损的修复术。

(邓兴旺)

第二节　眼、眉部烧伤瘢痕畸形的修复

眼部皮肤是全身最薄的，烧伤后易产生瘢痕，发生挛缩。由于眼睛是人体最重要的感觉器官之一，对眼部烧伤瘢痕的治疗应积极而慎重。

一、眼部烧伤后畸形的修复

眼部烧伤后畸形包括眼眦瘢痕畸形和眼睑畸形；眼睑畸形又包括眼睑外翻、眼睑内翻、眼睑缺损、球睑瘢痕粘连等。

（一）眼眦瘢痕畸形

眼眦瘢痕主要为内、外眦蹼状瘢痕。若瘢痕在内眦平面以下，牵拉内眦角向下移位，可采用单个或连续"Z"成形术矫正。由于瘢痕多为弧形，设计时，靠近鼻侧三角瓣的角度设计要大一点，与内眦角对应三角瓣切口的根部即为内眦角应恢复的正常位置。若是跨越上下睑的蹼状瘢痕，遮盖内眦角，可采用墨氏手术、五瓣成形术进行矫治。

（二）眼睑外翻

颜面烧伤后易发生眼睑外翻，表现为睑缘和睑结膜向外翻转，易引起炎症、溢泪、干燥、溃疡等，严重睑外翻导致眼睑闭合不全时，角膜失去滋润和保护，有可能发生溃疡和溃疡穿孔导致失明。睑外翻发生时应及时治疗。睑外翻的治疗主要有皮片移植和局部皮瓣转移修复法。

1.皮片移植修复法

皮片移植修复法适用于瘢痕松解切除后出现皮肤缺损，而睑板等支持组织仍结构完好者。切口距睑缘 2 mm 左右，切口两端一定要超过内外眦，松解要彻底，使泪小点与眼球相贴，忌剥离过深，以免形成凹陷。

植皮时将切口两侧创缘向上下拉开，植入大小合适皮片。眼睑皮肤张力小，皮片移植后收缩率可达 30%～50%，皮片移植面积足够大，松解彻底是预防术后复发的关键。皮片选择中厚或全厚皮，如全厚皮最好选用耳后皮或手臂内侧皮片。

2.局部皮瓣转移修复法

对直线瘢痕引起的轻度睑外翻可采用 V-Y 和"Z"成形术矫治；对伴有皮下组织和睑板缺损的睑外翻，可采用从额颞部、颧部移位皮瓣与前额颞浅动脉岛状皮瓣进行修复。在修复眼睑组织全层缺损时，内层衬里的解决是关键。如下眼睑缺损面积不大，可于距上缘 2 mm 左右处由内眦到外眦做一平行切口，将皮肤、眼轮匝肌自睑板浅层剥离，下睑者在结膜与瘢痕的分界处切开，剥离残留的睑板结膜，用 3-0 丝线将下睑残留的结膜与上睑结膜边缘缝合，在上下睑之间形成一创面，在创面上植皮或覆盖皮瓣，10 d 后拆线，术后 2～3 个月，自上睑睑缘缝合处剪开皮肤和结膜组织，将睑缘的结膜与皮肤缝合。另外，也可采用皮瓣预制眼睑组织的方法进行修复。先将额颞部或颧部移位皮瓣游离、掀起，然后取口腔下唇黏膜组织移植于皮瓣内层，将黏膜与皮肤缝合，制成内衬黏膜的复合皮瓣，将皮瓣在原位延迟 3 周后，再行睑外翻松解，移位修复创面，将黏膜与缺损区睑结膜缝合，然后分层缝合皮下、皮肤。

（三）眼睑内翻

瘢痕性睑内翻的病理基础是睑板瘢痕收缩变形，手术治疗也围绕睑板进行，临床表现为倒睫，倒睫刺激摩擦角膜，可引起疼痛及角膜损伤。

1."Z"成形术

在睑缘下方设计两条约 3 mm 宽的狭长皮瓣,其中一条皮瓣包含倒翻的睫毛及其毛囊在内,将两条皮瓣分离后按"Z"成形术原则互换位置,完成睑缘"Z"成形术,使内翻的睫毛离开眼球,矫正睑内翻倒睫。

2.霍茨(Hotz)手术

霍茨(Hotz)手术适应于上睑内翻。手术切口设计于重睑线上,楔形切除睑板和部分眼轮匝肌,对皮肤松弛者需要切除部分皮肤,缝针由皮肤切口下唇进针,穿经睑板切口下唇前面,再向上经睑板上缘,从皮肤切口上唇出针,缝合后即可见睑内翻得到矫正,同时完成重睑术。

3.潘作新手术

此手术属睑板切断术,适合于睑内翻较重的病例。手术时翻转眼睑,沿睑板沟切断睑板,褥式缝合时穿过切口上唇之结膜、睑板,于睫毛前 1～2 mm 处穿出皮肤,结扎,如此缝合 3 针。

4.睑板切除术

睑板切除术适合于睑板有肥厚性瘢痕明显变形者。手术时翻转眼睑,在睑结膜面距睑缘 2 mm 处做平行于睑缘的切口,游离并切除睑板,缝合结膜切口。

(四)睑球粘连

睑球粘连指睑结膜与球结膜以至角膜间发生的粘连。多由化学烧伤引起,热烧伤、眼裂伤、结膜疾病等引起者,亦偶尔见到。睑球粘连临床表现为眼球活动受限,严重者因眼球活动不能同步出现复视。若粘连累及角膜,则视力受损。粘连可发生在下睑,亦可上下睑同时发生,常见为下睑不完全性粘连。根据粘连的范围和部位可将粘连分为 3 种。①睑球前粘连:粘连发生于睑缘附近的睑结膜与球结膜之间,穹窿部结构正常;②睑球后粘连:粘连发生于穹窿部,睑缘部结构是正常的;③睑球全粘连:睑结膜与球结膜全粘连,严重时,上下睑缘也粘连,患者穹窿部结膜囊完全消失。轻微睑球粘连,并无功能损害者,一般不需要治疗。粘连限制眼球活动、影响视力者,均需要手术治疗。

1.睑球粘连瘢痕为索状者

切开瘢痕,解除粘连后,行"Z"成形术缝合修复。

2.小片状粘连

在球结膜粘连部边缘做切口,沿眼球向穹窿部剥离粘连,形成瘢痕结膜瓣,用此组织瓣修复睑结膜创面,球结膜创面采用结膜下分离,结膜瓣推进,拉拢缝合。

3.黏膜移植术

黏膜移植术适合较大面积的粘连。手术时分开粘连,直达穹窿底部并看眼球活动是否恢复正常,然后在眼穹窿部、下唇或口颊部切取黏膜一片,覆盖并间断缝合在眼球与睑板的创面上,下穹窿底部应用褥式缝合 3 针在下睑皮肤上穿出固定,结膜囊内置入事先制备好的丙烯酸酯薄壳状弧形模型,以保持上下穹窿的深度,术毕加压包扎,术后 4 d 隔日清拭分泌物,更换干净敷料,至术后 10 d 拆除缝线,取出模型,清洗后继续戴用此壳状模型 3～6 个月,以防止黏膜后期收缩。

4.结膜桥形瓣术

对粘连分离后角膜下方的球结膜缺损创面,可于角膜上方做双蒂结膜瓣即桥形结膜瓣移植修复球结膜缺损区。具体操作是于角膜缘上 1～2 mm 做弧形切口,切口两侧与角膜下方的缺损相连接,再根据球结膜缺损创面的宽度做双蒂结膜瓣的另一切口,游离后越过角膜,移植到下部的球结膜缺损区。上部供区广泛结膜下游离后缝合切口。

(五)睑缺损

睑缺损即眼睑的全层缺失。眼睑是眼球特别是角膜的保护屏障,一旦发生缺损,需要及时进行手术修复。眼睑全层缺损小可如切迹状,大则包括全部眼睑。严重烧伤时,眼睑的全层缺损常限于睑缘部分。全眼睑缺损者极为少见。眼睑缘损伤常合并睫毛缺损。

1.直接缝合

直接缝合适用于下眼睑缺损不超过全睑长 1/4,老年人不超过 1/3 者。沿灰线将缺损两侧眼睑劈开为前后两片,分层拉拢缝合,应避免两片的缝线在同一平面上。

2.推进式睑板结膜瓣加皮瓣修复术

推进式睑板结膜瓣加皮瓣修复术适用于睑缺损超过全睑长度的 1/4 者。于缺损处沿肌层与睑板间分离至穹窿部,形成睑板结膜瓣,向缺损部推进修复睑板结膜。皮肤侧用推进皮瓣修复。

3.外眦及韧带切开松解缝合术

外眦及韧带切开松解缝合术适用于睑缺损水平宽度小于 1 cm 者。在距外眦角 0.5 cm 的灰线处做与灰线垂直的 1 cm 长切口,分离结膜与皮肤、肌肉,切断外眦韧带上脚或下脚,将外眦角部的垂直切口横行缝合。

4.旋转皮瓣法

旋转皮瓣法适用于睑缺损达睑长 40% 者。在外眦角处形成直径约为 2.0 cm 的半圆形皮瓣,其方向是背向缺损侧,内侧与外眦相接,切断睑缺损侧的外眦韧带脚和睑结膜,将皮瓣旋转,修复缺损,分层缝合。

5.颞部推进皮瓣

颞部推进皮瓣适用于下睑缺损小于全睑长度 1/2 者。自外眦角向颞部发际方向做切口,外端附加 Z 形切口,切断外眦韧带下脚,睑外侧组织向鼻侧推移,修复缺损,分层缝合。将颞部皮瓣推进修复继发缺损,穹窿部结膜分离后移做皮瓣衬里,Z 形皮瓣交错缝合。

6.睑板结膜或眼睑全层复合游离片移植

前者适用于修复上、下睑板部分缺损或上睑板或下睑板全缺损,方法为在同侧或对侧上睑板上缘切取一块与缺损同大的睑板结膜复合游离移植片缝于缺损部位,供区行直接拉拢缝合。

(六)眼窝缩窄

化学性烧伤或烧伤合并爆炸伤,以及眼部高温物直接接触烧伤均可引起眼球毁损,眼内感染、结膜缺损,眶内瘢痕性愈合,以致结膜囊缩窄,甚至闭锁。有时可伴有上、下眼睑缺如。

1.扩张法

扩张法适用于眼窝轻度狭窄,结膜正常者。利用正常结膜和皮肤的弹性与伸展性,先后置入由小到大的眼模,加压包扎,逐渐扩张成能容纳正常大小和形状的义眼球的结膜囊。

2.眶内瘢痕切除矫正术

眶内瘢痕切除矫正术适用于眶内瘢痕与结膜相粘连的轻度结膜囊狭窄。自眶上缘外侧做 3 cm 长的弧形切口,分离眼轮匝肌,暴露眶上外缘骨膜,在距眶缘 3~4 mm 的骨膜上做一与眶缘平行的切口,用骨膜剥离子将眶骨膜向眶内剥离,在已剥离的骨膜上做一长约 2.5 cm 纵行切口。使上睑提肌位于切口的鼻侧,用眼科弯剪以锐钝性分离相结合的方式或用手指导引剪刀方法,进入眶内分离粘连的结膜并彻底切除结膜下瘢痕组织,使眶内组织变平、结膜复位。

注意勿损伤上睑提肌。纱布填塞结膜囊止血,用 5-0 丝线分层缝合骨膜、眼轮匝肌及皮肤切口。术后结膜囊用凡士林纱布填塞或放置眼模。术后 7 d 拆线,佩戴合适的义眼。

3. 全结膜囊成形术

全结膜囊成形术适用于全部或绝大部分结膜为瘢痕所替代的病例。全结膜囊成形术可采用中厚皮片游离移植法、双旋转皮瓣法或口腔黏膜移植法。

(七)泪点外翻瘢痕

涉及内眦部位时,常导致下泪点外翻,内眦角裂开变钝,可出现泪溢,周围皮肤可发生湿疹样改变。轻度泪点外翻可采用布拉斯考威克斯和克雷克法矫正,也可采用电烙法修复。重度泪点外翻常采用双 V 形切开缝合法治疗。

(八)睫毛缺失

睫毛可遮挡阳光直射,并因其灵敏的反射功能,有助于防止灰尘和飞虫落入眼内,故睫毛缺失,既影响外观,也有功能障碍。睫毛缺失最简易的修复方法为黏着人造睫毛,但烦琐不便,多数患者愿采用手术方法修复。以上睑睫毛为例。先在同侧眉偏内侧端的中央区、毛发方向指向外下方的部位,根据所需要修复的长度,切取包含 2~3 排毛发的移植片一条。于相当于上睑游离缘外上方 2~3 mm 部位,做与睑缘平行、深及睑板的切口,稍将切口创缘两侧游离,将移植片嵌植其中,用细丝线缝合固定,最后包扎。10~12 d 后拆线。正常眼球角膜的存在,有助于使移植的睫毛从睑缘向外前方的方向生长。如发现睫毛方向不符合要求时,可及早在一定时间内用火棉胶黏着以资引导,有可能使其按所要求的方向转变。

二、眉烧伤后畸形的修复

眉毛参与构成人的容貌特征,在面部表情起着重要作用,还可阻挡汗水直接流入眼内。烧伤后眉畸形主要包括眉缺损和眉移位。

(一)眉缺损

烧伤后眉缺损常与上睑烧伤同时发生,对于缺损眉毛可采用画眉、文眉或者手术再造。手术包括毛囊移植,复合头皮片游离移植,头皮带蒂或岛状皮瓣移植,根据缺损情况和性别加以选择。

1. 毛囊移植法

毛囊移植法适用于眉部分缺损的病例。耳后发际内切取全层头皮一块,顺毛发方向切取有毛囊的头发,用特制的注射推进器穿刺眉再造部位,将毛囊逐一移植到皮下组织内,针刺时与皮面成 45°角,使植入的毛囊与正常眉毛方向一致。此法效果较好,但手术时间长。

2. 复合头皮片游离移植法

复合头皮片游离移植法适用于一侧或者双侧眉毛缺损的病例。先在眉部受区切开眼轮匝肌或额肌,帽状腱膜层,形成良好的血供创面基底。在同侧耳后发际按再造眉的形状,顺毛发方向切取带脂肪层的全层头皮片,宽度以 0.5~0.8 cm 为宜。剃除毛囊间的脂肪颗粒,将皮片移植于眉部创面间断缝合创缘,敷料加压包扎。术后 10~12 d 拆线,该法更适合于女性的眉再造。

3. 头皮动脉岛状瓣修复法

头皮动脉岛状瓣修复法一般采用颞浅动脉顶支作为眉再造的血管。术前眉型设计、定位同头皮移植法。剃头后,用超声血管探测仪标出颞浅动脉及其分支:顶支、额支的行走方向,在顶支的末端画出眉型,使动脉的走向应包括在眉型的中央。手术根据动脉走向做一切口,将头皮瓣于帽状腱膜深层掀起后,由皮瓣向血管蒂根部游离,在帽状腱膜浅层,分离头皮,找出动脉,在动脉旁开 0.5～1 cm 的距离结扎动脉分支,于帽状腱膜深层将动脉蒂游离出来,观察血运良好后,做眉部切口,在颞部打一皮下隧道至颞浅动脉根部,将皮瓣牵引至眉区创面。将头皮、皮瓣缝合,颞部置一橡皮引流片,适当加压包扎,在眉头留一小洞观察皮瓣血运。术后 9～10 d 拆线。

(二)眉移位

表现为眉倾斜、眉过高或过低、眉向心性或离心性移位。有时几种畸形可同时存在。

1.眉倾斜

周围瘢痕牵拉造成,多使用"Z"成形术。

2.眉过高或过低

由额部或睑部瘢痕牵拉造成,可采用切除瘢痕,松解植皮术。

3.眉向心性或离心性移位

这是指眉头向内侧移位,或眉尾向外侧移位,由局部瘢痕牵拉。采用:①V-Y 或 Y-V 切开缝合术,适合于轻度移位者;②松解移位,游离植皮术。

(邓兴旺)

第三节　鼻部烧伤瘢痕畸形的修复

鼻部位于颜面中央,容易被烧伤。深度烧伤后,鼻部可出现瘢痕增生、挛缩,也可导致鼻孔缩窄、鼻翼缺损或鼻大部缺损,严重影响美观和功能,均需要后期整形修复,其手术时机一般等瘢痕成熟、软化后,以确保手术效果。

一、鼻部表浅瘢痕的修复

对仅有色素沉着和表面凹凸不平的表浅瘢痕以磨削为主,辅以其他治疗。磨削术理论上为磨除皮肤的表皮层或包括一部分表浅真皮层,达到消除凸或凹的瘢痕,使皮肤表面平滑的目的。磨除的厚薄或多少依皮肤的厚薄而定,磨除最深处犹如中厚植皮取皮的厚度,但通常情况下不宜太深,宁可多做几次,也不要一次磨得过深,以免造成新的瘢痕或色素沉着。瘢痕凸出或凹陷过重的部位,磨削的效果差,可在周围已经磨平后再沿皮肤皱纹线切除较大瘢痕,缝合,术后几乎无痕迹。其较浅的部分用磨削术去除,则效果较好。一般情况下,磨削 1 次后待 2～3 个月,皮肤完全恢复后再行第二次磨削。有的病例需要磨削 3～4 次,才能收到较好效果。

二、鼻背部瘢痕的修复

深度烧伤后鼻部出现瘢痕增生、挛缩,外形破坏,鼻翼内缘外翻,鼻孔朝天,严重者出现鼻前庭黏膜外露。如没有组织明显缺损,采用瘢痕切除松解后皮片移植修复,效果确实可靠。皮片采用全厚皮或厚中厚皮片,手术切除瘢痕时,须包括鼻根部、鼻翼部与鼻尖部连同部分正常皮肤一并切去,形成一个比较规整、左右对称的创面,在松解瘢痕时应充分纠正鼻翼内缘外翻,鼻尖部应切至鼻小柱部分成为 V 形,鼻两侧鼻颊沟、鼻根部横切口,如内眦或其他部位有挛缩时应充分松解且不应使切口线弯曲。瘢痕组织切除时须仔细顺皮下组织层剥离,注意防止洞穿黏膜到鼻腔内,亦不得伤及鼻软骨。缝合时先固定鼻根、鼻尖与鼻侧翼,使皮片能均匀对称,然后再继续细致地将皮片缝合固定于创缘,创缘留长线备打包包扎用。创面覆盖一层凡士林纱布,再 5～6 层纱布打包包扎。两鼻孔内用橡皮指套填塞后,再用牙印模或金属夹板固定之。利用皮瓣、皮管修复广泛鼻部瘢痕时,目前主张选择额部扩张后的皮瓣转移修复。皮片打包包扎,绷带固定。鼻孔前庭用油纱布填塞,以确保鼻翼创面与皮片贴合,至少填塞 5 d 后才能取出。

三、鼻翼缺损的修复

鼻部深度烧伤后,常出现不同程度的鼻翼缺损,轻者鼻翼缩小,失去圆润外形并伴有鼻黏膜轻度外翻;中度者鼻翼游离缘缺损达 1/2,黏膜外翻,鼻孔朝向前方;严重者鼻下端大部缺失,包括鼻尖、鼻翼与鼻小柱的缺失。轻、中度的鼻翼缺损可采用全厚皮移植、鼻唇沟皮瓣或游离耳郭复合组织移植修复。在残留的鼻翼瘢痕上距鼻翼缘瘢痕与黏膜交界处 0.3～0.5 cm 处做一弧形切口,切开瘢痕,在瘢痕下与深部正常组织交界的层次进行分离,将切口下缘的瘢痕向下分离后,翻向鼻孔成为鼻前庭衬里和鼻孔缘,分离时必须掌握好层次,过深或太浅均可造成向下、向内翻的瘢痕血运不良。形成的创面根据血运状况的好坏和面积的大小,可采用全厚皮、鼻唇沟皮瓣及耳郭复合组织移植。如创面面积小,血供又好可采用耳郭复合组织移植;如血供较差,皮片移植难以成活应考虑采用鼻唇沟皮瓣修复。如创面面积较大,血供较好,可采用全厚皮移植修复。

1.鼻翼缺损的复合组织移植

鼻翼全层缺损,原则上要求修复衬里、软骨支架和被覆组织 3 层结构。耳郭也是 3 层结构,其与鼻翼的组织结构相似,成活后,在颜色、质地、厚度及外形等方面均与鼻翼相匹配。手术能一期完成,治疗时间短,患者痛苦小。因此,游离耳郭复合组织移植是临床上修复鼻翼全层缺损的最佳手术方法。但受组织移植块成活的限制,复合组织块移植宽度不得超过 1 cm,否则难以成活,影响手术效果。因此,游离耳郭复合组织移植只适用于轻、中度鼻翼缺损的治疗。耳轮和耳轮脚的厚度及弯曲度与鼻翼相似,适用于鼻翼缺损的修复。鼻翼外下方的缺损,以从对侧耳郭后上缘切取为宜;鼻翼前方缺损,从同侧耳郭后上缘切取为好;耳轮尾部较宽厚,软骨有一定硬度和韧性,皮肤颜色、组织厚度接近鼻小柱,适用于鼻翼鼻小柱缺损修复。瘢痕较少的鼻翼缺损,采用单纯耳郭复合组织块移植,而瘢痕较多的鼻翼缺损,采用带有真皮下血管网的耳复合组织块在修复鼻翼缺损的同时,也修复鼻翼的瘢痕,可取得更佳的效果。

2.手术方法和注意事项

局部麻醉成功后,完全切除鼻翼缺损边缘的瘢痕组织,露出健康的组织及软骨。根据鼻翼缺损的大小,用纱布或 X 线片取模确定耳郭复合组织的大小。如果患者鼻翼表面有较多的瘢痕组织,可将其一并切除,所取的模型应包括真皮下血管网皮片的大小。根据模型,用亚甲蓝在耳郭上标记后切取组织块。将切取的组织块放置在鼻翼缺损区,先缝合鼻翼衬里层,再缝合鼻翼外侧皮肤,软骨不需要缝合。手术后向鼻腔内填塞碘仿纱条要适度,以对鼻翼形成支撑为宜,不要填塞过紧,否则会影响鼻翼血供,也可能造成切口裂开,注意观察耳郭组织块的血供,一般手术后,耳郭组织块先水肿变紫,然后变红,逐渐过渡到正常颜色。

四、鼻尖、鼻下端缺损畸形的修复

鼻下端为鼻部形态的特征,包括鼻翼、鼻小柱和鼻尖。鼻下端缺损为严重的颜面烧伤畸形,需采用全鼻再造手术进行修复,常用的方法有前额皮瓣、上臂内侧皮管修复法。

目前多采用扩张器前额皮瓣法。除正常皮肤外,额部Ⅱ度烧伤愈合的成熟瘢痕也可采用此方法进行鼻再造。手术应注意以下几个方面。①植入的扩张器要够大(200 mL),扩张的时间要够长(2个月以上)。②扩张器植入的层次应在额肌以下,使皮瓣内包含有眶上动脉或滑车上动脉,以保证皮瓣的血供。③皮瓣的设计有多种形式,应根据患者鼻部的瘢痕和周围情况灵活选择。额正中皮瓣,靠一侧滑车上动脉和鼻背动脉供血,皮瓣旋转达180°,蒂部扭转较大;额侧皮瓣,以一侧滑车上动脉为蒂,适合于发际较低者。术前应用血管多普勒探查血管血流情况及走向,确定皮瓣蒂的位置。④皮瓣外形设计:远端为三叶状,中叶宽2 cm,用于鼻小柱及鼻尖塑形,两侧叶相距6~7.5 cm,用于两侧鼻翼的塑形;近端形态、宽窄根据术中鼻根部创面大小决定。采用扩张器皮瓣在术后皮瓣有20%~40%的缩小,因此,应考虑到鼻部今后的缩小量。⑤鼻衬里:可利用外翻的黏膜复位,将鼻根部的瘢痕性皮肤向下翻转与鼻再造皮瓣内翻作为衬里。⑥术后放置负压引流,引流管由额部达鼻背,鼻背覆盖塑形纱布,适当加压包扎,鼻孔放置支撑通气橡皮管,注意观察皮瓣血运。⑦鼻孔支撑管应放置6个月以上,防止鼻孔挛缩,术后1.5~2年鼻部外形才基本稳定,如外形有不满意的部位可进行修整。

五、鼻孔缩窄的整复

轻度狭窄表现为鼻孔缘瘢痕蹼遮住部分鼻孔,重度可出现鼻孔环状挛缩,仅存留一小气孔,严重影响呼吸。根据不同临床表现采用不同的修复方法。

1."Z"成形术

"Z"成形术适用于轻度鼻孔缩窄。在鼻孔边缘蹼状瘢痕内上方鼻尖部、内下方鼻小柱基部内侧和外下方鼻翼外脚,以蹼状瘢痕边缘为长轴,设计Z形皮瓣,切开、交错、缝合即可扩大鼻孔。

2.唇沟皮瓣

唇沟皮瓣适用于鼻孔底部与鼻孔外侧壁瘢痕导致的鼻孔狭窄。根据狭窄侧鼻孔与正常鼻孔大小的差距,确定鼻唇沟皮瓣的大小,以鼻翼沟为中心轴线,设计一不等Z形皮瓣,将鼻翼外脚三角瓣与鼻唇沟瓣交错,即可扩大鼻孔。

3.皮片移植法

皮片移植法适用于鼻孔严重狭窄,鼻前庭有广泛瘢痕者。手术先松解、切除鼻孔内与周围瘢痕直达梨状窝,达到呼吸通畅。取薄中厚皮片,将皮片与鼻孔外创缘缝合,后将皮片塞于鼻腔内,覆盖鼻浅创面,用油纱布将鼻腔填满,使皮片与创面紧贴,术后6 d,用外裹油纱布的通气橡胶管替换填塞的油纱布,术后9 d拆线。放置鼻孔扩张橡胶管半年以上,可预防鼻孔再次挛缩。

六、全鼻缺损再造

鼻位于颜面中央的突出部位,其下端的鼻尖和鼻翼易遭受创伤或烧伤,造成鼻部分缺损或鼻部瘢痕挛缩畸形。

鼻下端较大缺损或全鼻缺损严重影响美观,需要通过全鼻再造来修复。

（一）鼻部缺损的分类

1.轻度鼻缺损畸形

轻度鼻缺损畸形常见于以下几种情况：鼻部深Ⅱ度烧伤、创面愈合后，鼻翼和鼻尖部挛缩变形，鼻下端缺损小于 0.5 cm，鼻翼软骨边缘仅少许缺损；外伤引起的鼻下端缺失，如鼻尖与鼻小柱大部分缺损或鼻翼缺失。

2.中度鼻缺损畸形

中度鼻缺损畸形常见于鼻下部分外伤或感染造成的鼻尖和鼻翼缺失。其特点是鼻的梨状孔上缘基本正常、鼻中隔外露。鼻翼一侧或两侧缺失，残留的鼻翼与鼻小柱因瘢痕挛缩明显上提。该类鼻缺损临床最常见，除需要再造鼻衬里外，还需要做鼻延长。

3.严重鼻缺损畸形

严重鼻缺损畸形系指鼻部毁损性损伤，如鼻部Ⅲ度烧伤，创面愈合后严重畸形。

（二）常用的修复方法

鼻部结构包括皮肤软组织覆盖、软骨和鼻骨支架与黏膜衬里3个部分。因此，全鼻再造就是重建上述3种结构。完整的全鼻再造可分解为衬里再造，鼻支架再造和外覆盖再造。根据外覆盖的制作方法不同，将全鼻再造分为不同方法。根据鼻外覆盖的形成部位不同，分为额部皮瓣法、前臂皮瓣法和皮管法。其中，额部皮瓣在皮肤的色泽、质地、血供以及外形方面较其他皮瓣有明显优势，为首选。

额部皮瓣是所有前额皮瓣的总称，根据皮瓣轴型血管的不同，分为以滑车动脉为主的前额正中皮瓣、以眶上动脉为主的额部皮瓣和以颞浅动脉为主的额斜皮瓣。其中以滑车动脉为主的前额正中皮瓣是额部皮瓣全鼻再造的首选，因血供可靠、容易旋转，只需要一次手术就可以完成鼻外覆盖的修复。其他皮瓣主要用于前额正中有瘢痕的患者，由于鼻再造时皮瓣的旋转幅度大，为保证手术成功，往往需要先行皮瓣延迟手术。根据鼻外覆盖的制作不同，额瓣法全鼻再造术分为额部正中皮瓣全鼻再造术和额部扩张皮瓣全鼻再造术。额部正中皮瓣全鼻再造术是将额部正中皮瓣易位反转，形成鼻外覆盖，皮瓣供区通过皮片移植来修复，优点是治疗时间短，再造鼻不回缩；缺点是额部供区不美观。额部扩张皮瓣全鼻再造术是通过埋置扩张器，待额部获得足够多余组织后，再形成鼻外覆盖。皮瓣供区直接拉拢缝合。该法除了具有传统额部皮瓣的优点外，额部供区可以直接缝合而不需要植皮，对额部外观影响不大。另外，额部皮瓣经过扩张，组织结构明显变薄，有利于鼻下端（鼻尖、鼻翼、鼻小柱）的塑形。但该法要求有良好的组织支撑，否则皮瓣易收缩，引起再造鼻的变形。

1.额部正中皮瓣全鼻再造术

额部正中皮瓣全鼻再造术主要适用于额部发际较高的患者。

（1）手术前设计

1）轻度鼻缺损的衬里设计：由于鼻翼外侧脚和鼻小柱残基仍存在，鼻长度在正常范围内，故设计时，不需要考虑鼻定位和鼻延长问题，可根据鼻尖与鼻翼缺损的大小，以鼻残端部为蒂设计局部皮瓣，将皮瓣翻转，形成鼻衬里。

2）中度鼻缺损的衬里设计：①单侧鼻翼缺失，根据健侧确定鼻翼外侧角，使两边对称；②双侧鼻翼均缺失，自鼻中嵴向两侧做一水平线，自双眼内眦向下做垂线，垂线与水平线相交点为患者新的鼻翼点。另外，设计时应考虑松解瘢痕后，残存的鼻翼复位后的位置变化。手术后鼻外形是否美观，很大程度上取决于鼻翼外侧角的外形。因此，残存的鼻翼应尽量保存，缺损侧在鼻翼点处沿标准的鼻翼缘设计弧形线。标记梨状孔的正中点边缘为鼻延长的切口线。沿双侧鼻面沟向上画线,经过内眦的内侧向上,与通过鼻黄金点的水平线相交设计为以梨状孔边缘为蒂的鼻背部舌状皮瓣,然后自鼻黄金点沿正中画线向下至梨状孔的正中点,形成两个舌状瓣,翻转后交错缝合固定鼻尖形成两侧鼻翼的衬里,夹层埋植支架,有时还考虑用皮管做全鼻再造。

(2)手术操作:以中度鼻缺损的衬里制作为例。沿梨状孔边缘 ABC 线切开至鼻腔,将切口下鼻组织整个下移。使残存的鼻翼及鼻小柱复位。沿 OB 线切开皮肤至鼻背部肌肉,沿 AOC 线切开皮瓣至骨膜。在骨膜上游离皮瓣至梨状孔缘约 2 mm,将皮瓣翻向下面。覆盖鼻下移形成的洞穿性损伤。将 OB 线两边的皮肤分别与鼻中隔黏膜缝合以封闭鼻中隔缺损,沿鼻翼缘切开皮肤至鼻软骨,在鼻翼软骨的表面游离皮瓣至鼻缺损的边缘,形成蒂在内侧的局部皮瓣,将残存的鼻小柱自鼻嵴处切开,向上游离,形成蒂在鼻小柱残端的皮瓣,然后反转,形成鼻小柱的衬里。将鼻背部形成的几个皮瓣缝合形成鼻衬里、外覆盖的再造。

1)额部三叶皮瓣的设计:三叶瓣是目前临床上最常采用的额部皮瓣设计法,其中,二叶分别形成患者的两个鼻翼,中间一叶形成鼻尖部及鼻小柱,三叶柄形成鼻背,三叶的长度是鼻黄金点至唇红缘的距离,二叶间的距离为 6~7.5 cm,每叶宽度为 2.5~3.0 cm,三叶的柄宽根据模拟的实际鼻高度用软尺测量。将设计的三叶瓣放置在额部正中,使瓣尽量靠近发际,柄放置在额部正中,距眉毛 0.5~1 cm 处,如果柄端距眉毛少于 0.5 cm,应将二叶瓣的瓣稍偏离正中,偏离方向同额瓣旋转的方向。用 2‰利多卡因行局部浸润麻醉。麻醉后,按设计线切开皮肤和额肌,在额肌与骨膜之间游离皮瓣。在柄端与眉毛之间逐渐切断额肌在皮肤下游离,切断额肌时,不要损伤滑车上动脉,将皮瓣反转 180°,观看皮瓣是否与衬里缝合无张力。如皮瓣蒂部张力过大,应继续游离蒂部,以加长蒂部。

2)鼻支架的制作:根据鼻下部软骨缺损的情况,用 L 形硅胶雕刻合适的假体,以对鼻尖构成支撑。假体雕刻完成后,将其与鼻衬里缝合固定,特别注意与鼻骨骨膜(梨状孔处)的固定,在此处固定牢固,可防止鼻成形后假体下移。

先将三叶瓣中叶的中点与鼻小柱的中点对位缝合,然后将另外两叶与鼻翼沟中点对位缝合,再缝合两侧鼻翼外侧角。缝合时,不是将外覆盖与鼻翼衬里简单的对位缝合,而是在缝合鼻翼沟中点时,应使外覆盖在缝合鼻翼外侧角时有一定的张力,这样才能形成鼻翼外侧角的形态。定点缝合完成后,依次缝合切口。在鼻翼沟的上缘横向贯穿缝合一针,内收鼻翼上端,向鼻孔内塞入碘仿纱条,对鼻孔塑形。取上臂内侧全厚皮片,将其缝合于额部供区,打包加压包扎。打包时,不要让蒂部受压,用油纱布覆盖蒂部创面外露处。术后注意观察鼻外覆盖血供,及时处理引起血供障碍的原因。术后 3 周开始蒂部训练,开始每天训练 2~3 次,每次阻断 15 min,以后逐渐增加训练次数和加长训练时间,待阻断蒂部,鼻外覆盖血供无障碍时,断开蒂部,修整鼻根部。

2.额部扩张皮瓣全鼻再造术

额部扩张皮瓣全鼻再造术主要适用于额部发际较低的患者。分为 2 期,第 1 期为额部扩张器的埋置与皮瓣扩张,第 2 期为全鼻再造。

(1)额部扩张器的埋置与皮瓣扩张

1)手术设计:切口一般选择额部正中上方发际内,长度约为 4 cm;扩张器一般选用容量 170 mL长方形立体扩张囊,该种扩张器完成扩张后,获得纵行和横行的皮肤面积大;用紫药水标记皮瓣游离范围,向下至眉弓,两侧至通过左、右眉弓中点的垂线。

2)手术操作:获得纵行和横行的右眉弓中点的垂线。按手术前设计切开皮肤及帽状腱膜,在帽状腱膜、额肌与骨膜之间游离皮瓣,向下至眉上 0.5 cm,两侧至眉峰的上方;皮瓣游离完成后置入扩张器,将注射壶埋入切口上方的发际内;通过注射壶向扩张器内注入 20 mL 生理盐水,看注水是否通畅;在直视下缝合切口,以免损伤扩张器,切口处放置一橡皮引流条。扩张器取出:当扩张完成后就可以进行鼻再造手术,但由于扩张皮瓣存在收缩,故最好在注液扩张完成后 3 个月以上再行二期手术。

(2)全鼻再造

1)手术设计:确定皮瓣主要血管的走行,在暗环境中通过电筒透光试验,观察并标记滑车上血管、眶上血管的走行及交通支,作为设计皮瓣方位及真皮下组织蒂的依据。因取出扩张囊后皮肤回缩 15%～20%,应将三叶瓣设计得较大。常用的三叶瓣参数如下:宽度为7.0～7.6 cm,由鼻根黄金点至鼻尖长为 5.0～5.5 cm,由鼻尖点至小柱基点长为2.5～3.0 cm。以鼻尖点为圆心,直径 2.5 cm 范围内组织专供形成半球形鼻尖。一般情况下宽度为 7.5～7.6 cm 三叶瓣即能造出国人中等大新鼻(临床上最常选用)。

2)手术操作:根据设计,剪裁三叶瓣膜片,在扩张区皮肤按三叶瓣标记出切口线。鼻衬里再造和支架的雕刻同普通额部皮瓣法。衬里再造后,按设计线切开,取出扩张囊。将皮瓣旋转180°,覆盖鼻背部创面,具体操作同额部皮瓣全鼻再造术。

(邓兴旺)

第四节　口腔周围瘢痕畸形的修复

口腔、唇颊部组织松软,烧伤瘢痕形成后,特别容易造成挛缩畸形,而上下唇皮肤毛囊与皮脂腺丰富,容易感染形成肥厚性瘢痕。烧伤后口周瘢痕畸形一般涉及多个部位,如上唇瘢痕常伴有上唇外翻,口角向上歪斜;口角瘢痕常伴有小口畸形和口角歪斜等。在治疗过程中,应尽可能通过一次手术同时解除几种畸形。常用的手术方法有皮片移植、局部皮瓣修复。

一、小口畸形的修复

小口畸形多由口角部瘢痕挛缩引起变形所致,多继发于口角皮肤烧伤,或口唇黏膜较重的感染,或化学性损伤。口角挛缩,可局限于一侧,但以双侧为多见。表现为口裂缩小,重者状似鱼口,一般口腔黏膜多未受累,进食和语言功能都有严重障碍。

处理原则:主要根据口裂畸形发生的原因、程度、大小,以及口角周围瘢痕多寡等情况,选用不同方法加以修复。如为一侧口角唇红部发生粘连,可采用唇红组织瓣滑行或转位修复开大口角。如唇红组织丧失较多,可采用颊黏膜瓣修复,该法适用于双侧口角开大术。

(一)修复方法

1.滑行唇红瓣口角成形

本法适用于一侧口角唇红部发生粘连,粘连性瘢痕切除后唇红缺损创面不超过1～1.5 cm者。方法:手术时先在患侧按健侧口角位置定点,沿口角定点部位至口裂做一水平切开,直到口腔黏膜。将此区内粘连的瘢痕组织切除,沿上、下唇正常唇红缘和口内黏膜各做一个水平切口,形成上下两个唇红组织瓣,其长度以能充分向口角滑行,缝合后无张力为度。再将上下唇组织瓣各用一针褥式缝合固定于口角外侧正常皮肤上,最后将组织瓣分别与唇红缘和口内黏膜加以缝合,开大口角。

2.唇红旋转和滑行组织瓣转位口角成形

唇红旋转和滑行组织瓣转位口角成形适用于一侧口角瘢痕较小,而唇红组织丰满者。方法:患侧口角位置定点与唇红滑行瓣法相同。手术时在下唇唇红向上唇延伸部分,设计一个上唇唇红旋转组织瓣,切除口角的瘢痕组织,在上唇唇红组织旋转瓣内侧,形成另一个上唇唇红组织滑行瓣;两瓣分别形成后,转位至口角处加以缝合,开大口角。

3.颊黏膜旋转滑行瓣法口角成形

颊黏膜旋转滑行瓣法口角成形适用于一侧唇红组织丧失较多和双侧口角开大的病例。

方法:口角定点和口角至唇红部三角形瘢痕皮肤切除,均与唇红滑行瓣法相同。根据唇红组织缺失大小,在同侧近口角处的颊黏膜上设计一个双叶状黏膜组织瓣,蒂部在后方。组织瓣充分游离后,转移至上下唇唇红缺失的创面上,并加以缝合开大口角,颊黏膜供区拉拢直接缝合。如为双侧口角开大,手术分侧进行,先将口角三角区皮肤切除,并沿唇红与口裂平行线切开,使口角增大。根据口角区缺损面积,在同侧口内黏膜设计一 Y 形切口,Y 形三角黏膜瓣底部应位于颊侧。切开颊黏膜瓣,并行黏膜下分离,将 Y 形三角黏膜瓣尖端转向外侧口角与皮肤创缘缝合,形成新的口角。然后将上下两块黏膜瓣的创缘做适当修剪,与上下唇皮肤创缘缝合。

4.唇黏膜推进方法口角法

本法适用于烧伤后口角有环形瘢痕而张口困难者。方法:按正常口角口裂成形。手术时先用亚甲蓝绘出拟定口唇外形的轮廓。为了使口角处皮瓣有足够宽度,皮瓣蒂部为0.5~1.0 cm。沿绘出的上下唇唇红缘切开,切除瘢痕组织,两侧口角处各保留一三角形皮瓣。沿口内黏膜创缘充分游离,将口角处黏膜做1~2 cm平行切开,最后将口腔黏膜拉出与上下唇皮肤创缘缝合形成唇红,将口角处三角形皮瓣转向口内,与黏膜创缘缝合形成口角,本法术后口角略成方形。也可采用口角皮肤瘢痕切除,黏膜 Y 形切开法治疗。

有些小口畸形,是由口角前方的蹼状瘢痕封闭所致,口角被掩盖在蹼的深面,仍保持完好。这种小口畸形可按"Z"成形术原则修复。

(二)小口畸形开大术注意要点

对小口畸形需要行开大口角者应首先确定口角的位置,即大约相当于两眼平视时两侧瞳孔向下的垂线的间距。在用上述方法测量时,应同时对患者面部各器官比例做全面观察,以使口裂大小与面部的比例关系达到最协调的程度。并注意矫枉过正,矫正后的口角大于健侧口角 3~5 mm,以防术后牵缩。术后口角位置应与术前设计的口角位置一致。因该类手术很容易发生术后口角偏小,与健侧口角不对称。为此,口内黏膜切开时,或口内黏膜瓣翻向外做口角时,黏膜切口应与口外皮肤切口同在一个位置上。制备口内颊黏膜瓣时,应带部分黏膜下组织,其蒂部应较黏膜瓣尖端要厚些,以保证黏膜瓣血供。黏膜瓣尖端过薄,张力较大,易发生黏膜瓣坏死。

二、口角歪斜的修复

一侧口角因瘢痕牵拉向上或向下方歪斜或移位,常由于局部比较局限的损伤所致,多可采用"Z"成形术原则矫正或复位。口角歪斜移位还可由于受邻近部位,如面颊部或颈部烧伤后所形成的面积较广而深厚的挛缩瘢痕的牵引所致,须将瘢痕切除并设法修复创面,才能解除对口角的牵拉而恢复常态。

三、口唇外翻的修复

局限性外伤愈合后所形成的局部口唇轻度外翻,比较少见,一般只表现为红唇缘的局部凹凸不齐,口裂不能紧闭,外翻部呈切迹状缺裂。这种外翻可酌情采用单一或连续"Z"成形术,或"V-Y"成形术矫正修复。

单纯上唇外翻复位后创面的修复,宜用取自耳后或锁骨上的全厚皮片。注意应按面部形态解剖分区切除上唇瘢痕,并在中央部位保留薄层瘢痕组织,使上唇中央微显突出,以免外形平板单调。上唇外翻复位不需要过度矫正,否则日后因重力组织松动下垂,将显现上唇过长的反常形态。

单纯下唇外翻复位后创面的修复,轻度者可采用鼻唇沟皮瓣转移修复。如所需皮瓣过长,可行延迟转移。中度或重度的下唇外翻,则需要采用皮片移植。按面部形态解剖分区,切除位于下唇并包括颏部的瘢痕。两侧切口应稍超越口角伸入上唇,则植皮愈合后,有将下唇向上悬吊以对抗日后重力下垂,防止外翻复发的效果。在颏尖部位可保留适当面积和厚度的瘢痕组织,以取得植皮后该部较为丰满的良好形态。下唇严重外翻持续时日过久者,于瘢痕切除、挛缩松解复位后,如发现因口轮匝肌过度松弛,下唇不能紧贴下牙槽,张力不足时,还必须做唇组织的全层楔形切除缝合,紧缩后再行植皮。严重外翻,因烧伤较深,瘢痕切除后需要用皮瓣修复者,如颈部皮肤完好时,可采用颏颈部双蒂皮瓣法,手术分 2 次完成。这种手术因需要行俯首位制动 2~3 周,故对年长患者应慎用。

最严重的下唇外翻,伴有颈前的广泛瘢痕挛缩,除可用皮片修复全部创面外,有时还需要用两侧肩部皮瓣、胸肩峰皮管或游离皮瓣移植,以完成唇颏部和颈部创面的整体修复。下唇外翻与上唇外翻不同,为补偿日后的重力下垂,防止复发,须做过度矫正。上下唇都外翻时,可以同时施行手术,但为便于手术后经口摄入饮食和减少创面感染,也可分期分别进行。唇外翻修复手术应注意以下几点:松解、切除瘢痕时,应注意恢复口周器官,如鼻翼、鼻小柱、口角的正常解剖位置。在瘢痕切除时,应注意恢复唇弓弧线,使皮片于红唇缝合线即为重建的唇红缘。瘢痕切除时注意形成一左右对称创面,缝合线最好位于鼻唇沟处。松解口周瘢痕时也应彻底松解面颊部瘢痕,否则,张口困难的问题仍不能较好地解决。术后应减少面颊活动,避免涎液、食物污染创面。

(邓兴旺)

第五节 耳部烧伤后畸形缺损的修复

耳郭烧伤后,可能会出现不同程度的畸形或缺损,常见的有耳部的瘢痕增生、耳郭粘连、耳轮缺损,以及耳郭部分或全部缺损等。

一、耳郭皮肤瘢痕增生的修复

耳郭皮肤是瘢痕增生的好发部位,多由深Ⅱ度烧伤或浅Ⅱ度烧伤处理不当引起。瘢痕可为条索状或片块状,常影响耳郭外形。手术方法:局部麻醉下,切开瘢痕周围皮肤,沿软骨膜切除增生性瘢痕,彻底止血后,中厚皮片移植修复耳郭创面。术后10~12 d拆线。注意事项:术中移植皮片大小和张力要适中,拆线后局部抗瘢痕治疗,防止切缘瘢痕形成。

二、耳郭粘连畸形的修复

烧伤后瘢痕增生挛缩致使颅耳角变小或消失,影响容貌及功能,根据粘连情况可选择下列方法修复。

(一)局部皮瓣法

范围小的条索状、蹼状瘢痕,采用"Z"成形术或"V-Y"成形术修复。

(二)局部皮片移植

瘢痕广泛者,可在瘢痕周围做切口,剥离并切除乳突部瘢痕,将耳郭掀起,于软骨膜表面锐性剥离并切除耳郭瘢痕,乳突部、耳郭创面分别移植全厚或中厚皮片,打包加压固定。术中注意保护耳软骨,术后应用注意耳郭正常位置的保持。

三、耳郭瘢痕并部分缺损的修复

(一)耳轮缺损的修复

耳轮是耳郭烧伤最容易损伤的部位,严重的耳郭烧伤均存在不同程度的耳轮缺损。如耳后有正常皮肤可利用,可采用局部随意皮瓣移植或以颞浅动脉为蒂的轴型皮瓣移植修复。如耳后均为瘢痕,可采用耳下颈部皮管、上臂内侧皮管进行修复。

1.直接缝合法

直接缝合法适用于耳轮较小的缺损。在耳轮缺损处做楔形切口,并在两边各切除相应的小三角形耳郭组织块,以使缝合后创缘平整,防止耳郭前倾。若耳轮缺损较大,占全耳轮1/3时,可于缺损的两侧沿耳轮沟切开前侧皮肤和软骨,经切口在软骨后侧面与皮下间进行分离,将两侧组织瓣直接缝合。此法也适合于较小的耳郭缺损。

2.耳后皮瓣向前推进法

耳后皮瓣向前推进法适用于耳轮边缘有轻度、均匀的缺损。于耳后做与耳轮平行切口,充分剥离耳后皮肤至耳轮缺损缘处,将皮肤推向前移,于耳轮边缘折叠形成新的耳轮。或在耳软骨外缘弧形切开软骨并将其转向前面形成耳轮。必要时也可以一小软骨条植入耳轮缘内。上述方法行褥式缝合外加橡皮条固定,耳后创面用皮片移植修复。

3.皮管法

皮管法适用于单纯耳轮全部缺损。根据缺损程度及局部组织情况,可分别在耳后、颈部、上臂内侧形成皮管进行修复。皮管长为12~14 cm,宽为2 cm,中部留1~1.5 cm宽皮桥,1~2周断桥,皮管形成后2~3周,经血液循环阻断试验后,断一蒂并转移至耳轮缺损处,14 d后再断另一蒂,完成耳轮的修复。应用该手术方法能使耳郭外观较为完美。

4.耳前或耳后皮瓣法

耳前或耳后皮瓣法适用于耳轮上部或耳轮脚部分缺损的修复。根据耳轮缺损的大小,在耳前或耳后设计舌状皮瓣,宽为2~3 cm,转移至缺损区,供区直接缝合。

5.颞部血管化皮瓣法

颞部血管化皮瓣法适用于乳突部或颈部皮肤无法利用或同时有部分耳缺损的修复。需要分2期手术进行。第1期手术为制备血管化皮瓣,在耳前上方沿颞浅动脉搏动处做"T"形切开,显露长10 cm、宽3 cm的颞筋膜,在筋膜上植全厚皮片并用压迫敷料固定。2～3周后行第2期手术,沿移植成活的皮片周缘切开颞筋膜皮瓣连同颞浅血管一并掀起,将筋膜皮瓣卷成管形转移至耳轮。

(二)较小耳郭缺损的修复

一般为耳轮和耳郭的组织缺损不大,无须自体肋软骨做软骨支架。其手术修复方法如下。

1.耳郭复合组织游离移植法

耳郭复合组织游离移植法适用于耳郭上、中部直接缝合有困难的耳郭楔形缺损。于健侧耳郭的相应部位切取宽度为缺损1/2的全厚耳郭复合组织片,游离移植修复缺损。注意复合组织片的宽度不宜过大,一般不超过1.5 cm宽。

该方法简便,外形较好,是常用的修复方法。

2.耳甲复合组织瓣转移法

耳甲复合组织瓣转移法适于耳郭上部缺损。在耳前设计带耳甲软骨的复合组织瓣,将其掀起转至缺损处,供区和组织瓣后面的创面用全厚皮片移植。

3.耳后皮瓣推移法

耳后皮瓣推移法适于耳郭缺损处组织较厚、松动、无明显粘连的较小缺损。在耳后及乳突部设计蒂部在耳郭缺损前面的皮瓣,将皮瓣掀起至缺损处,切取健侧的一条耳甲或耳舟软骨植入缺损处,将皮瓣折卷成耳轮,供区创面用全厚皮片移植。

(三)较大耳郭缺损的修复

耳郭缺损较大时,则需要用自体肋软骨雕刻成耳郭软骨支架,方能取得较好的治疗效果。其修复方法如下。

1.耳后乳突区皮肤、软骨移植法

在乳突区标记拟修复耳郭的图形,在乳突区皮肤上及缺损处相应的部位做切口,皮下潜行剥离,形成植入软骨支架的腔穴,取肋软骨一片,按缺损的大小及形状雕刻,植入皮下腔穴内。切开耳郭缺损缘,分别对应缝合。2个月后,掀起耳郭,形成正常颅耳角,耳后创面全厚皮片移植。

2.带血管蒂颞筋膜瓣和软骨移植法

带血管蒂颞筋膜瓣和软骨移植法适用于耳后乳突区皮肤无法利用时。此法的优点是一次即可修复耳郭缺损。手术依据缺损大小,按逆转计划法切取所需的带血管蒂颞筋膜瓣转移至缺损处,包裹软骨支架,筋膜面上用全厚或中厚皮片移植。

四、外耳道口狭窄或闭锁的修复

烧伤后外耳道狭窄或闭锁,其治疗原则主要是通过手术切除瘢痕组织,彻底松解挛缩,恢复或扩大外耳道原有内径。注意外耳道切口的两端应做成锯齿状,外耳道内及其周围创面彻底止血后切取中厚皮片,将皮片肉面朝外包裹在适当内径的橡胶管上,缝合皮片接合处,然后塞入外耳道内并与外耳道口锯齿状创缘缝合固定,加压包扎,8～10 d拆线,术后橡胶管或金属管支撑6个月,防止创缘瘢痕和皮片后收缩。如狭窄处为膜状瘢痕者,可在局部应用交错皮瓣进行修复。

五、菜花状耳畸形的修复

菜花状耳的手术宜在病情稳定半年后进行。在耳前部耳轮边缘设计手术切口，在皮肤和软骨间剥离形成皮瓣，舒展皮肤。将增厚的纤维组织和变形的软骨按耳郭形态和厚度进行塑形，并植入一片软骨加强耳郭外形，或彻底切除增厚的纤维组织和骨化软骨，用自体肋软骨支架移植形成耳郭。如耳郭面积过小或无耳轮形态时，可行颈部或上臂皮管，修复耳轮。菜花状耳局部血液供应较差，皮肤展平及软骨的修复需要分期进行。对皮肤和软骨组织破坏较多形成缺损畸形时，则按全耳郭再造的手术方法进行修复。

六、耳垂瘢痕、缺损和粘连的修复

耳垂缺损修复方法较多，现分述如下。

（一）双叶皮瓣法

对照健侧耳垂大小，在乳突区设计双叶皮瓣。将皮瓣剥起，皮瓣前叶和后叶折叠以形成耳垂。如皮瓣面积较大，可先行皮瓣延迟术，乳突区创面拉拢缝合或皮片移植修复。

（二）皮瓣植皮法

1.皮瓣植皮法修复耳垂方法一

在耳垂缺损下缘乳突部设计皮瓣，面积较缺损区略大。将皮瓣后上缘上提与耳轮创面缝合形成耳垂，皮瓣和乳突区创面植全厚皮片。为了防止耳垂收缩，可在乳突皮瓣的皮下浅层植入1片耳甲软骨片，2个月后再将皮瓣掀起形成耳垂。

2.皮瓣植皮法修复耳垂方法二

①剪出耳垂缺损模型；②耳后设计皮瓣；③将皮瓣翻下形成耳垂；④创面植皮。

（三）皮瓣瓦合或易位法

1.皮瓣瓦合法修复耳垂方法一

用X线片参照健侧剪出耳垂缺损模型，在耳后设计一个比耳垂缺损稍大的皮瓣，在耳后乳突区设计一个蒂在下方的矩形皮瓣。两皮瓣向下翻转后，相互瓦合重建耳垂，耳后供区直接拉拢缝合。

2.皮瓣瓦合法修复耳垂方法二

依耳垂缺损的大小，在耳郭前部以缺损缘为蒂设计皮瓣，向下翻转形成衬里，在耳后乳突区设计覆盖衬里创面的皮瓣，在皮瓣的后方，设计一个脂肪瓣，掀起皮瓣互相交错转位，脂肪瓣转至两皮瓣之间，缝合皮瓣创缘，形成耳垂。

（四）乳突区单叶皮瓣法

按健侧耳垂大小，在耳垂缺损缘乳突区画出耳垂大小及弧线abc，上方为蒂设计一个垂直皮瓣，使bd＝ba，cd＝ca。按画线a-b-d-c方向切开皮肤，d与a点缝合，bd与ba缝合，cd与ca缝合形成耳垂，乳突区直接拉拢缝合。

（邓兴旺）

第六节　颈部烧伤后瘢痕的修复

一、颈部烧伤后瘢痕畸形的临床特征与分类

颈部瘢痕挛缩畸形多位于颈前区，瘢痕的增生、挛缩可能会累及皮肤，甚至颈阔肌使颈部的俯、仰、旋转等运动受限，甚至下唇、下颌部、面部、鼻翼、下睑等都可以被牵拉造成畸形或外翻。

临床上常以对功能的影响相对邻近器官的牵引程度分类，可分为Ⅰ、Ⅱ、Ⅲ、Ⅳ度，在选择治疗方法时，参考的价值最大。

Ⅰ度：单纯的颈部瘢痕或颈胸瘢痕，其位置限于颏颈角以下。颈部活动不受限或后仰轻度受限，吞咽不受影响。

Ⅱ度：颏、颈瘢痕粘连或颏、颈、胸瘢痕粘连。颏、颈甚至胸部均有瘢痕、挛缩后几个部位粘连在一起。下唇可有外翻，颏颈角消失。颈部后仰及旋转受限，饮食、吞咽有一些影响，但不流涎。下唇的前庭沟尚存在，能闭口。

Ⅲ度：下唇、颏、颈粘连。自下唇至颈前区均为瘢痕，挛缩后下唇、颏部和颈前区粘连在一起，颈部处于强迫低头姿势。下唇严重外翻，口角、鼻翼甚至下睑均被牵拉向下移位，不能闭口，发音不清，流涎不止，饮食困难。

Ⅳ度：下唇、颏、颈、胸粘连。瘢痕上起下唇下缘、下至胸部，挛缩后使4个部位都粘连在一起，颈部极度屈曲，颈椎、胸椎后突，出现驼背。不能仰卧、不能平视、不能闭口、流涎不止。饮食、呼吸都发生困难。在儿童还可以继发下颌骨发育受限导致小颌畸形，或颏部前突、下前牙外翻。

二、颈部烧伤后瘢痕畸形的修复方法

成人单纯瘢痕增生或Ⅰ、Ⅱ度挛缩的患者以创面愈合后6个月左右，瘢痕及挛缩基本稳定后进行手术为宜。儿童因可能影响发育，Ⅲ度挛缩的患者因影响生活，所以可提前手术。

（一）术前准备

术前应详细了解和检查患者的全身情况，如有呼吸道感染者应治疗控制，防止术后咳嗽影响皮片的成活。胸前存在破溃、溃疡感染的要及时换药，促进愈合。瘢痕隐窝多有污垢积存，术前要清理，减少感染风险。

（二）修复方法

应根据患者的年龄、瘢痕的性质、挛缩和畸形的程度、组织缺损的范围与周围正常皮肤是否松弛等情况选择全厚皮片移植、皮瓣移植、皮肤软组织扩张术等方式。原则上是颈中央部采用皮瓣修复，颏底和胸前可以植皮修复。现将各种修复方法分述如下。

1."Z"成形术或四瓣成形术

此种方法适用于纵行的条索状或蹼状、多蹼状瘢痕。应用"Z"成形术或四瓣成形术既可增加原瘢痕部位组织的长度，又可改变瘢痕的方向，消除纵向的张力。

如皮肤缺损较多，蹼状瘢痕单纯用"Z"成形术或四瓣成形术不能完全修复时，应结合皮片移植。

2.皮片移植

此方法适用于瘢痕范围较广、亦不过深的患者。皮片移植中创面应仔细止血后将皮片横行铺在创面上。两块皮片之间的接缝应呈横的方向,皮片四周与创面边缘用间断缝合法缝合固定。在颏颈角处可打皮钉固定,使皮片与创面紧贴。冲洗皮片下积血,打包包扎固定,压力要适当,切勿过紧影响呼吸。术后用颈部石膏托固定,皮片存活后需要加戴颈托至少 6 个月以上,睡眠时,肩下垫高使头后仰,这样才能保证手术效果。

3.局部与邻近皮瓣移植

颈前区部分瘢痕切除后常可用局部皮瓣修复。颈前区瘢痕广泛的患者,凡瘢痕深、挛缩重、与深部组织粘连,而胸前、肩部有完好的皮肤或为浅Ⅱ度烧伤后的平坦柔软的瘢痕者,可考虑采用邻近皮瓣修复。

常用的几种皮瓣介绍如下。

(1)颈部双蒂皮瓣:如瘢痕局限于颈的上半部者,切除瘢痕后循颈阔肌平面向下潜行剥离,达锁骨和胸骨切迹,后在其下界做横的弧形切口,切开皮肤、皮下组织和颈阔肌,形成一个横的颈下部双蒂皮瓣,向上提起覆盖颈上部创面,供瓣区可植中厚皮片。

(2)颈侧皮瓣:此种皮瓣适用于颈前区创面较小而颈侧部有正常皮肤的患者。皮瓣的蒂部可以做到耳后,包含耳后动脉在内,然后循深筋膜平面沿斜方肌前缘向前下延伸,长宽比例可达 2.5∶1,但若皮瓣超越中线或延伸到胸骨切迹以下时,需要先将皮瓣延迟。根据需要可设计双侧的颈侧皮瓣,转移到颈前区,予以上下交错缝合,供区植皮,也可行扩张器皮瓣预制。

(3)锁骨前胸皮瓣:该皮瓣是修复颈部严重瘢痕挛缩中最常用的邻近皮瓣,其蒂位于锁骨区,斜向前下方循深筋膜平面做锐性剥离,长宽比例可达 2∶1,一般不要超过中线。成人单侧的锁骨前胸皮瓣可取到(8~9) cm×(18~20) cm,如设计双侧锁骨前胸皮瓣则足以覆盖颈前区。但此皮瓣位置较低,不易转移到颏部以上,故颏部或下唇有创面时需要另行植皮修复。

(4)颈肩皮瓣和颈肩胛皮瓣:锁骨前胸区缺乏完好皮肤的患者可设计颈肩皮瓣,此皮瓣的蒂部起自颈的一侧,向上可达耳下,向前达锁骨上缘,向后可到颈后部,远端可达肩峰部三角肌的止端。皮瓣内可含耳后动脉,如将蒂部稍做向前下方,还可包含颈横动脉浅支,故血液循环丰富,长宽比例可达 4∶1。

4.轴型皮瓣移植

最为常用的为胸三角皮瓣,其余还有颈浅动脉颈段皮支皮瓣。

胸三角皮瓣从胸大肌浅面向外伸展到肩部三角肌区,甚至可延伸到上臂肌肉的浅面,其蒂在胸骨外侧,内含胸廓内动脉的前穿支,它距头颈部较近,可直接转至颈部、下颌部、口内、颊部,甚至向上可达额部,用以修复软组织缺损。但因皮瓣较厚,显臃肿无表情,为克服以上的不足,可应用扩张后的胸三角皮瓣,从而可有效地增加皮瓣应用面积。

(1)皮瓣设计:胸三角皮瓣位于一侧上胸部,其上界为锁骨下线,下界为第 5 肋骨或第 4 肋骨,沿着腋前线的尖部向外延伸,最远可达肩三角肌区,甚至上臂上 1/2 处;内侧界为胸骨外缘 2 cm。最大面积为(10~12) cm×(20~22) cm。旋转轴点在第 2、第 3 肋间胸骨旁 2 cm 处。从旋转轴点至皮瓣最远端距离应大于该点到创面最远点的距离 10%~15%。

(2)手术步骤:胸三角皮瓣切取前,先测量拟修复缺损,根据病变范围的大小、距离设计皮瓣,一般应较大缺损创面大 10%~15%,同时注意皮瓣旋转轴点到修复缺损的距离。先将皮瓣的上、外、下侧切开,掀起皮瓣时在深筋膜层,靠近胸大肌肌膜将胸肩峰动脉皮支、颈横动脉颈段皮支结扎,尤其是皮瓣范围较大时,切勿损伤三者间的吻合支。分离到皮瓣蒂部即胸骨旁2 cm 时,不要损伤穿支血管。皮瓣转移后,如觉得蒂部较紧,可将皮瓣下部逆切 1～1.5 cm。将蒂部制成管状,管心直径不可过窄,以能容纳小指通过即可。

供区如不能拉拢缝合,可采用皮片移植修复。为了克服皮瓣臃肿及供区植皮问题,可采用胸三角皮瓣预扩张,扩张器的导水管及阀门可置于肩部外侧皮下,防止扩张囊下滑。胸三角皮瓣经过血液循环阻断试验达 1 h 以上无血液循环障碍出现即可断蒂。

(3)注意事项:①胸三角皮瓣是以胸廓内动脉胸前穿支为轴心血管的轴型皮瓣,因此,术中勿损伤轴心血管。制成管状前皮瓣的宽度一般不少于 7 cm,以免影响皮瓣血液循环。皮瓣转移到面部后,要采用良好的外固定,防止皮瓣撕脱。常采用的办法是应用头部胸部石膏固定,两者之间用木棍相连,固定后十分牢靠,且留有更换敷料的空间。②皮瓣血液循环训练与延迟,如皮瓣转移术后 7 d 无血液循环障碍,可行血液循环训练。③预扩张皮瓣的注意事项,预扩张的胸三角皮瓣在置入扩张器时,一般在深筋膜与肌膜之间,在剥离囊腔时,在胸骨旁一定注意不要损伤胸廓内动脉的胸前穿支,在胸骨旁 2～3 cm 时停止锐性剥离,否则,损伤皮瓣的轴心血管可导致转移后的皮瓣坏死。置入的扩张器要充分展平以免尖角"刺"伤正常皮肤。注水每次为扩张器容量的 15%左右,以皮肤有一定张力又不发生苍白为度。置入和注水过程一定要严格无菌操作。

5.皮管移植

对严重的颈部瘢痕挛缩的患者如前胸、肩背部均无可供形成邻近皮瓣的组织时,则可设计皮管修复。

皮管应尽量做在近颈部的位置,如胸腹皮管、背部皮管等,均须经过中间站携带,手术次数较多。

6.游离皮瓣移植

曾有报道,应用腹股沟游离皮瓣修复颈部瘢痕挛缩,将腹壁下动、静脉或旋髂浅动、静脉分别与面动、静脉做端端吻合,其中 9 例成功。

但腹股沟区游离皮瓣组织太厚,修复后外形臃肿。另有利用前臂游离皮瓣,皮瓣面积较大,质量好,血管蒂粗大,吻合容易成功。成年男性可取到 18 cm×25 cm,可以修复颈前区全部和下颌部、下唇直到两侧耳下的所有创面。

(三)术后处理

术后患者取仰卧位,术后 48 h 应严密观察呼吸道通畅情况,床旁备吸引器、气管插管器械和气管切开包。遇有呼吸困难者,即拆开敷料,检查伤口,如有喉头水肿,则应及时行气管插管,甚至气管切开。如因皮片或皮瓣下血肿压迫呼吸道,应立即打开敷料、清除血肿、妥善止血后包扎。

颈圈的制作和应用:颈部瘢痕挛缩畸形矫正后,应用颈圈十分重要,尤其是游离植皮之后的应用对巩固疗效、防止挛缩复发有重要作用。颈圈要超过整个植皮区,最少上缘抵下颌缘,下缘达锁骨上缘,以维持颈部的位置。颈圈要柔软,对皮片均匀加压,不可有某些特别突出的点与线,防止皮片受压坏死,颈圈也不可太紧,以免影响颈部的正常活动。颈圈每日应取下检查皮片有无磨损,并及时调整。①硬纸板颈圈:用较硬的纸板按颈部形态剪成一颈圈形,其前部在下颌处应较宽,以保持头部稍后仰,再用棉花与纱布将硬纸板包裹妥善,并用绷带固定于颈部;②石膏颈圈:在植皮愈合后,用石膏制备颈圈,石膏定型硬化后,在两侧切开并修整,同时在剪开石膏两侧穿洞用带子连接,患者可自行穿戴;③可塑性颈托:用可塑性夹板制成颈托,因其具有热塑性,故可随时调整,且其重量轻、美观,患者配戴更加舒适。

(邓兴旺)

第七节　上肢瘢痕挛缩畸形的修复

一、手部瘢痕挛缩畸形的修复

烧伤导致的手部瘢痕挛缩畸形约占烧伤后畸形的 70%,较为常见。近几十年来,国内治疗手部深度烧伤,采用早期切痂、大面积植皮等方法,很大程度地减少了后遗畸形。但因手部解剖复杂、组织结构精细,所以,在深度烧伤后切痂植皮处张力过大、术后早期包扎固定不当或术后缺乏适当的功能锻炼等情况下,极易出现手部瘢痕挛缩畸形。由于双手的活动功能极其重要,因此,手部畸形整复仍为烧伤后期整形中不可或缺的部分。

(一)手部烧伤后瘢痕挛缩的特点

手部组织结构的特殊性,使其能做出各种灵巧细致的动作。当手部深度烧伤后,瘢痕挛缩可使骨、关节、肌腱等出现畸形,也极易引起继发病变,如关节囊挛缩、筋膜挛缩、肌肉萎缩等,进而使畸形加重。有些患者烧伤瘢痕虽不深,但继发病变却相当严重,这是由于在早期治疗过程中创面愈合延缓、组织水肿、蛋白沉积和长期制动,导致纤维结缔组织增生,手部肌肉、关节和韧带挛缩、僵硬所造成。

(二)手部烧伤后瘢痕挛缩的分类

1.手背瘢痕挛缩

手背皮肤柔软,富有弹性。手指伸直时可见许多横纹与皱褶,以满足各指关节屈曲运动时皮肤纵轴的需求和虎口与指蹼横向展开时横轴的需求。而深度烧伤后遗留的瘢痕组织缺乏弹性,限制了手部活动,形成畸形,并随瘢痕的挛缩进行性加重,甚至完全丧失手的功能,以儿童最为常见。临床上根据损伤程度和功能障碍程度将其分为轻、中、重三度。

(1)轻度挛缩畸形:一般见于深Ⅱ度烧伤,真皮弹性组织损伤重,愈合后瘢痕形成使手背皮肤失去伸展性。经过早期比较妥善处理的手背瘢痕,病变主要限于皮肤组织层上出现增生性瘢痕或由于切痂后移植皮片的收缩,瘢痕组织或皮片使手背失去弹性,关节活动轻度受限,握拳不紧。这种手背部畸形在切除瘢痕组织移植皮片后,一般可得到矫正,术后功能和外形恢复比较满意。

(2)中度挛缩畸形——"爪形手":这是常见而典型的手部严重烧伤畸形,由于Ⅲ度烧伤或深Ⅱ度烧伤继发感染,或手术治疗中损伤其他组织结构所造成。手背部皮肤及深部组织严重烧伤后形成的瘢痕挛缩畸形,主要表现有手横径缩窄、拇内收紧贴第 2 指桡侧、指蹼粘连、大小鱼际边缘皮肤向背侧牵拉、掌骨被拉紧,正常掌横弓消失,甚至形成反弓。手背部瘢痕的纵向挛缩,使掌指关节背屈,近侧指间关节屈曲,远侧指间关节过伸,原掌骨与指骨所构成的正常纵弓也完全消失,手呈"爪"形,功能几乎完全丧失。此类畸形,手术治疗比较复杂,需要集皮肤、肌腱、骨关节、关节囊、韧带综合整复,效果也视畸形严重程度而异。

（3）重度挛缩畸形——"冰冻手"：这是较"爪形手"更为严重的手部烧伤畸形。通常由于手背和手掌同时受到深Ⅱ度或Ⅲ度烧伤而造成的损伤畸形。病变深达骨骼、肌肉、关节，由于肌肉、关节的严重受损，手指已基本丧失了活动功能，所以称为"冰冻手"。此类畸形多见于儿童，严重者可丧失手的外形。

2. 手掌瘢痕挛缩

掌面皮肤较厚，角质层发达，与手背皮肤相比，同等程度的烧伤，损伤程度却大不相同，很少出现严重畸形。手掌瘢痕挛缩畸形常见形式为一指或数指屈曲粘连，一般不影响持捏与握拳功能。畸形严重时，大、小鱼际和各指均被瘢痕牵向掌心，形成握拳畸形，进而影响手部功能。若手指长期处于屈曲位畸形，可导致掌腱膜挛缩，发育中的儿童亦可出现神经、动脉及肌腱的短缩。临床上将手掌瘢痕挛缩分为以下 3 类。

（1）掌面瘢痕挛缩多见于儿童。轻者仅有蹼状、条状瘢痕，表现为手指不能完全伸直、瘢痕挛缩明显、手指屈曲，甚至出现数指屈曲粘连于手掌远侧。长期畸形，指神经和血管不能与骨质以同等速度生长，形成弓状移位和短缩。屈肌腱被限制在腱鞘内，贴近骨面，可随骨质共同增长，短缩程度轻。指间关节易因瘢痕屈曲导致活动受限。拇指可因瘢痕屈曲粘连于虎口侧至大鱼际之间。

（2）掌心瘢痕挛缩：多由深Ⅱ度或较局限的手掌Ⅲ度烧伤引起，使手掌手指不能彻底展开，常需要充分松解粘连。创面植全厚皮片，因皮片的挛缩和切口线不协调，常需要修整才能使掌心充分展开。

（3）拳状粘连：儿童手部严重烧伤后易出现手指中节远端坏死脱落、屈肌收缩合并残指指蹼未分开包扎，即粘连挛缩呈握拳状，功能完全丧失。

3. 手指残缺畸形

严重烧伤后可遗留不同程度的手指缺损畸形。严重者 1～5 指齐近侧指节中段截指，伴掌指关节僵硬或背伸。也有拇指完好，2～5 指远指节或中远指节缺损，仍具有一定的对掌功能。

4. 腕部瘢痕挛缩畸形

腕部畸形作为手部烧伤后畸形的一部分而存在。多由腕部Ⅱ度烧伤早期处理不当引起，而腕部损毁性烧伤多由电烧伤引起。屈肌腱、血管、神经、肌肉常被累及。

（三）手部烧伤后瘢痕挛缩的修复原则

瘢痕挛缩是一个渐进性的发展过程，随着时间的延长，挛缩畸形加重，儿童可直接影响手部的生长发育，所以应尽早手术，解除挛缩。但手部瘢痕挛缩畸形的病理变化复杂，自皮肤、肌腱、血管、神经直至骨、关节均可累及，直接损伤和继发畸形同时存在，治疗也极其繁杂细致。因此，手术前必须对畸形情况全面检查，包括瘢痕性质、范围、深度，肌腱、关节囊、韧带、手内肌挛缩畸形程度和骨关节病变程度与手功能活动范围等，并制订手术方案，病情严重者，如手部握拳状挛缩，松解手术需要考虑血管、神经短缩变化，必要时分期进行。增生性瘢痕和粘连的指蹼缝间，常集纳污垢细菌，术前注意清洁。手部整复手术的麻醉可根据情况采用臂丛、腕管神经阻滞、局部浸润加强化麻醉。治疗时应将恢复手部运动功能放在首位，同时兼顾外形美观。手的抓、捏、持、握离不开拇指，因此，修复时一定要有拇指，并尽可能多地保存其余手指；当手背瘢痕畸形进行修复时，需要松解虎口挛缩瘢痕、纠正内收畸形、修复掌指关节以增加活动度；而指间关节多考虑稳定性，一般行关节融合术；对于瘢痕切除后的缺损多用中厚皮片覆盖，个别极其严重者用皮瓣修复。

(四)手部烧伤后各种瘢痕挛缩的治疗

1.轻度手背挛缩畸形的治疗

手背轻度挛缩畸形主要在于皮肤瘢痕挛缩,深部组织并无损伤,因此,手术主要包括切除瘢痕、指蹼和游离植皮两个步骤。切除瘢痕组织时应考虑范围与深度,切口最好位于瘢痕外侧正常皮肤上,深度应达到正常皮下脂肪层,将瘢痕组织全部切除,手背畸形一般得以矫正,放松止血带,彻底止血,以待植皮。术中注意保留手背较大静脉,避免暴露深层肌腱和关节囊等重要组织。手背瘢痕挛缩形成指间蹼状粘连或瘢痕性并指时,应将蹼状粘连的瘢痕纵行切开,手指充分外展,在两侧皮缘下略做分离,使两侧瘢痕瓣自然回缩松开,然后切取中厚皮片移植覆盖创面,皮片与瘢痕切缘行间断缝合,再将皮片自手背侧掌骨头连线中点向掌侧予以切开。注意此皮片切口掌侧端须达到掌指关节平面。最后将皮片切口间断缝合2~3针,术后皮片收缩,可增加指间隙的深度,防止指间假蹼复发。另一种方法是在指蹼掌侧设计一个三角皮瓣,其基底在掌侧面,三角尖在背侧,切开后分离皮下组织,自然回缩,切口即形成"M"形,加深指蹼,开大指间。

将该处所植皮片切开,形成两个三角,分别插植于三角瓣两侧。该法可避免直线性瘢痕形成。在虎口瘢痕松解术中如遇内收肌严重挛缩,可将其横头切断。术后妥善包扎固定。

2."爪形手"畸形的治疗

"爪形手"畸形是烧伤后深部组织如肌腱、关节等严重受损或继发病变产生,在切除瘢痕组织后,必须对肌腱和关节等深部组织进行综合处理,方能使畸形得到矫正。

(1)指间关节固定:指间关节背侧严重烧伤多有深腱中央束烧伤,近侧指间关节呈过度屈曲,远侧指间关节过伸畸形,关节囊与瘢痕粘连紧密,关节脱位,软骨面变形,一般难以恢复功能活动。较好的处理方法是在关节的背侧做纵行皮肤切开,直达关节囊,去除关节软骨面,将手指关节用克氏针固定于功能位,6周后拔除固定的克氏针。术后手指的捏持动作常方便有力。

(2)掌指关节矫正:矫正掌指关节的过伸畸形,恢复失去的纵弓是恢复手部功能的关键所在。掌指关节的矫正包括侧副韧带切除,背侧关节囊切开,关节腔内粘连松解和关节成形等方式,视畸形的严重程度而有次序地进行。掌指关节的侧副韧带是关节囊两侧的增厚部分,在关节伸直时表现松弛,屈曲时紧张。

掌指关节长期处于过度背伸状态时,该关节侧副韧带可因纤维化和挛缩而增厚、变短,既影响屈曲动作,还阻碍掌指关节复位,所以必须将其切除。手术方法是在伸肌腱正中或肌腱旁做切口,分出掌指关节后,将伸肌腱及骨间肌拉向一旁,暴露出白色增厚的侧副韧带,围绕侧副韧带做椭圆形切口,将其切除。此时掌指关节成形术,将掌骨头截除,使骨面略倾向掌侧,锉成弧形,保留指骨的关节软骨面完整,以便将来形成假关节。

(3)拇掌指关节矫正:拇指掌指关节严重背屈畸形和脱位,经上述处理后仍不能很好复位时,为保持拇掌指关节的稳定性,可考虑实施拇掌指关节融合术。融合时应将拇指置于外展且稍内旋的对掌位,术后第1掌骨与大多角骨的关节活动,可以代偿部分拇掌指关节活动,保持较好的对掌功能。手背瘢痕致使指伸肌腱缩短,妨碍拇指运动时,可行肌腱延长术,延长的肌腱可用周围疏松结缔组织覆盖。矫正拇内收畸形是"爪形手"畸形整复手术中的重要环节,切除虎口间瘢痕组织,切开挛缩的深筋膜,将第1掌骨拉开,发现拇内收肌和第1背侧骨间肌也有挛缩,严重妨碍指蹼的扩大,逐层切断内收肌横头,并将第1背侧骨间肌从第1掌骨上剥离,保留内收功能的同时松解肌肉的牵拉。如瘢痕挛缩严重,术后不能自主保持在外展位置时,可使用克氏针固定。

(4)创面修复:"爪形手"畸形经手背瘢痕切除、虎口开大、掌指关节复位、关节固定或肌腱延长等处理后,大多数的手背创面是可以用游离植皮方法修复的,只有少数患者需要用皮瓣。

3.手掌瘢痕挛缩畸形的治疗

松解瘢痕,利用瘢痕较轻的掌面和手指侧面皮肤,设计局部旋转皮瓣,"Z"成形术、"H"形切开,"V-Y"成形术等,优先覆盖近指节掌面、指蹼或拇指掌指关节,其余创面用全厚皮片移植。指神经、血管呈弓弦状缩短者,应尽量松解。包扎时切忌伸直手指,增加血管张力,使内径变细影响血液供应。无神经血管短缩者有时需要松解屈肌腱鞘两侧,甚至做骨膜下剥离。松解长段腱鞘,一边屈伸活动手指,一边用刀尖做多处小切开,甚至切开指间关节的掌面关节囊。创面用局部皮瓣和全厚皮片覆盖,植皮范围常至远侧掌横纹以外。掌心挛缩常需要顺掌横纹全长切开,超过虎口和小鱼际侧面,沿大鱼际纹切开,至手掌近侧或延伸至腕部,切除掌腱膜,周围充分松解。在大鱼际近掌心处勿损伤正中神经运动支。创面予以全厚皮片植皮。拳状粘连手术时先松解掌面瘢痕,使手掌手指伸展,修复并加深虎口,用克氏针固定手指于伸展位,术后进行弹力牵引。

4.手指残缺畸形

治疗目的随畸形程度而异。首先修复拇指功能,包括指转位再造拇指、趾、拇指移植及加深虎口等方法,而利用伤残示指及其掌骨转位再造拇指简便实用。其次是2～5指残缺时,行趾指移植,恢复夹捏功能。

5.腕部烧伤后畸形

腕部烧伤后畸形作为手部烧伤后畸形的一部分。多由于腕部Ⅲ度烧伤早期未施行大片植皮,或创面治愈后未用夹板维持腕部于伸直位所至。轻者只需要切除瘢痕,皮片移植。重者切除瘢痕时,注意保护神经、血管,切断挛缩的掌长肌腱,松解腕周深部瘢痕,施行皮瓣转移。术后用弹力牵引,断蒂后用夹板保持腕关节于伸直位。

(五)手部烧伤后畸形的功能锻炼

手部瘢痕挛缩整复术只是为手的功能恢复创造条件,还必须配合术后的功能锻炼、康复治疗,减轻术后瘢痕生长,促进瘢痕软化,使皮片伸展,加强手部肌肉力量,训练手部各关节的活动等。其中物理治疗包括压迫疗法、温水浴、蜡疗、按摩、电热理疗、超声波离子透入等;体疗常通过各种器械对肌肉和关节进行锻炼,牵伸皱缩的皮肤和挛缩的瘢痕,练习手部肌肉与关节的协调性和灵活性。常用的有分指板、握力器、钢球、拉力器等。手部各关节的活动锻炼需要长期坚持、循序渐进。

二、腋部瘢痕挛缩畸形的修复

腋部瘢痕挛缩畸形常发生于深度烧伤后,由于腋窝部为一圆锥形顶部向上的空腔,前后为腋前后皱襞,烧伤后的瘢痕挛缩主要累及皱襞。临床上按对肩关节功能影响的严重程度分为两类:一为轻度畸形,表现为条索状或蹼状瘢痕,可有腋前部单蹼和前后部双蹼现象,肩关节活动轻中度受限;二为重度畸形,表现为上臂与侧胸壁完全粘连,并且往往合并有上肢瘢痕挛缩畸形,肩关节和上肢功能部分或完全丧失。而腋窝顶部往往留有正常皮肤,这部分皮肤在挛缩修复、皮瓣转移手术时可起到桥梁作用,不可去除。腋部瘢痕挛缩畸形的修复方法主要分为以下几种。

（一）"Z"成形术（包括连续"Z"瓣）

"Z"成形术（包括连续"Z"瓣）适合于腋部条索状和蹼状瘢痕，挛缩较轻，范围不广，瘢痕周围有较多的正常皮肤组织者。轻者可用单个"Z"成形术，稍重者可用连续"Z"成形术进行矫正。

（二）"五瓣"成形术

"五瓣"成形术主要适用于蹼状瘢痕挛缩的治疗，该方法是"Z"成形术与"Y-V"成形术的一种结合，能够在不植皮的情况下最大限度地增加瘢痕长轴，使蹼状瘢痕得以松解。在设计皮瓣时所有皮瓣的尖端均应圆钝，不宜游离过宽，以免造成皮瓣血液循环障碍、尖端坏死，影响治疗效果。

（三）局部皮瓣转移加游离植皮

如腋部瘢痕广泛，腋窝顶部没有残留正常皮肤，而胸部或背部近腋窝处存在健康皮肤或较薄软的扁平瘢痕，可用来设计任意旋转皮瓣，移至腋窝顶部。皮瓣上、下遗留创面可用游离皮片移植进行修复。如瘢痕畸形严重，用局部任意皮瓣覆盖困难时可考虑使用轴形皮瓣。腋部常用的轴形皮瓣有肩胛旁皮瓣、侧胸皮瓣、背阔肌皮瓣。此类皮瓣优点是血液循环可靠；皮瓣设计可较大，以满足腋部创面的需要；皮瓣不易收缩，效果稳定可靠。

（四）瘢痕切除、松解植皮术

瘢痕切除、松解植皮术适用于重度广泛瘢痕挛缩畸形，周围没有可利用的正常皮肤。上臂与侧胸壁完全粘连，瘢痕切除松解后遗留较大面积的创面。术中瘢痕要彻底切除，挛缩充分松解，使肩关节恢复外展位与正常的活动范围。移植皮片宜用大张中厚皮片，植皮区应打包加压固定，上臂外展90°，用外展架或石膏托固定，术后加强功能锻炼。

（五）功能与锻炼

腋部挛缩松解术后坚持理疗和体疗，是防止瘢痕再挛缩、促进功能恢复的重要手段。具体方法参见康复治疗。最简便的锻炼方法为"爬墙"练习，即患侧手臂上举按于墙上，手指逐步向上移动，至不能再上移时为止。也可用牵引和安装床头外展支架，睡眠时将肩关节制动于外展位，清醒时用于上肢肌力的锻炼，如此每天反复练习，可获得满意的疗效。

三、肘部瘢痕挛缩畸形的修复

肘部是烧伤后较容易发生瘢痕挛缩的部位之一，以屈侧多见，严重者呈环行瘢痕挛缩，宜尽早手术治疗，否则，会出现肘部血管、神经、肌肉等挛缩，甚至影响整个上肢的生长发育。瘢痕可涉及腋部、手背及前臂，造成肘关节严重屈曲畸形并限制活动；与腋部瘢痕相连可牵拉肩关节使肩部下垂；与前臂瘢痕相连常引起拇指背伸外展畸形。常用的手术方法有以下几种。

（一）瘢痕组织切除游离植皮术

肘部烧伤后出现大量增生瘢痕，挛缩畸形严重者可选用此法。瘢痕切除范围要视患者具体情况而定，原则上彻底切除。如果范围过广，则先切除肘关节上下的瘢痕，以解除挛缩。手术在气囊止血带下进行，于肘窝粘连挛缩最紧密的部位横贯切开或行部分瘢痕组织切除，内外侧均要超过肱骨内外髁后方。在切除瘢痕组织过程中，逐渐将前臂伸直，并将挛缩的肌膜横行切开，使肌肉充分松解，遇有血管神经短缩时不要强行拉伸，宜在最大限度伸直位下植皮修复。创缘四周如过于紧张可做辅助切口，使呈锯齿状，减少植皮后继发挛缩。瘢痕切除后所形成的创面,用中厚游离植皮修复。固定包扎时,肘部可置于微屈位,防止过分紧张影响皮片的生长。上肢广泛环状瘢痕和肘部伸侧瘢痕挛缩,治疗时可在上肢背侧肘关节上下各做一横行切口,直至深筋膜层,同时松解切口附近的软组织和深筋膜,有时需要将三头肌腱部分切开,使肘关节充分屈曲,创面移植中厚皮片,包扎后将肘关节固定于屈曲位,挛缩严重者需要行多次手术治疗。术后坚持进行理疗和体疗,肘关节有望恢复正常。

(二)瘢痕组织切除游离植皮术

虽然肘部瘢痕涉及腋部、上臂及前臂,但瘢痕组织较软,在屈侧形成蹼状或条索状挛缩,周围无大片皮肤缺损时,可在周围正常皮肤或表浅瘢痕皮肤设计一个或多个"Z"形皮瓣行转瓣手术。手术常在臂丛或局部浸润麻醉下进行。术前在伸肘时瘢痕紧张状态下,按瘢痕挛缩的长轴做"Z"瓣轴线,根据周围皮肤质量向两侧做"Z"瓣的臂切开,每个三角瓣的大小和旋转角度可不完全相同。肘窝部分不宜有纵向切口。在肌膜下分离对偶三角瓣,当肘关节伸直后皮瓣交错缝合,缝线不宜有张力。如果仍有裸露创面,可加用游离皮片移植修复。术后用石膏托固定肘关节于伸直位,拆线后应坚持功能锻炼,以防止瘢痕的再次挛缩。

(三)瘢痕组织切除直接皮瓣转移

一般肘部瘢痕挛缩需要远处皮瓣转移修复的较少,仅在少数深度环行烧伤后的肘部瘢痕与深部组织紧密粘连,或深部组织损毁,需要做肌腱、神经修复时,考虑远位皮瓣转移修复瘢痕切除后的皮肤缺损。皮瓣移植可改善深在环状瘢痕挛缩引起的血液循环障碍。一般采用直接皮瓣,但靠近肘部的胸腹部须有足够的健康皮肤;否则,用皮管的方法修复才能满足要求。手术常在全身麻醉下进行。

先自肘外侧切开,在瘢痕基底向内侧剥离,切除大部分瘢痕组织,在内侧留下数厘米的残端。在反复逆行设计后,确定在胸腹部设计皮瓣的位置、大小和长度,使蒂部位于胸腹部侧壁的腋中线略后,蒂部应有足够的长度,瓣不宜过大,切开皮瓣边缘,自皮瓣远端沿深筋膜下剥离达近腋中线蒂部,经适当修整后完全覆盖肘后部创面,皮瓣创缘与肘部创缘缝合固定,供区创面另取中厚皮片覆盖。

术后常规打包、固定、包扎,肘部上下必须用宽胶布、绷带及腹带固定于躯干,防止肢体移动,确保皮瓣成活。3周后断蒂,完成肘部修复。个别挛缩严重的患者,如关节囊有挛缩畸形时,术中彻底切除瘢痕组织,充分松解,仍不能使肘关节伸直时,可在尺、桡骨下端横穿一克氏针做骨牵引,包扎创面,切不可用暴力勉强伸直肘关节,以免损伤血管神经造成骨折。骨牵引最初可用 1~2 kg 重量,48 h 后逐渐加至 3~5 kg。牵引 1~2 周后,肘关节即可伸直,再行中厚游离皮片植皮。包扎后用石膏托将肘关节固定于屈曲位。术后 10 d 左右拆线,14 d 后开始功能锻炼,1 个月后再完全拆除石膏托。

(邓兴旺)

第八节　躯干烧伤后瘢痕挛缩畸形与缺损的修复

躯干为人体着衣部位,单独烧伤者少见,多是由大面积深度烧伤引起,多见于儿童患者,尤以胸腹部多见。儿童大面积躯干烧伤后应予密切观察,遇有挛缩现象应及时手术解除,以便患者正常生长发育。成年女性，一旦妊娠，也会因躯干瘢痕挛缩和腹部瘢痕影响到胎儿的生长，应在妊娠前解除躯干尤其是腹部严重的瘢痕挛缩畸形。躯干瘢痕挛缩畸形的修复原则是：彻底松解瘢痕，解除挛缩畸形，不影响生长发育。常用的修复方法如下。

一、瘢痕松解、切除中厚皮片移植

对于面积较大的瘢痕，尤其是挛缩性瘢痕，可行瘢痕松解、中厚游离皮片移植。这是目前最常用、也是效果十分确实的一种方法。颈胸部瘢痕挛缩畸形，在治疗颈部瘢痕时，应同时考虑其对胸部的影响；必要时增加辅助切口使胸部能够完全张开，呼吸不受影响。

腋部瘢痕挛缩往往与侧胸壁有粘连，解除腋部瘢痕挛缩时应同时切开腋前壁瘢痕，并将切口延长直至使肩胸之间的瘢痕完全松解，使腋部瘢痕挛缩彻底松解，患侧上肢外展充分。上腹部瘢痕应在剑突下上腹部做一横切口彻底松解挛缩瘢痕组织；上腹部横行切开后，在剑突处顺中线向上切开或切除一条瘢痕组织，新生创面可用中厚游离皮片移植修复，植皮区打包包扎，并加用石膏绷带固定。女性患者的乳房瘢痕挛缩，可限制乳房发育，对于未成年女性，应将该部瘢痕全部切除，用中厚皮片移植修复，使乳房发育不受限制；在成年患者，可沿乳房边缘部位切开瘢痕，完全松解挛缩，使压缩的乳腺组织得到松解，以中厚皮片移植修复创面。

二、皮瓣转移

对于腰部环状瘢痕挛缩和瘢痕面积不大、增生不太明显的挛缩畸形，可将腹部和侧胸部正常皮肤做成一个或多个随意皮瓣，彻底断开并切除部分瘢痕后的创面由皮瓣覆盖，以达到打断环状束缚、增加胸廓活动度的目的。由于条索状瘢痕引起的挛缩畸形也可以行单个或连续"Z"成形术矫正。由于胸背部皮源广泛，如果有一定面积的正常皮肤，也可考虑放置软组织扩张器行皮肤软组织扩张术，将扩张后的皮瓣转移，修复瘢痕切除后的创面。

三、人工真皮加表皮移植

全身大面积烧伤引起，皮源稀缺、没有充足的供皮区可供选择。在这种情况下，可以考虑用人工真皮覆盖瘢痕切除后的创面，再在人工真皮的表面用覆盖自体表皮的方法加以修复，以弥补供皮区的不足。

（邓兴旺）

第九节 下肢瘢痕挛缩畸形的整复

下肢瘢痕形成的主要原因是烫伤、烧伤以及其他创伤。其中，烫伤的比例较多，尤其婴幼儿时期的烫伤。由于对功能的影响相对不容易被重视，因此，下肢瘢痕的治疗多在生长发育期后进行，部分患者有重度畸形才提到治疗日程。

为了更好地处理下肢瘢痕，需要了解下肢的应用解剖、生理功能等基本特征。下肢的基本功能包括站立、行走及负重。下肢的功能不像手那样复杂和精细，因此，其整复与上肢相比要简单得多，只要解决良好的软组织覆盖和必要的感觉功能，即可恢复一定的肢体功能。下肢的功能位为直立下垂位，容易发生血流不畅、静脉血淤滞和水肿。下肢较易发生动脉硬化，进行下肢皮瓣移植时需要对动脉功能进行认真评价。下肢神经干较长,神经损伤后再生需要的时间较长,需要较好地预测。胫骨是直立时的主要负重骨,缺乏良好的软组织覆盖,某些贴骨瘢痕容易发生局部感染。下肢的感觉缺乏较易发生其他继发疾病,如下肢的磨损、再次的烧烫伤及其他外伤等,因此,感觉功能的整复尤为重要。

在下肢瘢痕整复过程中,需要了解局部和全身的关系。下肢的整复和机体生命相比,挽救生命处于第一位。下肢发生严重感染、坏疽等严重并发症时,除了积极的外科处理外,必要时需要进行截肢术,体现出对生命负责的医疗态度。下肢瘢痕的治疗如下所述。

一、非手术治疗

由于烧伤后瘢痕缺少弹性,限制了关节的活动范围,导致不同程度的功能障碍。下肢深Ⅱ度以上烧伤,创面愈合后应尽早应用弹力绷带加压,特别是下地站立行走时,以减轻伤区血管充血及瘢痕增生。下肢做整复植皮手术后,亦应使用弹力绷带一段时间。由于下肢血液回流差,站立与行走时患者常感到瘢痕区胀痛、奇痒,重者两脚不停地换位,影响正常生活和工作。使用弹力套或弹力绷带加压,能减少下肢充血,减轻症状。

小腿胫前区皮下软组织少,烧伤较深时,愈后瘢痕紧贴骨面,容易碰伤破溃,加之局部血液循环差,破溃后的创面较难愈合,有时反复破溃,形成慢性溃疡。因此,非手术治疗效果很差,而且单纯的植皮也容易复发。

二、下肢瘢痕的手术整复

下肢瘢痕畸形的整复,首先应是充分的瘢痕松解,恢复关节功能位,使患者能站立行走。松解后的创面大多可采用中厚植皮整复,术后一般应卧床 2 周左右,10 d 后拆线。大片植皮后,早期下地活动时要使用弹力绷带,以防皮片淤血。下面分部位探讨下肢瘢痕的整复。

(一)腹股沟区及臀部瘢痕挛缩的整复

腹股沟区的瘢痕可以为条索状、蹼状或大片状。轻者仅在髋关节后伸时感觉皮肤紧,重者牵拉腹部、会阴部皮肤,致肚脐移位等畸形。再重者影响髋部运动,不能直立,腰部向前或向一侧倾斜。幼儿烧伤后严重畸形者如不及时矫治,可造成脊柱畸形,影响正常发育。

治疗方法的选择,应视患处情况而定。条索状或蹼状瘢痕,可采用"Z"成形术,或局部皮瓣。挛缩较严重者有时尚需植皮。片状瘢痕挛缩,则需做瘢痕松解植皮。除非是不稳定性瘢痕,或表面特别凹凸不平,一般不必做瘢痕切除,以免不必要地增加植皮面积。腹股沟区皮下软组织较多。热力烧伤后的瘢痕,松解后一般均有血运良好的创基,可以做中厚皮片移植。植皮区打包包扎,局部制动,直至皮片成活。大片游离植皮后,皮片的挛缩会严重影响手术效果。术后半年内应嘱患者平卧或俯卧位睡眠,避免侧卧位屈髋姿势。如配合体疗按摩,穿戴弹力裤,局部加压,可以起到减轻皮片挛缩的明显效果。对一些范围较小的瘢痕可以切除,或松解瘢痕后应用阔筋膜张肌皮瓣整复,供瓣区一般可直接缝合。皮瓣整复后不易挛缩,且随着下肢运动牵拉,皮瓣区会逐渐变宽。

臀部与大腿后侧深度烧伤后形成的大片增生性瘢痕,由于瘢痕硬,缺乏弹性,限制了髋关节的运动,大腿不能前屈,患者无法下蹲,生活很不方便。治疗方法:一般采用臀皱襞部位松解植皮。术中患者取侧卧位,在臀皱襞部横向切开挛缩的瘢痕,必要时切除部分瘢痕,充分松解,使髋关节能完全屈曲。切缘两侧视情况做鱼尾状辅助切口,移植中厚皮片。皮片打包包扎,患肢固定于屈髋位,直至皮片愈合。皮片成活后,应鼓励患者多锻炼,做屈髋、下蹲等运动,减少皮片挛缩。晚上睡觉时,应多取侧卧屈髋位。

(二)腘窝、膝关节部位瘢痕挛缩畸形的整复

正常情况下膝关节的活动范围为屈130°、伸180°,烧伤后膝部瘢痕,有的为环形大片状,有的为部分瘢痕,在膝侧方或腘窝形成宽条索状瘢痕。膝前瘢痕,限制膝关节的屈曲运动,患者不能完全下蹲,腘窝部的瘢痕挛缩,使膝不能完全伸直,站立行走不便,有跛行。有些患者腘窝瘢痕无明显挛缩,膝关节伸直不受限,但因瘢痕较厚、较硬,影响关节屈曲,使患者下蹲受限。由于膝关节活动较多,牵拉瘢痕易破溃,有时形成慢性溃疡。双侧膝关节均严重屈曲挛缩患者,无法站立行走,长期卧床,可导致骨骼疏松脱钙,甚至发生病理性骨折。长时间屈曲挛缩,腘窝的血管、神经、肌腱均缩短。

治疗方法主要依据瘢痕的部位、大小、挛缩的程度设计手术方案。

1.“Z”成形术

“Z”成形术适用于条索状瘢痕,周围皮肤较松弛者,有时可作几组“Z”形皮瓣。

2.局部皮瓣＋游离植皮

局部皮瓣＋游离植皮,位于腘窝一侧的瘢痕,其边缘常形成纵行的瘢痕条索,利用腘窝部正常皮肤形成皮瓣,打断纵行挛缩的瘢痕,皮瓣不能覆盖的部分植以中厚皮或全厚皮,可以收到良好的效果,不易复发。

3.瘢痕切除或松解＋游离植皮

膝前片状瘢痕,经常破溃,形成溃疡者,可行瘢痕切除,游离中厚皮移植。腘窝瘢痕挛缩,一般予瘢痕松解,必要时切除部分质量很差的瘢痕。术中充分松解创缘四周的瘢痕粘连,使膝关节能完全伸直,两侧应做鱼尾状或锯齿状切口,切口应超过正侧位线,这样可防止愈后再挛缩。对于挛缩严重、时间较长的患者,由于肌腱、血管、神经的短缩,瘢痕切除松解后膝关节仍无法伸直。这时不可强行牵拉,应仔细解剖游离局部的肌腱、神经、血管束,广泛地松解粘连,并根据情况切断腘内侧的半膜肌、半腱肌、缝匠肌、股薄肌的附着点,可将半腱肌的近侧端与半膜肌的远侧断端缝合作肌腱延长,必要时于腘外侧做股二头肌延长术。切断这些肌肉不会影响屈膝运动,因为腓肠肌可代替其完成屈膝运动。作腘窝松解时应防止损伤腓总神经。严重的腘窝挛缩,常伴有血管、神经束的弓状短缩及关节韧带的僵化,有时虽做了肌腱延长切断,亦不能达到完全松解的目的。对这类病例最好做持续牵引治疗。

4.牵引＋游离植皮

腘窝部做横行切开瘢痕,尽可能地松解,创面暂不植皮,以油纱及抗菌纱布覆盖包扎。做跟骨或胫骨下端持续骨牵引。有些挛缩较重的患者大腿、小腿粘连在一起,切开松解后形成较大创面,可在大腿、小腿创面分别植中厚皮片,皮片之间留一条缝不缝合,大小腿分别包扎固定,中间缝隙以油纱覆盖,术后进行牵引。牵引重量由小开始,逐渐加大,成人可加至6 kg。牵引时间视挛缩程度轻重而不等,多数需2～3周,膝关节即可伸直。牵引过程中应注意观察患足血运及感觉,防止神经、血管过度牵拉而受损。膝关节完全伸直后,腘窝形成肉芽创面,此时可在创面上移植中厚皮。

植皮后石膏固定,直至皮片愈合、能下地行走时,拆除石膏进行功能锻炼。在此阶段,可在白天进行功能锻炼,下地行走,夜间睡觉时以石膏或夹板将患肢膝关节固定于伸直位,这样可有效地预防皮片挛缩。

(三)足踝部瘢痕畸形的整复

1. 瘢痕挛缩性足下垂

小腿、足踝部深度烧伤,常继发足下垂。下肢深度烧伤患者早期均较长时间卧床,如果不注意维持踝关节90°的功能位,小腿后侧瘢痕很容易挛缩,继而跟腱挛缩,造成足下垂。部分患者是由于小腿后侧深度烧伤,腓肠肌、跟腱损伤,愈合形成瘢痕挛缩,或腓总神经烧毁,造成足下垂。当足下垂发生时,足围绕横轴翻转,跟骨被拉向上,内侧面向内踝移位,足前部向内翻,三角韧带及跖筋膜增厚,踝关节囊及跟胫韧带中部改变明显。根据畸形程度,足下垂有单纯性和复杂性两种。单纯性仅有足下垂畸形,复杂性伴有足内翻,常伴有三关节变位,跖趾关节半脱位,过伸畸形,重者无法下地行走。

治疗方法多采用跟腱瘢痕瓣整复。小腿下1/3及足跟部由胫前、胫后和腓动脉的分支供应,并在外踝、内踝和跟部形成网状交通支,在跟腱深部胫后和腓动脉间也有较粗大的交通支,跟腱与踝关节周围侧支循环丰富。在跟腱内侧,胫骨内缘后约1 cm处,胫后动脉发出5~6条皮支,各皮支间与内踝网和跟网又互相吻合。跟腱外侧由腓动脉发出5~6条皮支,供应跟腱及外侧皮肤,外踝后上方有上行分支。

术前应站立位测量患侧足底距地面的距离,估计跟腱需延长的长度。瘢痕跟腱瓣的最大长度依据患者小腿长度不等而略有差异。跟腱瓣的上界在腓肠肌肌腹与肌腱交界部,一般可达12 cm左右。根据小腿及足跟后面的主要血管分布,设计瘢痕跟腱瓣时,一般内侧瓣蒂在上方,外侧瓣蒂在下方,内侧瓣之内侧于邻近胫骨内缘作切口,瓣内保留了胫后动脉的主要分支。外侧瓣内有腓动脉发出的皮支。尽管瓣的长宽比例达到4:1或5:1,仍然有可靠的血运。但也有报道相反的设计,即内侧瓣蒂在下方,外侧瓣蒂在上方,皮瓣同样成活良好。皮瓣远端宽为2.5 cm,蒂部增宽至3.5 cm左右或更宽,即呈现为T形皮瓣,这样不仅血运可靠,松解也更彻底。

手术一般采用硬膜外麻醉,患者取俯卧位或侧卧位,先画出切口设计线,按设计线于跟腱正中作纵行切口,将瘢痕与跟腱一起切开,直达跟腱前脂肪层,再切开跟腱瓣内外两个边缘,瓣的长宽比例为4:1或5:1,蒂在上的瓣远端在跟腱附着处上方0.5~1.0 cm处切断,蒂在下的瓣,瓣远端在肌腱与肌腹交界处切断。钝性游离跟腱瓣,为避免瘢痕与跟腱分离造成瘢痕瓣血运障碍,应将瘢痕与跟腱缝合1~2针。分离跟腱瓣时应注意勿伤及分支血管及腓肠神经。跟腱瓣游离后助手握住足前部,被动屈曲踝关节,矫正其跖屈畸形。若此时踝关节还不能达到正常角度,应检查影响背屈的挛缩部位,并进行松解。瘢痕性足下垂常常伴有关节囊的挛缩,有时需切开踝关节囊的后壁,使关节达到背屈90°。在踝关节保持90°的情况下,将内外两个跟腱瓣重叠缝合,两侧瘢痕瓣相互缝合。两侧的继发创面,以中厚皮游离移植,打包包扎。石膏托固定踝关节于功能位,3周后拆除石膏,进行功能锻炼,佩戴弹力套下地行走。

在部分瘢痕较浅、与跟腱无粘连、挛缩较轻的病例,可考虑做瘢痕Z形皮瓣,术中松解跟腱周围粘连,使踝关节复位至90°。A形皮瓣覆盖不到的创面移植全厚皮或中厚皮。

2. 足背及足趾挛缩畸形的整复

足背部烧伤很常见,足背部瘢痕挛缩造成跖屈受限,严重者足过度背伸畸形,足前部不能着地,影响行走。足背远侧部分瘢痕挛缩,致足趾背伸畸形,常造成跖趾关节脱位或半脱位,甚至足趾完全翻转,粘连于足背,患者穿鞋、穿袜亦有困难。

足背瘢痕治疗一般不难。皮源充足时,可以切除瘢痕,松解足趾,移植中厚皮。皮源不很充足时,可作瘢痕部分切除,或仅作松解,将踝关节及足趾复位后,植皮整复。足趾挛缩严重者,由于肌腱短缩,单纯切除瘢痕后仍不能完全复位,此时可作伸趾长肌腱延长术或切断术,因为足趾不需要像手指一样有多方面的精细动作,可以简单地作伸趾长肌腱切断,将远断端缝合固定在伸趾短肌腱上,防止趾下垂即可。自趾端向跖骨方向打入细克氏针,固定足趾、跖趾关节伸直位。如跖趾关节完全脱位无法复位时,可考虑作关节融合,但不适宜儿童,以免影响足的发育。足背松解后较小的创面可用全厚皮移植,较大创面一般采用中厚皮移植。如果移植皮片位于踝前,术后应将足固定于跖屈位,使皮片充分伸展。如植皮在足前半部,则可将足踝固定于功能位。固定的方法可以用前后石膏托,亦可以用较厚的敷料包扎固定。

3.足底瘢痕

足底皮肤角质层厚且一般有鞋底保护,不易造成深度烧伤,故足底瘢痕畸形病例不多见。如果足底瘢痕位于负重部位,站立行走时会感到患处疼痛,且瘢痕处易磨破,破溃后不易愈合。如瘢痕较浅,足底的纤维脂肪垫大都依然完好,则可将瘢痕切除后植皮。瘢痕范围较局限者,可切取足弓内侧全厚皮游离移植。因为足弓部皮肤质地与足底部极相近,移植后效果最理想。但应注意将足底创缘周围角质层部分切除,使皮片与创缘有较好的对位。术后3~6个月,植皮区可变平坦,外形及功能均恢复得与正常皮肤无异。

对于足底负重点、跟腱区、足残端较深的瘢痕、软组织垫已不存在的贴骨瘢痕,一般需用皮瓣整复。足跟部瘢痕可取跖内侧皮瓣,这种皮瓣皮肤质地等同于足跟部,薄而不需去脂肪,并带有神经感觉,且手术可一期完成,是最理想的供瓣区。如果足跟瘢痕范围较大,或跖内侧皮瓣不能达到的足底其他部位,则可考虑其他远位皮瓣,常用的有隐动脉皮瓣、小腿外侧腓动脉逆行岛状皮瓣、以胫动脉为蒂的小腿逆行岛状皮瓣、小腿交叉皮瓣、大腿交叉皮瓣等。须根据患者自身条件及医师的技术条件做出选择。

隐动脉皮瓣可游离移植,亦可带蒂移植。小腿腓动脉逆行岛状皮瓣,是较常用的皮瓣,小腿外侧是非持重部位,切取皮瓣后对功能及外观无大的影响,对小腿血供影响较胫动脉为蒂的皮瓣小。如果没有条件作同侧小腿皮瓣,则可考虑作对侧小腿皮瓣,交叉转移整复足跟。交腿皮瓣目前仍是用途广泛的术式,带蒂移植血运可靠,供瓣范围较大。缺点是需两次手术,较长时间强迫体位,对年龄较大者不适宜。

综合上述,虽然下肢的瘢痕与缺损不会对生命造成影响,但作为人这样的一个社会元素,行走与负重为其重要与必备的社会活动技能,外观与功能的制约会严重影响其生活质量。

对于下肢关节部位的瘢痕整复首要考虑的是其功能,而对于足底部位的瘢痕整复首要考虑的是其感觉的恢复,熟练掌握相关的应用解剖,选择合适的治疗方法,是实施下肢瘢痕整复的关键。

(邓兴旺)

第十节　会阴部烧伤

会阴部位置隐蔽,烧伤发生率较低,多由于站立时下肢火焰烧伤或热液溅到会阴烫伤或臀部跌坐在高温热源上所致。儿童发生率高于成人。

一、临床特点

(1)会阴部皮肤皱褶多,毛囊、皮脂腺与汗腺丰富,二便通道所在,易受污染,故会阴部烧伤易被感染。感染细菌种类:多是肠道菌属与厌氧菌。

(2)会阴部烧伤常伴外生殖器烧伤,该部血液循环丰富,伤后渗出多,水肿明显。男性注意外生殖器水肿易导致包皮嵌顿,女性注意发生尿路感染。

(3)会阴部伤后二便护理极为重要,定时行会阴部清洁护理。女性患者一般留置导尿管,定时排尿。适当服用大便缓泻剂,避免大便干燥而用力。便后用 0.25% 的碘伏或 0.02% 呋喃西林冲洗清洁会阴。

(4)外生殖器烧伤男性多于女性,一般Ⅱ度烧伤多见。除电击伤外,极少有全外生殖器Ⅲ与Ⅳ度烧伤。女性Ⅲ度烧伤多见于大阴唇,小阴唇因位置隐蔽,多能健在。

二、治疗

(一)清创

应剃除阴毛,用 0.25% 的碘伏反复清洁创面,去除皱褶和凹陷处污物,双下肢尽可能分开,使创面充分暴露。

(二)会阴部烧伤以暴露疗法最佳

治疗中要充分暴露,保持清洁,预防感染。外用磺胺嘧啶银霜剂,力求保痂完整。

(三)Ⅱ度烧伤治疗

无论深浅Ⅱ度烧伤,多主张保痂,争取痂下愈合。会阴烧伤易溶痂、裂开感染。一旦感染,应用抗生素纱布的半暴露疗法,2～3 次/天,直到纱布与创面黏附干燥,感染被控制。

(四)会阴部Ⅲ度与Ⅳ度烧伤的治疗

会阴部Ⅲ度烧伤可在伤后 2～3 周剥痂,用大张中厚皮片或大张网状中厚皮片移植。也有人主张早期切痂植皮,缩短病程,防止日后瘢痕形成,避免周围器官粘连影响功能。会阴部Ⅳ度烧伤较少见,可切除坏死组织,用适宜的皮瓣修复,注意尿道、外生殖器和肛门的重建。会阴部手术时出血多,皮片不易固定,且易受大小便污染而造成创面感染,植皮成功率较低。为减少大小便污染,术前 2 d 应进流质饮食;术前 1 d 晚上和手术当天清晨清洁灌肠、插尿管;术后留置尿管并进流质饮食 5～7 d,口服复方樟脑酊暂时控制排便,减少大便污染机会。术后 2～3 d 制动,双下肢固定外展位。小儿可用人字形塑料夹板或石膏托固定。尽早功能锻炼,防止臀沟两侧粘连愈合,避免形成假性肛门或阴道闭锁。

(五)外生殖器烧伤的治疗

外生殖器Ⅱ度烧伤彻底清洁创面,外用磺胺嘧啶银,尽量避免大小便污染,防止感染,争取自然愈合。男性阴茎Ⅲ度烧伤早期可切除坏死组织达阴茎海绵体白膜,游离移植大张中厚自体皮片,龟头Ⅲ度创面植皮时,皮片应呈放射状排列,以防尿道口狭窄。阴茎背的Ⅲ度烧伤,可待包皮Ⅱ度烧伤愈合后再切除焦痂或肉芽,将包皮翻转封闭阴茎体创面,术后可达完美外形与效果。

阴茎烧伤时应注意垫高,以减轻水肿。同时注意包皮复位,防止水肿引起龟头嵌顿。

(邓兴旺)

第十一节 皮肤色素恢复

正常皮肤的颜色主要靠以下两个因素决定:皮肤内各种色素的含量,即皮肤内黑素、类黑素、胡萝卜素以及皮肤血液内氧合血红蛋白与还原血红蛋白的含量;皮肤的厚度及光线在皮肤表面散射现象。其中黑素起主要作用。黑素是由黑素细胞产生的,是引起皮肤颜色改变的主要因素。因此,在烧伤治疗过程中,干预黑素的生成或调节,可以达到烧伤患者愈后皮肤色素恢复正常或接近正常的目的。

一、黑素代谢

黑素细胞有两种,其中存在于人类和其他灵长类动物中的黑素细胞能在细胞内合成黑素体,并将其分泌输送到邻近的角朊细胞中去。人类黑素细胞存在于皮肤、黏膜、脉络膜、视网膜、软脑膜、胆囊以及卵巢等处。皮肤黑素细胞主要分布在表皮基底层,也见于毛根及外毛根鞘。

黑素细胞是一种腺细胞,能在细胞内合成黑素,将其分泌并输送到邻近的角朊细胞中去。在黑素细胞和角朊细胞共同参与下,黑素得以生成和代谢。鉴于它们在结构和功能上具有密切关系,我们将二者合称为表皮黑素单位。每个表皮黑素单位是由 1 个黑素细胞和 36 个左右的角朊细胞所组成的结构和功能性单位,黑素细胞及其伴有的角朊细胞在功能上似乎是共生性的。黑素是一类高分子量的生物色素,已知有三种不同的黑素,即真黑素、褐黑素和神经黑素,通常泛指真黑素为黑素。这是一种有明确分子结构的高分子量聚合物,含有多个吲哚核,又称其为吲哚黑素。由酪氨酸、多巴、多巴胺和酪胺等物质合成,是决定皮肤颜色的色素,它位于卵圆形的黑素体中。真黑素形成的生物学过程如下。

1.黑素细胞中黑素体的生成

(1)黑素体生成的形态学变化:黑素体是含有酪氨酸的细胞器,位于黑素细胞的胞质中,通过酪氨酸-酪氨酸酶反应而合成黑素。黑素细胞的胞质中散布有很多黑素体,近细胞核处有几个很发达的高尔基体,其周围散布很多大小不一的空泡,从这些空泡至细胞边缘所见成熟黑素体之间有各种发育阶段的黑素体。黑素体具有高度分化的内部结构,呈球形或卵圆形。

(2)黑素体生成的细胞生物化学过程:以游离状态存在于黑素细胞质内的酪氨酸在滑面内质网内的核糖体内合成含有酪氨酸酶的蛋白质,再通过粗面内质网缩合成具有生物活性的酪氨酸酶,进入高尔基复合体中并形成膜性囊泡。在这一过程中,酪氨酸酶选择性的储存在囊泡中,由于酪氨酸-酪氨酸酶反应,开始生成黑素:酪氨酸在酪氨酸酶的作用下生成多巴和多巴醌,多巴醌再经多巴色素、5,6-二羟吲哚、5,6-醌式吲哚合成黑素。黑素就是 5,6-醌式吲哚单体的规则聚合体。随着黑素体的黑素化,具有活性的酪氨酸酶逐渐自身灭活。此时完全成熟的黑素体-黑素从黑素细胞分泌到邻近的角朊细胞中去,进一步完成黑素的代谢。

2.黑素体分泌入角朊细胞

黑素细胞和角朊细胞在长期接触过程中,黑素细胞树枝状突末端通过明显的波浪状运动,开始触及角朊细胞的质膜,随后,充满许多黑素体的树枝状突末端刺破角朊细胞并陷入其内,成为一个圆形袋状物,这是黑素细胞树枝状突运动与角朊细胞积极吞噬相互作用的结果。人体肤色主要因黑素细胞活性的差异而不同,但肤色不一定随着黑素细胞内黑素体的增加而变黑,也即黑素细胞活性尚包括上述黑素体从黑素细胞向邻近角朊细胞移行过程。如炎症后皮肤色素脱失是由于表皮细胞受损,使黑素体不能通过表皮细胞通畅的排泄而致黑素体阻滞,继发黑素细胞功能减退。因此,凡抑制黑素体向表皮细胞移行的因素均可阻止皮肤变黑。

3. 黑素体的降解

黑素体进入角朊细胞后,随着角朊细胞的成熟而弥散到表皮各层,并随角质层脱落而与表皮分离(黑色人种),这一过程约需要四周。部分黑素体在角朊细胞内直接受溶酶体作用而降解(白色人种)。在病理情况下,在真皮的黑素体一部分被巨噬细胞吞噬后,或沉着于真皮上层,或在细胞内降解;一部分则经淋巴转移。

二、黑素代谢的调节

黑素代谢的调节机制非常复杂。物理因素、化学因素、氧化还原电位、营养状况、免疫因素以及皮肤炎症等都能影响黑素的生成。我们重点讨论以下几方面。

(一)内分泌调节

1. 促黑细胞生成素(MSH)

分为 α 和 β 两种。β-MSH 与色素增生性疾患密切相关,而 β-MSH 对黑素细胞无作用或作用较小。在感染、手术等应激状态下,皮肤颜色也能加深,可能是 β-MSH 分泌增加所致,因为 β-MSH 能促进黑素细胞树枝状突发育,引起黑素颗粒弥散,促进黑素产生以增加角朊细胞内游离的黑素以及促使黑素细胞增殖或未分化细胞转化成黑素细胞,最终使肤色加深。

2. 促肾上腺皮质激素(ACTH)

促肾上腺皮质激素由垂体前叶分泌,与 MSH 有相同的 7 个氨基酸链,约具有 1‰ 的 MSH 活性。

3. 肾上腺皮质激素

其作用与 MSH 有关。口服可的松能预防色素沉着的发展,并能防止肾上腺皮质切除患者发生色素沉着。皮质激素使皮肤变白的机制主要在于抑制垂体分泌 MSH,而对黑素细胞的直接作用很轻微。

4. 肾上腺素与去甲肾上腺素

微量肾上腺素、去甲肾上腺素即能抑制 MSH 对离体蛙皮黑素细胞的作用。天然的左旋型结构作用比右旋型强,但这种抑制作用可被麦角胺、氢麦角碱等所抑制。

5. 甲状腺素

通过反馈作用抑制垂体分泌 MSH,能促进细胞内生物氧化过程,提高神经系统兴奋性。其作用机制与肾上腺素、去甲肾上腺素密切相关。甲状腺制剂中的甲状腺素、双碘甲状腺素可使肤色变淡。

6. 性激素

性激素有加深肤色的作用。妇女在妊娠期雌激素增多,使被巯基抑制的酪氨酸酶活化,皮肤颜色加深。肝病患者的皮肤色素沉着也是由于肝脏不能灭活雌激素,以致雌激素浓度升高所致。

7. 褪黑素

褪黑素的化学名称为 5-甲氧基-N-乙酰色胺,由 5-羟色胺演变而来,能使鱼、蛙的肤色变淡。但对哺乳动物表皮黑素细胞的作用不一致,如每天以 1 mg 抗黑变激素治疗患黑色素瘤的狗,两天内皮肤颜色明显变淡,可对人和豚鼠无明显褪色作用。

(二)酪氨酸、酪氨酸酶

真黑素的生成取决于酪氨酸的浓度、氧的供给量、酪氨酸酶活性及黑素体的生成数量。

1.酪氨酸

酪氨酸是由苯丙氨酸经肝中的苯丙氨酸羟化酶催化后氧化而成。如果体内缺乏苯丙氨酸羟化酶将不能合成酪氨酸而出现脱色性疾病,如苯丙酮尿症。

2.酪氨酸酶活性

黑素体内酪氨酸酶活性与生成的黑素密切相关。黑素生成越多,酪氨酸酶活性下降就越明显,到黑素体充分成熟时酪氨酸酶活性降为零。但是,每个黑素体制造黑素的量受遗传因子控制,一般认为直接支配此遗传因子的是蛋白质,因此称此种酪氨酸酶为功能蛋白质。酪氨酸酶活性不同,其生成的黑素在量和质上均不同,这就可解释人种肤色不同的原因。酪氨酸酶活性还与色氨酸吡咯酶有关,后者的活性增加会抑制酪氨酸酶活性,而由于代谢紊乱在体内蓄积过多的半胱氨酸、谷胱甘肽、色氨酸等还会通过其还原作用,增加色氨酸吡咯酶的活性而影响黑素的合成代谢。

(三)紫外线对黑素代谢的影响

紫外线能激活黑素细胞,表现为单位面积黑素细胞增多,黑素体生成旺盛、移动加快,因此,紫外线是黑素细胞制造黑素的动力。黑素细胞对紫外线的反应随波长而异,290～380 nm的紫外线激活酪氨酸酶活性的能力最强。紫外线还能抑制存在于皮肤中的酪氨酸酶活性抑制因子巯基,从而激活被抑制的酪氨酸酶活性。

三、烧伤患者的皮肤色素变化

在黑素体的生成、转移与降解过程中,任何一个环节发生障碍,均可影响黑素代谢,导致肤色的变化。在烧伤患者中,创面愈合后色素沉着和色素脱失均可发生。

(一)色素沉着

色素沉着多见于深Ⅱ度及以上的创面愈合后,产生原因是多方面的。

1.内分泌及代谢因素

深度烧伤,特别是大面积深度烧伤患者大多存在肝功能损害,即使创面愈合后,肝功的恢复也是一个缓慢的过程,使得肝脏对性激素、MSH 及 ACTH 等的代谢减弱,而这些激素均可以使肤色加深。

2.物理因素

深度创面愈合后往往有瘢痕形成,早期瘢痕中的血管丰富,血流速度快,加速了局部酪氨酸与酪氨酸酶的反应而导致持久性色素沉着;新愈合的皮肤接触阳光后,紫外线可以使表皮的巯基氧化或直接作用于黑素细胞,使酪氨酸酶活性加强而使原有肤色加深。

3.化学因素

烧伤患者常用的抗感染药物磺胺嘧啶银中的银离子被真皮中的巨噬细胞吞噬后,弥散存在于皮肤中,能够改变皮肤原有的颜色。此外,银离子还可以和巯基结合,使酪氨酸酶活性升高。

4.炎症性因素

正常皮肤中的巯基能竞争酪氨酸酶中的铜离子,影响黑素形成。皮肤炎症时其中的巯基减少,酪氨酸酶活性释放,而使局部黑素合成增多,但是皮肤色素沉着与炎症的程度关系不大。

5. 营养性因素

烧伤创面愈合需要消耗体内大量的物质,使体内的甲硫氨酸、半胱氨酸、维生素 A 及烟酸缺乏。甲硫氨酸和半胱氨酸的缺乏,巯基的来源不足;烟酸缺乏可引起裸露部位的皮肤炎症,炎症导致巯基减少,致使局部色素沉着。

(二)色素脱失

色素脱失多见于浅度烧伤创面愈合后,产生的原因也是多方面的。主要与黑素细胞数目的减少、活性的减退及酪氨酸酶的异常有关。

1. 物理化学因素

由于黑素细胞主要存在于表皮细胞的基底层,局部皮肤烧伤的同时,造成黑素细胞的破坏、消失,导致局部皮肤颜色变白。

2. 炎症性因素

浅度烧伤创面感染时,创面加深累及表皮基底细胞层,使黑素细胞变性、脱失而引起局部肤色变白。

3. 代谢性因素

由于烧伤创面愈合需要消耗大量的氨基酸,使体内游离氨基酸池中的苯丙氨酸、酪氨酸减少,影响了黑素的合成代谢。同时,氨基酸的缺乏,使酪氨酸酶合成减少,活性减弱。

4. 皮肤自身因素

维生素 A 能促进表皮细胞角化,在表皮细胞角化过程中要消耗大量的巯基,但烧伤后新愈合创面局部维生素缺乏,一旦维生素 A 缺乏,将影响表皮角化,使巯基蓄积而影响酪氨酸酶活性。

5. 黑素体转移异常

浅度烧伤后新愈合的创面,新生皮肤功能不正常,有时虽然黑素分泌正常,表皮细胞分裂、增生也正常,但表皮细胞接受由黑素细胞树枝状突转运来的黑素颗粒的能力受损而造成局部肤色变淡。有时表皮细胞分裂、增生过快,角朊细胞和有功能的黑素细胞接触时间不够长,黑素颗粒来不及转运,以致角朊细胞所接受的黑素颗粒数量减少,肤色也将变淡。

总之,烧伤后皮肤色素改变非常多见,可以根据不同的情况,适当干预真黑素生成转运和代谢的环节,以使皮肤颜色恢复近于正常。如对色素沉着可在早期应用皮质激素软膏,口服大剂量维生素 C,外用 3%氢醌霜(阻断被酪氨酸酶催化的从酪氨酸到多巴的过程以影响黑素的合成);对色素脱失可用光化学疗法(日光浴或长波紫外线疗法)等。

(邓兴旺)

第十二节　增生性瘢痕形成

胶原代谢失平衡、成纤维细胞增生和收缩、真皮基质中蛋白多糖成分比例改变等因素是烧伤后增生性瘢痕产生的基础。

一、胶原代谢失平衡

（一）皮肤胶原分类与胶原合成

正常人类胶原分 5 型,皮肤胶原以 I 型和 III 型胶原为主,其中 III 型胶原占 25%,主要为 I 型胶原。胶原是一种硬蛋白,没有收缩能力。真皮胶原在真皮的成纤维细胞内合成后分泌到细胞外,成纤维细胞摄取甘氨酸、脯氨酸、赖氨酸等后,在细胞内的粗面内质网上核蛋白体机构中合成胶原蛋白前体、完成螺旋形构型,这种具有 3 条 α 肽链的前胶原,再分泌到细胞外形成原胶原,为最小的胶原单位,是由 1 000 个氨基酸组成,分子量为 300 kD,经过一系列缩合后形成稳定的共价交链胶原纤维。在增生期瘢痕中成纤维细胞合成和分泌胶原能力都增强,胶原合成的量是成熟期瘢痕的 2 倍,III 型胶原增至 33%。

（二）细胞因子对胶原合成的影响

近年来细胞因子和生长因子的研究为增生性瘢痕的临床治疗提供了新的方法,从而揭示了多种细胞因子与胶原合成有关。

1. 转化生长因子-β(TGF-β)

TGF-β 与瘢痕形成关系最密切,它与细胞表面特异性受体结合,导致细胞内调节蛋白丝氨酸和苏氨酸残基磷酸化,从而激活细胞核内的 I 型前胶原基因 5′端特异启动子来启动基因的表达,所以 TGF-β 是促进成纤维细胞表型转化的重要因子。TGF-β 对胶原合成的作用与巨噬细胞活化有关,创伤、高浓度乳酸低氧环境以及有纤维结合蛋白、细菌等存在都能刺激处于未活化状态的巨噬细胞活化,产生成纤维细胞活化因子(FAF),使成纤维细胞增生。巨噬细胞的活化因子主要来自血小板所释放的 TGF-β 和血小板活化因子(PAF)以及肿瘤坏死因子-α(TNF-α)等促进胶原纤维和血管再生。

2. 血小板衍化生长因子(PDGF)

PDGF 趋化成纤维细胞、血管平滑肌细胞及胶质细胞到创伤区,分裂增生参与修复。PDGF 增加成纤维细胞和炎症细胞的浸润,刺激成纤维细胞合成胶原,作用过度则瘢痕形成增加。

3. 成纤维细胞生长因子(FGF)

FGF 对 α－I 型前胶原基因表达有下行调节作用,在体外研究显示它能抑制瘢痕疙瘩和正常成纤维细胞的胶原合成,减少胶原蛋白过量沉积,防止瘢痕疙瘩产生。

4. 肿瘤坏死因子-α

肿瘤坏死因子-α 可增加成纤维细胞膜上 EGF 受体,促进 I 型胶原合成。TNF-α 还能抑制成纤维细胞前胶原 mRNA 合成、转录和胶原合成。因此,TNF-α 在成纤维细胞中起诱导剂和抑制剂的双重作用。

5. 表皮细胞生长因子(EGF)

EGF 刺激多种细胞分裂,动物实验表明,为胶原生成和肉芽组织生长所必需,成纤维细胞表面有 EGF 受体存在,可能增加瘢痕中 I 型胶原合成。

6. γ-干扰素(γ-IFN)

γ-IFN 对成纤维细胞的分裂繁殖以及胶原合成都有明显的抑制作用,是抑制胶原沉积作用的细胞因子,可能 IFN 与成纤维细胞膜上特异性受体结合后,引发核因子-1 结合位点水平下调,抑制胶原基因 mRNA 的生成,由此推测可能是具有抑制瘢痕挛缩的作用。

7.白细胞介素-1(IL-1)

IL-1 是由巨噬细胞分泌的多肽类细胞因子,能刺激成纤维细胞合成胶原,其作用过度导致瘢痕增生。

(三)胶原降解

正常情况下胶原降解非常缓慢,其半衰期平均为 2.5 年,瘢痕组织中胶原合成和降解都增加,但合成超过降解,使胶原过度沉着。胶原降解由一系列酶和机体调控在细胞外进行。首先由组织蛋白酶将胶原纤维解交链;胶原分子的螺旋结构由组织原酶在胶原三螺旋区特殊位点上切割离解,断裂胶原纤维片段被成纤维细胞吞噬,在细胞内为溶酶体酶水解,这种吞噬了胶原碎片的成纤维细胞,称为破纤维细胞。胶原酶由成纤维细胞和肥大细胞合成,需经激活后才能发挥作用,血小板衍化生长因子可活化胶原酶,而 α_2 巨球蛋白对胶原酶及其激活剂起抑制作用,在增生性瘢痕组织中 α_2 巨球蛋白水平增高使胶原降解减少。转化生长因子-β 可抑制胶原酶的作用,烧伤患者血清中胶原酶水平下降,同时血清中有胶原酶抗体存在,都直接影响胶原降解。

二、肌成纤维细胞与瘢痕挛缩

(一)肌成纤维细胞的来源和增生及其与细胞因子的关系

1972 年,Gabbiani 发现在超微结构上兼有成纤维细胞和平滑肌细胞特征的非典型的成纤维细胞,核不规则,有大量粗面内质网和密集的肌丝,并有多个伪足样突起,具有收缩功能的细胞,称之为肌成纤维细胞。创伤后当肉芽组织形成时,来源于创缘的成纤维细胞迁移到创伤区,其中 70% 增生并分化成收缩表型,即为肌成纤维细胞。胞质内含有 α 平滑肌肌动蛋白和波形蛋白的骨架蛋白作为标记,成纤维细胞是逐渐获得表达平滑肌肌动蛋白能力的,也就以此作为肌成纤维细胞的重要标记。烧伤后 6 d 的肉芽组织中该细胞只占 40%,1 年内处于增生期瘢痕中肌成纤维细胞可高达 96%,该细胞长期存在导致创面进行性收缩。随着瘢痕的成熟,肌成纤维细胞的数量逐渐减少以至消失。

从成纤维细胞到肌成纤维细胞需有 α 平滑肌肌动蛋白的表达,转化生长因子-β 诱导 α 平滑肌肌动蛋白在成纤维细胞中的表达,使成纤维细胞向肌成纤维细胞转化。创面愈合时通过细胞因子或生长因子水平下降直接或间接作用诱导肌成纤维细胞凋亡。反之,若这些细胞因子和生长因子水平不下降,则肌成纤维细胞持续存在瘢痕组织中,造成瘢痕增生和挛缩不缓解。

(二)肌成纤维细胞在瘢痕挛缩中的作用

成纤维细胞在向肌成纤维细胞转化的同时,在创面周围产生足够的收缩力。由于成纤维细胞是漂浮在胶原凝胶上,细胞的肌质蛋白骨架肌丝沿收缩方向排列,肌成纤维细胞通过自身的动力学作用发生收缩,它的收缩产生的张力可影响周围的胶原和基质,使胶原纤维重新改构,围着一个圆心缠绕成团块状,其切面呈轮生样结节,所以,肌成纤维细胞是创面收缩的动力细胞,是引起瘢痕挛缩的主要因素,因此,肌成纤维细胞的发生、发展和消亡的过程对创面收缩起调控作用。

(三)肌成纤维细胞的凋亡与瘢痕成熟

在瘢痕组织表面施加适当的压力,这种机械作用不仅可调节细胞外基质的生物合成和胶原塑形,还能加速肌成纤维细胞的凋亡。应用压力套预防和治疗增生性瘢痕组织超微结构观察中,发现在压力作用下,肌成纤维细胞的多个伪足样突起逐渐缩短呈球状直至消失,细胞数量也随之减少,呈梭形的成纤维细胞的比例重新上升,所以肌成纤维细胞随着瘢痕的成熟而凋亡。在瘢痕增生早期应用各种有效方法防治瘢痕增生,可加速肌成纤维细胞的凋亡,缩短瘢痕成熟的时间。

三、细胞外基质与瘢痕增生

细胞外基质由蛋白多糖、透明质酸(HA)、纤维连接蛋白(FN)等主要成分组成,与胶原沉积及瘢痕增生有密切关系。

(一)正常皮肤细胞外基质的成分和产生

真皮的蛋白多糖由成纤维细胞和其他间质细胞产生,其中以硫酸软骨素B和硫酸角质素为主,含少量硫酸软骨素A和硫酸角质素-4,透明质酸在成纤维细胞内合成,正常真皮含量为 $0.2\sim2$ mg/g;由成纤维细胞、巨噬细胞、内皮细胞产生的纤维连接蛋白为大分子非胶原糖蛋白,参与创伤愈合,作为细胞移行的支架。细胞外基质由糖蛋白和蛋白多糖交联在一起,构成不溶性骨架结构,细胞外基质中的可溶性成分附着于不溶性基质的骨架上,生长因子结合在基质上发挥调节细胞行为的作用。

巨噬细胞产生金属蛋白酶、蛋白酶抑制剂和激活剂,对细胞外基质的降解和转变起作用,影响细胞外基质的组织,巨噬细胞促进细胞外基质中生长因子如碱性成纤维细胞因子(b-FGF)的释放,对血管再生有促进作用。

(二)细胞外基质成分比例改变与瘢痕增生的关系

瘢痕增生过程中由成纤维细胞转化为肌成纤维细胞时基质成分发生了改变,原来仅微量的硫酸软骨素A和硫酸角质素-4含量显著增加。这些蛋白多糖质地硬,沉积于胶原团块周围使瘢痕变僵硬。转化生长因子-β刺激成纤维细胞产生细胞外基质,血小板转化生长因子使胶原酶活化,调节细胞外基质更新。瘢痕组织中这些质地硬的基质在胶原团块外形成一道屏障,阻碍胶原酶对胶原的降解。随着瘢痕成熟,基质中蛋白多糖成分又回到以硫酸软骨素B和硫酸角质素为主的状态,使瘢痕变柔软。

透明质酸作为细胞外基质的重要组成成分,通过调节细胞与细胞、细胞与基质之间互相作用,抑制胶原过度沉积所造成的瘢痕增生。胎儿无瘢痕愈合机制研究中指出,瘢痕形成与真皮细胞外基质中透明质酸在伤后第3天升高并达到峰值,第7天下降至零,而胚胎在第3天达峰值后可保持到21 d不下降。由于透明质酸可以刺激上皮细胞增生及抑制成纤维细胞增生和移动,控制炎症反应,可能是胚胎不产生瘢痕的有关因素。细胞外基质和成纤维细胞以及生长因子是互相关联着的整体,具有改构胶原的能力,因此,它是瘢痕挛缩发生的细胞生物学基础。

(邓兴旺)

第十三节　增生性瘢痕的治疗

因增生性瘢痕在一年内有自行退变软化的可能,故应先试行非手术治疗,待一年后瘢痕成熟、软化且停止生长后再决定是否需要手术治疗。手术治疗只用于有功能障碍或形态改变者。

一、非手术治疗

(一)压迫疗法

创面初愈,如见有瘢痕增生趋向时,即用弹性绷带或弹性织物持续包扎压迫,坚持昼夜使用数月,对预防和治疗瘢痕增生疗效确切。

增生瘢痕经压迫治疗后,颜色变淡、软化,甚至变平。压迫疗法为目前最简单有效的治疗方法。缺点是较麻烦,需持之以恒方见效。

(二)浅层放射疗法

对早期病变和增生瘢痕术后预防复发的疗效较好。缺点是,由于放射线对全身的危害和对局部发育的不良影响,因此,不宜用于幼儿或大面积瘢痕的照射。

(三)瘢痕内药物注射疗法

瘢痕内注射类固醇药物,以促进瘢痕软化,适用于小面积的增生性瘢痕,但对广泛多发病变不适用。糖皮质激素是目前国内外广泛应用的、最有效的治疗增生性瘢痕和瘢痕疙瘩的药物,如曲安西龙(去炎松),成人每次用量为 $10\sim40$ mg,可用等量 2% 利多卡因溶液稀释,进行瘢痕内垂直、多点注射。每周 1 次,$4\sim8$ 次为一疗程。治疗期间,均可收到良好的疗效。但疗程结束后,临床上常有复发的病例。同时该类药物有一定的不良反应。主要有:①月经紊乱,但停药后可恢复正常;②阳痿;③皮下组织萎缩,色素减退,系药物注入瘢痕下正常组织或药量过大所致。

(四)硅凝胶外用

硅凝胶外用可促进瘢痕的软化。使用方法是,直接贴在瘢痕上,每天保持 $12\sim24$ h,每日温水清洗瘢痕表面。硅凝胶表面污垢也可清洗,并可反复使用,直至不能贴服为止。总疗程应在 6 个月以上。疗效也是确切的。但个别人对硅凝胶过敏,表现为瘢痕发红、瘙痒等。遇此,则应停止使用。

(五)其他

中药治疗、物理治疗、激光治疗等,均对轻度的增生瘢痕有一定的疗效。其中,外用中药有一定的止痒和减轻瘢痕增生作用,而激光对面部早期增生性瘢痕有效。

二、手术治疗

(1)手术治疗应在非手术治疗和积极功能锻炼的基础上,待瘢痕成熟、增生停止后实施。一般用于有显著功能障碍或形态损害的增生瘢痕。

(2)在某些特殊部位的病变,如眶周、口周、鼻孔等部位的增生性瘢痕,为保护视力,解除进食困难和恢复呼吸通畅,可考虑早期手术治疗。

(3)手术原则:切除瘢痕,充分松解挛缩,矫正畸形,以皮片或皮瓣修复创面。

(4)对于瘢痕面积广阔、皮源缺乏的病例,可只切开瘢痕,使挛缩松解,以皮片移植修复缺损。术后所留下的增生瘢痕,由于张力消失,病变可逐渐软化、好转。

(邓兴旺)

第十四节　皮片移植

一、按皮片的厚度分类

国内根据习惯一般将皮片按厚度分为刃厚皮片、中厚皮片、全厚皮片和含真皮下血管网皮片四种。国外习惯将皮片按切取的厚度分为断层皮片、全厚皮片和真皮下血管网皮片。

断层皮片又分为薄、中、厚3种。

（一）刃厚皮片

刃厚皮片平均厚度为0.3 mm，包含表皮及少量真皮乳突层。相当于薄断层皮片。

（二）中厚皮片

中厚皮片一般厚度为0.3～0.6 mm。根据所含真皮层的厚度，又可分为薄中厚皮片和厚中厚皮片（相当于中断层及厚断层皮片），前者约包含真皮1/3厚度，后者包含真皮厚度的3/4左右。

（三）全厚皮片

全厚皮片包含表皮和真皮全层，但不包括皮下组织。全厚皮片的厚度因人、因部位而异。

（四）真皮下血管网皮片

真皮下血管网皮片除包含表皮和真皮外，还包括真皮下血管网以及少许皮下脂肪组织，简称血管网皮片。

二、按皮片的形状分类

（一）网状皮片

网状皮片又称筛状皮片，在大张皮片上用刀片截出交错相间的小切口，然后将皮片拉开移植。也可将大张断层皮片，用特制的切割装置——扎皮机压扎后，在皮片上切成一定长度和间距的小切口，将皮片展开后移植，因形如网状而得名，主要用于皮源不足时增加植皮面积和引流。

（二）点状皮片

点状皮片是将切取的皮片切成直径为5 mm左右的小皮片移植于创面，皮片之间的间距比较大，皮片成活后向周围生长最后相互融合而覆盖创面。主要用于大面积烧伤创面覆盖，缺点是愈合后瘢痕增生明显，后遗畸形严重。

（三）邮票状皮片

将取下的皮片切割成邮票大小的皮片移植，大小一般为2 cm×2 cm。

（四）微粒皮片

将切取的皮片切割成微粒后移植，一般大小不超过1 mm。

三、刃厚皮片

刃厚皮片中仅含少许真皮乳头层，皮片薄，易成活，由于血运建立快，抗感染能力强，可以在肉芽创面上生长。皮片容易切取，供皮区一般经7～10 d可以自行愈合；愈合之后无瘢痕增生，但可以有轻度色素性改变。供皮区可以重复取皮。头皮由于比较厚，毛囊密集，取皮后愈合快,通常 5~7 d 即可愈合,可以多次重复取皮,最多可达数十次,因此是最常用的刃厚皮片供区。刃厚皮片的缺点是缺乏弹性,移植后易挛缩,不耐磨擦,色泽深暗,外观不佳。

四、中厚皮片

中厚皮片含有一定量的真皮,移植后挛缩轻,能够承受一定的磨擦,色素沉着比刃厚皮片轻,抗感染能力介于刃厚皮片和全厚皮片之间。供皮区能借皮肤附件的上皮生长而自行愈合,但供皮区愈合之后容易出现瘢痕增生。

五、全厚皮片

全厚皮片由于包含真皮全层,移植成活后质量高,色泽和弹性好,耐磨擦,挛缩轻,但抗感染能力弱,一般避免用于感染创面。移植后血运建立慢,血运较差的部位不容易成活。供皮区不能自行愈合,取皮面积小时,供皮区可以直接拉拢缝合,如果面积大,需要从其他部位取断层皮片移植。故供皮区受到限制。

六、真皮下血管网皮片

真皮下血管网皮片由于皮片带有真皮下血管网和一薄层脂肪组织,形同一薄皮瓣,如果成活良好,则外观和质地均明显优于普通皮片移植,可以获得类似皮瓣的修复效果。但由于皮片厚度增加,移植后有 3~5 d 缺血期,其植皮条件和技术要求更高,且其成活率不稳定,有时发生水疱、花斑甚至表浅坏死,影响了效果,因此,在临床选择应用时要慎重。

七、植皮后血运重建

皮肤的耐缺血能力比较强,离体后可以耐受一定期限的缺血而不丧失活力,当皮片移植到有血运的创面后,早期靠创面渗出的血清维持营养,此阶段大约持续 48 h。植皮后 6~12 h 受区创面向皮片生长血管芽,24 h 长入皮片,48 h 达到真皮与表皮的结合处初步形成新生的毛细血管,48 h 后皮片内原有的血管断端可以与创面的血管断端建立吻接,新生的血管开始输送血液到皮片,但是血液循环呈摆动或呆滞的缓慢移动。植皮后 4~5 d,血管化已较充分,出现活跃的血液流动。术后 8~10 d 皮片已经有比较稳定的血液供应。植皮后 12 d,皮片内毛细血管密度恢复正常。真皮下血管网皮片移植后,由于真皮下血管网比较密集,从而增加了血管相互吻接的机会,但是由于皮片较厚,血管长入的速度较普通皮片慢。

八、植皮创面的愈合过程

植皮后,首先由创面渗出的纤维蛋白将皮片真皮面粘接于创面上。植皮后 5~24 h,皮片与受区创面间有中性白细胞浸润,以后则被巨噬细胞、单核细胞和淋巴细胞所替代。随着毛细血管芽从创面基底伸向皮片,成纤维细胞分裂繁殖并合成细胞外基质,10 d 后皮片与创面之间由成纤维细胞形成的一层纤维结缔组织紧密连接而愈合。如果是微粒植皮、点状植皮、邮票状植皮和网状植皮,在皮片与创面愈合的同时,皮片边缘的表皮细胞不断分裂繁殖向周围爬行,直至与相邻的皮片接触发生接触抑制后才停止生长。

九、刃厚皮片移植术

(一)适应证

(1)烧伤患者早期切、削痂后非功能部位的大片创面。

(2)烧伤患者脱痂后的非功能部位大面积肉芽创面。

(3)大面积皮肤撕脱伤后皮肤缺损或皮肤坏死后遗留的肉芽创面。

(4)大范围的体表肿瘤切除后创面。

(5)坏死性筋膜炎等感染造成的大面积肉芽创面。

(6)慢性溃疡和凿除骨皮质的骨面等血运比较差的创面。

(7)大面积全厚皮或中厚皮切取之后供区创面的覆盖。

(8)口腔、鼻腔、眼窝、阴道等黏膜缺损的修补。

(9)整形外科手术中需要短期覆盖的创面如皮瓣蒂部创面。

(二)禁忌证

(1)全身情况差,严重营养不良,严重贫血和低蛋白血症的患者。

(2)无血运的创面,如骨面和肌腱外露的创面。

(3)感染严重的创面,特别是溶血性链球菌感染未控制前。

(4)手掌、足跖功能部位或颜面部少用、慎用或不用。

(三)术前准备

1.全身准备

全身情况差,严重营养不良,有严重贫血和低蛋白血症的患者需要首先输血,加强全身支持治疗,改善全身状况后再植皮。对大面积烧伤和皮肤撕脱伤的患者应该在生命体征和全身情况相对稳定的情况下植皮。

2.植皮区创面准备

无菌创面或新鲜创面只要病变组织切除干净、止血彻底,即可植皮。因此,按照一般外科手术准备即可。肉芽创面的术前准备至关重要,适合皮片生长的健康肉芽创面的标准是:颜色鲜红、质地致密、水肿轻、易出血,无过度增生,分泌物少,创面周围无急性炎症。准备适合植皮的肉芽创面的措施有:①及早彻底清除创面的坏死腐烂组织;②清洁和消毒处理创面周围的正常皮肤;③清洗、浸浴和湿敷创面,术前2～3 d,每日湿敷创面2或3次,将纱布用生理盐水或含有抗生素或其他抑制细菌生长的药物浸湿后拧干,内层平铺一层敷料,外用多层湿敷料散乱地置于创面之上后加压包扎,通过敷料的虹吸作用,可以将创面上的分泌物吸除,使创面清洁,减少肉芽组织中的细菌含量,有利于移植后皮片成活;④术前对创面分泌物进行细菌培养和药敏试验,以便指导术前和术后用药。

3.供皮区的准备

术前剃去供皮区的毛发,如果是头皮供皮,最好于术前晚剃头,过早剃头可以导致术中头发太长而影响取皮效果和取皮后皮片上毛发的去除。避免用刺激性强的消毒剂消毒供皮区。供皮区必须无感染灶。

(四)麻醉与体位

麻醉可以酌情选用局麻、静脉复合麻醉或全身麻醉。不论采用何种麻醉,为了利于取皮时操作,获得较大面积的皮片和减少供皮区出血,切取较大面积的刃厚皮片时均应采取肿胀技术,即在供皮区注射大量含1∶20万浓度的肾上腺素、低浓度局麻药或生理盐水,使局部肿胀。

手术体位的选择根据供皮区和植皮区部位而定,最好既利于取皮,又便于植皮,对少数患者如果植皮和取皮部位体位安置有矛盾,可以先采用一定体位取皮,取完皮包扎供皮区之后,变换体位再消毒植皮区。

(五)手术步骤

1.刃厚皮片的切取

一般选用徒手取皮刀(又称辊轴取皮刀)取皮,也可以用电动取皮机或鼓式切皮机取皮,如果切取的皮片小,也可采用剃刀或手术刀片取皮。滚轴取皮刀有滑动的辊轴和调节皮片厚度的刻度调节装置,取皮时根据需要调节刻度。比较旧的取皮刀有时刻度调节不准确,因此,取皮前,应通过观察刀片与刀架之间的距离确定皮片厚度。切取前供皮区和刀片上涂抹液体石蜡油可以起到润滑的作用,利于操作。切片时助手用手掌尺侧或小木板将供皮区皮肤压平,牵拉绷紧,术者右手持刀,左手反牵引,尽可能使供皮区保持平坦并维持一定的张力。初切皮时,刀片与皮面成30°,待切入后,角度改变为15°左右,来回拉动滚轴刀即可取下皮片,操作时,助手可以轻轻提起皮片减小阻力,同时可以防止切断皮片。切取时注意保持角度和切削压力的稳定一致,以便取得厚薄均匀边缘整齐的整张皮片。同时,密切观察皮片厚度,如果透过皮片可以看到刀刃在皮片下移动,则皮片较薄,属刃厚皮片,否则表示皮片切取过深。切取的过程中可以通过调整刀片与皮面的角度和用刀的力度调整皮片的厚度。切取预定面积的皮片之后,将刀片与皮面的角度调小,即可切断皮片。

头皮是最常用的刃厚皮片供区,切取之后一般不留痕迹,也不影响头发生长,且供皮区愈合快,能够重复多次取皮。切取头皮时刀切入的方向最好与毛发方向平行同向,尽可能不反毛发方向切取。头发切取时需注意不可切入太深,否则会破坏毛囊,影响毛发生长,造成秃发,特别是在小儿取头皮时更应注意,因为小儿头皮薄,容易切皮太深。在切取头皮时,为了减少出血,可以使用橡皮止血带。

2.受皮区的准备

新鲜的无菌创面,应彻底止血,大的出血点应结扎止血,钳夹组织要尽可能少,采用双手打结的方法,防止撕脱组织。可以采用电凝止血,最好采用微型电凝器和双极电凝头,以减轻对组织的损伤,渗血可以采用温盐水纱布压迫止血,必要时也可以采用热盐水纱布压迫止血,但注意温度不可太高,以防烫伤组织。

对肉芽创面,术中先用0.1‰苯扎溴铵和生理盐水冲洗,然后用手术刀背或刀柄刮除水肿疏松的肉芽组织直至基底纤维板,甚至可以将纤维板一并切除彻底止血后再次反复冲洗创面后植皮。

3.刃厚皮片的移植

(1)筛状植皮:如果皮源充足,在非重要的功能部位的创面可以采用整张刃厚皮片打孔移植,既增加供皮区面积,又利于创面引流。皮片与创面交界处可以采用间断缝合或连续毯边缝合,皮片之间可以采用普通连续缝合法。皮片太薄者,也可以直接将皮片贴覆于创面上,周边不缝合。缝合完毕之后,冲洗皮片下积血,局部可以应用刺激性比较小并不影响皮片生长的抗生素。包扎时如果为感染创面,内层用网眼不粘纱布,如果为无菌创面,可以用凡士林纱布,在内层纱布之外堆放散乱的湿盐水纱布,再覆盖一定厚度的干纱布后加压包扎。对创面止血比较彻底、术后出血可能性比较小的创面,可以在皮片表面涂抗生素软膏暴露植皮或覆盖单层油纱布半暴露植皮,其成活一般也不受影响。感染性创面植皮后3d左右首次更换敷料,无菌创面术后6 d左右首次更换敷料。

(2)邮票状植皮:对于皮源比较紧张,或小的不规则创面可以采用邮票状植皮,皮片用剪刀或刀片切割成普通邮票大小移植,皮片间距为0.5 cm左右,皮片直接贴覆于创面即可,不需要缝合,其他操作同整张筛状植皮。需要注意的是,由于邮票状植皮后局部瘢痕增生明显,外观不佳,能用整张大片植皮的,不用邮票状植皮,近年来这种植皮方法应用也明显减少。

(3)点状植皮:植皮的方法与邮票状植皮基本相似,切取的皮片切割成0.3~0.5 cm的小皮片移植,皮片间距不超过1 cm。可以单纯行点状植皮,也可以移植点状自体皮之后在表面覆盖大张异体皮,或用大张打孔异体皮移植之后,用点状自体皮相间移植,也可以与异体条状皮相间移植。皮片移植的方法与邮票状皮片移植基本相同。

(4)微粒植皮:取自体刃厚皮片,将其剪碎成1 mm以内的微粒,通过水面漂浮,使微粒皮片均匀分散黏附在绸布上,其表皮面向外,肉面与绸布接触,然后将黏有皮片的绸布覆盖在异体皮的真皮面上,揭去绸布,微粒皮片即可黏附在异体皮上,将黏附有微粒皮的异体皮移植到受区。采用微粒植皮,皮片的扩展率可达1:18,大大节省了自体皮源。

(六)并发症

皮片坏死是植皮最常见的并发症。血肿是影响皮片成活的最常见的影响因素和并发症,其他影响皮片成活的因素包括感染、皮片移位、包扎固定不当及创基营养不良。

十、中厚皮片移植术

大张中厚皮片一般系指由鼓式取皮机或电动取皮机切取的整张皮片,故又称整张皮片。其大小以平方厘米计算。常用的鼓式取皮机切取的一整鼓皮(鼓面为10 cm×20 cm)为200 cm²,临床上简称"一鼓皮"(小儿用的鼓面一般为8 cm×10 cm,一鼓皮为80 cm²)。电动取皮机宽一般为10 cm,故皮片大小由切取的长度决定。在技术熟练者操作下,亦可用辊轴刀切取,操作较简便,但大小与厚度多不易规范与均匀,如皮片要求不高时可采用。

皮片厚度根据所移植部位和功能要求而异。薄皮片存活率高,但术后收缩较多;厚皮片存活率不及薄皮片,但收缩较少。

一般成人选用的厚度为0.3~0.45 mm(12%~18%),小儿为0.3 mm(12%时)。取皮前可根据取皮机上厚度刻度进行调整。

大张皮片的优点是移植后较美观,瘢痕较少,尤其是较厚皮片术后收缩较少,有利于功能恢复。缺点是费皮源较多,尤其是较厚的皮片,供皮区多不能再重复切取皮片,移植后的成活率不及小皮片,特别是在有感染或有潜在感染的创面。

(一)适应证
(1)面颈、手足背、四肢关节瘢痕挛缩的整复。
(2)体表肿瘤切除后创面的修复。
(3)创伤所致大范围皮肤缺损。
(4)深度烧伤早期切痂创面。
(5)功能及外观部位的健康肉芽创面。

(二)禁忌证
(1)深部组织如骨面、肌腱关节外露的创面。
(2)全身及局部有感染病灶者。

(三)术前准备
中厚皮片移植多用于功能及外观部位的整复,要求皮片尽可能全部成活,术前准备尤应充分和严格。

（1）在施行瘢痕或体表肿瘤切除后，成人植皮 200 cm²（小儿 100 cm²）以上者，应做好输血准备。

（2）烧伤或创伤后引起的贫血、低蛋白血症、水与电解质紊乱等，术前应予纠正。

（3）术前向患者讲明手术的目的、意义、预期效果和可能发生的问题，消除患者的疑虑，做好心理准备。

（4）无菌创面植皮，术前应洗澡、剃毛、仔细清除凹凸不平的瘢痕区污垢。肉芽创面准备同刃厚植皮术。

（5）供皮区宜选择与受皮区色泽、质地相似和较隐蔽的部位，术前 1 d 做好皮肤准备。

（四）麻醉与体位

成年人多采用硬脊膜外腔阻滞麻醉，小面积植皮用局部浸润麻醉。儿童采用全身麻醉。面颈部大范围植皮行全身麻醉时，需气管插管，以防意外。手术体位应兼顾植皮区与供皮区的显露而采取相应的体位。

（五）手术步骤

1. 皮片的切取

供皮区宜选择在较宽敞和较隐蔽的部位，如大腿、胸腹、腰背部等。

（1）徒手取皮法：操作方法同刃厚取皮，但切取厚度比刃厚皮片稍厚，一般为 0.5 mm 左右。此法取皮厚薄不易均匀，边缘不易整齐，只适于小面积创面的修复。

（2）鼓式取皮机取皮法：采用切皮机取皮，能切取大张理想厚度、边缘整齐的皮片，使植皮后的外观和功能大为改善。目前应用的取皮机有手动式、电动式等，以鼓式手动切皮机最为常用。鼓式切皮机主要由鼓面、转动轴、刀架三部分组成，在轴的近端右侧附有圆形刻度盘，可调节切皮的厚度。

切皮前应检查与熟悉鼓式取皮机的性能和特点，刻度盘是否准确，鼓面是否干整，用卷紧的纱布测试刀片是否锋利，装好刀片调整取皮厚度。然后用乙醚擦拭鼓面和供皮区皮面，将胶水均匀涂抹于鼓面及供皮区皮面，亦可应用双面胶纸使鼓面与皮面黏附，后者更为简便实用。供皮区如采用局部麻醉，应充分无痛，否则患者疼痛，致使切皮陷于欲进不得、欲退不能的尴尬局面。如遇高低不平或骨突隆起处的供皮区，可皮下注入等渗盐水或低浓度的普鲁卡因溶液，使局部平坦以利切取。局部浸润麻醉时，注射针头不应在取皮区内刺入，以免麻醉药液或血液从穿刺针孔外渗，发生脱胶现象。

切皮时，术者持握切皮机轴，右手把持刀架的手柄，将鼓面前缘对准供皮区预定位置，垂直轻压片刻后，稍向上翻转翘起前缘，随即将刀落下，快速而小幅度地左右拉动刀架切皮。注意切皮动作与鼓的转动协调一致，左手稍施向前推及向下压的力量，左右两端保持一致。切皮过程中，随时观察皮片的厚度，如供皮区创面出血点细小而密集，透过皮片隐约可见鼓面条纹者，为薄中厚皮片；供区创面呈瓷白色，出血点较大而稀疏，皮片肉面呈白色者，为厚中厚皮片。如供区创面微黄并可见割裂的血管断端，皮片内面间有黄点，则表示切取过深已近皮下，应及时予以调整。当所需大小的皮片完全切下后，用组织剪从供皮区剪断，将附于皮片上的胶膜揭去，用等渗盐水纱布包裹备用。供皮区创面贴油质纱布一层，再盖上干纱布 20 层左右，加压包扎。

电动切皮机取皮法：由电动机驱动刀片的电动切皮机，其前端有刻度调节装置，可以调节切皮厚度，切皮宽度为 7.5 cm。操作方法较简单，只需在供皮区和切皮机上涂一层消毒石腊油,手持切皮机压于供皮区,向前推进,即可切取皮片,其长度视需要而定。因切取迅速简便,能缩短手术时间,对大面积烧伤创面植皮较为适用。

2.受皮区准备

同刃厚皮片移植术。

3.中厚皮片移植手术方法

(1)整张植皮:将切取的中厚皮片平铺于彻底止血后的新鲜创面,使其大致与创面贴合,用3-0丝线做定点缝合并留长线,以便做打包加压包扎。当受皮区创缘较厚时,为消灭残腔,可采用三点缝合法,即在缝过皮片后,在创缘的皮下缝一针,再向创缘皮肤穿出打结,可使皮片与创缘及其基底完全接合。剪除创缘多余的皮片,使皮片保持适度的张力,然后做连续毯边缝合或间断缝合。用等渗盐水冲洗皮片下创面,清除积血及小凝血块,用一层凡士林纱布完整覆盖于受皮区,外加6~8层与皮片大小形状相符的湿纱布,再加多量松散纱布行缝合压力敷料打包法,使皮片与创面密切接触。再加纱布或棉垫后,用卷带加压包扎。四肢关节及颈部活动部位,需用石膏或夹板塑形固定。位于面颈部或关节等重要功能及外观部位的健康肉芽创面,植大张中厚皮片加压包扎固定,有利于功能及外形的恢复。

(2)网状植皮法:用鼓式取皮机取下大张中厚皮片,将皮片平铺于Padgett成网机上,再用特氟隆辊轴辊扎,将皮片制成网状;或将皮片平铺于胶木板上用轧皮机轧成网状。然后移植于受皮区创面,皮片边缘间断缝合,加压包扎。此法适用于烧伤切痂创面,可节省自体皮。皮片扩张比例约为3:1。

自体皮连续成网,创面愈合快、瘢痕较轻,功能恢复较好,但形态欠佳,整形外科少用。

(六)术中注意要点

中厚皮片移植多用于功能和外形的整复,手术成功的关键,在于切取合适厚度的皮片。要求熟练掌握取皮技术,避免血肿,预防感染,故应严格无菌操作,细致彻底地止血,妥善地包扎固定,防止皮片移动。

(七)术后处理

1.植皮区术后处理

卧床休息,抬高患部。无菌创面植皮后如无感染征象,可在术后8~10 d首次更换敷料并拆线;污染创面与肉芽创面植皮,于术后3~5 d首次检视创面并更换敷料。受皮区愈合后,仍需加压包扎2~3周。

2.供皮区术后处理

术后4~5 d除去外层敷料,保留创面内层油质纱布行半暴露,促其干燥。一般术后14 d左右,内层敷料自然脱落,创面愈合。

(八)术后并发症

1.皮片下血肿

皮片下血肿多发生于新鲜创面植皮,由于血肿隔断皮片与创面的贴合,使之不能及时建立血液循环而致皮片坏死。

2.创面感染

创面感染多见于污染创面和肉芽创面植皮,由于感染导致皮片下组织坏死及炎性渗出,造成植皮失败。术后如发现血肿和感染,应及时清除血肿,控制感染,引流创面。如有皮片坏死,应及时补充植皮。

十一、全厚皮片移植术

(一)适应证

(1)面、颈、手掌、足底、下眼睑部皮肤缺损的修复。

(2)保留毛囊的全厚头皮片移植作眉毛再造。

(二)禁忌证

污染创面、肉芽创面及血运不良的创面,全厚皮片移植难以成活,故不宜采用。

(三)术前准备

(1)全身及局部一般准备同中厚皮片植皮术。

(2)供皮区的选择与准备:小面积全厚皮片可取自耳后、锁骨上区、上臂内侧、腹股沟部及足跖非负重区,大块全厚皮片可从胸腹部切取。如直接缝合困难,亦可预先埋置皮肤扩张器以增加供皮面积,并利于供区的直接缝合。

(四)麻醉与体位

成人一般采用局部浸润麻醉或神经阻滞麻醉,儿童宜行全身麻醉。体位视受皮区部位而定。

(五)手术步骤

1.全厚皮片的切取

根据受皮区创面的形状和大小,用消毒过的厚布片或纸片紧压于创面,通过血迹印记剪出与受区创面同形状大小的式样,放置于供皮区。用美蓝画线,按画线切开皮肤及皮下,将皮肤连同皮下脂肪在深筋膜浅面一并切下,再用组织剪将皮下脂肪剪除,制成全厚皮片。供皮区直接拉拢缝合或植以中厚皮片闭合。

2.全厚皮片移植

方法基本同中厚皮片移植,但由于成活较难,故对受皮区创面条件和植皮技术要求更高,无菌无损伤操作技术、止血及包扎固定更应严格和确实。

全厚皮片取下后,约收缩10%,故移植时需适当舒展以保持一定张力,使皮片与创面紧密接合。

(六)注意要点

全厚皮片移植的优良效果,取决于皮片的全部成活,而要做到这一点,必须严格选择适应证,受皮区应平整,血运丰富,止血彻底,加压包扎,妥善固定。

(七)术后处理

无特殊情况,术后10 d更换敷料,检视创面并拆线,其他处理同中厚皮片植皮术。

(八)术后并发症

除与中厚皮片移植相同外,尚可能出现皮片表层坏死,愈合后形成表浅瘢痕、花斑等。

十二、真皮下血管网皮片移植术

(一)适应证

(1)前额区、下眼睑皮肤缺损的整复。

(2)手掌、足底、关节屈面等功能部位的新鲜创面,以及截肢残端无菌创面,如血管网皮片移植成活,有耐摩擦、持重及抗挛缩的效果。

(3)凹陷的缺损创面,可收到填充而外形丰满的效果。

(二)禁忌证

(1)污染创面、肉芽创面。

(2)唇颊部及面部较大范围的缺损,由于血管网皮片成活率不够稳定,故慎用。

(三)术前准备

同中厚皮片移植术。

(四)麻醉与体位

同全厚皮片移植。

(五)手术步骤

1.血管网皮片的切取与制备

按切取全厚皮片的方法,切取与受皮区创面相应大小的带皮下脂肪的皮肤块。用左手指腹摊平,握持于拇指、示指及中指间,在手术放大镜下,细心修剪脂肪,在真皮下血管网层之上,保留厚约 1mm 的脂肪层,既可避免损伤血管网,又使移植后皮片与受区创面之间减少瘢痕粘连。

较大块血管网皮片的制作,则可用大头针将其固定于木板上,用直组织剪如上法修剪脂肪。

2.血管网皮片的移植

在瘢痕或肿瘤等病变组织彻底切除后,创面彻底止血,使创基干整,血管化程度良好。将皮片平铺于受皮区,展开舒平并保持适当张力,使与创面紧密贴合,不留任何无效腔。然后间断缝合,用压力敷料包扎法,维持受皮区均匀一致的压力,包扎固定。

(六)术中注意要点

修剪皮下脂肪时,务必不损伤真皮下血管网以保持其完整性。严格掌握适应证和受皮区条件。

(七)术后处理

手术后首次更换敷料的时间,宜在术后 2～3 周。其他处理同全厚皮片移植术。

十三、缝线包扎法

缝线包扎法又叫打包法、包堆法、缝扎法、缝合压力敷料法。普遍用于无菌或污染创面的大片整张植皮,感染创面经过精心准备,培育出良好的肉芽组织后,如行大张皮片移植时也可采用该法。将皮片与受皮创缘相缝合时,每隔数针留长线一条备用。移植全厚皮片,需注意按样型所示形状方位与受皮创面准确对合,移植非全厚皮片,注意随创面形状和创缘走向适当剪裁,以保持皮片松紧适度接近其原来的张力,和与受皮创面自然地密切贴合。如创面凹凸不平,为避免凹处皮片漂浮,应加用贯穿皮片并缝合基底创面组织,在皮片上垫小团纱布的缝合打结。打包缝合还适用于需要加强制动或减少包压敷料时。

缝合毕,细心排除皮片下的积血或气泡,必要时尚可在皮片上戳多个小孔以利引流。然后用油纱布或用生理盐水浸过的网眼纱布蓬松均匀地堆置于皮片上,并注意安贴填实,最后将缝合创缘时所留长线互相对应结扎。缝线包扎法可以保持皮片与受皮创面间稳定而密切的接触,其外方再覆以多层纱布或棉垫加压包扎。

十四、加压包扎法

加压包扎法多用于肉芽创面行小块皮片如点状、邮票状皮片移植时用之,不用缝线固定。小块较厚皮片易朝真皮面卷曲、回缩,移至创面上务须注意展平。移植毕,用单层大网眼纱覆盖,并超出创缘。然后用生理盐水湿纱布堆置其上,加压包扎。初次更换敷料时,用生理盐水将内面几层纱布充分湿透后,缓缓小心揭除,以免皮片挫动,影响成活。此外,加压包扎法也可用于某些部位无菌创面的植皮,如手、足、四肢、包扎后不易移动。此法与缝线包压法相比,可以缩短手术时间。

(邓兴旺)

第十五节　随意型皮瓣移植

一、随意型皮瓣的血供

随意型皮瓣的动脉血供有 3 种来源。

(一)直接皮动脉

动脉直接发自动脉干,行经肌间隙,穿筋膜,到达皮下脂肪层,进而并入真皮下血管网。这种动脉纯粹供应皮肤组织,称为直接皮动脉。

(二)肌皮动脉

肌皮动脉自动脉干发出后,进入肌肉,在肌肉内发出分支,其中一部分逐级分支,经肌束膜进入肌内膜,形成微循环,提供肌肉的血运。另一部分为肌皮穿支分支,它们穿出肌肉,经过深筋膜至皮下脂肪组织层。肌皮穿支的口径都比较小,在皮下脂肪组织层内反复分支,并与来自其他动脉的分支互相吻合,构成真皮下血管网和真皮内血管网。

(三)混合动脉

混合动脉是指深部动脉干发出的动脉,在其发出后即分出肌支和皮支,分别供应肌肉和皮肤组织,两者互不交错。皮瓣在转移过程中,由蒂部供血以维持其代谢,其血供来源于直接皮支或混合动脉的皮支者,称为轴型皮瓣;蒂部血供来源于肌皮动脉的肌皮穿支者,称为随意型皮瓣。

由于供应随意型皮瓣的肌皮穿支口径较细,不能进行吻接操作,在转移过程中,皮瓣的蒂部必须与供区保持联系,使皮瓣的血液循环得以不间断运行,这种转移手术则称为带蒂移植术,这类皮瓣常称为带蒂皮瓣。

二、随意型皮瓣的适应证

随意型皮瓣含有脂肪组织,通过蒂部供血使皮瓣组织维持血液循环代谢,具有修复皮肤组织缺损、抗感染、改善受区血运、防止粘连、填充凹陷缺损等功能。移植愈合后,皮肤色泽、质地不发生改变,不发生晚期收缩,是整形外科应用最广泛的组织修复手段。主要适应于以下方面。

(1)洞穿性缺损。

（2）器官再造，如耳、鼻、手指、外生殖器等再造。

（3）深部重要组织暴露的创面，如骨、关节、软骨、肌以及重要的血管神经等裸露的创面。

（4）位于受摩擦挤压部位的创面，如脚跟部溃疡、压疮等。

（5）血供不良的创面，如放射性溃疡、慢性骨髓炎性溃疡等。

三、随意型皮瓣的分类

（一）按形成皮瓣的部位分类

如：①头部皮瓣；②颈部皮瓣；③胸部皮瓣；④背部皮瓣；⑤腹部皮瓣；⑥上臂皮瓣；⑦下肢皮瓣。

（二）按皮瓣供区与受区的关系分类

1.局部皮瓣

（1）邻近皮瓣：供区与受区相邻近，但其间有正常皮肤组织相隔。

（2）邻接皮瓣：供区与受区相连。

2.远位皮瓣

（1）直接皮瓣：供区与受区不在同一解剖部位，但皮瓣可不经中间站而由供区直接转移至受区，如腹部皮瓣直接转移修复前臂皮肤组织缺损。如果一侧肢体为皮瓣供区，形成皮瓣后，直接转移修复另一侧肢体的创面者，则称为交叉皮瓣。

（2）间接皮瓣：皮瓣由供区转移至中间站，待与中间站建立血液循环后，由中间站携带皮瓣至受区。如腹部皮瓣修复头部皮肤组织缺损，需将皮瓣的一端与前臂（中间站）相缝合，待建立足以营养皮瓣的血供后，由前臂携带腹部皮瓣，转移至头部受区。按皮瓣转移的方式分类。

（三）按皮瓣的形状分类

如：①菱形皮瓣；②三角形皮瓣；③舌状皮瓣；④双叶皮瓣；⑤扁平皮瓣；⑥管形皮瓣（皮管）。

（四）按皮瓣的蒂部情况分类

如：①单蒂皮瓣；②双蒂皮瓣；③皮下蒂皮瓣：皮瓣四周皮肤组织均切开，但皮下组织不剥离而作为皮瓣的蒂部。

（五）按皮瓣所含皮下组织的层次分类

1.筋膜皮瓣

筋膜皮瓣是指包含自皮肤至深筋膜各层组织的皮瓣。

2.真皮下血管网皮瓣（薄皮瓣）

真皮下血管网皮瓣是指仅含皮肤及真皮下血管网，以及为保护血管网而保留的菲薄脂肪组织。

3.传统皮瓣

传统皮瓣泛指包含自皮肤至深筋膜浅面以上各层组织的皮瓣。

四、随意型皮瓣的设计原则

随意型皮瓣由经过蒂部的血液、通过真皮下血管网和真皮内血管网进行营养代谢，而蒂部的血供来自肌皮动脉分出的肌皮穿支，这些肌皮穿支血管口径小，其灌注压低，供应的范围有限。为了使皮瓣在转移过程中不发生血供障碍，能顺利成活，并获得良好疗效，在选择供区和设计皮瓣时,均应遵守一定的原则。

(一)选择供区的原则

(1)皮瓣的供区应尽可能选择在受区的邻近部位,其皮肤色泽、质地相似,手术次数少,操作也较简易。

(2)供区切取皮瓣后,不能遗留较大的功能障碍和形态畸形。关节功能部位和暴露部位一般均不能选作供区。

(3)局部皮肤组织正常,无急慢性炎症或其他皮肤病损。

(二)皮瓣设计原则

1.长宽比例

随意型皮瓣在转移过程中,维持其营养代谢的血供,完全依赖来自蒂部的真皮下血管网,其血管灌注范围有限,如形成的皮瓣超过其灌注范围,则皮瓣将缺血坏死。据临床实践经验,皮瓣长度与蒂部宽度的比例,一般不宜超过 1.5:1。在下肢等部位,皮瓣长宽比例最好为1:1,但在头颈等血供丰富的部位,皮瓣长宽比例可以超过 1.5:1 的限制,有时达到 3:1 并无血供障碍发生。如果设计的皮瓣长宽比例超过了限制,宜先做皮瓣延迟术。

2.顺应血管走向

皮瓣尽量按血管走行方向设计,蒂部位于血管的近心端。躯干中线一般为血管贫乏区,设计皮瓣尽量避免越过躯干中线。

3.采用逆行设计法

用纸片按受区组织缺损创面形状剪成皮瓣图纸,其面积较实际缺损面积略大。将皮瓣图纸置于供区,固定皮瓣图纸的蒂部,试将其瓣部掀起、转移,观察皮瓣蒂部位置是否恰当,形成皮瓣的方向是否适宜;转移过程中,要求皮瓣无张力,蒂部无过度扭曲。皮瓣转移后张力过大或蒂部过度扭转,都是随意型皮瓣转移术后发生血运障碍的常见因素。反复进行调整,直至满意妥当后,用龙胆紫标记定位。①如果是设计局部旋转皮瓣,要特别注意皮瓣旋转轴心点至瓣部最远点的长度必须大于或等于旋转轴心点至缺损创面最远点的距离,否则皮瓣转移后,将不能顺利修复创面;②如果设计的是远位直接皮瓣,需将皮瓣图纸附于受区,然后由受区携带图纸与供区撮合,试验皮瓣蒂部在供区何处最能顺利转移修复创面,且患者又感到较为舒适,当确定蒂部后,再将皮瓣图纸蒂部予以固定,将图纸在供区铺平,标记出皮瓣具体位置;③如系设计远位间接皮瓣时,要将皮瓣图纸的蒂部与中间站固定,并携带至受区和供区,反复演练皮瓣转移的步骤,选定皮瓣的蒂部位置和形成皮瓣的方向。

4.设计的皮瓣应大于创面

皮瓣切取后通常都有一定程度的收缩,故设计供区皮瓣的面积应大于受区创面的 10%～15%,以防止转移缝合后有张力而影响血运。

五、局部皮瓣移植术

受区周围皮肤组织形成的皮瓣称为局部皮瓣。具有皮肤色泽、质地与受区一致,皮瓣转移操作简便,一次手术即可完成转移修复等优点,是最常用的皮瓣移植术。

(一)推进皮瓣

推进皮瓣是在缺损创面的邻接部位形成皮瓣,经剥离后,向缺损部滑行推进,修复创面,故又称为滑行皮瓣。

1.设计

在缺损创面的一侧或两侧,根据修复需要,可将皮瓣设计成舌状、矩形、三角形,可以设计为单蒂或双蒂。当设计成双蒂时,皮瓣的长宽比例可增大1倍(3∶1)。用龙胆紫标记出切口线。

2.转移

沿设计的切口线切开皮肤及皮下组织,自皮瓣远端(在深筋膜浅面)向蒂部剥离,充分游离后,将皮瓣滑行推进,移植覆盖受区创面。在单蒂皮瓣的供区,一般不会出现继发创面,但在蒂部的两侧常有皮肤皱褶形成。较小的皱褶口后可自行消除,否则在皮肤皱褶处切除一块三角形皮肤组织,即可使其平整愈合;如估计切除此三角形皮肤组织后可能影响皮瓣血运者,则留待二期手术予以切除。形成双蒂皮瓣的供区,常不能在无张力下缝合时,会出现继发性皮肤缺损创面,须切取断层皮片予以修复。

(二)旋转皮瓣

旋转皮瓣是在缺损创面的邻接部位形成皮瓣,经旋转移植修复缺损。这种皮瓣较推进皮瓣灵活多变,应用广泛。

1.皮瓣设计

创面的形状和大小遵循皮瓣设计原则,在缺损创面的一侧或两侧设计皮瓣。用龙胆紫予以标记。设计时,注意皮瓣旋转轴心点至皮瓣远端的距离,必须等于或大于至缺损创缘最远点的距离,否则皮瓣旋转移植后将不能覆盖整个缺损创面,即使勉强覆盖,也会因张力过大,影响血运。

当旋转皮瓣的供区位于功能部位或暴露部位,且由于创面较大,不能直接缝合,如用皮片修复又有可能影响功能或形态时,则在供区创面邻接部位再设计一较小的皮瓣,用此较小的皮瓣旋转修复第1个皮瓣的供区创面。较小皮瓣的供区创面,一般都能直接缝合。当这两个皮瓣的蒂部在相邻部位,可使两个皮瓣的蒂部并联成一个蒂,这种皮瓣称为双叶皮瓣。

菱形皮瓣设计:如受区缺损创面为菱形,可将皮瓣设计成菱形进行转移修复,或设计近似菱形的多角形皮瓣予以修复。这种皮瓣最适宜设计于颈部,转移修复面部的矩形缺损,具有一定的优越性。

2.切取与转移

(1)舌状皮瓣:沿设计切口线切开皮肤皮下组织,自皮瓣远端向蒂部于深筋膜浅面进行剥离,完全掀起皮瓣,然后将皮瓣旋转移植修复缺损创面。为了避免转移后过度扭曲,可在蒂部外侧切除一小三角形皮肤组织。

(2)双叶皮瓣:待第1个皮瓣掀起转移完毕后,将第2个皮瓣切开、掀起、转移,修复第1个皮瓣的供区,第2个皮瓣供区直接缝合。

(3)菱形皮瓣:按设计线切开,深达深筋膜浅面,沿深筋膜浅面剥离。注意剥离范围宜较大,方能在皮瓣转移后于无张力下缝合。

(三)皮下蒂皮瓣

皮下蒂皮瓣是一种推进皮瓣,即将皮瓣边缘皮肤完全切开,以皮瓣的皮下组织为蒂,利用其松动性,将皮瓣滑行移植修复缺损,常用于指端皮肤组织缺损创面的修复。具有操作简单、切口愈合平整等优点,但此种皮瓣的皮下组织蒂不含知名动脉,不属于岛状皮瓣,因而推进距离有限。

1.设计

根据受区修复需要,可将皮瓣设计成为三角形、圆形、矩形或多角形,由于皮瓣推进距离有限,故常设计于缺损的邻接部位。如一侧的邻接部位所形成的皮瓣不足以修复缺损时,可在两侧或三边同时形成多个皮下蒂皮瓣滑行移植修复。用甲紫(龙胆紫)标记皮肤切口线。

2.转移

按标记的切口线切开皮肤、皮下组织,直达深筋膜,但不进行剥离,将皮瓣向缺损处滑行推进,覆盖创面。皮瓣供区周围稍事分离后直接缝合。如直接缝合有困难,可在其邻接部位形成皮瓣转移修复。

六、远位皮瓣移植术

缺损区邻近部位不宜切取或不能切取皮瓣时,自远离缺损的部位形成皮瓣,转移至受区修复缺损,称为远位皮瓣移植。皮瓣由供区直接转移至受区,称为直接远位皮瓣移植术;需要经过中间站的过渡才能转移至受区者,称为间接远位皮瓣转移术。如供区在肢体,形成皮瓣转移修复另一侧肢体的组织缺损,称为交叉皮瓣移植术。远位皮瓣移植术常需要 2 次以上手术,才能完成转移的全过程。

(一)直接远位皮瓣

1.设计

以腹部皮瓣修复前臂组织缺损为例,用纸片按缺损形状,剪制一面积略大于缺损创面的皮瓣图纸,固定于前臂缺损处后,用前臂携带图纸移置于腹部。具体位置以患者感到较舒适且估计皮瓣转移过程中、蒂部不会过度扭曲为准。再将图形的蒂部固定于腹部,然后移去前臂,将图铺平,按照图形画出腹部皮瓣。

2.转移

按皮瓣设计线切开皮肤组织,自深筋膜浅面掀起皮瓣,将瓣部移植到受区,皮瓣创缘与受区创缘间断缝合。皮瓣的蒂部仍与供区相连,以保证皮瓣能从供区获得血供,即在皮瓣的瓣部与受区间未建立充裕的血循环前,皮瓣仍可通过蒂部的血运以维持其营养代谢。

对供区掀起皮瓣后继发创面的处理,视切取的皮瓣大小而定。创面较小,可以直接缝合;创面较大不能缝合时,另切取断层皮片修复。术后 2～3 周,瓣部与受区间即可建立充裕的血液循环,经血流阻断试验确证血循环可以维持皮瓣的代谢,即可进行断蒂术。将蒂部切断,分别缝合皮瓣与前臂受区的切口,完成皮瓣的转移手术。此时的供区创面一般可直接缝合。

(二)间接远位皮瓣

间接远位皮瓣移植是远位皮瓣转移过程中,需要由中间站过渡。皮瓣从供区形成后,将皮瓣蒂部移植至中间站,待与中间站建立了能维持皮瓣代谢的血运后,再用中间站将皮瓣携带移植至受区,约术后 3 周,皮瓣已与受区创面建立充足的血供,再将皮瓣的蒂部自中间站切断。间接远位皮瓣移植至少需 3 次以上手术,才能完成转移术的全过程。

1.设计

通常将中间站设置于腕部或前臂。按逆行设计法设计皮瓣,以腹部皮瓣修复右颞部组织缺损为例。

根据颞部缺损的大小、形状,剪制一面积略大于缺损创面的图纸,图纸覆盖于右颞部缺损区,左前臂(中间站)移至右颞部,将皮瓣图纸的蒂部固定于前臂,并予标记;前臂携带图纸移至腹部,再将图纸固定于腹部,蒂部铺平后,用龙胆紫予以标记。腹部皮瓣及其蒂部在前臂和腹部的具体位置,均以调整到患者感到较舒适且转移过程中蒂部不过度扭转为准。

2. 切取与转移

转移手术分期施行。

第 1 期手术:按设计将皮瓣的蒂部切开掀起,用蒂部断端创面在左前臂标记处印制一血迹标记,沿血迹的大小形成一向内侧翻转的皮瓣。将前臂移至腹部,腹部皮瓣的蒂部与前臂创面和翻转的皮瓣缝合。

缝合时,注意在蒂部与前臂创面的中央,做褥式缝合 1~2 针,以防无效腔形成。术后将前臂与腹部妥为固定。

第 2 期手术:前次手术后 2~3 周,皮瓣蒂部已与中间站(左前臂)愈合,经血流阻断试验,并确证蒂部血供已能维持皮瓣代谢时,进行第 2 期手术。切开、掀起腹部皮瓣,由前臂(中间站)携带皮瓣移植至颞部缺损区。通常将接近蒂部的一段皮瓣两侧创缘相互缝合,使蒂部无创面暴露,减少术后皮瓣继发感染的机会。术后将前臂与头部固定。

第 3 期手术:第 2 期手术后 2~3 周,皮瓣与颞部(受区)已建立良好血循环,经血流阻断试验确证后进行第 3 期手术。切断附于中间站的蒂部,修复颞部缺损区。第 1 期手术时翻起的前臂皮瓣经剪除瘢痕组织后缝回原处。

(邓兴旺)

第十六节　管型皮瓣移植

皮瓣在形成和转移过程中,将两侧创缘互相缝合,形成管状,故名管形皮瓣(简称皮管)。与之相对应,凡侧缘不缝合的皮瓣,其形扁平,统称扁平皮瓣。皮管与扁平皮瓣相比较,主要优点是在转移过程中,无创面暴露,感染机会大大减少,缺点是需要多次手术方能完成转移的全过程,每手术一次,即增加一次瘢痕的形成,在完成转移手术的过程中,耗损的皮肤组织较多。

一、皮管设计

在供区设计一长条形皮瓣,此皮瓣因有两个蒂,故其长宽比例一般为(2.5~3):1,如供区在血供良好的部位,长宽比例可放大到 5:1。如果因修复需要,所需皮瓣长度超过比例的限制时,可在皮管的中段增加 1~2 个蒂(称为"桥")。在皮管转移过程中,手术次数多,每次手术均需切除蒂部瘢痕化的组织。手术次数越多,损耗的皮肤组织越多,故在设计时必须考虑到这些因素,因此皮管的设计面积一般应大于受区创面 30%。

长条形皮瓣不必拘泥于长方形,可以设计成"S"形、"C"形,以增加皮管的实际长度。

二、形成皮管

按设计的切口线,切开长条形皮瓣一侧的皮肤及皮下脂肪,沿深筋膜浅面剥离,直达皮瓣另一侧的切口线。剥离时注意在皮瓣的两端蒂部,各保留一三角形皮下组织区,以防止皮管缝合后,蒂部出现无效腔。将已切开剥离的皮瓣边缘试行卷向另一侧未切开的切口线,估计皮瓣缝合成皮管后,既无张力,又不会形成无效腔,始予切开该侧切口线。否则,将未切开一侧的切口线位置进行调整,从而改变长条形皮瓣的宽度,然后沿调整后的画线切开皮肤和皮下脂肪。仔细止血后,采用全层间断缝合法将皮瓣缝合成皮管。形成皮管的供区继发创面可直接缝合时,皮管两蒂部与供区相接处的创口须做褥式缝合,做到完全封闭创面有时可设计皮管辅加切口封闭皮管蒂部及供区。如不能直接缝合,另取断层皮片移植修复。皮管形成后进行包扎前,在皮管两侧各放置一条与皮管同大、且略长于皮管的纱布卷,以防止皮管受压。纱布卷两端各用一针缝线固定于供区皮肤。

三、皮管转移

皮管形成术后 3 周,即可进行转移手术。皮管的转移手术有直接转移和间接转移 2 种方式。

(一)直接皮管转移

皮管形成术后 3 周,经血流阻断试验提示皮管蒂部血运良好,足以维持整个皮管的营养代谢,将进行血流阻断试验的一端自供区切断,如断端出血不活泼,或皮管苍白,均提示血供不良,应将皮管断端缝回原位,待 3 周后,重新进行血流阻断试验和皮管转移手术。如果断端出血活泼,表示血供良好,可以进行转移手术,则根据修复需要,沿缝合瘢痕剖开皮管,切除瘢痕组织,舒平皮管,移置于受区,修复缺损,间断缝合创缘。2~3 周后进行断蒂术,将皮管蒂部切断、修整,分别缝合供区和受区的创口。

(二)间接皮管转移

与扁平皮瓣的间接转移法相似,皮管采取间接转移时也须有中间站作过渡。通常以手腕部为中间站。

皮管形成 3 周后,经血流阻断试验提示蒂部血供良好,进行第 1 期转移术,将皮管蒂部切断,转移至中间站。待与中间站建立良好血运后,进行第 2 期转移术,将另一端皮管蒂部切断,使皮管与供区完全脱离,剖开皮管,形成皮瓣,用中间站携带皮管至受区修复缺损。2~3 周后,皮瓣与受区已建立良好血运,进行断蒂术,完成移植手术的全过程。在每次转移手术前,均需做血流阻断试验。

血流阻断试验常用的方法有两种:①用不易退色的色剂或 10% 浓度的硝酸银标记出转移手术时拟予切断处,以橡皮条沿标记线绕过皮管,结扎、收紧至血流被完全阻断;如扎紧橡皮条 1 h 后皮管肤色无变化,提示皮管另一端蒂部已能提供良好血液循环。②用气囊式血压计缚于携带皮管的肢体、中间站的近侧,充气至压力高于动脉压(收缩压),如被缚肢体远端已发麻、发凉而皮管肤色无改变、皮温正常,提示皮管血运良好,可以切断与中间站相连的蒂。

血流阻断试验法还可用于训练皮管血运。在皮管形成术后 2~3 周,开始第 1 天阻断血流 2~3 min,以后每天 1 次,逐日延长阻断血流时间,直至皮管血运良好。

超长的皮管可在其中段设计 1 个或多个"桥",每一个"桥",即为一个蒂,增加皮管的血供。在皮管转移时,应先对"桥"做断蒂手术,手术前后的处理与断蒂术相同,即术前需做血流阻断试验,术后需经 2~3 周,方可进行下一期手术。

(邓兴旺)

第十七节 创面处理与修复

一、包扎疗法

在清创后用中药纱布或凡士林纱布覆盖创面,加盖多层消毒纱布与棉垫,以绷带加压包扎,全层敷料应有 3～5 cm 厚,必要时上石膏托固定四肢于功能位。包扎时压力应均匀,患肢远侧端虽无烧伤亦应包扎在内,防止肿胀。指(趾)尖应露出,以便观察血循环改变。抬高患肢,并保持敷料干燥。如敷料被渗透,应及时加盖消毒敷料包扎。如浸湿较广泛,则可将外层敷料解除,在无菌操作下重行包扎。对于包扎疗法的伤员,注意体温变化、伤区有无疼痛加剧、臭味或脓性分泌物等。发现有感染可疑征象时,及时检查创面更换敷料。如无感染现象,可延至 10 d 左右更换敷料。

包扎疗法用于四肢或躯干部的烧伤、转运的伤员及寒冷季节无条件使用暴露疗法者。

优点是护理方便,对病室环境要求较低;病员较舒适,肢体便于保持功能位;适宜后送。

缺点是炎热季节或地区,伤员不易耐受,消耗大量敷料,不适于大批伤员,更换敷料时有一定的痛苦。

二、半暴露疗法

半暴露是用单层的抗菌药液纱布或凡士林纱布黏附于创面,任其暴露、变干,用以保证去痂后的二度创面,固定所植皮片,保护供皮区,控制创面感染等。

实施半暴露疗法有与暴露疗法相同的优点。对去痂后感染不太重,创面较浅的Ⅱ度烧伤,多可获痂下愈合。如感染加重,出现肉芽创面,应改用浸泡、淋洗、湿敷等方法控制感染,并及时植皮。

适用于某些要求不包扎的药物和不便包扎的部位。

三、暴露疗法

暴露疗法即在清创后置伤员于消毒或清洁的床单纱布垫上,创面暴露在温暖而干燥的空气中(室温以 25 ℃～30 ℃为宜)使创面烤干,有利于防治感染。大面积烧伤伤员睡翻身床,每日翻身 4 次,彻底暴露创面防止受压是一个良好的办法。实施暴露疗法时,应整顿室内卫生,定时流通空气。做好床边接触隔离。接触创面时,必须注意无菌操作。创面有渗出物,随时用消毒棉球或吸干,保持创面干燥。床单或纱布垫如浸湿应随时更换。浅Ⅱ度烧伤可选择适当中药制剂外涂,深Ⅱ度及Ⅲ度创面涂磺胺嘧啶银氯己定糊剂、磺酊,保持创面干燥。

暴露疗法适用于头面部、会阴部及肢体一侧烧伤,严重大面积烧伤,污染重的或已感染的烧伤创面,炎夏季节尤为适用。

暴露疗法的优点是创面干燥不利于细菌生长,便于观察创面,节省敷料。缺点是要求消毒隔离环境;寒冷季节需要保暖装备;不适宜后送。

四、浸浴疗法

烧伤后的浸浴疗法又称水疗。当大面积烧伤脱痂期间创面伴有感染时,常用浸浴疗法。

浸浴疗法的优点为便于创面清疮;借助水的浮力作用,肢体主动活动省力;被动活动可明显增大关节活动度。浸浴的水温通常不超过 40 ℃,初浴时 15 min 左右,适应后可逐渐延长至 30 min,每 1～2 d 一次。

五、手术治疗的适应证、方法、时机

1.早期切痂

Ⅲ度烧伤焦痂(即坏死组织)对机体是一种异物。早期切痂至健康组织立即植皮是对这种异物积极处理的一种方法。对大面积Ⅲ度烧伤,切痂后采取异体筛状植皮嵌入自体点状皮片法、微粒皮片移植法,与头皮作供区多次供皮,极大地发挥了早期切痂植皮的效果,提高了治愈率,缩短了疗程。目前,切痂植皮手术安全性显著提高且已普遍开展,公认疗效良好。

适应证:明确的Ⅲ度烧伤创面、四肢环形烧伤、功能部位烧伤、躯干烧伤等,均可做早期切痂植皮。①Ⅲ度烧伤 10% 以下、烧伤总面积不大、供皮区较多者,可在急诊入院时或伤后 5 d 左右,一次切除所有Ⅲ度焦痂,立即做自体网状或植皮;②Ⅲ度烧伤为 20%～29%,总面积在 49% 以下,可在伤后 5～10 d,一次或分次切;③Ⅲ度烧伤 30% 以上、总面积达 50% 以上,可在休克平稳后水肿回吸收进展良好时,认真订好手术计划,5～15 d 分批切痂植皮,每次切痂面积一般以不超过 20% 较妥。当然具体实施时,随临床情况有所变化,应仔细考虑伤员全身情况、医务人员技术条件、有无质量良好的异体皮或异种皮源,有无充足的血源以及麻醉选择等,以保护早期切痂的安全和良好效果。

早期切痂的方法如下:①切痂部位的选择很重要,尤其是首次切痂的部位必须十分注意。一般是先切四肢,后切躯干,背臀部皮肤厚可考虑先保痂为主,胸前焦痂影响呼吸时先予切痂。还要结合创面感染情况去考虑,感染明显或估计有大片肌肉坏死的部位,应先切除;感染轻,焦痂干燥者,可稍向后延。②手术方法:将焦痂连同皮下脂肪一起切除,直达深筋膜浅面。如有肌肉坏死,亦予切除。肢体肌肉广泛坏死者,酌情考虑截肢术。创面止血要完善。

同种异体皮的质量一定要好。力争植皮成活良好。大面积切痂植皮,若移植的异体皮失败,可能招致严重后果。手术宜分组进行,一组或二组切痂,另一组准备异体皮或小片自体皮等,争取缩短手术时间。术中做好创面止血与血容量的补充,可用两条静脉通道分别输血输液,防止发生休克。估计切痂植皮手术时间长者,留置导尿管以便术中监测尿量。

2.削痂

削痂即在休克期后将深Ⅱ度或深Ⅱ度与Ⅲ度混合区的坏死组织,用滚轴取皮刀削除,直至健康的真皮创面。在止血带下削痂者,健康真皮呈白色、致密、有光泽、无血管栓塞,放松止血带则出血活跃,密布针尖样出血点。如果组织灰暗无光或呈灰红色,有血管栓塞,说明削痂深度不够,仍有坏死组织残留。削痂后如出现黄色颗粒,表示已达脂肪层。已削成Ⅲ度的创面应覆盖自体皮。

深Ⅱ度创面可覆盖异体皮、液氮皮、冻干皮或人工皮等。覆盖物脱落后可能遗留部分创面。由于削痂深度不易准确,常常偏浅、偏深,近年来临床应用已较少,仅用于手部、关节区的深Ⅱ度烧伤,削痂后立即自体植皮。

3.自然脱痂

自然脱痂即在伤后取暴露疗法,经 2～3 周,焦痂与健康组织逐渐分离脱落,出现肉芽组织,应尽快做自体植皮,做到逐步脱痂、逐步植皮,以不使创面过多外露为原则。这种典型的自然脱痂植皮,只适用于未能确定的深Ⅱ度至Ⅲ度烧伤,早期切痂植皮后剩下的散在Ⅱ度烧伤,未做早期切痂的Ⅲ度烧伤或门诊患者等。因其创面愈合时间较长,植皮区遗留瘢痕挛缩与增生的机会较多,在许多情况下已被剥痂植皮法取代。

4.剥痂

剥痂是可避免自然脱痂时间长,感染重而采用的一种较积极主动的办法。即在烧伤12～16 d,Ⅲ度焦痂开始松动或已有一些肉芽创面,将焦痂从开始分离的平面剪除或切除。

有时将残余坏死组织削除,或甚至将创面自深筋膜浅面切除。术中多次冲洗创面,制造一个新的感染轻的创基。

5.烧伤创面植皮法

植皮是消灭创面、从根本上防治创面感染、减少败血症的有效措施。大面积Ⅲ度烧伤,应有计划地分期分批清除焦痂植皮,争取在伤后6～7周内基本消灭创面。

(1)自体筛状植皮。用鼓式取皮机或徒手切皮刀取大片薄、中、厚皮片,以手术刀戳孔呈筛状,孔的大小为 0.5～1.0 cm,密度视需要而定。这样皮片既可扩大面积,又有利于创面分泌物引流,可使皮片成活良好。此法适用于除颜面以外的切痂创面或肉芽创面,可以预防或减轻烧伤后畸形,远期效果良好。

(2)网状植皮。将切取的大张薄中厚皮片,在网状切皮机上切出规则而密集的网孔,皮片拉开即成网状,扩大植皮面积。按所切皮机不同,皮片可扩大 1.5 倍、3 倍、6 倍、9 倍,可用较小皮片覆盖较大的创面。该法节省皮源,缩短手术时间,适用于深度烧伤切、削痂后的创面或肉芽创面。扩大 3 倍者为最常用,1.5 倍者适用于手部,6 倍者用于非功能部位。为了减少网眼处创面暴露,常需用网状异体皮、异体皮或人工皮作重叠覆盖。

(3)自体小片植皮。将薄皮片剪切成 0.3～0.5 cm 或 1.0 cm 以下的方形或长方形小块,散在移植于创面,皮片间距 0.5 cm 左右,又称点状植皮。点状植皮操作简单,皮片生长条件较低,常用于肉芽创面,可扩大植皮面积,节省供皮区。但比较费时且远期遗留斑状瘢痕,易造成关节部位挛缩,外观也不能令人满意,因而最好仅限于非功能部位或隐蔽处。

(4)大张筛状异体(种)皮嵌植点状自体皮。大面积Ⅲ度烧伤早期切痂后,先移植大张筛状异体皮,或用特制的打孔机切出许多"门"形孔,2～3 d 后打开包扎,如异体皮片贴附良好,在孔洞中嵌植 0.3～0.5 cm 大小的自体皮,这样大张异体皮与点状自体皮均在创面上存活,自体皮在异体皮下匍行生长,逐渐扩大,取代异体皮而融合成片,使创面愈合。这种方法适用于皮源较缺乏的患者。

(5)自体及异体(种)皮相间移植。常用新鲜异体(种)皮、液氮储存皮,剪成宽 0.3～0.5 cm点状或条状,两者相间移植于切、剥痂或肉芽创面。异体(种)皮与自体皮生长后,创面得到初步覆盖,随后出现排斥反应,由两侧的自体上皮扩展而愈合。该法也适用于皮源较缺乏的患者,如异体皮质量较好,自体皮移植间距合适,生长扩散后可获得一次性封闭创面的良好效果。

(6)微粒皮片移植。将小片薄断层自体皮剪成微粒,最大不超过 1.0 mm^2。这样供皮区与受皮区面积之比可达 1∶18,创面愈合时间为 5～8 周。残留创面需补充植皮。本法简便易行,效果良好可保持 90% 以上的微皮的方向与同种皮一致,易于存活。适用于自体皮源缺少的特大面积烧伤。

(7)自体表皮细胞培养与移植。取自体表皮基底细胞进行细胞培养,3 周左右在培养瓶内扩展生长成一张复层表皮皮片。许多张培养皮片移植于部分烧伤创面,移植后 8 d 形成角质层,3 个月后有 10 层表皮细胞,基底膜发育良好,表皮下网织纤维较完整。

(8)供皮部位。烧伤伤员的供皮区,必须十分珍惜,应做到有计划合理利用,并尽可能照顾到晚期整复的需要。应用头皮作为供皮区是由于皮肤较厚、毛囊深、血供丰富,抗感染能力强,切取薄皮后能较快愈合,6～7 d 可以重复切皮,一般供皮 10 次以上仍然不影响头发生长。

四肢躯干的非烧伤区,浅Ⅱ度及深Ⅱ度愈合区,亦可在首次供皮后 2～3 周重复供皮。最适宜切取断层皮片的部位是大腿。

广泛度烧伤伤员皮源不足,或因病情严重一时不能取自体皮时,采用异体(种)皮移植是挽救生命的重要措施。能成活 2～4 周,暂时覆盖创面、预防感染,减少体液和蛋白质的丢失,为救治争得时间。

异体皮主要取自新鲜尸体,特别是死婴。一般在死后 6 h 内切取,愈早愈好。寒冷季节在死后 12 h 内仍可采用。因传染病、肿瘤皮肤病、感染、中毒致死者不可选用。常用的异种皮为小白猪中厚皮片,其效果不如异体皮。

此外,各种方法储存的皮片,如液氮储皮为保存着皮肤活力的代用品。冷冻干燥异种皮、冻干软化戊二醛皮、辐照异种皮等,为没有活力的代用品。还有其他生物膜、合成代用品、如羊膜、人工皮等,作为代用品,各有其适应范围,临床应用均可取得一定效果。

六、常用皮瓣的解剖学基础和应用原则

皮瓣是一具有血液供应的皮肤及其附着的皮下脂肪组织所形成。在皮瓣形成与转移过程中,必须有一部分与本体(供皮瓣区)相连,此相连的部分称为蒂部,以保持血液供应,其他在表面及深面均与本体分离,转移到另一创面后(受皮瓣区),暂时仍由蒂部血运供应营养,等受皮瓣区创面血管长入皮瓣,建立新的血运后,再将蒂部切断,这是完成皮瓣转移的全过程,故又名带蒂皮瓣,但局部皮瓣或岛状皮瓣转移后则不需要断蒂。

(邓兴旺)

第十八节　烧伤感染

一、概述

1.烧伤感染的途径

(1)烧伤创面感染是病原菌侵入机体的主要途径,根据创面病原菌密度和侵入深度区分为非侵袭性感染和侵袭性感染。

1)非侵袭性感染。烧伤创面仅有少量细菌定植,或虽有大量细菌生长,但仅限于创面表面,或细菌可穿透部分(全部)焦痂但不侵入邻近的活组织,其菌量$<10^5$ CFU/ g,无明显全身感染症状。

2)侵袭性感染。指病原菌侵袭至痂下活组织,同时伴有全身感染中毒症状,组织中的菌量$>10^5$ CFU/ g。

(2)吸入性损伤继发肺部感染。

(3)静脉导管感染是最常见的医源性感染途径。

（4）尿路感染。

（5）肠道细菌和毒素移位。肠道不仅是体内最大的细菌库，而且是内毒素库，其含量足以将宿主致死数百次，因此肠黏膜必须是一道有效的防御屏障。大面积烧伤后由于缺血再灌注、氧自由基的损伤及肠道营养不良是促进肠黏膜损伤导致细菌毒素移位的重要致病因素。肠道菌群失调和伤后机体免疫功能下降也容易导致感染的发生。

2.烧伤创面脓毒症

细菌在烧伤创面坏死组织上繁殖生长，迅速扩大并向深部侵入，创面感染严重、潮湿、渗液，出现出血点或坏死斑，进而细菌侵袭至焦痂下健康组织，集中在血管周围，甚至侵入血管内，组织的细菌量＞10^5 CFU/ g，此时全身感染症状显著，而血培养多为阴性，即为烧伤创面脓毒症。

处理原则与败血症相同。强调预防为主，严重的深度大面积烧伤争取平稳渡过休克期甚为重要。在创面渗出高峰期前应用对烧伤创面细菌有针对性的抗生素，使其在痂下细胞外液中形成抗生素保护屏障也是关键。积极处理创面，尽早以手术或非手术的方法去除感染创面的焦痂或痂皮，用植皮的方法覆盖和封闭创面。

3.烧伤常见致病菌种类及特性

烧伤感染为医院感染，病原菌属条件致病菌。烧伤创面既可被环境中外源性细菌污染，也可被寄居在人体内的内源性细菌污染，除细菌外尚可有真菌和病毒感染。烧伤感染病原菌来源有两条途径，一为自身感染，另一为交叉感染。自身感染的病原菌主要存在于患者皮肤表面、毛囊、汗腺、口腔、咽喉、呼吸道、胃肠道和肛门周围；交叉感染的细菌主要来源为感染的烧伤创面、污染的敷料、物品和空气、医护人员带菌和污染的双手、工作服、口罩、帽子等。常见致病菌如下。

（1）金葡菌：金葡菌是首先定植在烧伤创面的细菌之一。在烧伤创面检出的细菌中常占第一位或仅次于铜绿假单胞菌。首选万古霉素、去甲万古霉素、替考拉宁等。

（2）表皮葡萄球菌：在烧伤患者中分离到表皮葡萄球菌不应认为是污染而忽视。检出的菌株都需测定对抗生素的敏感性。

（3）化脓性链球菌：烧伤创面感染化脓性链球菌可引起外科猩红热，创面周缘炎性浸润范围广泛而显著，脓液稀薄。造成移植皮片溶解脱落，导致植皮失败或供皮区全厚层皮肤丧失。

该菌可侵袭健康的肉芽组织。下肢深度烧伤愈合的瘢痕创面易反复发生化脓性链球菌感染引起丹毒。每个患者入院时和住院期间定期作咽喉和创面培养，以监测化脓性链球菌是预防化脓性链球菌感染的最佳方法。青霉素为首选抗生素。

（4）肠球菌属：在烧伤创面检出的肠球菌属主要是粪肠球菌。

（5）铜绿假单胞菌：铜绿假单胞菌是烧伤感染的主要病源菌，其病死率高于金葡菌。铜绿假单胞菌在烧伤患者中通过自身感染和交叉感染传播。铜绿假单胞菌为多重耐药菌。

（6）肠杆菌科细菌：肠杆菌科细菌是自身感染的主要来源。主要有大肠埃希菌、弗氏枸橼酸杆菌、肺炎克雷白杆菌、肠杆菌属、变形杆菌属、普罗威登斯菌属。

（7）不动杆菌属。

（8）嗜麦芽窄食单胞菌。

4.烧伤感染的防治

（1）防治休克。及时（快速）有效的液体复苏，改善肠道微循环，缩短胃肠缺血时间。

（2）早期肠道喂养。不但能增加肠黏膜的血液灌注，维持其屏障及免疫功能，还能有效地防止细菌移位。

（3）合理使用抗生素。

（4）及时正确处理创面。

（5）调理机体维持内环境稳定。

二、治疗

1.烧伤常见感染的抗生素治疗

全身性使用抗生素。其目的是为防治感染的入侵和扩散，使用时需严格规范药物种类、疗程、剂量和给药时机等。目前抗生素的使用策略可总结为4点，即全面覆盖、策略换药、重拳出击和早用敢停。对于尚未取得细菌培养药敏结果的患者，可早期应用一线广谱抗生素预防性治疗，待培养结果出来后根据药敏情况改用窄谱敏感的抗生素，并根据药物半衰期安排给药时间。研究证实，烧伤早期应用3 d广谱抗生素，并不会导致耐药菌的增加。如患者出现脓毒血症，目前临床上主张使用"降阶梯疗法"，并将抗生素的降阶梯疗法列为危重患者抗生素应用原则之一。即抓住感染的特点和时机，按药物的半衰期，足量使用敏感抗生素，如单独使用一种抗生素效果不佳，可联合应用不同杀菌或抑菌机制的抗生素，力求迅速控制感染。患者稳定后，则应敢于停药，避免大剂量长期使用抗生素导致多重耐药菌和真菌的出现。

2.烧伤创面的抗生素治疗

（1）局部使用抗生素：烧伤创面中心部位血供较差，全身性抗生素通常无法到达细菌繁殖的场所，局部使用抗生素就显得尤为重要。对于中小面积的浅Ⅱ度创面，如无明显污染并及时清创和适当局部处理，就能完成上皮化而无须常规外用抗生素治疗；对面积较大、污染机会较多且未及时清创处理的浅Ⅱ度、深Ⅱ度和Ⅲ度创面，均应外用抗生素治疗。局部用药大致分为抗耐甲氧西林金黄色葡萄球菌的百克瑞、莫匹罗星和利福平；抗铜绿假单胞菌的磺胺米隆、百克瑞、磺胺嘧啶银。在使用时应根据创面分泌物培养的结果选用敏感的抗菌药物。由于杀菌环境不同，局部和全身使用的抗生素不能混用，全身使用的抗菌药物严禁在局部使用，以防增加耐药菌比例。

（2）烧伤外用中草药：我国各地应用中草药治疗烧伤创面的方剂很多，有用于止痛、消炎、收敛的；有用于化腐、拔毒、促进坏死组织脱落的；有用于生肌、收口、促进上皮生长加速愈合、减少瘢痕形成的。可根据浅Ⅱ度、深Ⅱ度、Ⅲ度创面的情况，暴露或包扎疗法，以及药物就地取材等进行选用。常用的有地白忍合剂、紫草油、烧伤药粉、虎杖煎剂等。

（邓兴旺）

第十九节　皮肤软组织扩张术在瘢痕畸形修复中的应用

皮肤软组织扩张术是在皮肤软组织深面埋置扩张器并使之扩张，以扩大其被覆皮肤软组织面积的一种技术。其原理是通过向扩张囊内注射液体，增加扩张囊体积，从而增加皮肤面积，获得额外的皮肤软组织，用以进行皮肤软组织修复和器官再造。该技术于1976年被美国整形外科医师 Radovan 首次应用,现已成为整形外科中最理想和常用的方法之一。

瘢痕周围正常皮肤软组织下手术埋置扩张器,之后经过注射壶每 5～7 d 注射生理盐水一次(扩张器设定容量的 10％～20％),常规注水扩张约 2 个月(可以超量扩张达设计容量的 200％),取出扩张器后皮瓣推移或旋转修复瘢痕或体表肿物切除后的皮肤软组织缺损。

一、皮肤软组织扩张术在瘢痕临床治疗中的应用

自 1976 年 Radovan 等设计出可控性皮肤软组织扩张器后,皮肤软组织扩张术的临床应用日臻完善和普及。

(一)瘢痕性秃发

扩张治疗是首选,可应用于大小占 15％～50％的秃发。对于面积较大者也可以采用重复扩张进行治疗。在扩张治疗中要注意扩张器有可能会刺激颅骨骨膜的异常增生,刺破扩张囊导致扩张失败。

(二)面、颈部瘢痕

在面颈部应用时,扩张皮瓣可以提供颜色、质地相近的"额外"皮肤,取得较好的美容效果。但是面颈部的皮肤量有限,术前需要更加仔细的设计,充分考虑缺损的面积、形状,残存组织的质量,皮脂腺的分布情况,已有的瘢痕等因素,并且要灵活和高效地利用扩张皮肤。在下睑修复时要注意采用旋转皮瓣,以避免下睑外翻。

(三)器官再造

可以用皮肤软组织扩张后的额部或前臂皮瓣行全鼻再造,以耳区皮肤扩张后行耳郭再造,以及上、下唇,上、下睑的再造与修复,隆乳术或乳房再造的预扩张,阴囊再造等,均有临床成功的报道。此外,软组织扩张术还可应用于躯干、四肢瘢痕的治疗,以及进行供皮区的扩张与皮瓣的预制。

二、皮肤软组织扩张术的操作注意事项

(一)切口

切口的选择目前仍有争议,不同术者依据个人经验有不同偏好。但是,切口的愈合是扩张顺利进行的首要影响因素,而且长度最好越小越好,减少不愈合的概率。目前切口位置的选择主要有瘢痕边缘切口以及远离瘢痕切口:前者离病变组织近,可以减少分离;后者可以实现切口在正常组织间的愈合。目前没有明确的研究表明任何一种切口位置方法的优越性。

(二)扩张器容量和形状的选择

扩张器容量大小应该根据缺损面积大小来选择,至少要和缺损的面积相同,Zoltie 等学者认为,扩张器的面积至少达到缺损面积的两倍以上,这在临床上通常行不通。此外,还受到周围可用的正常皮肤组织量限制,体表器官的位置如耳、眼角等也会影响扩张器的选择。扩张器的形状有长方形、圆形、肾形,以及各个手术医师自己设计的个性化形状等。

在不同的植入部位,根据修复的要求,可以选择不同形状的扩张器,如在外耳再造时选择肾形扩张器,如果术后的皮瓣转移以推进为主就选择长方形,如果以旋转为主则选用圆形。

(三)埋置层次的选择

由于一些组织不能耐受扩张器的牵拉和压迫,如面神经等,以及避免手术对重要组织的损伤,故需要谨慎地选择植入层次。头皮和额部应在帽状腱膜和额肌深面剥离植入腔隙,埋置过

浅会损伤毛囊、造成秃发,增加出血和血肿形成可能。面部的埋置层次在表浅肌肉腱膜系统(SMAS)浅面的皮下组织层,以期避免面神经损伤。颈部则既可以在颈阔肌浅面,也可以在颈阔肌深面,在深面剥离时需要注意面神经的颈支。躯干和四肢,埋置于深筋膜浅面。

此外,术中剥离的植入腔隙应该略大于扩张器的面积,以免扩张器折叠成角,导致皮肤变薄甚至坏死,影响修复手术效果。

(四)注水壶内外置的选择

扩张器的注水壶可以埋置于皮下,也可以通过皮下隧道置于皮肤外面。注水壶内置的方法,目前使用最为广泛,由于注水壶置于皮下,避免了与外界的接触,进而可以减小感染的风险。注水壶外置扩张法自 Jackson 等首次应用以来,已经被多次报道。外置法有着内置不可比拟的优点:不需要剥离注水壶的植入间隙,减少了分离的范围;取出扩张器时更为方便;注水时更加方便简单,不会再有疼痛感;不会再出现注水壶翻转,或由于壶离扩张器太近而误扎扩张器,导致扩张失败;患者在家注水成为可能等。但是外置会增加感染的风险,导致扩张失败,需要根据自己的经验来选择。

(五)注水量与扩张面积的控制

当注水量达到多少时,才能产生足够的扩张皮肤面积来完全修复缺损。Bmbmann 等在动物实验中于皮肤上文出 1.5 cm×1.5 cm 的方格,扩张后通过测量每个方格的大小来累计面积,但是这种方法耗时费力,误差也很大。Shively 则将球缺几何运算公式编入计算机程序中,通过球缺面积可得到需要向扩张器中注水量,部分学者认为此方法不实用。Van Rappard 等研究证明扩张的实际面积仅为公式计算面积的 25%～38%。艾玉峰等通过临床病例的回顾性总结后认为,每修复头部 1 cm² 缺损需要注水 4 mL,面部需要 6～8 mL,颈部需要 12～14 mL,躯干需要 4～6 mL,四肢需要 6～8 mL。牛星焘等通过云影摄影的方法总结出的面积计算公式:$A=0.152\,V-0.151$,其中,A 是缺损面积或实际修复面积(cm²),V 为注水总量(mL)。

田社民等将艾玉峰和牛星焘的公式在临床工作中对比后认为,牛星焘计算公式有更高的实用价值。此外,胡华新等还开发和应用了计算机软件对扩张皮肤进行三维图像及面积、体积的测量,但是操作较为复杂,目前在临床上很少应用。

(六)是否放置引流

手术后创面下的积血积液是细菌的良好培养基,闭式引流可以减小无效腔(死腔),清除积血积液,理论上是可以降低感染的风险的。但是引流管直接插入创面,又存在细菌经管壁逆行感染的可能,这种经导管逆行感染的可能已经被多次报道,因此,闭式引流也是潜在的感染途径。Puttawibu 和 Soon 等对乳房改良根治术和腋窝淋巴结切除的患者进行随机对照试验后,发现使用了闭式引流组和未使用闭式引流组的并发症发生率没有明显差异。近期,著名的整形外科学者 McCarthy 首次对扩张器手术中的引流放置对并发症的影响进行了回顾总结,在1863 例患者的 2446 次手术中,闭式引流组和未使用闭式引流组出现感染、血肿、血清肿等并发症的发生率也没有明显差异。由于引流在减少血液和血清积存量方面作用明显,故在埋置扩张器时仍推荐使用。

(七)软组织扩张术的操作步骤

1.患者评估

术前要对患者进行评估,是否适合软组织扩张术治疗。要避免对处于创面畸形愈合期,以及有开放性伤口或感染的患者进行扩张治疗。由于血液循环和扩张性的限制,要尽量避免对瘢痕组织进行扩张;对于无法避免者,要对患者进行充分的术前宣传教育,告知出现扩张失败的高风险性。对于头面部的扩张器植入,要充分考虑面部的美学分区。

2. 一期植入注意事项

术中要仔细操作,充分止血避免血肿,抗生素生理盐水冲洗创面;向扩张器内注入空气并按入装有生理盐水的换药碗内,检测扩张囊和注水壶的密闭性。

3. 二期修复注意事项

注水扩张结束后,在皮瓣转移中需要尽最大可能地利用扩张皮瓣转移修复缺损,但是,这必须要建立在保证皮瓣血液循环的基础之上。转移就是要将三维的立体扩张皮瓣转变成二维的平面皮瓣。皮瓣的转移方法可以是推进,也可是旋转和易位,或者是联合应用。其中一致认为推进是转移由长方形扩张器形成的扩张皮瓣的最有效方法,尤其是用于关闭矩形创面,旋转适用于三角形缺损,易位适用于小的创面关闭。

此外,为了能够有效地转移扩张皮瓣,在皮瓣近蒂部需要做"回切"切口,以充分展平皮瓣,"回切"的距离为扩张皮瓣宽度的 1/4。扩张包膜上有着丰富的血管,对于皮瓣的成活有着重要意义。因此,对包膜的处理需谨慎,避免由其损伤导致皮瓣血液循环障碍,进而出现坏死的不良结局。也有学者认为,包膜需要充分松解,以达到有效的延长皮瓣的转移范围。如果扩张皮瓣为有知名血管的轴形皮瓣,对包膜的处理尺度可以放宽。

三、皮肤软组织扩张术的并发症及预防处理

运用扩张器的软组织修复是一个序列性的治疗过程,包括了一期扩张器的埋置,术后的注水扩张和二期的皮瓣转移手术。整个疗程所需时间因个人的治疗情况而异,最长可持续半年以上甚至 1 年。在此期间,可能出现各种并发症,如血肿、感染、扩张器外露、切口裂开、扩张器不扩张、皮瓣坏死、注水困难等。在扩张器发明使用的初期,全身总的并发症比例高达 40% 以上。但是,随着对扩张技术的掌握,并发症的比例逐渐控制,这就是学习曲线的作用。Friedman 等总结了用于 82 例患者的 180 枚扩张器中,出现并发症的比例为 18%,这和 Pisarski 报道的并发症比例一致。有学者对其 20 年的扩张器手术回顾总结,1 454 例患者中,3 620 枚扩张器的并发症比例是 11.4%。其他的报道还有,Tavares Filho 等(24.8%)、Bozkurt 等(29.4%)、Pitanguy 等(7.5%)。而且并发症在全身各部位的分布有所不同,其中以头、颈部的比例最高,达到 30% 左右,甚至更高。在出现的并发症中,以扩张器外露、感染最为常见,避免的方法主要是要注意无菌操作,围术期使用抗生素预防感染,术中仔细操作,彻底止血,也可采用垂直小切口,减小伤口张力,术后注水时间推迟。在注水时,不要盲目求快,注意控制单次注水量,观察扩张皮瓣的指压反应。如果外露是在扩张的早期出现,面积较小,无明显感染迹象,可在门诊行清创缝合术,但要注意抗生素治疗;扩张晚期的外露,可以取出扩张器,直接行皮瓣转移手术。如果出现感染,应尽早全身应用抗生素,在上次植入切口处放置引流,抗生素盐水冲洗清除感染灶,如效果不佳,应尽早行扩张器取出术。

综上所述,皮肤软组织扩张术对于瘢痕畸形的治疗是一个里程碑式的进展,具有常规植皮等手术所不具备的优点,尽管其有以上的并发症存在,但是,随着术者对其操作的逐渐熟练,可以明显改善治疗效果。

(宗 声)

第九章 辅助生殖技术

第一节 人工授精

人工授精指收集丈夫或供精者的精液,使其优化,由医师注入女性生殖道,以达妊娠目的的一种助孕技术。人类的人工授精术始于 1790 年,由英国的 John Hunter 将一位尿道下裂患者的精液收集后置其妻子阴道内,而获妊娠为先例。1844 年 William Pancoast 报道首例使用供精者精子人工授精成功。1954 年 Bunge 等又首例用冷冻精液人工授精获得妊娠,从而完善和推动了人工授精技术。1983 年我国湖南医学院生殖工程研究组,用冷冻精液人工授精成功。1984 年上海第二医学院行洗涤丈夫精液宫腔内授精,获健康婴儿出生。目前在我国有些地区已建立了人类精子库,并使妊娠成功率逐步提高。

一、分类

1. 根据精液来源分类

(1)夫精人工授精(AIH):使用丈夫精液人工授精。

(2)供精人工授精(AID):使用自愿供者精液人工授精。

2. 根据精液制备分类

新鲜精液人工授精和冷冻精液人工授精。

3. 根据授精部位分类

(1)阴道内人工授精:只是将整份精液标本注入阴道穹隆部,本法不需暴露子宫颈,操作简易。

(2)宫颈周围或宫颈管内人工授精(ICI):本法是将 0.3~0.5 mL 精液慢慢注入宫颈管内,其余精液放在阴道前穹隆。

(3)子宫帽人工授精:子宫帽要在阴道内保留 6~12 h 以延长精液与宫颈黏液接触的时间。

(4)宫腔内人工授精(IUI):将洗涤处理后的 0.3~0.5 mL 精液,通过导管注入女方宫腔内。在受精的周期,给予诱发超排卵可以提高成功率。

(5)直接经腹腔内人工授精(DIPI):洗精处理后的精液 0.5~1.0 mL,用 22 cm 19 G 长针经阴道后穹注入子宫直肠窝内,本法操作不难,成功率通常较经超排卵治疗的 IUI 低,宜用于宫颈狭窄 IUI 操作困难者。

(6)经腹腔精子与卵子移植(POST):将精子和卵子直接放入腹腔。

(7)经输卵管人工授精。

二、适应证

1. 精子质量问题

(1)严重的精液量减少,不足 1 mL 以致精液不能接触宫颈口与宫颈黏液。

（2）低精子计数，在不少于两次连续检查的精子计数少于 $20\times10^6/mL$。

（3）精子活动力低下，活动精子少于 50%。

（4）精液液化时间长或不液化，通常可用洗精或用 18 号针头反复吸吹帮助液化后行 AIH。

2. 阻碍正常性交时精子进入阴道的因素

（1）解剖异常，如严重尿道下裂、逆行射精、阴道与宫颈狭窄、子宫高度移位。

（2）精神神经因素，如阳痿、早泄、不射精、阴道痉挛。

3. 精子在女性生殖道运行障碍

（1）宫颈因素：在不育妇女占 5%～10%，排卵前宫颈黏液最有利于精子穿透。宫颈黏液一方面可以储存精子，缓慢释放至宫腔；另一方面对质量不良的精子起过滤作用。此外，宫颈黏液还有助于精子获能。当患有宫颈息肉或肌瘤、慢性宫颈炎或深层宫颈锥形切除、电熨或冷冻治疗后，宫颈黏液量少而质稠，不利于精子的穿透。一般通过性交后试验可以发现宫颈因素所致的不孕。可进行 IUI 避开宫颈屏障直接将精子送到宫腔内。

（2）女性免疫性不孕：女性可由细胞或抗体介导对精液发生免疫反应，此种反应属于一种局部而不是全身性的反应。女性通过抗精子抗体产生补体介导的精子细胞毒性作用、干扰精子在宫颈黏液中的制动和顶体反应与获能直接妨碍受精。

（3）男性免疫性不育：如感染、创伤或突发性因素等可致血睾屏障受损诱发自身免疫。

（4）不明原因性不孕：对于多年不孕、原因又不明确的患者，经腹腔镜或子宫输卵管造影检查，示一侧以上输卵管通畅者，适合以 IUI 方法治疗。

三、女方检查与准备

1. 女方要求

除了常规询问病史、全身查体、妇科检查和输卵管碘油造影外，尚需内分泌测定，必要时给予 B 超检查和染色体检查。要求接受人工授精的女方必须具备：体格和精神健康，年龄在 40 岁以下，有规律的月经周期，具正常排卵生育功能，输卵管通畅，并能承受正常的妊娠和分娩而对身体无害。

2. 诱发排卵

在 IUI 周期中，常给予药物诱发排卵。研究表明，药物刺激周期比自然周期妊娠率明显提高，可能与以下作用有关。

（1）增加卵子数目。

（2）降低了生殖道内补体浓度，减少了其对精子的毒性作用。

（3）使用 HMG 治疗可纠正一些不利于卵子发育的内分泌异常，如低水平的 E_2，LH 峰值下降和不适时地出现而影响卵子的质量。

促排卵方案有：CC 单用法；CC＋HMG/HCG；HMG/HCG。国内常用 HMG/HCG 方案。自月经周期第 3 天开始，每日肌内注射 HMG 75～150 U，从周期第 8 天开始 B 超监测，见 1 个优势卵泡达 18 mm，或 2 个达 16 mm 时停用 HMG，当日 1 次肌内注射 HCG 5 000～10 000 U。

四、精液处理

1. 精液处理的目的

（1）达到符合要求的活动精子密度。

（2）减少或去除精浆内前列腺素、免疫活性细胞、抗精子抗体、细菌与碎片。

（3）减少精液的黏稠性。

（4）促进精子获能,改善精子受精能力。

2.精液标本收集

（1）通过手淫方式取精液,如不成功,可通过性交将精液收集于无毒的避孕套内。

（2）黏稠或有精子抗体的精液可以收集在一含培养液的小瓶内。

（3）若精液少于 1 mL,最好分段收集射精的精液标本。

（4）逆射精:逆射精进入膀胱并非罕见,特别是进行过膀胱手术的患者,为收集逆射出的精液,必须先用碳酸氢钠碱化尿液,然后排空膀胱,通过性交或手淫法射精,然后排尿入一个容器,尿中可见精子并可被 Percoll 法收集到。

收集逆射精精液的程序如下:向患者仔细地解释整个过程,取得他的合作理解;在试验前一晚的 9 点,要将 4 gNaHCO$_3$ 放入杯水中,混匀后服下;在取样前 1 h,必须再饮一杯含 4 g NaHCO$_3$ 的水并且再多饮 1～2 杯水;在射精前排尿(即小便后立即射精);射精后,将小便排入一含有 5％血清的 HEPES-HTF 液的容器内;逆射出的精子必须立即检查和处理。

3.精液处理方法

精液处理方法取决于精液量,精子计数与活动率以及白细胞、精子抗体与碎片等。

（1）二次洗精法:是常用的简单方法,适用于精子数目正常、活动力好、比较清洁的精液标本。可用 1 份精液与 3 份培养液,如 Ham's F-10,Earle's,用 200 G 离心 5 min,最后沉淀加培养液至 0.5 mL 悬浮作受精用。

（2）上游法:①上述洗精第二遍离心沉淀,弃去上清液,轻轻指弹试管底让沉淀略松散,小心沿管壁加入含 5％血清培养液 1 mL 置 37 ℃的 CO$_2$ 培养箱内孵育 45 min,吸出沉淀上方呈云雾状的上游精子层培养液 0.5 mL 作受精用;②将精液标本置试管底部小心沿管壁加入含 5％血清或清蛋白培养液 2 mL,在培养箱孵育 60 min,收集云雾状上层培养液,再次用 200 G 离心 5 min,沉淀用 0.5 mL 培养悬浮作受精用。

（3）Percoll 非连续梯度分离法:Percoll(聚乙烯吡咯酮包裹的硅胶液),先制备 90％Percoll 2 mL 置试管底,然后沿管壁加入 40％ Percoll 2 mL 在其上层,最后加入精液标本 1 mL,用 600 G 离心 20 min,细胞、碎片、不活动精子、异常精子积聚于上层,其沉淀则包含有正常活动的精子,将沉淀吸出用 1 mL 培养液悬浮再用 200 G 离心 5 min,去除残留 Pereoll。沉淀再用培养液 0.5 mL 悬浮作受精用。

五、授精时间的选择

1.观察宫颈黏液预测排卵

排卵前雌激素形成的高峰,宫颈黏液量增加,稀薄透明似"蛋清样",其黏滞度降低使拉丝度增大,达 10 cm 长。宫颈外口也呈松弛、扩张状,称"瞳孔反应",而利于精子的通过。此时将黏液涂片干燥后于镜下可见典型羊齿状结晶,预示为明显的排卵征象,应在 48 h 内完成授精。

2.激素测定预测排卵

若使用血清或尿标本测定 LH 应于估计排卵日的前 2～3 d 开始,行 ICI 应在 LH 峰出现当天进行,而 IUI 可以稍后 1～2 d。若注射 HCG 控制排卵时间,IUI 则应在注 HCG 后 36～40 h 进行,此刻正是卵子从卵泡释出的时间。

3. B超监测卵泡发育和子宫内膜厚度

卵泡的大小应以长、横二径线平均值来估计,近排卵日卵泡每日可生长 2.5～3.0 mm, B超所见的排卵征象为:卵泡变小或萎陷、子宫直肠窝有液性暗区。当子宫内膜的厚度＞10 mm 表示已完全雌素化。

六、授精方法

患者取膀胱截石位,以 1∶1 000 苯扎溴铵(新洁尔灭)消毒外阴。置窥器后用无菌盐水棉球及干棉球轻擦阴道及宫颈。以无毒无菌授精管尾端接注射器,抽空气 0.2 mL,根据精子质量抽精液 0.3～0.5 mL;沿子宫位置方向进入宫腔,缓慢注入精液,注意不要造成出血;注后稍停片刻取出导管,抬高臀部原位仰卧 30～60 min。一般每个周期在排卵前授精两次。

(单英华)

第二节　配子移植

人类配子是指男性的精子和女性的卵子。当这两种配子结合受精后即成为合子——孕卵,进一步发育成一个新个体。将精卵于配子期移植进女性体内的技术,称配子移植技术。配子移植技术是继体外受精与胚胎移植(IVF-ET)之后发展起来的比较成熟的助孕技术之一。根据配子移植途径和部位的不同,目前国际上有以下几种成功的报道。

(1)配子输卵管内移植(GIFT)。

(2)配子腹腔内移植(POST)。

(3)配子宫腔内移植(GIUT)。

(4)配子经阴道输卵管内移植(TV-GIFT)。

一、配子输卵管内移植

1984 年首先由美国的 Asch 等报告 GIFT 成功,并于 1985 年获健康婴儿出生。GIFT 与 IVF-ET 相比,具有以下特点:①在输卵管壶腹部受精,使配子得以在正常生理条件下受精;②免除了体外授精和培养及卵细胞植入的复杂环节,生殖细胞在体外存放时间由 48 h 缩短到几个小时,故此程序在许多方面较 IVF 简单,特别对实验室的要求低。近年来的研究表明, GIFT 妊娠成功率可高达 20%～48%,几乎接近自然受孕率。目前在国际上已广泛开展,并取得了很大的成绩。

1. 适应证

目前认为,除要求至少一条形态和功能都正常的输卵管外,其他适应证与 IVF 相同。但对盆腔有粘连的患者特别是中度和重度者,即使输卵管通畅也不宜行 GIFT,否则宫外孕发生的危险将明显增加。

(1)男性不育:对不适合做 IVF-ET 的男性因素患者有效。

(2)原因不明的不孕症:可能为精子的运输、受精能力异常;或输卵管伞的拾卵功能障碍;或卵泡未破裂黄素化综合征等。

(3)免疫性不孕:免疫球蛋白中的 IgG 可抑制受精,精子数量越多,抗原越多,越能激发免疫反应。

(4)子宫内膜异位症:药物或手术治疗失败后均可用 GIFT 或 IVF 治疗,轻、中度子宫内膜异位症较合适,而重度子宫内膜异位症成功率低。

(5)其他因素的不孕症:如宫腔的异常,宫颈不孕和不排卵等也可用 GIFT 治疗。

2.技术步骤

GIFT 和 IVF 的步骤在取卵前是完全相同的,不同的是 GIFT 取卵后立即将精子和卵子植入输卵管内,受精发生在输卵管内,而 IVF-ET 是在试管内受精,然后将胚胎植入子宫内。GIFT 的主要步骤包括超排卵、取卵和精子处理及配子移植。

(1)超排卵:用药方案及监测同 IVF-ET。

(2)采精与洗涤处理:一般在取卵前 2 h 采精,以上游法处理精液,优选后的精子液调浓度为(10～30)×10^9/L,置 CO_2 孵箱中待用。

(3)卵母细胞的采集。①腹腔镜下取卵:GIFT 最多用的是腹腔镜,在取卵后经识别和分级,于体外适时培养 3～12 h,待其进一步成熟后,由原穿刺点在腹腔镜下行配子输卵管内移植。取卵步骤:先行全身麻醉或节段阻滞麻醉,以 CO_2 5％、O_2 5％和 N_2 90％的混合气体输入腹腔,造成气腹。测气压不得超过 2.67 kPa,在脐下插入腹腔镜,用于照明和观察,另选下腹壁插入吸卵针和卵巢固定钳。吸卵针内芯为聚四氟乙烯导管,以"Y"型管为好,以便再次冲洗卵泡用。卵巢钳用于剥开腹膜和粘连并固定卵巢。选择卵泡集中表面又无血管处垂直进针,避免从卵泡顶部薄弱处进针以免裂口过大丢失卵母细胞,将吸卵导管连接抽负压的培养管内。注意在每支培养管内要预先加入肝素 1 滴(50 万 U/L),防止抽出的卵泡液中出现血凝。抽吸负压掌握在 12～16 kPa。②在超声引导下经阴道穿刺取卵:此种穿刺取卵技术简便易行。无须麻醉和致气腹,患者痛苦小;卵母细胞前培养和配子移植术的时间便于掌握。③开腹取卵:局麻下于下腹壁做 3～4 cm 长的切口,进入腹腔直视下抽吸卵泡液,迅速识别和显微加工卵母细胞,立即由原切口处找到输卵管伞端行配子移植。此方法要求在短时间内连贯完成,目前已较少应用。采卵时间均掌握在注射 HCG 34～36 h。首次吸引未取到卵时要进行 2～3 次冲洗和抽吸,或旋转穿刺针改变角度以提高取卵率。

(4)卵子识别和显微加工。①卵子识别:同 IVF-ET。分级后的卵细胞置生长液中培养。②显微加工:移植前再将成熟卵置镜下,用清洁无菌针器剥除其周围的黏液及血块,以免植入体内影响受精。注意这种"显微加工"的动作要轻稳,不可损伤透明带。加工后将成熟卵吸入移植液(TM)中待用。移植液由 F10 培养液加 50％血清配制。部分研究者把经过前培养或显微加工的卵子,加入到处理后的精子液中,混合培养 1 h 再移植。但此时无法证实受精过程是否已经开始,精卵是否仍属配子期。

(5)配子移植。①吸取精卵移植液:目前国内多使用 Tom Catheter 移植管,或是美国 Cook 公司生产的 IVF-ET 移植管。先在导管尾端接一次性 TB 注射器,用 GM 液冲洗移植管 2～3 次,然后在移植管内依次吸入 25 μL 精液,5 μL 空气,25 μL 培养液内含 2～3 个卵母细胞,5 μL 空气培养液。经过混合培养的精卵则不需抽吸气柱。②配子输卵管内移植:重新进入手术室,再由原腹腔镜入口处或下腹小切口进入腹腔;吸尽子宫直肠窝内血性腹腔积液,持钳固定输卵管;将移植管自输卵管伞端向壶腹部插入 2～3 cm,缓慢注入精卵配子液,稍停 30 s 后退出移植管,立即在显微镜下检查移植管内是否有卵子遗留。再以相同方法行对侧移植。但也有医师认为以单侧移植为好,避免在进行对侧操作时,因牵拉、拨动或不顺利而影响已移植好的一侧,也可减少多胎妊娠的发生。他们比较两种方法的妊娠结果无差异。术后彻底放出腹腔内的气体,以减少 CO_2 与配子接触的时间。

移植的卵细胞数目与妊娠率有关,移植的卵细胞数越多,妊娠率越高,但为了防止多胎妊娠,目前大多数中心限制移植的卵母细胞为 3 个,仅对年龄较大、精子质量较差或以往反复失败的妇女移植 4 个或 4 个以上的卵母细胞。如移植 4 个或 4 个以上的卵母细胞,最好分别在两侧输卵管。严重的男性不育可增加活动精子的数量到 100 万。

(6)黄体支持:配子输卵管内移植后的黄体支持同 IVF-ET。

二、配子宫腔内移植(GIUT)

GIUT 是指将卵母细胞和洗涤后的精子直接移植入妇女宫腔内的一种助孕技术。这是在经典的 IVF-ET 基础上发展而来的一种更简易的助孕技术。

1.GIUT 的依据

GIUT 于取卵后几小时就把配子植入宫腔,并不意味着床时间提前,而是让卵子在宫腔内进一步成熟、受精和早期胚胎发育,待子宫内膜同步化,时机成熟后才完成着床过程。IVF-ET 程序于取卵后 2～3 d 移植,孕卵进入宫腔后也并非立即植入,同样要处于"等待植入"的状态 3～4 d。

虽然宫腔内与输卵管的环境有一定差别,但配子和孕卵对外界条件极为敏感,如光、温度、pH 及渗透压等。宫腔内则具备比体外培养更稳定、更利于生存的条件。因此,宫腔有可能成为卵子成熟、受精和早期胚胎发育的良好场所。

2.适应证

同 IVF-ET 适应证,主要适应于双侧输卵管阻塞或功能丧失的不孕患者,也可治疗其他多种不孕症。

3.操作特点

(1)GIUT 与常规 IVF-ET 技术程序比较:两者在卵子体外培养前的技术程序是相同的,但 GIUT 省去了体外授精、培养这一最复杂、最精细的操作步骤,缩短了生殖细胞在体外的停留时间,大大减少了外界环境及人工操作对它们的损害。操作方法简捷,环境条件的要求相对低,适用于临床开展。取卵后数小时即行移植,手术费时短,患者不必焦虑等待多日。

(2)GIUT 与 GIFT 程序比较:两者在移植前的技术程序是相同的,配子在体外存留时间也相同。但 GIUT 与 GIFT 的根本区别在于:①GIFT 要求患者至少一侧通畅输卵管,而 GIUT 无此要求,因此,GIUT 的适用范围更广;②无须腹腔镜设备及技术,移植时不必经腹操作,痛苦小;③从基础医学研究的角度认识,GIFT 模拟了人类卵子受精、孕卵运输和胚胎着床的生理过程,而 GIUT 则是对人类生殖奥秘的挑战,对今后受精及着床机制的研究具有重要的价值。

三、配子经阴道输卵管内移植(TV-GIFT)

此项技术过程也要通过促排卵、取卵、精液处理及体外处理,再将配子经阴道-宫腔-输卵管途径移植,是配子移植中具有发展趋向的一种助孕技术。它既符合生理受孕部位的要求,又无须经腹操作,易于被接受,并且妊娠成功率较高。但是需要特殊移植导管,寻找和进入输卵管时较困难。

(单英华)

第三节　卵泡浆内单精子注射

一、卵胞浆内单精子注射(ICSI)的发展历史

世界上第一例试管婴儿诞生于 1978 年。过去的 30 多年里,辅助生殖技术经历了重大的发展和改变,在促排卵技术、卵母细胞采集的方式、体外培养条件、胚胎的冷冻保存等方面获得了长足的进步。其中,显微受精无疑是辅助生殖领域最具亮点和实效的突破。

常规的 IVF-ET 技术帮助了许多因为输卵管因素而不育的夫妇解决了生育困扰。然而,在不育夫妻中仍有相当数量的患者因为男性因素或其他因素无法完成常规体外受精。因此,各种显微操作辅助受精技术开始引入试管婴儿的治疗之中。显微受精经历了借助显微操作仪器将部分透明带切除(partialzone dissection,PZD)、精子直接注入卵周隙即透明带下(subzonal injection,SUZI)以及最终的卵胞架内单精子注射(intracytoplasmic sperm injection,ICSI)来实现受精等几个阶段的发展,成功地解决了男性少、弱精患者因为精子不能有效地穿过卵母细胞透明带完成精卵融合而导致受精效率低下的问题。

早在 20 世纪初期,科学家们就开始尝试在显微镜下对活细胞进行直接操作。最早的显微受精报道出现在 1966 年,Hiromoto 等发现向非洲爪蟾卵母细胞中注射精子可以激活卵母细胞并形成雌雄原核。不过当时的研究目的并不在于辅助生殖而是为了证明精核去致密以及原核的形成并不需要之前精子和卵细胞膜的相互作用。随后在 1988 年,Iritani 和 Mann 分别报道了兔单精子胞质内受精和小鼠单精子带下受精获得后代。最早关于人卵母细胞单精子注射的报道也出现在这一年。Lanzendorf 等的实验结果证明人卵母细胞经过显微注射能够存活并且形成雌雄原核。这项技术发展到 1992 年终于获得重大突破,比利时自由大学中心(Brussels Free University Centre)的 Palermo 等利用卵母细胞胞质内单精子注射(ICSI)辅助授精获得成功妊娠,这是人类助孕技术方面一个突破性进展。1996 年,我国首例 ICSI 试管婴儿在中山大学附属第一医院生殖医学中心诞生,之后 ICSI 技术在全国多个生殖中心广泛展开,成为最主要的辅助生殖技术之一。

二、ICSI 的临床应用

ICSI 临床应用的主要适应证包括:少弱畸精症;临界性少弱精症;通过手术从睾丸或附睾中获得的精子;常规 IVF 受精失败史;不明原因不孕症;免疫性不孕;精液冻存;不成熟卵体外培养和冻融卵母细胞植入前遗传学诊断。

(一)少弱畸精子症

ICSI 技术在临床中最广泛的应用于因为男性因素而引发的不孕症治疗中。采用 ICSI 技术,只需数条精子即可完成受精过程,达到妊娠目的,是针对少弱精患者的最有效助孕方案。目前,各个实验室对于适用 ICSI 的精液指征有所差别,通常认为以下情况应该采用 ICSI 方案:重度少精症(即精液中精子密度≤$5×10^6$/mL);少弱精症(即精液中精子密度为$(5～20)×10^6$/mL,前向运动精子<25%或精子活动率<40%);弱精症(即精液中精子密度>$20×10^6$/mL,精子活动率<5%;畸精症(即精液中形态正常精子<5%)。

目前对于畸精症是否作为明确的 ICSI 指征尚有争议。有学者认为对畸精症患者如果在

高倍显微镜(6600 倍)下严格筛选形态正常的精子行 ICSI,将有助于提高妊娠率。但也有学者提出,单纯畸精症不应独立地作为采用 ICSI 的指征。Keegan 等根据正常形态精子比例将患者分为 6 组:≥5%,<5%且≥4%,<4%且≥3%,<3%且≥2%,<2%且≥1%和<1%。组内再分为 IVF 组和 ICSI 组。研究发现,各组间受精率、妊娠率和活产率均无统计学差异。因而认为单纯畸精症并不影响常规 IVF 结局,正常形态精子比例低(<5%)并不是独立的 ICSI 指征。出于安全性考虑,在临床治疗应慎重选择 ICSI,避免过度使用;对精子有微小异常和畸形的夫妇不应采用 ICSI 作为常规治疗方案。

需要特别注意的是,对于完全不活动或者顶体缺乏(圆头)的精子,必须采用 ICSI 的方式受精。完全不活动的精子可以通过染色或者低渗等途径挑选存活精子进行单精子注射。圆头精子是一种少见的畸形精子,由于缺乏顶体和顶体酶,这类精子在自然状态下因无法穿过透明带而缺乏受精能力,必须借助 ICSI 技术才有望完成受精过程,但是,存在显微注射后低受精率、低卵裂率以及安全性无法保障的缺陷。

(二)临界性少弱精症

当前对临界精液质量是否需要采用 ICSI 尚无定论。有学者对 50 例精液质量处于临界状态者进行 IVF/ICSI 各半治疗的结果进行分析发现,ICSI 的受精率与 IVF 的受精率无统计学差异,不建议对于精液质量处于临界状态者采用 ICSI 方案。但 Gozlan 等对 311 例患者进行 425 个周期分析,将精液分为正常组和临界组,每组内再分为 ICSI 组和 IVF 组,结果发现,精液临界组 ICSI 受精率显著高于 IVF 受精率(85.4% : 44.2%),妊娠率也有相应提高(14.6% : 4.7%),而正常精液组 ICSI 和 IVF 受精率和妊娠率无统计学差异。因而认为,如果精液参数处于临界状态,采用 ICSI 可能会获得较高的妊娠率。除了原始的精液数据外,在 IVF 治疗中采用何种授精方式也要着重参考精液处理后所获得的总活动精子数。在考虑是否采用 ICSI 受精时要结合精液的密度、活力、形态和相关功能检查及女方生育史等因素综合考虑,尽量严格把握 ICSI 指征。如果能够采用常规 IVF 方式,不应该扩大 ICSI 指征。

(三)通过手术从睾丸或附睾中获得的精子

男性不育患者中约有 10% 为无精症患者。无精症又可分为梗阻性无精症(obstructive azoospermia,OA)和非梗阻性无精症(non-obstruetive azoospermia,NOA)。梗阻性无精症患者是由于输精管阻塞或阙如所致。由于睾丸精子生成功能正常,可经手术采集附睾或睾丸中精子行 ICSI,现在最常采用的是经皮附睾穿刺精子抽吸术(percutaneous epididymal sperm aspiration,PESA)获取精子。非梗阻性无精症是由于睾丸生精功能障碍所致,部分患者曲细精管中内存在精子,可通过睾丸取精技术(testicular sperm aspiration,TESA 或 testicular sperm extraction,TESE)获取可用的精子。

(四)常规 IVF 受精失败或低受精史

据报道,常规 IVF 受精失败率占总周期的 5%～10%,低受精周期约占总数的 20%。受精率低下成为影响 IVF 成功的重要因素。非男性因素不育患者常规 IVF 受精率低的主要原因有:①取卵日大部分卵母细胞不成熟,或者卵细胞胞质与核的成熟不同步;②精卵结合障碍,精子与透明带结合后不能发生顶体反应,也有人认为是随着体外培养时间的延长卵细胞膜和透明带结构发生改变,影响了精子与透明带的结合;③卵母细胞未被激活或者原核形成障碍。有学者认为如果前一周期 IVF 受精失败或者低受精,第二个周期可采用 IVF/ICSI 各半方式,以预防再次发生受精失败。常规受精失败后补救 ICSI 的数据也提示,ICSI 仍可以获得较高的受精率,在一定程度上挽救常规受精失败的结局。然而,根据 Payne 和 Flaherty 的回顾分析 IVF 治疗中采用 ICSI 的方法约有 30% 的卵仍然无法受精,而 ICSI 的完全受精失败周期也达到 2%～3%。因此,虽然受精失败者在新的治疗周期中倾向采用 ICSI 受精,但是 ICSI 替代常规 IVF 不一定能避免受精失败的发生,在确定新的方案时应详细分析前一次的失败原因。

(五)不明原因不孕症

不明原因不孕是一个在定义和诊断上争议较大的临床问题,在不孕的病因分类中占 10%～30%。目前对于这类患者都是采用排他性诊断,而首选治疗方案是诱导排卵加宫腔内人工授精(controlled ovarian stimulation and intra-uterine insemination,COS＋IUI)。如果多次 IUI 未孕,在改行 IVF 方案治疗时可采用 RT 和 ICSI 受精各半的方式。据统计,在这类不明原因不孕的患者中有 14%～20% 存在受精的问题。Azem 等回顾性分析显示不明原因不孕夫妇采用 half-ICSI 的受精方式后,ICSI 部分的受精率显著高于 RT 受精,但是,依靠常规 IVF 方式获得可用胚胎患者的妊娠率较高,因而认为采用 ICSI 方式虽然可提高受精率,但对于提高妊娠率并无帮助。因此,在确定不明原因不孕患者的受精方案时还需结合精液质量综合判断。

(六)免疫性不孕

免疫性不孕多指因抗精子抗体(AsAb)阳性所致的不孕,由于 AsAb 能阻碍精子释放透明质酸酶,从而抑制精子的顶体反应造成受精失败。采用 ICSI 可以克服因顶体反应受限而导致的精卵结合问题。

(七)精液冻存

在 IVF 治疗中因为男方取精困难或其他因素导致取卵日无法获得精液者,可提前冻存精液备用。冷冻复苏会引起精子活力减弱并可能导致受精能力下降。在这种情况下也可采用 ICSI 的方式保证受精率。

(八)不成熟卵体外培养(IVM)和冻融卵母细胞

采用不成熟卵体外培养(in vitro maturation,IVM)方案,获得的未成熟卵母细胞需要经 24～48 h 的体外培养诱导成熟。长时间的体外培养可能导致卵母细胞透明带韧性发生改变,妨碍精子穿透,故而通常使用 ICSI 辅助受精。

冷冻保存的卵母细胞经过冻融后其受精潜能受到影响,ICSI 技术可应用于冷冻卵子的受精过程以提高冻融卵子的受精率,不过采用 ICSI 作为冻融复苏卵子的辅助受精方式并不能提高卵裂率及优质胚胎率。

(九)植入前遗传学诊断

对于进行植入前遗传学诊断的胚胎,为了避免透明带上黏附的精子影响诊断结果,尤其是针对高灵敏性的聚合酶链反应(PCR)技术可能产生的信号污染,必要时可采用 ICSI 辅助受精再行胚胎植入前遗传学诊断(PGD)。

综上所述,考虑到 ICSI 的安全性和潜在风险,在临床治疗中应当严格保守地选用 ICSI 方案,除了参考精液原始的密度、活力或形态的参数外,还要结合精液处理后获得的总活动精子数目以及夫妻双方的病史等因素综合考虑以确定合适的受精方式。

(单英华)

第四节　体外受精与胚胎移植

体外受精与胚胎移植(IVF-ET)技术,是由两位英国学者 Steptoe 和 Edwards,经过 20 年的潜心研究首先建立的,并于 1978 年 7 月 25 日采用该技术成功地诞生了世界第一例"试管婴儿"。至今,世界上已有数以万计的"试管婴儿"出生。我国第一例"试管婴儿"于 1988 年在北京诞生。

IVF-ET 技术,即从妇女体内取出卵子,放入试管内培养一阶段与精子受精,再将发育到一定时期的胚泡移植到妇女宫腔内,让其着床发育成胎儿的全过程。主要技术程序包括:患者选择与准备;促进与监测卵泡发育;卵子采集;体外受精及胚胎培养;胚胎移植及移植后处理。

一、IVF-ET 患者选择与准备

1.IVF-ET 的临床适应证

①输卵管性不孕症。输卵管疾病不适合手术修复者:梗阻、积水、阙如等;手术修复失败;通畅但功能异常;女性绝育术后。②原因不明的不孕症。③子宫内膜异位症。④男性因素不孕症。⑤人工授精失败。⑥排卵异常:如卵泡黄素化不排卵综合征(LUFS)等。⑦宫颈因素:如抗精子抗体。⑧缺乏正常卵子:如缺少/异常卵子、卵巢早衰、遗传性疾病。⑨女性癌症的治疗:化疗或放疗前的胚胎冻存。

2.患者准备

①监测月经周期及血内分泌:如有高催乳素血症,应先用溴隐亭降至正常;②盆腔检查:包括卵巢、输卵管、子宫及周围组织,注意有无异常或炎症、粘连情况,以确定最佳取卵方式及移植位置;③血液学检查:血常规、肝功能、人类免疫缺陷病毒、梅毒螺旋体血凝试验等;④宫颈及阴道分泌物检查:除常规检查滴虫、真菌外,还应排除生殖道沙眼衣原体、支原体的感染;⑤精液分析:分析精液量、液化时间、精子密度、活动率、动力、运动方式、精子形态等。

二、超排卵与卵泡监测

通过刺激和控制排卵,可获得多个卵子,从而提高了 IVF-ET 总的成功率。常用的刺激超排卵药物有克罗米酚(CC)、人绝经期尿促性腺激素(HMG)、纯卵泡刺激素(pFSH)、促性腺激素释放激素激动药(GnRHa),以及绒毛膜促性腺激素(HCG)等。这些药物组成不同的方案,可根据具体情况及条件制定和选择某一方案。常用方案如下。

1.CC-HMG/HCG

从月经周期第 3 天开始,CC100 mg/d,连服 5 d。从周期第 5 天起开始,HMG 2 支/天(每支含 FSH 75 U、LH 75 U)肌内注射。

从周期第 7 天起,每日 B 超检测,观察卵泡生长的数目、优势卵泡的大小,对卵巢反应较差者可适当 HMG 用量。当优势卵泡直径≥18 mm 或 2 个以上卵泡≥16 mm 时,HMG 停止。有条件时每日测定血 E_2,当 $E_2 \geq 500$ pg/mL 时,可停用 HMG。停 HMG 36 h 后,1 次注射 HCG 1 万单位。HCG 注射后 32~36 h 行取卵术。

2.HMG/HCG

周期第 3 天开始,HMG 3 支/天,连用 5 d 后开始 B 超及血 E_2 检测,对反应很好者,可改用 HMG 1~2 支/天,对反应差者可加至 4 支/天,停止时间及 HCG 用法同上。

3. GnRHa-FSH/HCG

即用 GnRHa 使垂体脱敏后再刺激超排卵。GnRHa 从前次月经黄体中期开始使用,当血 E_2 及 B 超检测提示垂体已去敏感作用后(LH<5 U/L、P<1 ng/mL、E_2<35 pg/mL、卵泡<10 mm),给予 FSH 2~4 支/天,第 6 天可根据卵泡大小及数目调整 FSH 剂量。当优势卵泡直径>18 mm 时停 FSH,36 h 后注射 HCG 10 000 U。当日给予抗生素静脉滴注,同时行阴道准备。近年 GnRHa-FSH/HCG 方案应用较多,由于 GnRHa 的降调节可以避免内源性 LH 峰的出现,有利于改善卵子质量,从而得到更好的胚胎,提高足月分娩率。在超排卵周期中,可能出现卵巢过度刺激或刺激不足。对前者应严密检测,严重时采取适当的对症处理;后者由于卵巢对药物的不敏感,常取消 IVF-ET 治疗,或在下一周期促排卵方案。

三、取卵

卵子收集方法有多种,但最常用的是在超声引导下经阴道穿刺取卵术。

1. 卵泡抽吸

术前一般不需任何麻醉,也可用哌替啶(杜冷丁)肌内注射或采用静脉麻醉。患者排空膀胱,取膀胱截石位。0.5%聚维酮碘消毒外阴后,用生理盐水擦拭阴道。阴道探头用 75%酒精浸泡 30 min 后再用生理盐水冲洗,擦干后外套避孕套。穿刺时通过探头上配置的导向器经穹隆部进针。穿刺针为 16 G,内径 1.25 mm,穿刺针后接一个三通管,一分支接抽负压的试管内,另一分支与盛有卵泡冲洗液的注射器相接,以便冲洗卵泡。卵泡冲洗负压为 12~16 kPa。进针前先确认双侧卵巢位置,卵泡数目及大小,注意周围大血管的分布。进针时动作要敏捷,在超声监视下沿穿刺线,由近至远依次穿刺所有直径>14 mm 的卵泡。超声屏上可显示穿刺针尖的强回声影及针尖在卵泡内的位置,随着卵泡液的流出、卵泡也随之缩小消失。卵泡液第一部分为透明、淡黄色,量较多;中间部分为稍混、淡红色;最后部分为少量血性液体。如果仅吸出第一部分,肉眼未见可能有卵存在的黏液团,则可进行卵泡冲洗,即将已备好的卵泡冲洗液注入原卵泡中,量为 3~5 mL,再次行负压抽吸。

2. 卵子识别

取出的卵泡液应迅速移至培养皿中用眼大体观察。卵子主要存在于卵泡液中间部分,外包微白色透明黏液样物质,中央一致密圆形小白点,即为卵丘冠复合体。一般愈接近成熟的卵,其周围黏液样物质愈多,易于辨认;而不成熟的卵,其周围黏液样物质少,呈实性白色小块状,与其他细胞组织碎片相似,易漏检。肉眼识别后,再用实体显微镜检查确认,并通过对卵丘冠复合体及颗粒细胞观察,迅速判断卵的成熟度。

四、体外受精和培养

1. 卵细胞培养

根据显微镜下卵丘冠复合物的成熟分型,分别将不同的卵移至培养皿不同孔内。在 37 ℃、5% CO_2 培养箱中培养 3~6 h,未成熟卵可增加培养时间。

2. 精液处理

用手淫无菌操作取出精液。精液液化后,用授精液洗涤 2 次,去上清液,沉淀物加 2 份授精液,试管倾斜 45°,置培养箱内,30~60 min 后活动精子已上游并获能。

3. 授精

取已准备好的精子悬液 1~2 滴(要求 5 万~10 万个精子对一个卵子)加入到一个卵的生

长液中,置培养箱内。在受精后 16 h,观察有无原核或多精受精。多精子受精卵分裂迅速,但不能用于移植。将受精卵转移到生长液中,继续培养 24～48 h,多数受精卵发育成 2～8 个细胞期的胚卵。一般受精率可达 70%～90%,而卵裂率为 50%～70%。在培养过程中应观察有无分裂,并根据其形态,即分裂球均匀度、有无碎片及分裂速度评分。

五、胚胎移植

胚胎移植是指将体外已培养成的 2～8 个细胞期的早期胚胎,在尽可能保证胚胎不受损伤的情况下,送回到母体子宫中去。这是 IVF-ET 技术程序中最后的关键步骤。每次移植的胚胎数一般不超过 4 个。各 IVF 中心采用的移植管不同。常用的是 Teflon 管,后接 1 mLTB 注射器。具体方法如下。

1.体位与阴道宫颈准备

患者常取膀胱截石位。一般不需麻醉或镇静药。用生理盐水拭净宫颈及阴道。根据前一周期施行的模拟胚胎移植记录,明确子宫方位及宫腔长度、子宫体和子宫颈间的角度,必要时用宫颈钳夹住宫颈以减少宫体和宫颈的屈度。

2.胚胎移入移植管

移植管内依次吸入生长液、空气泡、生长液和胚胎、空气泡、生长液。空气泡的意义是保护胚胎不致丢失。

3.胚胎移入宫腔

将吸有胚胎的移植管准确轻柔地经宫颈口插入宫腔,离宫底 0.5 cm 处缓慢注入生长液及胚胎,总注入量不超过 0.03 mL,静置 1 min 后抽出移植管。将移植管、培养皿置实体显微镜下检查,以核实胚胎是否已全部移入子宫。如发现有胚胎残留,应立即行第二次胚胎移植术。

六、移植后处理

由于超排卵导致的卵巢过度刺激,以及取卵时造成的卵泡液、颗粒细胞丢失,极易影响黄体功能,应在黄体期采取以下措施。

1.休息

移植后卧床休息 6 h,限制活动 3 d。

2.孕激素补充

黄体酮 20～40 mg/d,从 ET 日开始肌内注射。

3.β-HCG 检测

移植后 12 d,14 d 分别测血或尿 β-HCG 值,若升高可诊断为生化妊娠。移植后 4～5 周,若 B 超检查见到妊娠囊、胚芽及胎儿原始心管搏动,即诊断为临床妊娠。黄体酮可在妊娠 2.5～3 个月时停用。

七、影响结局的因素

胚胎移植的成功率较低,为 15%～30%,可能的因素有以下几种。

1.不孕原因

不明原因的不孕症效果最差。

2.年龄

年龄超过 40 岁,卵巢的储备能力降低,卵巢对药物的刺激反应较差,取出的卵子质量差,影响妊娠率,且流产率增加,可达 60%。

3. 移植的胚胎质量

获得多个近成熟卵是成功的前提。累计胚胎评分较高者临床妊娠相对较高。

4. 移植的胚胎数量

根据一些统计资料,移植一个胚胎,妊娠率约为 10%,移植 2 个胚胎,约为 20%,移植 3 个胚胎,约为 30%,但需结合胚胎质量。

5. 子宫内膜的容受性

子宫内膜的厚度与形态均影响胚胎的着床;促排卵后雌激素水平过高或孕酮水平相对不足会影响子宫内膜的发育。

6. 移植技术的应用与掌握

医师掌握移植技术的熟练程度、移植时是否出血均影响成功率。

八、并发症

1. 卵巢过度刺激综合征

在接受促排卵药物的患者中约 20% 发生卵巢过度刺激综合征。其原因与多个卵泡发育、血清雌二醇过高有关,也与 HCG 应用有关。症状往往出现在使用 HCG 后 3～6 d,如妊娠失败,则在注 HCG 后 9～10 d 症状缓解;如妊娠成功,症状会进一步加重,可持续 6 周以上。轻度仅表现为腹部胀满、卵巢增大,重度表现为腹部膨胀,大量腹腔积液、胸腔积液可导致血液浓缩、肝肾功能损害、电解质紊乱。

治疗包括在早期多饮水,记进出量,如发现尿少、血液浓缩,应及时补充液体,如右旋糖酐-40、葡萄糖等。胸腔积液多而影响呼吸时可抽胸腔积液。必要时在 B 超监测下抽腹腔积液,甚至终止妊娠。为预防卵巢过度刺激综合征的发生,在刺激周期中若观察到每侧卵巢有 15 个以上卵泡,应适当调整 FSH 用量,或放弃该周期,或不用 HCG、改用 GnRHa,或胚胎冻存不予移植,忌用 HCG 维持黄体功能。

2. 流产和宫外孕

IVF-ET 妊娠成功后的早期和晚期流产率均较高,多发生在年龄较大的患者中,可能与胚胎质量有关。

宫外孕的发生率约为 3%,可能与输卵管积水、输卵管蠕动能力异常以及移植管顶端偏向输卵管开口有关。

3. 多胎妊娠

由于促排卵药物的应用及多个胚胎移植,致多胎妊娠的发生率增高。IVF-ET 后多胎发生率约为 22%。多胎可增加母体孕产期并发症、流产和早产的发生,导致围生儿病死率增加。因此,应限制移植的胚胎数目,注意胚胎的质量。若三胎及三胎以上妊娠,可施行选择性胚胎减灭术。

(单英华)

第十章　临床手术麻醉

第一节　气管与支气管手术麻醉

气管、支气管手术的麻醉有一定特殊性,其关键在于气道的管理,必须在确保气道通畅、通气氧合良好的同时为手术者提供开阔的手术野。麻醉医师应该了解该部位疾病的病理生理与手术特点,以便于进行麻醉管理。

一、麻醉前评估与准备

气管疾病的常见病因包括先天性畸形、肿物、创伤和感染。以上病因多会导致气管腔缩小,引发进行性加重的气道梗阻(表现为呼吸困难)。术前应对患者有关器官功能进行评估,了解患者的活动能力和运动耐量。特别是要注意通气功能测定和血气分析的结果,纤维支气管镜检查以及影像学的检查结果。

(一)麻醉前评估

术前访视重点应了解气道病变的位置、大小、造成气管狭窄的程度以及拟行的手术方案。若既往有手术史可查找患者先前的气管插管情况记录。还应注意了解患者的吸烟史以及痰液的情况。同时询问患者既往病史和运动的耐受能力,确定其心肺功能储备情况,以及是否合并其他系统的疾病。

1.呼吸道评估

(1)病史:常规了解有无呼吸困难、哮喘、咳嗽、咳痰以及咯血。我国实施的气管切除与重建手术多为气管肿瘤,而在国外的文献中,气管狭窄性病变在气管切除和重建手术中占很大比重,而且许多文献均认为尽管使用了高容量低压套囊,气管插管后气管狭窄的发生率仍较高,尤其是需要长期保留气管导管实施机械通气的患者。如果患者术前存在严重肺部疾患,术后需要机械通气支持,此为气管手术相对禁忌证,因为气道正压和气管导管套囊的压力作用可造成吻合口裂开。

(2)症状:对术前已经存在呼吸困难症状的患者需了解患者何种体位下呼吸最适宜。存在气管塌陷或可活动肿瘤的患者则应了解仰卧位呼吸的能力以及用力吸气和呼气的程度。若患者平卧位时呼吸困难加重或咯血,其气道情况更加复杂。

2.体格检查

体格检查时应注意患者是否存在发绀或杵状指,有无气管移位,检查颈部活动度,听诊肺和气管,进行性加重的呼吸困难最终会导致呼吸性哮鸣音。预测面罩通气和气管插管的困难度,根据肿瘤的部位、形状、质地、大小以及气管阻塞程度估计合适的气管导管型号。

3.实验室检查

①常规术前检查;②动脉血气分析;③胸部 X 线片检查;④胸部 CT 断层扫描、气道的三维CT 重建图像(或仿真内镜)能够更加精确地定位病变部位;⑤支气管镜检:因存在出血、水肿

或大量分泌物等引起危及生命的急性气道梗阻的风险,故需在良好的表面麻醉下有选择地实施,故常延迟到术前才施行;⑥肺功能检查(流速-容量环)对于定位病变部位和临床判断病变严重性有益。

(二)麻醉前准备

1.麻醉前准备重点应放在改善肺功能或心功能

①尽可能调整患者的一般状态,纠正并存的其他系统严重疾病,尤其是心血管疾病;②戒烟,控制气道感染,防治支气管痉挛;③低浓度氧吸入,必要时面罩给氧;④尽可能保持患者安静;⑤给予足量的 M 胆碱受体阻断药如阿托品,以减少呼吸道分泌物;⑥对于已经出现呼吸困难的患者,慎用或不用镇静剂,避免抑制呼吸、加重呼吸困难。在急性气道梗阻时,不应使用任何镇静药物。对于无仰卧位呼吸困难同时伴有焦虑的患者,可给予小量苯二氮䓬类药物使患者镇静。

2.仪器设备的准备

常规准备喉镜、纤维支气管镜、气管导管、无菌螺旋气管导管、气管切开器具;如需要,则要准备高频或低频喷射通气或者高频振荡通气装备;可能出现急性严重气道梗阻拟在体外循环下实施气管切除与重建手术的患者,还应准备体外循环设备。

二、麻醉方法

关键是要保持气道通畅和保证气管病变切除及重建过程中的通气和气体交换。

(一)麻醉诱导

由于患者存在气道完全梗阻的危险,因此,麻醉诱导是保证患者安全的关键时期,所有方法的宗旨均是保证气道通畅和患者安全。具体的麻醉诱导方法取决于气道梗阻程度。

(1)入室后常规吸氧、开放静脉、穿刺桡动脉置管测压、放置心电图监测、监测无创血氧饱和度并做血气分析。麻醉诱导气管插管后行呼气末二氧化碳($PetCO_2$)监测。

(2)对气道梗阻不明显的患者可进行常规静脉快速诱导。

(3)对于有严重气道梗阻的患者,在纯氧下使用吸入麻醉药诱导,不使用肌松药,在诱导的过程中保持自主通气,结合呼吸道表面麻醉再实施气管插管。七氟醚对气道无刺激性,可用于吸入诱导。静脉给予 $1\sim2$ mg/kg 利多卡因可以在不抑制呼吸的情况下帮助加深麻醉。手术操作前应达到较深的麻醉深度,这在潮气量小和功能残气量大的患者需 $15\sim20$ min。

(4)为了保证麻醉诱导时气道通畅,理论上可以选择清醒气管插管,在充分的表面麻醉下气管插管或者在局部麻醉下行气管切开后,再从气管造口处插入气管导管。但因可能引起患者的恐惧不适甚至挣扎,故不宜用于已有明显呼吸困难的患者。

(5)应选用粗细合适的气管导管,不可勉强通过气道狭窄部位,否则易造成肿块碎片脱落或者出血。

(6)对于呼吸困难十分严重又无法立即建立通畅气道的患者,麻醉诱导存在很大危险。此时可借助体外循环或体外膜肺氧合的方法来保证患者的正常氧供。纵隔肿瘤导致上气道严重阻塞患者,采用股-股转流、颈-股转流等来保持血液氧合。

(二)麻醉维持

手术过程中,可采用吸入麻醉药或全静脉麻醉药输注维持麻醉,也可以采取吸入麻醉剂辅以小剂量阿片类药物复合麻醉。控制阿片类药物用量可以缩短术后带管的时间。同时应用连续性胸部硬膜外阻滞,也可以起到手术中和手术后镇痛的作用,从而达到减少阿片类药物用量的目的。无论是采用何种麻醉方式,均应维持患者肌肉呈松弛状态,以避免在支气管镜检查或精细的手术操作中患者不随意运动带来的风险。

1.气管上段重建术

(1)对于病变较小,气管导管能够越过病变部位的,选择管径较小的气管导管直接进行气管内插管。在病变部位切除后将气管导管退至吻合口近端,套囊充气后加压测试吻合口有无漏气。

(2)喉罩辅助下可以进行间隙正压通气或手控正压通气。但术前已存在一定程度呼吸困难的患者,麻醉后可能会出现喉罩通气困难导致窒息。

(3)气管导管不能越过病变部位的则需术者在病变部位下方做一切口,将无菌气管导管从此处插入气管,并连接另一台麻醉机进行机械通气。在切除病变组织之后拔出无菌气管导管,同时将原气管导管插入吻合口远端气管内,套囊充气后进行机械通气。待气管吻合完毕后,将气管导管拔出至吻合口近端并测试是否漏气。

(4)另一方法是将高频喷射通气喷气管通过梗阻部位送入病变远端以便进行气体交换。

2.气管下段重建术

此类患者需行胸骨正中切口或者右后侧开胸。

(1)预计双套囊支气管导管能够通过气管病变狭窄部位的,则将支气管导管插入左主支气管进行单肺通气,切除病变组织之后将支气管导管退至吻合口以上。

(2)支气管导管无法通过病变部位的,则将导管置于病变之上,术中由术者在气管远端插入无菌气管导管至左主支气管进行单肺通气,在气管重建完成后将其拔出。同时将原支气管导管往深处插入至左主支气管。

3.气管隆突切除术

靠近隆突部位的气管切除与隆突成形术,一般采用右侧开胸入路,必要时需要行左侧单肺通气。麻醉原则与气管下段重建术大致相同,气管隆突切除术可采用易曲钢丝加强外壁的长气管导管,以便外科医师将导管尖端定位于气管内或主气管内。

4.喉乳头状瘤

喉乳头状瘤是小儿喉部常见的良性肿瘤,常发生于声带、喉室、会厌喉面以及声门下,病变范围广泛者可发生呼吸困难和喉喘鸣。由于喉乳头瘤的高度复发性,气管切开处易出现乳头状瘤生长,因此,每一位患者都可能需要多次手术,反复气管插管可引起正常解剖结构的改变,使插管更加困难。

然而,事实上很难预先估计小儿前纵隔肿瘤压迫气管、支气管与体位的关系,但有研究表明,儿童气管、支气管受压超过 50% 者用全麻则不安全。应选用比术前估计小的气管导管,此时套囊可防止血液、痰以及分泌物的吸入。手术结束后可酌情换用较大号的气管导管,达到气道更通畅、排出 CO_2 更容易的目的。

三、麻醉中监测

1.常规监测

常规监测包括心电图、经皮血氧饱和度、血压(最好是动脉连续压力监测)、体温、二氧化碳曲线、高吸入压力报警等。

2.动脉穿刺置管

手术中所有患者都应该行动脉穿刺置管,以便围术期监测动脉血压以及动脉血气分析。下段气管切除一般采用左侧桡动脉穿刺,因为无名动脉跨过气管,在手术中可能被阻断。

3.中心静脉穿刺置管

术前应施行中心静脉穿刺置管,以便于术中给药和输液,以及监测中心静脉压等。

四、麻醉中管理

(1)呼吸管理最重要。若为支气管肿瘤,最好采用双腔气管插管,开胸后进行单肺通气,再进行探查,以防腔内肿瘤脱落入健侧肺或患侧炎性分泌物灌入健侧肺,引起缺氧、窒息。

气管手术中应用的通气方式分为 5 种。①经口气管插管至病变气管近端维持通气:该法适用于短小气管手术。由于气管导管的存在,吻合气管时手术难度增加。插入气管导管时对病变的创伤可能导致呼吸道梗阻。②间断喷射通气:该法有利于手术操作,对于声门后联合、声门下及气管上部的操作方便性尤为明显。同时,在气管导管被移除后,可以清楚地看清声门后联合以及声门下的肿瘤。但喷射通气可能造成以下并发症:气压伤;低通气导致高碳酸血症;导管尖端过度移动;远端通气导管易被肺内分泌物阻塞;肺和纵隔摆动;高潮气量可伴有血流动力学反应等。③高频正压通气:高频通气(HFV)为机械通气的一种形式,与间断喷射通气类似,是应用小于解剖无效腔的潮气量(50~250 mL),用高通气频率(50~150 次/分钟)进行通气。因此,高频通气既可提供一定的通气量,又可维持较低的气道内压和胸腔内压。HFV 有助于维持血流动力学稳定,也有益于氧合。同时由于持续气道内正压所引起的自身呼气末正压通气(PEEP)可增加功能残气量、降低通气/血流比、降低肺不张的发生率、减小肺膨胀和纵隔摆动幅度,为外科医师提供安静的操作视野。④体外循环:由于需要用肝素全身抗凝,可能导致全身凝血功能紊乱,造成肺出血。有研究者认为管腔阻塞 75% 以上,已有窒息史或气管肿瘤侵及隆突者,宜在局麻下施行股动、静脉插管,借助体外循环(CPB)技术给机体供氧下进行全麻诱导和气管插管。⑤手术中由外科医师协助在远端气管或者支气管插入带套囊的气管导管来维持通气,或者根据病变情况行间歇正压通气。

(2)使用激素有助于减少气道水肿。

(3)只要气道存在风险或者进行间断通气,则需全程吸入高浓度纯氧,减少低氧血症的发生率。

(4)经手术野行远端气管或主支气管插管时,要注意插入深度,防止移位。如果吻合过程中发现患者潮气量减少而气道压力升高,增加潮气量后气道压力异常地升高,应考虑存在单肺叶通气。另外,还可选用加强型导管送到切除区远端气管开口处。如果气管严重狭窄或病变部位质脆而无法插管,还可以采用硬支镜将气管病变剜除的方法来送入气管导管。

(5)术中外科医师常需反复拔出或插入经过气管切口插入的无菌气管导管,在此过程中应予患者手控呼吸。

(6)术中需要及时清理气管插管内或气道内的血液、血块以及分泌物,以保持气道通畅。

(7)术中麻醉管理应力求减少气管插管的带管时间,以减小气管吻合口处的张力。

(8)麻醉医师应与手术医师密切配合。麻醉医师除需密切观察生命体征外,应注意手术步骤及手术野情况,防止术中过度牵拉气管,防止气管导管脱落或套囊破裂等。

(9)术毕将患者的头垫高,维持屈曲体位,使气管吻合处的张力尽量减小。术终应仔细彻底清理气道内的分泌物,并充分膨肺,预防术后肺不张及感染。

(10)患者术后应在 ICU 监护治疗。有条件时行胸部 X 线检查,以排除气胸。患者拔除气管导管后面罩吸入高浓度氧气,必要时使用纤维支气管镜辅助排痰。

五、异常情况的处理

围术期除了注意观察生命体征有无异常外,还需特别注意是否存在有意义的血氧饱和度下降以及气道阻力异常。手术后可能发生气管水肿、气管断裂等并发症。

1.经皮血氧饱和度下降或气道内压力增加

术中必须及时行肺部听诊,随时清理呼吸道分泌物。通过血气分析及时查找原因,避免麻醉期间缺氧和高碳酸血症。

2.麻醉期间支气管痉挛

可能原因:①麻醉浅或肌松不足。此时气道内压力增加造成肺通气与回心血量受到影响,而出现血氧饱和度下降和低血压,处理是加深麻醉。②炎症或过敏反应。此时需应用药物(如氨茶碱)解除支气管痉挛,必要时应用激素。

3.肺通气不足及低氧性肺血管收缩

此情况在患者侧卧位时易出现,可嘱术者用纱布将萎陷侧肺压缩,以减少通气/血流比例不均造成静脉血掺杂增加。并在不影响手术操作的情况下间断膨肺。但需注意膨肺过度加压会使 CO_2 排出过多,造成低 CO_2 综合征和低血压。

4.反射性心律失常

手术操作刺激易引起反射性心律失常及血压下降等严重情况。麻醉者应注意观察,一旦出现应立即通知术者暂停手术操作,酌情加深麻醉或对症处理。

5.呼吸困难

患者术后呼吸困难多是由吻合口的水肿引起,靠近喉部手术引起的呼吸困难同时伴有喘鸣和声嘶,严重时需要进行再次气管插管。此时,由于体位限制,最好使用纤维支气管镜。

(徐学敏)

第二节 肺动脉栓塞手术麻醉

肺动脉栓塞是内源性或外源性栓子堵塞肺动脉或其分支,从而引起肺循环障碍的临床和病理生理综合征。常见的栓子是血栓。急性肺动脉栓塞在内科及时诊断后进行溶栓治疗。但对内科治疗无效、同时病情急重的患者,则应该考虑行肺动脉血栓清除术。慢性肺动脉栓塞病因不明,可由急性肺动脉栓塞迁延而成,也可能由于下肢深静脉血栓反复栓塞肺动脉形成。随着肺动脉栓塞的进展,肺动脉内膜增厚,肺动脉中层变性纤维化,逐渐形成肺动脉高压。早期症状表现为劳累性呼吸困难,后期出现右心功能不全症状,严重影响生活质量。慢性肺动脉栓塞的主要治疗手段是在全麻深低温体外循环下行肺动脉内膜剥脱术,但是,由于肺动脉高压和右心衰竭的治疗方法有限,所以"肺动脉内膜剥脱术"围术期管理仍然是临床上的难题。"肺动脉内膜剥脱术"的麻醉管理要点主要针对肺动脉高压和右心衰竭,同时注意脑保护和肺保护。

一、麻醉前评估与准备

(一)麻醉前评估

1.肺动脉栓塞的临床表现

其临床表现缺乏特异性,主要表现为活动后呼吸困难和胸痛,重症患者可出现进行性加重的喘息、咯血、发绀甚至胸痛。肺动脉高压和右心衰竭的症状包括水肿、颈静脉怒张、右心扩大、心音听诊 P2>A2 和肝区胀痛等。大面积肺动脉栓塞可表现为猝死或发病后数小时内死亡。虽然其症状轻重与栓子的大小和栓塞范围有关,但不一定成正比,往往还与原有心肺代偿能力有关。

2.主要体征

呼吸频率增快(>20 次/分钟),心动过速(心率>100 次/分钟),常可闻及期前收缩。肺动脉瓣第二心音明显亢进及分裂,然而当心输出量、肺动脉压急剧下降,第二心音可不亢进。血流阻塞严重时于胸骨左缘有右心室奔马律、三尖瓣关闭不全杂音,吸气时增强。有时可闻及收缩期喷射性杂音。心界向右扩大。肺内可闻及干湿啰音及哮鸣音。颈静脉搏动及肝颈静脉回流征可呈阳性;可有下肢水肿及下肢深静脉血栓的相应体征。

3.多数患者有发生栓塞的高危因素

如外周血管病、吸烟、饮酒、高血压、糖尿病等。

4.肺动脉栓塞的病理生理特点

(1)肺循环血流动力学改变:肺血管被阻塞后,肺血管床减少,神经体液因素或肺动脉压力感受器的作用造成肺动脉收缩,最终导致肺循环阻力增加和肺动脉压力增高。肺栓塞患者肺动脉平均压(MAP)多为 25~30 mmHg,超过 40 mmHg 可能发生右心衰竭。

(2)肺功能的影响:肺动脉栓塞导致肺泡无效腔增加,引起反射性支气管痉挛,气道阻力明显增加,造成通气功能障碍,同时还导致肺泡表面活性物质减少/肺顺应性下降,通气和弥散功能进一步下降。少数患者出现肺梗死。

(3)心功能的影响:慢性肺动脉栓塞造成右心室后负荷增加,右心室扩大收缩功能减低。同时扩张的右心室导致室间隔左移,使左心室充盈下降,体循环压减低,冠状动脉灌注压下降。如果扩大的右心室造成三尖瓣瓣环扩大,三尖瓣反流,则使上述过程进一步加重。过高的右心压力可冲开卵圆孔,最终导致心内右向左分流,加重低氧血症,并可能造成栓子进入体循环,造成脑栓塞等。

(4)有研究表明健康的心脏要 60%~80%肺动脉发生栓塞才会出现右心衰竭,故术前应充分了解患者心功能、肺动脉压力、有无三尖瓣反流、室间隔位置改变及左室充盈程度、动脉氧分压。原有心肺疾病的患者发生肺栓塞时,其血流动力学异常将更严重。

(5)肺动脉栓塞引起的肺动脉高压与原发性肺动脉高压的区别在于前者的肺动脉平均压较低。

(二)麻醉前准备

(1)术前检查动脉血气分析、血 D-二聚体、心电图、胸部 X 线片、超声心动图可以帮助全面评估患者术前心功能和肺功能的状态。同位素核素灌注扫描、螺旋 CT 则较为敏感且无创伤,肺动脉造影是最为可靠的辅助检查。

(2)部分慢性肺动脉血栓栓塞患者的栓子来源于盆腔或者下肢静脉血栓,因围术期有栓子脱落的危险,故应在术前或术后早期考虑放置下腔静脉滤器。如静脉受累较广泛,可在术中经右心房或上腔静脉逆行放置。

(3)术前服用抗凝药物的患者,应在术前1周停用华法林或阿司匹林,改为低分子肝素,并于术前12 h停用肝素。

(4)术前应积极纠正患者右心功能不全状态,间断吸氧,应用药物降低肺动脉压力。

二、麻醉方法

(一)麻醉诱导

(1)麻醉诱导应警惕药物对循环的影响,选择对循环抑制轻的药物。可选用依托咪酯、咪达唑仑、芬太尼、舒芬太尼以及哌库溴铵、维库溴铵等复合诱导。

(2)术前已经存在右心功能不全的患者,麻醉诱导风险极高,应格外小心。同时伴有低血压状态的患者,在麻醉诱导期间可能出现心搏骤停,要提前准备好一切抢救复苏措施。

(3)如果术前评估患者病情极危重,则可以考虑在局麻下经股动静脉穿刺插管建立体外循环后再进行麻醉诱导。

(二)麻醉维持

(1)应选用全身麻醉,提倡术中给予大剂量芬太尼,如有需要,可同时辅以低浓度吸入麻醉药。原则是不增加肺血管阻力,维持右心功能。

(2)气管内插管控制呼吸有助于改善患者肺的气体交换和氧合功能,单侧肺动脉栓塞可考虑应用双腔气管插管。全流量体外循环过程中,给予静态膨肺,双腔气管插管的患者可采取双肺分别通气。必要时加用呼气末正压通气(PEEP)甚至手控呼吸。

(3)尽可能降低肺动脉压力及肺血管阻力,避免一切可能增加肺动脉压力以及损害右心功能的因素。同时注意脑及肺保护。

三、麻醉中监测

(1)术中常规监测全导联心电图、有创动脉血压、经皮血氧饱和度(SpO_2)、温度、中心静脉压(CVP)以及呼气末二氧化碳分压($P_{ET}CO_2$)等。有些肺动脉栓塞患者 $P_{ET}CO_2$ 监测会显示呼出气 CO_2 浓度很低或者没有,栓子成功切除后会出现呼出气 CO_2 明显升高,提示肺循环已经重新建立。

(2)条件允许的情况下应放置连续心排量监测及肺动脉导管(CCO/Sv 及 Swan-Ganz 导管),并进行经食管超声心动图(TEE)检查,以便围术期更全面客观地监测患者的血流动力学指标及氧供、氧耗情况。

(3)术前患者的肺动脉高压常给肺动脉置管带来困难。手术中切开肺动脉过程中,必要时应先将肺动脉导管退至右心室,复跳后再酌情将导管放入肺动脉。

(4)右心功能不全的患者监测右房压可能不准确。

(5)TEE 对于评价手术效果有很大帮助,同时可以及时了解术后心功能和容量负荷情况。

四、麻醉管理

(一)维护心脏功能

(1)围术期血流动力学的主要危险因素有高龄、性别(女性)、心功能、肺动脉梗阻的程度。

(2)停体外循环后一般需要应用正性肌力药。多巴酚丁胺具有增强心肌收缩力、扩张肺血管,降低血乳酸水平的作用,是肺动脉高压患者首选的正性肌力药物,推荐剂量为 $3\sim10\ \mu g/(kg\cdot min)$。此外,多巴胺、肾上腺素和去甲肾上腺素都可应用。

(3)有动物实验表明异丙肾上腺素尽管能降低肺动脉压力,但由于容易引起心律失常和低血压从而增加病死率,所以应慎用。

(4)此类患者不主张应用单纯 E_1 受体激动剂。

(5)可通过适当补充血容量的方法维持血流动力学平稳,一般以维持右房压 $15\sim20$ mmHg 为宜。

(二)肺血管扩张药的应用

(1)目前临床较多选择硝酸甘油、前列腺素 E_1 以达到扩张肺血管、降低肺动脉压力进而改善右心负荷的目的。

(2)预防和纠正肺动脉高压的措施还包括充分供氧、适当过度换气、纠正酸血症。但应注意肺的过度膨胀可引起肺血管阻力增加。在肺动脉血栓清除前,通气应以小潮气量呼吸频率稍快的方式为好,维持二氧化碳分压在正常或稍低的水平(PCO_2 $30\sim35$ mmHg)。

(三)脑保护

(1)肺动脉广泛栓塞者手术需在深低温停循环或深低温低流量下完成,但停循环的时间不应超过 20 min,否则易造成脑损伤。在恢复流量灌注期间静脉血氧饱和度可达到 75% 以上。

(2)深低温停循环的过程中,给患者使用头枕冰帽、甲泼尼龙、利多卡因、丙泊酚或硫喷妥钠有助于脑保护。

(3)酌情应用脱水药物,预防和减轻脑水肿,如静脉滴注 20% 甘露醇 $1\sim1.5$ g/kg。

(四)肺保护

(1)体外循环后的肺再灌注损伤以及手术操作,将造成肺毛细血管渗漏,蛋白和中性粒细胞渗出,气管内出现大量红色泡沫样液和肺内大出血。

(2)术中限制液体入量,体外循环预充以胶体液(血浆和血浆代用品)为主。在复温时超滤和在循环稳定的前提下使用利尿剂,停机后给予清蛋白和(或)血浆。

(3)恢复机械通气后呼吸模式改为呼气末正压通气。对于严重肺出血的患者,必要时需手控通气,以便达到大潮气量、高气道压以维持呼吸道正压。

(4)如果恢复正常循环后患侧肺出现血性液体,必须吸净液体。纤维支气管镜吸引是必不可少的治疗手段。

五、异常情况的处理

(1)术中肺大量出血是肺气体交换障碍、血流动力学不稳定甚至患者死亡的重要原因,应积极应用肺保护措施,包括药物抑制中性粒细胞的激活、静态膨肺和用 PEEP 减少肺不张、双腔气管插管隔阻健侧肺和患侧肺。

(2)肺动脉高压危象随时可造成患者死亡,防治措施包括足够的麻醉深度、机械通气辅助呼吸、减轻心脏的前后负荷、维持心功能及循环稳定和良好的组织灌注。

(3)术后处理的重点是防治肺动脉高压和肺再灌注后引起的肺水肿。

(4)术后应用 PEEP、反比通气模式调整呼吸参数,使动脉血氧饱和度保持在 90% 以上,肺水肿一般可得到有效控制。

(徐学敏)

第三节　腹主动脉手术麻醉

腹主动脉瘤手术治疗(人工血管移植术),对循环的干扰较大,麻醉风险极大。麻醉医师应给予充分重视,除了解瘤体的大小、范围以及血管分支受累情况之外,还应了解患者的一般情况及有无并发症等。

一、麻醉前评估与准备

(一)麻醉前评估

1.瘤体的大小和动脉狭窄程度

瘤体越大,手术切除越困难,出血越多。腹主动脉缩窄越重或动脉瘤形成时间越长,其侧支循环越丰富,易造成大量出血。

2.并发症

(1)高血压:高血压是腹主动脉瘤患者主要并发症之一,发生率高达 70% 以上。

(2)冠心病:患动脉硬化性动脉瘤的患者中,常合并冠心病。围术期心肌梗死是导致此类患者死亡的主要原因。术前应仔细了解患者有无心肌梗死史,有无心绞痛和发作频率及对药物控制的效果如何,评估心功能。必要时行冠状动脉造影,了解病变的部位及程度。

(3)肾功能不全:部分患者术前存在肾功能不全,应了解每日尿量、肌酐和尿素氮情况。

(二)麻醉前准备

1.控制血压

无论是原发性高血压还是继发于腹主动脉瘤形成的高血压,术前均应积极进行治疗。术前应特别观察患者情绪变化,对高度紧张的患者给予镇静药,卧床休息,保持大便通畅。严密监测血压,常规口服降压药,单一用药效果不佳者采取联合用药。对于严重高血压患者,应静脉滴注硝普钠或硝酸甘油控制血压。近年来,联合应用 β 受体阻滞剂、钙通道阻滞剂、血管紧张素转化酶抑制剂和利尿剂等措施控制高血压、保护靶器官具有良好的治疗效果。

2.治疗冠心病

动脉硬化性动脉瘤的患者常合并有冠心病。这类患者在围术期风险明显增加,麻醉管理的难度也明显增加。术前应用药物进行治疗,如使用硝酸酯类、β 受体阻滞剂等,有资料显示,手术前应用 β 受体阻滞剂有利于减慢心率、心肌收缩力和血压,降低氧耗量,内源性地提高心肌收缩力。对左主干病变或多支冠脉病变的患者,应先施行冠状动脉血管旁路移植术,再施行腹主动脉人工血管移植。

不论是哪种心脏病,一旦出现心力衰竭,除非是急诊抢救手术,一般应在控制心力衰竭后 3~4 周方可施行手术。对于心肌梗死患者,最好于 6 个月以后施行择期手术;对于严重高血压及心律失常者,术前应尽量控制。

3.对症处理

腹主动脉瘤患者因瘤体巨大、压迫腹腔神经丛,可出现疼痛。对疼痛较轻的患者可口服镇痛药,疼痛严重的患者需要有效的镇静与镇痛治疗。当出现剧烈疼痛时要警惕瘤体破裂的危险,必要时急诊施行腹主动脉人工血管移植术。

术前常规做胸部 X 线片、肺功能检查。禁止吸烟,药物控制肺部感染。

术前常规测定肝、肾功能，测定凝血功能。已用抗凝治疗患者，术前 48～72 h 应停止使用，或者在术前注射拮抗药物，应使凝血时间、凝血酶原时间恢复正常。

血管外科患者伴有糖尿病者高达 20%，术前应控制血糖在基本正常水平，积极纠正水、电解质及酸碱平衡失调，以减少手术的危险性。

二、麻醉方法

全身麻醉适用于人工血管移植术，避免了患者的精神紧张、恐惧与不适，有利于患者在安静状态下施行手术。

(一)麻醉诱导

应在有创连续动脉血压监测下给药。先给镇静催眠药(如依托咪酯、咪达唑仑)，待患者入睡后注入肌肉松弛药(以非去极化肌松药为宜，如罗库溴铵)，最后注入麻醉镇痛药(如芬太尼、舒芬太尼)。为防止气管内插管刺激引起呛咳和(或)血压剧烈升高导致瘤体破裂，应力求适当的麻醉深度，也可以在诱导前采用抑制气管插管应激反应的多种方法，如咽喉表面麻醉、静脉注射利多卡因 1～1.5 mg/kg、气管插管前给予短效 β 受体阻滞剂(如艾司洛尔 0.5～1 mg/kg)，减轻气管插管时的血流动力学反应。

(二)麻醉维持

麻醉维持可根据手术时间长短来决定。单纯吸入麻醉可用于时间较短的手术。静-吸复合麻醉适用于手术时间较长和有较严重并发症的患者，麻醉维持的芬太尼用量可达 30～50 μg/kg。在强刺激前辅以吸入药加强麻醉效果。

三、麻醉中监测

由于腹主动脉人工血管移植手术难度大，手术中发生瘤体破裂大出血有不可预测性；术中阻断动脉，可以造成血流动力学的剧烈变化，所以必须具备各种监测。

手术中应常规监测 ECG、SpO_2、体温、ACT、尿量、连续动脉压、中心静脉压、血气分析。对心脏功能差，估计手术时间长的患者应放置 Swan-Ganz 导管，以便监测术中 CO、CI、PAP、PCWP、SVR、PVR 等，利于调整患者的心脏功能和循环血容量。

四、麻醉中管理

(一)血压的调节和控制

为了随时了解血压变化，此类手术患者应进行桡动脉穿刺测量动脉压，对腹主动脉缩窄和瘤体旁路人工血管移植术的患者要求上、下肢同时测压。当血管吻合完毕开放腹主动脉后比较桡动脉与足背动脉在手术前后的血压变化，以确定移植血管或吻合口是否通畅。这类手术血压变化最剧烈的时期是阻断腹主动脉和移植手术完毕开放腹主动脉阻断钳时，应特别注意。

1. 一般处置

维持适度的麻醉深度控制血压外，对伴有高血压的患者应常规使用血管扩张药。

(1)硝普钠：0.5～5 μg/(kg·min)持续静脉点滴或微量泵注入。

(2)硝酸甘油：0.5～5 μg/(kg·min)持续静脉点滴或微量泵注入。

(3)盐酸尼卡地平注射液：为钙通道阻滞剂，以扩张小动脉为主，对脏器能起到保护作用，降压效果确切。如果快速静脉滴注硝普钠、硝酸甘油和静脉注射盐酸乌拉地尔注射液，血压下降不满意时，改用盐酸尼卡地平注射液可收到满意的效果。用法：2～10 μg/(kg·min)持续静脉输入。

2.阻断后高血压

阻断腹主动脉后流入下半身的血量减少,回心血量不减,使上半身血容量异常增加,颅内血流量也明显增加。此时处理不当可导致严重后果。患者可因颅内血压突然升高而发生惊厥或颅内血管破裂出血;血压持续上升可导致主动脉破裂,心搏可突然减慢,甚至发生心搏骤停;左心可因后负荷过重而发生急性心力衰竭。因此,应积极采取加深麻醉,控制性降低血压的措施使阻断前、阻断中收缩压维持在 $10.7\sim12.0$ kPa(80$\sim$90 mmHg),常用的降压药是硝普钠或硝酸甘油。对于严重高血压的高龄患者手术中应维持血压相对高一些。

3.开放后低血压

阻断后下半身组织缺氧可引起血管床大面积扩张,外周阻力降低,大量血液滞留于扩张的血管床中,回心血量减少,导致有效循环血容量不足。术中失血、血容量不足以及开放后大量血液经人工血管壁渗漏,更加重了低血容量。开放后有的患者血压可低到收缩压为 $8.00\sim9.33$ kPa(60$\sim$70 mmHg)。预防和处理的办法是临近开放前停止一切血管扩张药的应用,调整麻醉药的应用,快速输血补液,提高血容量。

"松钳低血压"现象是指在人工血管吻合完成、移除动脉钳、开放腹主动脉以及以下的动脉血流后有时出现低血压现象,严重者可导致室颤发生。这是由于阻断腹主动脉时积蓄在下肢组织内的酸性代谢产物、钾离子以及心肌抑制因子等快速回流引起的心脏后负荷突然降低。预防的方法是需要麻醉医师与术者密切配合,酌情应用血管活性药物,缓慢松开动脉钳。当出现低血压时,手术者可以用手指或者用动脉钳再次阻断主动脉,待血压恢复正常后再按上述方法缓慢松开主动脉钳,还可静脉快速推注多巴胺 $1\sim2$ mg/次。对心率快、血压低的患者可静脉推注去氧肾上腺素,每次 $20\sim50$ μg。

4.反射性高血压

术前合并高血压或动脉硬化的患者,术后容易出现高血压。除了术中输血补液过量的原因外,最主要的是术后低温和压力感受器反射增强等原因使周围血管呈反射性收缩,外周阻力增高导致的血压上升,有的收缩压可高达 26.7 kPa(200 mmHg)以上。此种反应在术后可持续 $1\sim2$ d,因此,血管扩张药不应停用,应维持到血压稳定后逐渐停药。

(二)重要器官的保护

腹主动脉人工血管移植术由于需要阻断腹主动脉,随着阻断时间的延长可能造成不同程度的器官损害。有报道阻断肾动脉以下水平的主动脉达 1 h,手术后出现 T_{10} 水平以下截瘫。无论采用什么麻醉方式,都应加用低温、药物等措施对重要脏器加以保护;最重要的保护措施是提高手术技术,缩短腹主动脉阻断时间。

1.肾功能的保护

腹主动脉人工血管移植术后患者发生急性肾衰竭者占5%。主要与腹主动脉瘤所处的部位、手术前动脉瘤对肾血流的影响、麻醉及手术对肾功能的影响有密切关系。因此,应积极采取有效的预防和保护措施,防止肾缺血、缺氧。

(1)导致肾损害的主要因素。①肾动脉狭窄:腹主动脉粥样硬化患者约20%存在肾动脉狭窄;②有效循环血量:若手术中有效循环血量减少,心排血量降低,血压下降,肾血流减少,肾灌注不足,时间过长可致肾皮质缺血;③钳夹腹主动脉:可激活肾素-血管紧张素系统,使肾素活性增加,肾血管收缩,肾灌注不足;④对肾动脉有损害的麻醉药和抗生素等。

（2）保护肾功能的措施：①维持足够的有效循环血量；应用小剂量多巴胺 $2\sim3~\mu g/(kg\cdot min)$ 持续输注可使肾血管扩张，增加肾血流量和尿量。②当阻断肾动脉以上时，阻断期间无尿，开放后立即静推呋塞米 $10\sim20~mg/$ 次，以促进尿的生成。

2.脊髓保护

腹主动脉人工血管移植手术时脊髓最易受损，截瘫是术后最严重的神经并发症。

（1）导致脊髓损伤的主要因素。①阻断时间：已经证明当腹主动脉阻断时间超过 $30~min$，截瘫的可能性明显增加，如果伴有其他因素，即使阻断 $20~min$ 也有可能出现截瘫；②腹主动脉的侧支循环：腹主动脉缩窄患者因有侧支循环，阻断大血管后血流可经侧支循环供应，发生缺血的概率低，而腹主动脉瘤无侧支循环形成，导致缺血性截瘫的概率高；③手术原因：移植的人工血管较长，外科医师未将供应脊髓的侧支循环吻合在人工血管上；④脊髓供血血管起源异常：脊髓通过脊髓前动脉、脊髓后动脉和根动脉得到血供，其起源和走行异常，可造成术后脊髓缺血。

（2）保护措施。①灌注压的高低决定脊髓的血供好坏，在一定范围内灌注压越高脊髓血供越好，有人认为灌注压应高于 $60~mmHg$。②药物预防与治疗：硫喷妥钠对保护脊髓有一定的作用，其机制不清楚，剂量有待研究。有人认为，肾上腺皮质激素可稳定细胞膜、防止缺血区域炎性介质的释放，减轻脊髓损伤，提高脊髓对缺血缺氧的耐受力。有实验和临床研究表明，在主动脉阻断前静脉输注甲泼尼龙 $15\sim30~mg/kg$，能增强脊髓对缺血的耐受性。但对已经发生的缺血缺氧性水肿治疗效果不肯定，因此，应尽早使用。③脑脊液引流可提高脊髓的灌注压。④将罂粟碱注入蛛网膜下隙扩张脊髓动脉的做法目前仅限于动物实验。

（三）血液保护

腹主动脉人工血管移植术时由于瘤体侧支循环比较丰富，分离粘连或瘤体破裂均可造成大量出血，大出血可危及生命。因此，进行这类手术要重视容量治疗，采用成分输血、节约用血和科学用血。

1.控制血压减少出血

维持适当的麻醉深度，避免麻醉过浅造成的血压升高所致的出血，尤其是术前有高血压的患者。为减少出血还可以采用控制性降压，减少血液丢失。

2.术中调节凝血-纤溶系统功能

根据情况应用止血药或抗纤溶药，通过保护血小板、抑制纤溶反应进而减少术中和术后出血。此外，还可酌情补充凝血因子（如凝血酶原复合物、纤维蛋白原、冷沉淀等）。

3.自体血液利用

①手术前可放出部分自体血液储存于血库，也可以在手术当日麻醉后放出自体血储存于手术室内，待手术结束回输给患者；②手术中自体血回收，大血管手术中大出血较为常见，需要将手术野的血和腹腔内的血回收，经离心、清洗、过滤后再输回患者体内。其需要的设备包括血液回收机系统（Cell Saver）、体外循环机回收系统。

（四）麻醉期间的输血补液

为了维持血流动力学稳定，保持有效的血容量很重要。术前应建立一条粗大的静脉通路（静脉穿刺针大小为 16 G）。麻醉诱导后即开始补液，以乳酸林格液为主，可酌情输入胶体液。液体入量一般以 $8\sim10~mL/(kg\cdot h)$ 为参考，还应根据 CVP、尿量、出血情况进行调整。应限制糖的入量。

为控制性降压,阻断腹主动脉期间,要限制液体入量。当人工血管移植完成开放阻断钳后要加快补液速度,平衡胶体液与晶体液的比例为(2~3):1,维持血细胞比容在24%~30%。

(五)电解质及酸碱平衡的管理

麻醉期间应定期查血气及电解质,特别是血清K^+的浓度很重要。补钾时不要忽略了对Mg^+的补充,低镁时可出现心律失常。

在腹主动脉阻断前酸碱基本保持平衡,但开放腹主动脉阻断钳后血液流速降低,碱剩余呈负值。原因是阻断腹主动脉后,阻断远端的血流受阻,大量代谢产物滞留于受阻的血管内,当开放阻断钳后代谢产物随血流进入血液循环而导致代谢性酸血症,必要时可静脉点滴碳酸氢钠。

当出现酸血症时,机体对正性肌力药的反应减弱,如低血压和酸血症同时存在,可考虑选用碳酸氢钠和正性肌力药进行纠正。

(六)抗凝措施

施行腹主动脉人工血管移植术,为防止血管微血栓形成,需应用抗凝药。常用的为肝素,一般在开腹后游离腹主动脉时从静脉注射肝素0.5~1.0 mg/kg。根据ACT值追加肝素用量。手术结束用鱼精蛋白中和肝素((1~1.5):1),使ACT值恢复正常。

(七)合并冠心病或糖尿病者的术中管理

1.冠心病的处理

术中维持氧的供需平衡。充分供氧,降低氧耗,控制心率,维持血压在正常范围。严密监测心电图的变化,ST段的改变对心肌缺血具有重要意义。术中应用硝酸甘油持续静脉点滴对心肌缺血的预防和治疗十分有益。

2.糖尿病的处理

手术中宜静脉输注乳酸林格液。常规监测血糖。对血糖升高<11.1 mmol/L(200 mg/dL),可皮下注射胰岛素,每次10~20 U;血糖水平>11.1 mmol/L(200 mg/dL)者,可用胰岛素20~30 U加入葡萄糖持续静脉输注。

(徐学敏)

第四节 妇科恶性肿瘤手术麻醉

一、麻醉方法的选择

(一)全身麻醉

因女性恶性肿瘤手术的特殊性,如患者情绪焦虑、手术范围广泛、手术复杂等。所以,目前临床上大多数此类患者都采用气管内插管机械通气下的全身麻醉的方法。

全麻具有诱导快、肌松效果好、易于控制麻醉深度和麻醉维持时间等优点。

麻醉诱导可采用咪达唑仑、舒芬太尼、罗库溴铵、丙泊酚、依托咪酯等药物。术中维持可采用全凭静脉麻醉、吸入麻醉或静吸复合麻醉的方法,用药有丙泊酚、芬太尼、瑞芬太尼、七氟醚异氟醚及恰当的肌松剂等,均可很好地满足手术需要。

妇科恶性肿瘤常行盆腔淋巴结清扫术,术野深而广。另外,盆腔器官与阴道受交感神经和迷走神经支配,手术牵拉易发生腹肌紧张、鼓肠,不仅影响手术操作,还易导致血流动力学改变,因此为便于盆腔深部和阴道操作,常需要较深的麻醉和充分的肌肉松弛。

(二)椎管内麻醉

在一些范围较小的外阴肿瘤手术,也可采用椎管内麻醉的方法。连续硬膜外麻醉,辅以适当镇静、镇痛药物,或者腰硬联合麻醉的方法,阻滞范围胸 8～骶 4,能较好地阻滞交感和迷走神经反射,都可取得满意的麻醉效果。另外,硬膜外置管还可用于术后镇痛。

随着喉罩在临床上的广泛应用,此类手术也常采用喉罩通气下的全身麻醉,具有麻醉时间短、用药少、呼吸道刺激小的优点,还避免了椎管内穿刺可能造成的并发症。

(三)全麻复合硬膜外阻滞的麻醉方法

随着麻醉技术的不断提高,对于盆腔肿瘤手术的麻醉,特别是一些较复杂的手术,如卵巢癌细胞减灭术、宫颈癌根治术等,也有选择全麻复合硬膜外阻滞的麻醉方法。这种方法可充分发挥全麻和硬膜外麻醉的优点。全麻可控性好,肌肉松弛满意,牵拉反应小,气道管理方便,而硬膜外阻滞因阻断交感神经,减少了术中应激反应,减少全麻药用量,并且硬膜外导管可用于术后镇痛,有利于术后肺功能的早期恢复。

另外,近几年的研究还表明,区域麻醉(神经阻滞,椎管内麻醉等)复合镇静或全麻,可以减轻麻醉对肿瘤患者的免疫抑制情况,降低术后癌细胞转移和复发的发生率,从而提高肿瘤患者 3 年或 5 年的生存率。这也是神经阻滞麻醉在肿瘤麻醉中越来越受到关注的一个重要原因。

二、术中监测与管理

术中保持患者呼吸道通畅,维持循环功能稳定,保证机体氧供需平衡是麻醉监护和管理的目的之一。

麻醉期间,所有患者的氧合、通气、循环状态均应得到连续的监测评估,必要时采取相应措施维持患者呼吸和循环功能正常。术中常规的监测项目包括 ECG、SpO_2、无创血压、通气指标(机械通气)、$P_{ET}CO_2$ 等。

(一)氧合状态

脉搏血氧饱和度(SpO_2)是监测患者氧合状态的常规方法。SpO_2 能及时、可靠地反映机体氧合状态,成人 SpO_2 正常值≥95％;当 SpO_2 在 90％～94％时,机体为失饱和状态;当 SpO_2＜90％时,为低氧血症。吸入氧浓度过低、呼吸道梗阻、通气不足、肺内分流增加、循环功能障碍等均可导致低氧血症。

另外,术中麻醉医生还应观察患者的皮肤、指甲或黏膜颜色以及手术野血液的颜色来判断机体氧合状态。

(二)循环状态

术中应连续监测患者的心电图(ECG),以此来判断心率、心律的变化,以及是否有心肌缺血。麻醉医生应密切观察 ECG 的变化,因宫颈操作或大网膜探查会引起心律失常,所以一旦出现心律的改变,首先要与手术医生沟通,去除手术操作的影响,大多数患者的心率、心律会恢复正常。另外,术前已行新辅助化疗的患者,因化疗药物对心肌的损害,常诱发或加重心律失常,因此更要加强对 ECG 的监护。当去除手术操作的影响不能缓解 ECG 变化时,可酌情给予药物治疗,如心率减慢可给予阿托品,频发室性早搏可给予利多卡因,严重病例还要准备好除颤治疗。

术中常规监测无创血压，测量间隔时间不超过 5 min。术中低血压通常以收缩压 <80 mmHg 或收缩压下降超过基础值的 30% 为参考值。术中低血压的主要原因可能有失血、麻醉过深、心律失常、体位变化、缺氧或二氧化碳蓄积、椎管内麻醉阻滞平面过高等。治疗原则是针对原因加以纠正，如加快输液、补足血容量、调整麻醉深度、维持呼吸道通畅和良好通气等。必要时可用麻黄碱、多巴胺等升高血压，维持有效心脏功能。

术中高血压通常以舒张压 >100 mmHg 或收缩压高于基础值的 30% 为参考值。

术中发生高血压的主要原因有麻醉过浅、气管插管等引起的应激反应、早期缺氧、二氧化碳蓄积、术前高血压控制不理想、输液输血过量等。处理上要维持足够的麻醉深度，保持良好通气，避免缺氧和二氧化碳蓄积。药物治疗可选 β 受体阻滞剂，如艾司洛尔 0.25~0.5 mg/kg，减慢心率的同时能降低血压，当与血管扩张剂合用时效果更好；乌拉地尔（亚宁定）0.5 mg/kg，因其中枢和外周的双重作用，可较好地防治高血压。当经上述处理效果不好时，可酌情给予硝酸甘油或硝普钠。

(三)通气状态

非全麻患者和全麻但保留自主呼吸的患者，麻醉医生应观察患者胸廓运动和呼吸频率、呼吸囊动度，听诊呼吸音，以评估气道是否通畅。

全麻机械通气时，除上述临床指征监测外，还必须连续监测通气指标，包括气道压、潮气量、通气频率、呼气末二氧化碳分压（$P_{ET}CO_2$），以及相应指标的趋势图。必要情况下，可行动脉血气分析的检测。

气道压力的变化是通气功能监测的重要内容。妇科恶性肿瘤患者常因肿瘤巨大或大量腹腔积液，膈肌上抬，胸腔受限，引起气道压力显著升高，应予以关注。当导管与回路脱开或半脱开后，除麻醉机报警外，还会出现 $P_{ET}CO_2$、气道压力波形消失，而此时 SpO_2 可能尚未出现下降。另外，当导管打折、阻塞时，机械通气时气道压力增高，并且 CO_2 可出现不同程度蓄积的情况，此时 $P_{ET}CO_2$ 及气道压力波形均会增高，而 SpO_2 也可能尚未变化。因此，$P_{ET}CO_2$ 和气道压力监测意义重大，它们常先于 SpO_2 出现异常，为确保呼吸道通畅和氧供提供了保障。

当患者肿瘤巨大或大量腹腔积液，且病程较长时，因腹压增加、呼吸受限，患者可出现不同程度肺感染和呼吸道敏感性增高的情况，对这类患者，喉痉挛和支气管痉挛是术中易发生的急性气道阻塞问题。喉痉挛多在浅麻醉下置入喉镜或气管导管以及拔管时出现，轻中度喉痉挛面罩加压通气多可缓解，重度喉痉挛可静脉注射肌松药，加压通气，并行气管插管。

支气管痉挛多见于有哮喘史或过敏体质的患者。一旦发生支气管痉挛，应充分供氧、吸痰，排除气道机械梗阻的可能性，加深麻醉（可给予氯胺酮，吸入麻醉药），给予支气道扩张剂，如糖皮质激素、$β_2$ 受体激动剂等。

三、妇科恶性肿瘤手术麻醉管理的特点

与普通手术相比，妇科恶性肿瘤手术术中监测与管理既有常规内容，也有其特殊性，主要包括下述内容。

(1)因盆腔手术复杂、范围深广、时间较长，会造成出血量较多，如宫颈癌、卵巢癌根治术，因此术中除常规监测外，可行有创动脉血压监测和中心静脉压监测，能及时地了解术中出血情况和指导输血补液。

（2）对老年、体弱或术前有心肺并发症的患者，麻醉诱导和术中维持时，应保持血压、心率的稳定，防止增加心脏负荷。术中补液既要防止有效血容量低导致的重要器官灌注不足，也要防止过度输液引起的术后恢复延缓。另外，术中补液要随时监测尿量，应 > 0.5 mL/(kg·h)，使用胶体液：晶体液为 $1:2$ 或 $1:3$ 比单纯晶体液好，以保持出入量平衡，维持血容量稳定。

（3）盆腔器官受交感和迷走神经支配，在进行宫颈或大网膜操作时，因牵拉反射，有的患者会出现心率下降、血压降低等血流动力学紊乱的情况，可给予阿托品或麻黄碱纠正，并提醒手术医生操作要轻柔，必要时暂停操作。

（4）对合并有慢性阻塞性肺疾病（COPD）或哮喘的患者，要避免用有显著组胺释放的药物，如阿曲库铵；同时术毕时一定要对肌松剂进行拮抗，因为这类患者一旦因残余肌松导致呼吸无力时，很快会出现缺氧和二氧化碳蓄积，严重者出现呼吸衰竭。

（5）对于有大量腹腔积液或肿瘤巨大的患者，术中探查、放腹腔积液或囊液、搬动肿瘤时，操作要轻柔，放液速度要慢或间断放液，同时可适当加快输液速度以及输入胶体液。此时，麻醉医生要关注手术医生的操作和密切监护患者生命体征变化。当肿瘤搬出或放液后，手术医生可适当腹部加压，避免腹内压骤降后，下腔静脉回流加快，回心血量增加而诱发肺水肿。另外，还可能因为腹主动脉受压解除，心脏后负荷突降，出现血压下降和心率增快。此时应加快输液，同时密切监测，必要时可给予心血管活性药物维持循环的稳定。

（6）妇科手术有时需要在截石位下进行，这种情况下要注意体位变化对呼吸和循环功能的影响。由于双腿抬高，使肺的功能残气量减少，患者易出现肺不张和低氧血症，特别是头低脚高大于 $30°$ 的屈氏位会进一步加重这种影响。对高龄或有严重心肺并发症的患者，在腿抬高时，血压往往升高，因静脉回流增加可诱发充血性心力衰竭；当重新放平腿时，因回心血量减少又易致血压下降。因此，在摆放截石位时，一方面操作要轻柔缓慢；另一方面，两条腿要分别进行，待一条腿摆放体位且无明显影响时，再操作另一条腿。注意周围神经压迫损伤，尤其是膝关节下方的腓总神经压迫麻痹。

（7）一些妇科肿瘤手术时间长、创伤大、出血多、输入冷液体和库存血多，故在术中易导致低体温发生，如宫颈癌、子宫内膜癌、卵巢癌根治术等。因此条件允许情况下，术中应采取保温措施，如可用输液加温装置或使用电热毯等，避免术后寒战、耗氧剧增、冠脉供血相对不足，引起心律失常甚至心肌梗死等并发症。

（8）术前已行化疗的患者，尤其要注意术中的监测和管理，维持血流动力学平稳，保证组织器官氧供充足，避免血压剧烈波动、缺氧和 CO_2 蓄积。术前使用多柔比星行新辅助化疗的患者，因化疗药物对心肌的损害，常诱发或加重心律失常，应加强对 ECG 的监护。术前使用博莱霉素化疗的患者，可能会有潜在的肺损伤，这类患者术中对氧毒性与液体超负荷的敏感性增加，术后易发生肺功能不全与急性呼吸窘迫症的风险增加。所以，术中应限制静脉输液，麻醉中在保持血氧饱和度大于 90% 的前提下应使用尽可能低的吸入氧浓度，应不高于 50%，以低于 30% 为佳。采用 $5\sim10$ cmH$_2$O 的呼气末正压通气有助于改善氧合。

四、麻醉后即刻监护和管理

多数情况下，妇科恶性肿瘤手术复杂、手术时间长，因此全麻时间也较长。手术结束后，一定要待患者各方面情况恢复满意后才能拔管。如自主呼吸恢复良好，呼吸频率、潮气量、分钟通气量满意；气道通畅，漏气试验阳性；氧合功能良好，能耐受 30% 的氧吸入；循环功能稳定，血压、心率(心律)平稳;咽喉部保护性反射活跃,如呛咳、吞咽反射等;意识有一定的恢复,呼之能睁眼;肌力完全恢复,能持续仰头 5 s;疼痛控制良好等。在达到上述情况下,方可拔除气管内导管。

拔管后应充分给氧和吸痰,并保持患者的半仰卧位。现在认为,半仰卧位是常规术后体位。此种体位下可以提高患者的各项通气指标,增加功能残气量(FRC),减少肺不张和低氧血症的发生。待观察一段时间,患者循环呼吸功能均平稳后,再送回麻醉恢复室或病房监护室,并做进一步的监护。

麻醉恢复室(或病房监护室)的监测主要包括。①术后应密切监测血压、脉搏、呼吸、尿量等,持续鼻导管吸氧或面罩吸氧,直至病情稳定。术后患者有明显恶心、呕吐反应时,可给予地塞米松、小剂量异丙嗪、甲氧氯普胺(胃复安)及格拉司琼等药物。②因手术创伤大,术后应给予镇痛治疗。目前多给予患者自控持续静脉镇痛(PCIA)。采用的药物有芬太尼、舒芬太尼、吗啡和曲马多等。③对于术后出现寒战的患者,除给予保暖外,还可用地塞米松或小量镇静剂(如哌替啶或哌替啶异丙嗪合剂)等予以控制。另外,术后出现谵妄躁动的患者,可给予曲马多 1 mg/kg。④术后要及时随访患者,及时发现麻醉相关并发症。根据患者的病情和手术情况,可行血常规、电解质、动脉血气分析等检查,给予必要治疗。

(徐学敏)

第五节　剖宫产手术麻醉

剖宫产麻醉的方式,分为椎管内麻醉和全身麻醉。一般认为,产妇的特殊病理生理和气道特征使得椎管内麻醉的安全度比全麻要高。1997 年 Hawkins 等人对 ASA 诉讼案件的分析,证实全麻剖宫产的风险远远高于椎管内麻醉。这个观念进一步加强了产科麻醉医生对区域麻醉的重视,可能从客观上使得剖宫产的病死率逐年降低。但是,全麻和椎管内麻醉的选择,需要考虑到母亲和胎儿的综合因素、自己的技术、麻醉器械的装备和人员设置。一味强调椎管内麻醉的安全性,而忽视了产妇和胎儿的安全,也同样会产生可怕的结果。在非紧急情况下,椎管内麻醉有减少气道操作,保护患者的咽喉反射、减少误吸、减少患者插管后不适、加快手术周转等优点。对于胎儿而言,椎管内麻醉在采取措施维持好患者血压的情况下对胎儿几乎没有影响。此外,椎管内麻醉可以让患者清醒,享受胎儿出生的幸福时光。如果有条件,应该使胎儿的父亲也来到手术室,和患者一起,为患者提供心理安慰,并一同享受美好记忆。

一、椎管内麻醉

椎管内麻醉常用的方式有蛛网膜下隙麻醉(腰麻)、硬膜外麻醉、腰-硬联合麻醉等方式。

(一)蛛网膜下隙麻醉(腰麻)

腰麻是剖宫产椎管内麻醉的首选方式,其原因是操作简便,并可以借脑脊液的外流,证实针头的位置,使得麻醉的效果比较确切,同时也减少了麻醉药物误入血管内的可能性和进入血管内的总量。对于手术效果而言,腰麻的效果确切,需要额外静脉补充药物的机会少,同时为手术医生提供了良好的肌松,也减轻了患者对牵拉产生的不适。由于腰麻需要的药物总量很小,全身局麻药中毒的机会也小。

腰麻的具体实施可以选择坐位或侧卧位进行。对于肥胖、解剖结构不清或椎间隙小的患者,坐位比较容易使患者的背部弯曲,更好地显露椎间隙。对于胎头位置比较低、特别是胎头压迫脐带使胎心不好的患者,侧卧位对胎儿比较安全,但脑脊液外流速度可能慢于坐位。

腰麻通常以微小的无创针头在引针的导向下穿刺。穿刺位置最好在 $L_3 \sim L_4$ 水平间,以避免损伤脊髓,因为有极少数成人脊髓可以延伸到 $L_1 \sim L_2$ 以下水平。穿刺针通常为 25 G(直径为 0.455 mm),其尖端为铅笔头式圆形,而不是过去采用的斜面切割型。小号针和非切割型针头的联合使用,使得近年来的硬膜刺破头痛率明显下降。如果患者由于肥胖等因素,穿刺困难,也可以使用略微粗大的穿刺针,通常为 22 G(直径为 0.644 mm),但有可能使患者术后头痛概率增高。为了避免使用大号针头,可以使用粗大的硬膜外针,找到硬膜外隙,然后通过硬膜外针,引入 25 G 腰麻针。

腰麻药物,最常用的是 7.5~15 mg 的布比卡因。国外比较流行重比重布比卡因,原因是可以通过调整手术台来控制麻醉平面。其制剂由厂商直接经过 0.75% 布比卡因和 8.25% 的右旋糖酐混合制成并封装好,以减少麻醉医生临时配药时间与差错和纠纷的可能。

如果麻醉医生在使用时自己配制高糖和布比卡因混合剂,要注意保持无菌、无杂质,用特殊滤过针头抽取。布比卡因有很强的心脏和中枢毒性,但由于腰麻局麻药用量少,且有脑脊液协助证实针头在蛛网膜下隙的位置,排除血管内注射的可能性,故其在剖宫产应用中还是有非常安全的历史。罗哌卡因和左旋布比卡因也可用于剖宫产,但 Gautier 于 2003 年研究表明后,按等同效能剂量,布比卡因 8 mg,左旋布比卡因 8 mg,罗哌卡因 12 mg 之间相比,腰麻满意成功的机会分别为 97%、80% 和 87%,虽然罗哌卡因和左旋布比卡因在安全性方面有一定的理论优势,但其作用强度和持续时间,还有一定的顾虑,加上由于腰麻本身的安全性,使得作用可靠而持久的布比卡因,一直在西方成为剖宫产麻醉的主流。利多卡因作用时间短,除非手术能明确在 45 min 内完成,一般不主张用于剖宫产。

通常剖宫产手术的腰麻用药剂量,比普通手术要低,这主要是因为产妇椎管内静脉曲张,使得蛛网膜下隙的有效腔隙缩小的缘故。一般认为,腰麻效果的决定因素,主要在于所给药物的总量,而不是所给药物的浓度。此外,局麻药物可以和阿片类镇痛剂混合,如加入芬太尼、舒芬太尼,或无防腐剂的吗啡,可以协助阻滞比较强的手术刺激,诸如子宫翻到腹部外缝合的强大刺激。

阿片类药物可以和局麻药一起用于腰麻,使得其镇痛作用更为完全。其中比较常用的是 20 μg 的芬太尼,剂量过大可导致瘙痒等症状。舒芬太尼剂量通常为 5 μg 以下。芬太尼和舒芬太尼有良好的脂溶性,可以被脊髓组织吸收,具有协助镇痛效果。腰麻时,蛛网膜下隙内也可以注入吗啡,或吗啡和芬太尼混合,但所用的吗啡应该是没有防腐剂的特殊制剂,专用的商品名为 Duramorph,静脉注射所用的普通吗啡,不能注入蛛网膜下隙,以免发生神经根损伤。通常吗啡蛛网膜下隙内的注射量为 100~150 μg,剂量过大也可以导致严重瘙痒。

此外,吗啡和芬太尼的根本不同在于其为水溶性药物,被脊髓组织吸收很少,而术后沿着脊髓上行,可导致迟发性呼吸抑制,对患者的生命会有直接的威胁。在病房内没有建立严格的呼吸和氧饱和度监测的情况下,蛛网膜下隙注射吗啡的做法是有高度风险的。如果需要开展这项业务,需要制订严格的呼吸和氧饱和度的监测制度,并有固定化医嘱,对恶心、瘙痒、尿潴留、呼吸抑制等并发症有程序化的解救措施。

(二)硬膜外麻醉

随着硬膜外分娩镇痛的普及,硬膜外麻醉可作为试产没有成功、改行剖宫产时的麻醉方式。由于硬膜外麻醉是"节段性"麻醉,而不是腰麻的"横断性"麻醉,且药物可以分次给予,对于有心脏疾病对后负荷比较敏感的患者,硬膜外麻醉也可以作为首选的麻醉方式。硬膜外麻醉的另一个优点,就是可以使用硬膜外导管,实施术后镇痛。对于多次剖宫产,腹腔粘连严重的,或因其他原因所致手术时间延长的,硬膜外麻醉可以反复加药,但要注意,这些优点用腰-硬联合也一样可以达到。

硬膜外麻醉还有一个比较特殊的用途,就是同时准备阴道产钳试产和做好剖宫产的准备,即"双准备"。在经阴道产钳试产过程中,常常需要强烈的镇痛,以阻滞产钳或切割引起的剧痛,但又要尽可能使患者能感觉到宫缩,并协助产科医生用力。这就要求麻醉医生少量给药,获得低位平面,其剂量往往为剖宫产全部剂量的1/3左右。如果平面过高,会导致患者完全失去感觉,无法用力的情况。在产钳试产不成功的情况下,经硬膜外导管继续加药,可以达到剖宫产麻醉的层面要求。

硬膜外麻醉作为单剖宫产的麻醉方式,有以下缺点。

(1)所需要的局麻药物和阿片类药物的量,是腰麻的5~10倍。由于产妇硬膜外隙的血管丛扩张,大量的局麻药,一旦进入血管,可能导致严重的中枢和心脏毒性,而产妇的气管插管和心外按压,施行起来都比普通患者困难。由于关系到母子双生命,在危及时刻,往往很难做出是否放弃母亲或胎儿的决定。因此,为了避免局麻药血管内注射的风险,硬膜外麻醉给药前,需要做常规试验剂量。

(2)单纯硬膜外麻醉,由于没有脑脊液的核实,且导管的位置无法确定,椎管内神经丛的分布也不一定规则,单纯硬膜外麻醉有可能出现麻醉不完全,可能会出现没有被麻醉的区域,或出现麻醉平面上升慢,或者即使有平面,但肌松效果也不完全的情况。在硬膜外隙注入了大剂量局麻药,而又没有达到效果的患者,此时若再施行腰麻,有一定的危险性,因为此时蛛网膜下隙有可能被硬膜外隙内的大量的局麻药压迫,使自身间隙变小,蛛网膜下隙内注入的局麻药可能会相对过多,导致高位腰麻或全脊髓麻醉。

(3)单纯硬膜外麻醉起效比腰麻要慢。如果手术有紧迫性,等候硬膜外麻醉慢慢起效,是不利于母婴安全的。但是,如果患者已经有了分娩镇痛的硬膜外管且镇痛效果满意,为了减少患者背部再次穿刺,可以试用该导管,用于剖宫产麻醉。即使是紧急剖宫产,由于节约了再次穿刺的时间,用了快效的局麻药(3%氯化普鲁卡因),仍可以满足手术的需要。

使用硬膜外麻醉,一个很重要的安全原则,就是要常规进行试验剂量测试。试验剂量是1%~1.5%利多卡因和1:200 000(5 μg/ mL)肾上腺素的混合制剂,在硬膜外导管放置到位后,需要经导管给3 mL的试验剂量。如果导管误入蛛网膜下隙,利多卡因会导致蛛网膜下隙阻滞,患者不能活动下肢。如果导管误入血管,肾上腺素会导致患者心率加快,患者会出现耳鸣和口腔内金属味道。如果按注射后1 min内心率增快10次/分,这种方式的敏感性可达100%,特异性为96%。注射试验剂量时,要选择患者比较稳定的时期(如没有明显宫缩或体位改变),观察心率变化。观察时,需要持续性心率或脉搏监测,并有足够的时间。试验剂量所给予的肾上腺素,对母体和胎儿的影响是微不足道的,而大量局麻药误入血管后果是严重的,所以,试验剂量没有禁忌证,即使妊娠期高血压疾病的患者一样需要做。

硬膜外麻醉的药物,主要在2%利多卡因和3%的氯化普鲁卡因间选择,其中2%利多卡因起效时间慢,但作用时间长,如果手术不出现并发症,一台剖宫产不需要另外加药。2%利多卡因使用时,应该加入 1:200 000 的肾上腺素。由于硬膜外需要的量大(大约每个节段需要 2 mL,即剖宫产需要的 10 个节段,需要 20 mL 的剂量)。对于普通体重的患者,容易超出 4 mg/kg 的极量范围,而在 2%利多卡因中加入 1:200 000 的肾上腺素后,极量可以达到 7 mg/kg。此外,肾上腺素本身可以提高麻醉阻滞的质量。在利多卡因中加入容量比 1:(10~20)的 5%碳酸氢钠,有助于加快其起效时间。此外,加入 2 μg/mL 芬太尼,也可以提高麻醉阻滞效果。

和腰麻一样,硬膜外麻醉后,也可以在硬膜外隙内注射不含防腐剂的吗啡,作为术后镇痛的手段。一般认为 3.75 mg 剂量镇痛效果比较满意,过高剂量并不能进一步提高治疗效果,但瘙痒等症状更严重。延迟性呼吸抑制的风险,和腰麻后吗啡的使用是一样的,所以,训练有素的护理人员,严密监护呼吸和氧饱和度监测,是开展这项术后镇痛业务的先决条件。

剖宫产硬膜外麻醉的另一个常用药物,是 3%氯化普鲁卡因,多在紧急剖宫产的情况下使用。氯化普鲁卡因起效速度极快,如通常在 2~3 min 内可以达到手术麻醉要求,对于硬膜外镇痛后,需要紧急剖宫产时,3%氯化普鲁卡因是首选药物。在运行合理的产科病房,从决定紧急剖宫产到可以切皮,时间仅为 3 min,3%氯化普鲁卡因可以在产妇被紧急运往手术室的途中推药,到了手术室效果应该达到;如果达不到,立刻改为全麻。此时如果用利多卡因,则还要考虑是不是时间还没有足够,导致不必要的犹豫和拖延。氯化普鲁卡因的另一个优点,就是其安全性。由于其在血浆内被假性胆碱酯酶降解,虽然孕期可导致假性胆碱酯酶活性降低 30%~40%,但其在血浆内的半衰期仍然只有 11~21 s。所以,大剂量氯化普鲁卡因即使进入血液,也不会给患者造成严重伤害。对于紧急剖宫产,没有时间细致观察局麻药的毒性,氯化普鲁卡因用起来,令人放心一些。

由于 3%氯化普鲁卡因作用时间短,单纯用它来施行剖宫产麻醉需要很快补充。一般可以将 3%氯化普鲁卡因以 10~13 mL/h 泵入,也可以间断给药。传统的氯化普鲁卡因被认为可以减低硬膜外阿片类药物的作用,所以很少有人主张用完氯化普鲁卡因麻醉后,用不含防腐剂的吗啡作为术后镇痛。新型的氯化普鲁卡因制剂,取消了防腐剂,和无防腐剂吗啡合用,对于术后镇痛是否有效,还需要进一步资料证实。

(三)腰-硬联合麻醉

腰麻和硬膜外联合,可以兼顾两种麻醉方式的优点,弥补彼此的不足。腰麻可以提供迅速的阻滞,提供良好的肌松,满足手术的要求,而硬膜外导管可以在遇见长时间手术的时候,在腰麻开始失效后,继续提供手术麻醉。这种方式对多次剖宫产,粘连严重,或需要加做输卵管结扎,或估计手术比较复杂(有子宫切除的可能)时,是比较适合的麻醉方式。腰麻药物的选择和普通腰麻类似,硬膜外麻醉可以用硬膜外常规使用的 2%利多卡因加 2 μg/mL 芬太尼。

由于腰—硬联合麻醉需要使用硬膜外导管,为了防止局麻药的血管内注射,还是需要施行试验剂量测试。由于腰—硬联合麻醉的患者,已经在蛛网膜下隙注射了局麻药,所以试验剂量的药品,可以不必含利多卡因,而只需要肾上腺素即可。为了确保患者的腰麻有足够的阻滞平面,试验剂量可以在让患者平卧后,在患者循环比较稳定的时刻(如子宫切开前、手术分离组织时)做。腰—硬联合术后,可以保留硬膜外导管,作为术后患者的镇痛方式。

二、全身麻醉

全身麻醉是所有麻醉方式的最终备选方式。由于产妇的生理变化,全身麻醉药物对胎儿的影响,以及产妇分娩时刻需要清醒,目前剖宫产很少在全身麻醉下进行,但由于以下原因,剖宫产需要在全麻下完成。

(1)最常见的全麻原因是产妇和胎儿出现紧急情况,而事先又没有放入硬膜外导管,施行椎管内麻醉没有时间。这类急诊包括大出血、子宫破裂、严重胎心过缓、肩位难产、不可缓解的脐带脱垂等一类急诊。这类急诊,对于麻醉的要求,不仅是"紧急性"的,而且是"立刻性"的。

(2)产妇需要插管和机械通气,维持呼吸和循环等,如严重心力衰竭、心肌病、呼吸窘迫、肺水肿,由于自身身体状况,不能耐受平卧。

(3)产妇存在对前后负荷降低有禁忌的疾病,如主动脉瓣下肥厚的动力性梗阻,主动脉瓣膜狭窄。

(4)循环系统不稳定,椎管内麻醉可进一步降低前后负荷,导致低血压。

(5)有明显的凝血功能异常,椎管内麻醉有导致出血甚至压迫损害神经组织的危险。

(6)产妇坚决拒绝区域麻醉,或因智障、精神疾病,或用药等因素,导致难以合作,而气道没有明显异常。

(7)脊柱部位感染、先天发育异常,有外伤、手术史,有器械置入(如脊柱固定用的哈氏棒,Harrington's rods),或患者有严重的神经系统异常。

(8)区域麻醉失败。

(9)局麻药中毒。

近30年来,区域麻醉在产科得到广泛的运用,效果也越来越好,特别是在国外分娩镇痛的开展,使得更多的产妇得以自然分娩。即使因母婴原因不能最终完成自然分娩的产妇,也可以借助硬膜外导管,施行剖宫产麻醉。全身麻醉的减少,使产科麻醉安全得到提高。在椎管内麻醉和全身麻醉期间,有时很难做出取舍的决定,最终要看母婴的具体情况、麻醉医生的插管技术、周围协助人员的数量和质量、各类药物和气道设备是否齐全和预计患者的气道难度等一些多种因素综合决定。很多情况下,选择某种麻醉方式,没有绝对的正确和错误,一切看当时当地患者和麻醉医生的综合情况。

剖宫产时全麻,基本上是孕期病理生理变化最显著的时刻,所以在准备和具体实施中,应该最大化地优化患者,减少并发症。

(1)由于前面讲述到的,足月或近足月的患者的膈肌上抬,导致的肺功能残气量下降,以及母婴双双对氧耗量的需求,诱导前尽量使产妇面罩大力吸氧,以减少诱导时产妇缺氧的概率和程度。在条件允许的情况下,可使患者通过紧密面罩,按潮气量大小幅度吸入纯氧3 min。紧急情况下,也可以嘱患者最大呼吸纯氧4次,这样做,虽然也可以短暂提高氧分压,但外周组织氧分压却仍未提高,患者缺氧发生较快。为此,在急诊剖宫产时,产妇到手术室的第一件事,就是要先面罩给氧,这样可以使产妇在紧急诱导前,尽可能获得最多的氧。

(2)所有产妇都是饱胃,如果有可能,术前30 min可给患者静脉注射10 mg甲氧氯普胺,且所有患者在诱导前,给予30 mL的枸橼酸钠和枸橼酸的混合制剂(Bicitra)。清醒状态下插入胃管,不仅会耽误时间,而且会导致患者呕吐,增加腹压,还会导致咽喉黏膜损害,给随后气道操作带来困难,是不可取的。

(3)由于饱胃,加上产妇气道肿胀等因素,增加插管难度。全麻应遵守快速诱导的原则,以减少气道反复操作和误吸的机会;充分给氧,但诱导后不正压通气,在环状软骨上加压(Sellick动作),使用快速起效且作用明显的肌松药,使用比较小号的气管插管,插管内放金属导芯。

(4)其他气道设备,尽可能齐全。弹性导芯价格便宜,应该是手术间常备。可视喉镜、纤支镜比较昂贵,但对于产妇集中的大医院,应该考虑配置。

(5)虽然产妇的饱胃,理应属于喉罩的禁忌证,但在气管插管失败后,喉罩在环状软骨加压的情况下使用,可给患者提供通气,避免严重缺氧,是挽救生命的措施。

(6)鉴于诱导药物对胎儿的影响,应尽量缩短药物进入产妇和胎儿取出之间的时间。诱导时机是要在产科医生到位、穿衣、铺巾完成,一切准备就绪后。由于全麻插管不能保证成功,诱导后仍有可能因插管失败而患者苏醒,且母体生命重于胎儿,手术要等到麻醉插管得到证实后(听诊双侧有呼吸音,并持续有呼吸末二氧化碳波形),才得以开始。

全麻的诱导,目前主要是异丙酚和琥珀胆碱配合。丙泊酚(2 mg/kg)可以快速导致患者失去知觉,但由于其再分布和肝脏代谢速度,快于其他所有静脉诱导剂,有利于患者快速清醒,所以是剖宫产全麻诱导的首选药物。对于血液循环不稳定,或对降低后负荷敏感的患者,也可以使用依托咪酯(0.2~0.3 mg/kg)或氯胺酮(1~1.5 mg/kg)诱导。一般认为,胎儿娩出前,应尽量不使用苯二氮䓬类或阿片类药物,但近年也有研究表明,单次小剂量咪达唑仑和芬太尼,对胎儿没有不利影响。

对于琥珀胆碱没有禁忌证的患者,琥珀胆碱(2 mg/kg)应该是产妇全麻诱导时首选肌松药,因为其起效快,多数患者有肌束震颤,提示起效时间,其肌松效果强烈,为插管提供良好的显露。由于其作用时间极短,有可能在患者未能成功插管后,恢复自主呼吸。如果患者对琥珀胆碱有禁忌,如本人或家族有恶性高热史,患者有神经肌肉系统疾病,长期卧床、烧伤,可以选用罗库溴铵(0.6~1 mg/kg)作为肌松药,但其作用时间可长达 20~40 min,如果插管失败,在没有有效的中和药物的时候,只有靠其他通气方式,维持患者的呼吸。和罗库溴铵相比,琥珀胆碱有起效快,肌松效果强烈,作用时间短的优势。目前,罗库溴铵的拮抗剂 Sugammadex 在欧洲可以批准使用,但在美国因过敏反应,未能批准使用。

麻醉期间的维持,可以使用气体吸入麻醉。产妇对于气体麻醉的要求比正常人低 25%~40%,理想的气体浓度在 0.5~1.5 MAC。吸入气体中,加入氧化亚氮,可以降低烷化气体的浓度,以减少其对子宫收缩的影响。多数产科医生习惯于在保持患者自主呼吸情况下手术,一般不需要在琥珀胆碱后,追加非去极化肌松药,如果需要使用,要注意术毕中和。麻醉期间的维持,在完全没有条件使用吸入麻醉的地方,也可以考虑使用静脉麻醉,但静脉麻醉药物对血压影响较大,而为顾忌血压而减少用量有可能导致患者知晓。产科麻醉,是麻醉知晓最容易发生的领域之一。使用苯二氮䓬类药物,有可能减少知晓的可能。

患者全麻后,应常规放入胃管,吸出胃液。插管后常规放入防咬垫,以防患者苏醒时紧咬气管导管,引起负压性肺水肿。由于没有椎管内麻醉,全麻剖宫产产妇需要在胎儿娩出后,给予一定的阿片类药物,比如 200 μg 芬太尼,加上 5~10 mg 吗啡,前者可以提供立刻镇痛,后者提供持续性镇痛,以减轻手术对患者的疼痛刺激。在剖宫产后由于饱胃的原因,产妇全麻拔管,要在完全苏醒后(第一期),而不是深度手术期(第三期)或兴奋期(第二期),以减少误吸概率。

(徐学敏)

第六节 肾脏肿瘤手术麻醉

肾肿瘤(tumor of kidney)是泌尿系统常见的肿瘤之一,肾肿瘤的发病率与病死率在全身肿瘤中占 2% 左右,在我国泌尿外科恶性肿瘤中膀胱肿瘤最常见,肾癌占第二位,肾脏肿瘤多采取手术治疗。

肾脏肿瘤可能会并有其他一些并发症,麻醉实施及管理上有一些特点。

一、肾肿瘤的发病原因

肾肿瘤发病的原因与吸烟、肥胖、职业、高血压、输血史、糖尿病、放射、药物、饮酒、饮食、家族史等可能有关。

吸烟使肾癌的危险性增加 3% 至 2 倍,肥胖与肾癌发病也有相关性。焦炭工人、石油工人及印刷工人因接触有害化学物质有增加肾癌发病的危险性。

二、肾肿瘤的分类及治疗

(一)肾恶性肿瘤

1.肾癌

(1)肾癌的临床表现及诊断:肾癌又称肾细胞癌,肾癌经血液和淋巴转移至肺、脑、骨、肝脏等,也可直接扩散到肾静脉、下腔静脉形成癌栓。临床表现有血尿、疼痛、肿块,以及发热,夜间盗汗,消瘦,红细胞沉降率增快,肾功能异常。

肾肿瘤压迫肾血管,肾素分泌过多会引起高血压,肺转移引起咯血,骨转移可继发病理性骨折,脊椎转移引起神经病变等。诊断依靠上述临床表现,以及超声泌尿系 X 线片、CT 及 MRI、选择性肾动脉数字减影进行诊断。

(2)肾癌治疗:根治性肾切除是肾癌的基本治疗方法。肾动脉造影常用于手术困难或较大的肾癌,在术前造影和进行肾动脉栓塞可以减少术中出血。肾癌有肾静脉或(和)下腔静脉癌栓的,术前必须了解静脉内癌栓情况决定手术方式。手术采用经腰切口,或经腹腔手术,胸腹联合切口。近年来开展了经后腹膜腹腔镜下行肾癌根治的新方法,对患者创伤小,恢复快。

2.肾母细胞瘤

它是小儿泌尿系统中最常见的恶性肿瘤,临床症状有腹部肿块、腹痛、发热、高血压及红细胞增多症,晚期出现消瘦、恶心、呕吐、贫血症状。早期可经腹行肾切除术。

(二)肾良性肿瘤

1.肾囊肿

肾囊肿内容物为清亮浆液性液体而不是尿液,肾囊肿一般肾功能正常。

如果肾囊肿对肾组织压迫并破坏严重时可出现肾功能改变。肾囊肿压迫肾盏、肾盂、输尿管可引起尿路梗阻,如果肾囊肿增大对肾脏功能有影响可采用手术或经皮腔镜微创手术治疗。

2.肾血管平滑肌脂肪瘤

肾血管平滑肌脂肪瘤又称错构瘤,可通过超声、CT 鉴别诊断,较大的肾血管平滑肌脂肪瘤可突然破裂,出现急腹痛,腹腔内大出血,伴有休克症状,须急诊手术切除或介入性肾动脉栓塞。

3.其他

肾良性肿瘤有肾皮质腺瘤、肾嗜酸细胞瘤、肾血管瘤等,应考虑保留肾组织手术,或部分肾切除等。

三、肾肿瘤手术的麻醉处理

(一)术前评估

术前常规对肾肿瘤患者进行评估,对患者呼吸功能,循环功能,肝功能,肾功能进行相应检查。注意肾肿瘤患者术前有无合并冠心病、高血压、糖尿病、贫血、低蛋白血症,有无咯血、血尿、呼吸系统疾患等情况。常规检查心电图,胸部 X 线片,尿常规,血常规,肝、肾功能,凝血功能等。

(二)麻醉前准备及用药

肾肿瘤手术多为择期手术或限期手术,术前有并发症的应做相应内科治疗,如纠正贫血、控制高血压、纠正低蛋白血症、控制血糖等,术前应用利尿剂、钾制剂的患者应注意纠正电解质紊乱、酸碱失衡。术前适当应用镇静、安定类药物、或麻醉性镇痛药可减轻患者的焦虑及紧张情绪。麻醉前酌情给予抗胆碱药以减少麻醉中腺体分泌。

肾脏手术前应用抗胆碱药最好选用东莨菪碱,因为东莨菪碱在肾排泄之前几乎完全被代谢,而静脉注射阿托品大致 50% 是以原形从肾排泄。长期服用血管紧张素转换酶抑制剂(ACEI)的患者会增加术后肾功能不全的危险性。

(三)麻醉方法选择

肾脏肿瘤手术的麻醉根据手术切口可选用硬膜外麻醉,气管内插管全身麻醉或全麻联合硬膜外麻醉。硬膜外麻醉宜选择胸$_{10\sim11}$椎间隙穿刺,向头端置管注药,局部麻醉选择 1.5%~2% 利多卡因或 0.75%~1% 罗哌卡因,或以上两种药联合应用,使神经阻滞范围达到胸$_5$~腰$_2$,会产生良好的麻醉效果。利多卡因与罗哌卡因都是酰胺类药物,主要在肝脏代谢,仅有少量以原形经肾排泄,有研究证实注射利多卡因或丁哌卡因后,经肾脏以原形排泄的比例分别是 10% 和 16%,因此可安全用于肾功能不全患者的麻醉。为提高椎管内麻醉的满意度和减轻术中牵拉反应,术中辅助镇静、镇痛药物,如咪达唑仑 2mg 静脉注射,咪达唑仑 5mg 肌内注射;芬太尼 0.05~0.01 mg 静脉注射,或辅助丙泊酚泵注。

硬膜外麻醉不仅满足手术要求,而且交感神经阻滞后,肾血管扩张,肾血流增加,在维持较好的血压下有利于肾功能保护。术后还可采用留置硬膜外导管进行患者自控镇痛(PCEA)。非甾体抗炎药(NSAIDs)如双氯芬酸钠不减少肾血流量,不降低肾小球滤过率,可用于肾脏手术后疼痛治疗,但也有学者执不同观点。

肾癌合并有肾静脉癌栓或上腔静脉癌栓者,肾上腺手术,老年患者,并存严重心肺疾患,糖尿病患者,凝血功能不良患者宜选择气管插管全身麻醉,或联合硬膜外麻醉。

Brodner 推荐在大的泌尿外科手术中全麻并用硬膜外麻醉可降低应激反应,减少儿茶酚胺分泌,改善胃肠功能,促进患者恢复。全身麻醉药物选择可参考肾创伤手术患者麻醉用药。近年来腹腔镜肾上腺和肾肿瘤微创手术的开展,在腹腔镜下阻断肾蒂出血减少,效果好,但这种手术也须在全麻下完成。

(四)麻醉中监测

麻醉中常规监测心电图,心率,无创血压,脉搏血氧饱和度,呼气末二氧化碳分压,尿量。

实施麻醉时应建立通畅的静脉通路,置入中心静脉导管,监测中心静脉压指导输液量和速度很有必要,有创动脉血压在肾肿瘤手术中应当建立,可及时观察术中血压的瞬时变化,有条件的可做动脉血气监测。

肾癌手术时可能会发生癌栓脱落造成肺动脉栓塞的严重并发症,因此注意心电监测和呼吸功能监测,维持血流动力学稳定。

(五)麻醉中处理

肾肿瘤手术多采用特殊体位,如侧卧位,侧卧肾垫起位,患者在硬膜外麻醉下采取这种体位多感不舒适,且这种体位对呼吸、循环也有一定影响。因此,硬膜外麻醉时应用辅助药更要注意患者呼吸幅度、频率、血氧饱和度及血压变化。

全身麻醉选用对肾功能、循环功能影响较小的全麻药,术中避免低血压、低血容量。通过已建立的中心静脉导管监测中心静脉压来调整输液量和输液速度,调整好麻醉机呼吸参数,维持较好的血氧饱和度和适宜的呼气末二氧化碳分压。

慢性肾功能不全的患者术后肾衰竭发生率高达 $10\% \sim 15\%$,因此术中避免低血压和低血容量、保证肾脏血液灌注,术前尿素氮、血肌酐升高预示术后发生肾功能不全可能。肾肿瘤患者,在术中易发生大出血危险,因此,术前应准备好库血,当术中失血量大时注意补充血容量和血压维持。

(六)肾癌并发静脉癌栓手术的麻醉

对于肾癌发生肾静脉和下腔静脉癌栓甚至累及右心房者,手术范围大,术中出血较多,手术和麻醉有较大难度和危险性。Novick 等提出在全身麻醉,体外循环转流下采用深低温停循环取出腔静脉和右心房癌栓。这种手术采取胸正中和腹部正中切口,全身麻醉后肝素化,当ACT>450 s,行主动脉插管,右房插管,采用膜式氧合器,用平衡液或胶体预充,建立体外循环,动脉流量维持 $50 \sim 80$ mL/(kg·min),血液降温,阻断升主动脉后灌注冷停跳液使心脏停搏保护心肌。

转流中行血液稀释,HCT 维持在 $20\% \sim 25\%$,当肛温降到 $18\text{℃} \sim 20\text{℃}$ 时,降低动脉灌注流量到 $10 \sim 20$ mL/(kg·min),直到停止转流。深低温下停循环时间可维持在 $45 \sim 60$ min,在此期间行肾及癌栓切除手术,肿瘤及癌栓切除后恢复体外循环转流并复温,心脏复跳后维持较好的动脉血压、血气、电解质及酸碱平衡的基础上停止体外循环转流,用鱼精蛋白中和肝素。这种方法对肾癌合并有腔静脉或右房癌栓的患者会取得良好的手术效果。但由于手术时间长,肝素化后术野渗血多,术中输血较多,体外循环转流对机体的影响,以及深低温停循环对中枢神经系统的影响,仍存在不利因素。

四、常见并发症的防治

(一)气胸

肾脏手术在解剖过程中可发生胸膜损伤而导致气胸,应密切观察患者呼吸状况,如患者有呼吸困难,气道压增加,肺顺应性降低,血氧饱和度下降及血流动力学改变,考虑有气胸发生可能,应尽早做胸膜修补或闭式胸腔引流。

(二)低血容量休克

严重肾创伤,发生低血容量休克时对肾功能会造成一定的损害,但当补充血容量,循环功能稳定后,肾血流也会得到一定改善。因此在发生低血容量休克时,应及时积极进行容量复苏,合理应用正性肌力药物,维持有效循环血量,增加氧供和组织灌注。

在失血性休克复苏治疗中,目前认为在出血未被有效控制情况下,大容量液体复苏和提升血压可以导致继续出血、血液稀释和体温下降,进而造成微循环障碍,氧输送不足,凝血功能障碍,会增加死亡的风险。因而提出低度干预的复苏策略模式,即在出血未被有效控制的情况下,用尽可能少的液体输注将血压维持在能够勉强保持组织灌注的较低水平,来避免因快速和大量液体复苏引发的问题。但血压仍具有休克复苏效果的可信性,在复苏过程中出现少尿或无尿,则提示补液不足,血压过低,肾灌注不良,需要在治疗中注意。

(三)肾功能不全及肾衰竭

术中或术后肾衰竭是麻醉和手术的严重并发症,高危因素为严重多器官创伤,包括肾严重创伤、大手术、持续低血压、输血错误引起溶血反应等。创伤性休克可造成肾缺血、缺氧,影响肾功能,严重肾缺血将使近端和远端肾小球上皮细胞变性坏死,肾小球缺血,滤过率下降,严重创伤后肾小管可能被血红蛋白和肌红蛋白阻塞,肾小管上皮坏死,导致急性肾衰竭。

急性肾衰竭的病理过程中,氧供需平衡很重要,保持稳定血流动力学,可保证肾脏的灌注和氧供,扩血管药及利尿药呋塞米也会增加肾血流,增加氧供,减少肾脏氧耗,对保护肾功能有益。

维拉帕米可调节肾脏微循环,抑制肾脏入球小动脉的收缩,使肾脏小动脉、静脉扩张,预防血栓形成,能防止肾脏缺血再损伤。

乌司他丁能明显减轻肾小管上皮细胞的变性和死亡,能保护低灌注压引起的肾脏缺血性损害,防止术后发生肾衰竭。并能促进全身血液循环,改善血液黏滞度,清除自由基及内毒素,有利于创伤及术后机体器官功能的恢复。

(四)多器官功能障碍综合征

肾创伤如果合并多脏器的创伤,由于伤情复杂,内环境紊乱严重及免疫功能明显抑制,容易发生多器官功能障碍综合征(MODS)甚至多器官功能衰竭(MOF),病死率高。因此近20年来,损伤控制外科(DCS)作为严重创伤和多发伤治疗的新策略,即初期简化手术,重症监护室复苏治疗和再手术实施。

这种治疗可避免在严重创伤治疗中致死的三联征,即体温不升、凝血障碍和酸中毒,它们互为因果,恶性循环。因为在患者危重时长时间经历复杂的外科手术及麻醉会进一步引起失血,体内热量丢失,中心体温降低,血红蛋白氧解离曲线左移,氧释放减少,氧供减少,导致体内乳酸堆积加重酸中毒,发生全身炎症反应综合征和免疫系统受损。

DCS理念更符合多发性创伤患者的病理生理变化,把创伤对患者的损害降到最低程度,在实施创伤控制外科策略时腹膜间隙综合征是一严重的致死性并发症,发生原因与腹膜内继续出血,腹膜后血肿扩大,腹膜和腹膜间隙水肿及腹腔填塞物有关,麻醉医生在实施创伤危重患者麻醉中应有这一理念,提高抢救成功率。

(徐学敏)

第七节 创伤手术麻醉

近年来,创伤外科得到了不断的普及和提高。创伤已成为当今夺命"杀手"之一。严重的多发性损伤患者增多,病情紧急、危重、复杂,大部分需要及时抢救性手术治疗。创伤患者在病情及麻醉处理上有一定的特殊性。创伤患者无论是抢救复苏还是抢救性手术,麻醉医师肩负重要责任和任务。

一、麻醉前评估

(一)维持呼吸气道的管理

维持呼吸气道的管理是创伤手术麻醉首要任务。应控制气道,维持好呼吸。许多(约30%)严重创伤患者,为胸部创伤,常因气道梗阻、缺氧,在短时间内死亡。如昏迷患者的舌后坠,胃内容物、凝血块和其他异物的气道阻塞;严重颌面外伤伤员,组织水肿,口、鼻腔大出血造成的梗阻窒息等。

要尽快建立通畅的气道,迅速清除阻塞气道的一切异物;昏迷患者将头偏向一侧,颈项后伸,托起下颌,放置口咽导管;充分供氧等。

(二)分析呼吸困难的原因

创伤患者若未立即死亡,最常见的症状之一是通气障碍,其原因有 8 类。

(1)上气道梗阻:颌面、咽喉、颈部损伤,或血液、分泌物和异物堵塞等引起上气道梗阻,胃内容物误吸、气管痉挛、气道烧伤等,都是气道梗阻的常见原因。

(2)颅脑损伤:因中枢抑制、颅内压升高等可发生呼吸困难致严重低氧血症。

(3)延髓损伤波及生命中枢。

(4)高位脊髓损伤致呼吸肌瘫痪。

(5)多发性肋骨骨折疼痛、反常呼吸限制了气体交换。

(6)外伤型膈疝。

(7)肺损伤:肺实质挫伤,充血、水肿。

(8)张力气胸:开放气胸是胸部创伤的常见并发症,可造成纵隔移位,而严重干扰呼吸和循环,出现反常呼吸。

(三)呼吸困难的处理

麻醉前必须根据创伤部位、创伤程度及临床表现对呼吸困难施行如下处理。

1.气胸

气胸及多发性肋骨骨折应做胸腔穿刺或闭式引流。

2.昏迷患者

气管内插管,实施机械通气。

3.严重颌面部损伤

颌骨骨折可造成插管困难;颈椎骨折脱位插管时易造成脊髓的继发性损伤,可选用经鼻插管。

4.颈椎骨折脱位

不宜多活动头颈,经鼻插管不成功时,可在纤维支气管镜引导下插管。

5.气管造口术

严重颌面、喉咽、颈、气管的损伤,重度气道烧伤等,需做气管造口术。

6.粗针头环甲膜穿刺

粗针头环甲膜穿刺为解除气道梗阻的急救措施,或气管插管或气管造口术之前的暂时性措施,且供氧必须高流量才能达到供氧目的。

7.机械呼吸

呼吸器支持呼吸。

8.肺泡血流灌注不足

缺氧除呼吸原因外,亦须考虑循环的原因,低血流量时肺泡血流灌注不足也不能解决缺氧问题,故必须补充血容量。

9.气管破裂

出现颈部气肿、纵隔增宽者,为气管破裂之故;或大血管破裂,严重休克、神志不清、病情危重,必须立即手术探查止血。

(四)弄清伤情

创伤患者伤情严重、凶险,胸内大血管破裂时,失血量大,且伴严重失血性休克、血气胸和心脏压塞等复合伤,术前尽可能了解伤情,搞清诊断。

严重创伤多为复合伤,处理较困难。如头部损伤有 30% 合并其他部位损伤;胸部损伤有 80% 合并头部损伤、44% 合并腹部伤、26% 合并四肢伤;四肢、脊柱损伤有 23.1% 合并胸、腹或颅脑损伤,处理更加困难。及时、正确、有效地处理患者可遵循的原则:①判断伤情,经初步处理后,立即送往条件较好的医院进行抢救;②病情需要手术紧急治疗者,麻醉医师必须密切配合,不拖延;③严重损伤,早期只需重点初步检查,待病情稳定后再做详细、全面检查;④心脏挫伤,可致心律失常、心功能骤减。胸部创伤者中约 5% 伴心肌挫伤;38% 伴 ECG 改变;心包腔积血或心脏压塞。

创伤性休克患者多为复合伤,伤情严重、危险,麻醉处理困难。术前要正确判断创伤患者的休克程度,才能判断其对麻醉的耐受性。主要以临床征象判断。①5P:临床主要表现简称 5P,即皮肤苍白、冷汗、虚脱状态、脉搏细弱无力、肺功能障碍;②具备下列 6 项中 2 项可诊断:a. BP<100 mmHg,b. 脉压<30 mmHg,c. 有冷汗、皮肤苍白等休克症状,d. 尿量<25 mL/h,e. 血乳酸>3 mmol/L,f. 心脏指数<2.5 L/(min·m^2);③失血量的估计偏少:临床工作中对失血量的估计大多较实际失血量要少。失血量要及时补充。

二、麻醉前准备

患者入手术室时一般已经进行了抗休克的紧急处理,仍须快速诊治,积极处理的同时,常需在气管内插管静脉复合或静吸复合麻醉下急症开胸手术。应争取时间施行麻醉前准备。

(一)创伤性休克的诱因

1.创伤后失血

失血性休克又分为可逆性和不可逆(顽固)性休克。可逆性休克又分为早期和晚期两阶段。早期阶段即血管收缩阶段,此期因儿茶酚胺分泌增加、血管收缩,血压可略升、正常或下降,经输血输液可以纠正。晚期可逆性休克,表现为毛细血管、小静脉、小动脉扩张,多因严重失血后未经及时处理,机体失去代偿能力所致。血压明显下降,由于血管床的扩张与毛细血管的漏出,需要比失血量更多的血液输入才能补足血容量。当全身血容量丢失>20%时,全身毛细血管渗透性增加,液体经毛细血管渗出到组织间隙,增加了体液的丢失,即毛细血管漏。经过输血、补液后,若休克情况未见改善,则可进入顽固性休克期。很难处理,发展下去,可影响心、肝、肾、肺等脏器功能,此时更难恢复。顽固性休克又分为顽固性和不可逆两阶段,但界限难以分清。

2.心源性休克

由如上所述的心脏损伤引起,如心脏压塞和心肌直接受挫伤,影响心排血量,临床表现为心音弱,失血量与低血压不相符合,心影增宽变大,CVP 增高时,出现心律失常和心力衰竭。麻醉诱导后更易出现严重低血压或心搏停止。

(二)失血性休克的治疗

保持静脉开放和输液的通畅;失血必须及时补充,要开放两条以上的静脉,深静脉导管针穿刺或静脉切开置管,或锁骨下及颈内静脉穿刺均可选取快速输血、输液。

(三)顽固性休克的治疗

顽固性休克以综合抗休克措施为主。包括以下几方面:动脉输血、升压药、激素、纠正酸中毒、注意纠正并发症、采取积极有效措施止血、血管扩张药、抗氧自由基药物等。

(四)其他准备

创伤手术前多无充分时间准备,但以上抢救处理措施不可缺少。同时,尽量做好以下几点。

1.现病史

了解患者的伤情、手术范围等和必要的检查结果,了解受伤原因、是否处理过、用过什么药等。

2.既往史

了解心、肺、肝、肾、内分泌等既往史,曾长期服用过什么药,如抗高血压药、洋地黄、激素等。

3.药物过敏

了解药物过敏史。

4.老年创伤患者

对老年性创伤患者,要予以重视,抢救中更应避免麻痹大意。

5.进食时间

麻醉前了解患者的进食时间,创伤后胃排空时间延长 1 倍以上,故进食与受伤的间隔时间很重要。

6.留置两管

麻醉前下胃管持续胃肠减压,留置导尿管,便于监测尿量。

三、麻醉前用药

麻醉前用药对预后可增加麻醉的平稳性。

(1)镇痛药少量静脉注射,注意用药量以不影响患者的呼吸功能为原则,尤其对循环、呼吸已受损的患者。

(2)重危、神志不清及昏迷患者的镇静、镇痛药可省略。

（3）不用巴比妥类药物，因有时可产生兴奋躁动而达不到镇静目的。

（4）用颠茄类药，以减少分泌和对抗不良反射的作用。不要怕用药后脉搏加快。

四、麻醉管理

麻醉管理以不影响创伤后机体循环代偿功能和复苏为原则。

（一）局麻

局麻只用于小的创伤手术，对患者的生理影响轻微。患者要合作，避免药物过量，必要时给予辅助镇静、镇痛药。垂危患者可以在呼吸、循环辅助的同时，局麻下完成某些开胸、开腹和开颅探查等手术。

（二）区域神经阻滞

单纯肢体损伤可选择神经阻滞麻醉。腹部创伤或单纯性胃肠道损伤、下肢损伤选腰麻或硬膜外麻醉时，凡有休克或有低血容量者禁忌；可应用股神经、坐骨神经阻滞。上肢手术选用臂丛麻醉。脊髓或外周神经有损伤时禁用腰麻和硬膜外麻醉。硬膜外麻醉用在出血不多的下肢或腹部手术，或经输液、输血使休克基本纠正后，也可在严密观察下选用，穿刺点选择最低，先注射试验量，但用药量须小，监测血压、脉搏的变化，分次、小量用局麻药；低血容量休克患者对麻药耐受性差，平面容易扩散过广，应适当控制平面，保证液体通畅，可随时加速输液，必要时用升压药，以提高血压。

（三）全麻

全麻以气管内插管全身麻醉为首选。适应证为胸腹、颅脑同时合并肢体损伤时；严重复合伤；休克；头颈、躯干部损伤；合并脊髓损伤等。创伤休克的患者在扩容和吸氧下，以气管内插管浅麻醉加肌松药，控制呼吸为原则。

1. 诱导

清醒插管或静脉诱导插管，静脉诱导插管按饱胃麻醉原则处理。肺实质损伤者多伴有咯血，诱导时要避免呛咳，警惕大量血液涌出造成窒息意外。

2. 复苏

已施行气管导管插管者，要检查导管的位置，有无漏气，导管通畅情况。

3. 麻醉维持

氧化亚氮、氧、镇痛药、肌松药对循环无影响，为首选。恩氟烷和异氟烷间断吸入，对循环影响小，体内代谢破坏少，肝脏的影响轻微，对创伤后肝功能已受损者更有利；异氟烷可使心率加快，心排血量增加，外周阻力降低，适用于创伤休克患者。氯胺酮止痛作用强，中枢抑制轻，兴奋神经系统，呼吸易于维持通畅，使上气道及咽喉部肌肉保持一定的张力，保留反射容易维持气道通畅，使血压升高，可用于严重创伤性休克患者，以氯胺酮、芬太尼等镇痛药及肌松药维持麻醉。

氯胺酮可与琥珀胆碱合用于麻醉诱导。但氯胺酮增加颅内压，脑外伤者慎用。氟芬合剂（50：1）不影响心脏收缩力，使周围血管阻力降低，末梢血容量增加，心排血量增加；用氟芬合剂后心血管维持稳定，只偶尔出现低血压，而心脏指数无改变，氟芬＋泮库溴铵，必要时辅助吸入氧化亚氮、氧，是休克患者手术常用麻醉维持方法。应分次少量给药，有低血容量时须先予以纠正。氟芬合剂也可用于清醒气管插管。琥珀胆碱引起高血钾，在伤后 1～2 d 用时应警惕。预防方法是静脉注射维库溴铵 $0.005\sim0.010$ mg/kg 后，再静脉注射琥珀胆碱。泮库溴铵无组胺释放作用,对心率、血压、心排血量均无明显影响,用于严重创伤后无低血压的顾虑,常与氯胺酮合用于创伤失血患者。

五、麻醉监测

(一)循环

监测脉搏、血压和末梢循环的测定与临床观察。

(二)CVP

CVP 对大量输血、输液有指导意义。

(三)尿量

尿量的多少与补液量和肾功能的关系密切。

(四)连续心电图监测

连续心电图监测,了解心率、传导功能、心律失常、心肌有无缺血、电解质紊乱等,是危重患者常用的方法。

(五)血气分析

血气分析了解通气、氧合及酸碱平衡情况。

(六)体温监测

大量输血、输液、广泛暴露创面等易造成低体温,也可有体温升高者。

(七)呼吸功能监测

观察皮肤及渗血的颜色了解氧合情况;通过呼吸动度了解有无气道梗阻、气胸和反常呼吸等,肺部听诊可早期发现肺部的病理改变,SpO_2 了解机体是否缺氧。

(八)出血量监测

术中血细胞比容、电解质以及凝血功能的检查,对进一步正确处理患者,很有参考意义。

(九)临床观察

创伤患者的监测有许多现代的先进仪器可以使用,但临床的观察不能被代替,也不能忽视,只有全面的综合分析,才能得出正确的诊断。

六、心脏外伤急症手术麻醉

(一)麻醉前准备

心脏外伤患者多伴有失血性休克,须立即手术抢救,时间紧迫,尽快作好麻醉准备。①胸腔闭式引流;②尽快建立静脉通道或深静脉穿刺;③快速补液补血;④动脉穿刺直接监测MAP;⑤备大量血液;⑥纠正休克、低血容量和呼吸紊乱、水电解质紊乱、酸碱失衡。维持SBP>60 mmHg。

(二)气管内插管全麻诱导

氯胺酮 $2\sim3$ mg/kg、芬太尼 $2\sim5\mu g$/kg、氯琥珀胆碱 2 mg/kg 静脉注射,快速气管内插管。维持用小量氯胺酮、芬太尼和氯琥珀胆碱。

七、老年创伤手术麻醉

(一)麻醉准备

老年创伤患者要加强麻醉前准备,充分评估麻醉中可能出现的问题,并在术前做好认真的应对措施。

1.重要器官功能退化

老年人对创伤、手术及麻醉的应激反应能力降低,防御功能的下降是重要器官退化的结果。麻醉处理和用药时,要注意这一点的特殊性。

2.改善循环情况

老年人多合并冠心病、高血压、动脉硬化、瓣膜疾患和心律失常等心血管性疾病;血管弹性下降,心功能不良,不能正常地调节血流、血压、血容量;血容量偏低;若同时伴有心脏扩大、静脉压高、肺和其他实质脏器充血更会影响心血管的代偿功能。麻醉前应仔细估计病情,尽量改善患者循环情况。有失血时,血容量的补充切忌逾量,否则增加心脏的负担,甚至造成心力衰竭。

3.呼吸功能的维持

老年人多伴有肺气肿、功能性残气量增加,潮气量、肺活量减少,肺顺应性降低等影响了通气功能和弥散功能。若掌握不好输血、输液易出现肺水肿。老年人 PaO_2 偏低,$PaCO_2$ 偏高。咳嗽反射减弱,易造成误吸;分泌物多不易咳出,术后易造成肺不张。应常规吸氧,监测 SpO_2,避免应用抑制呼吸药物。

4.肝肾功能的维护

老年人肝肾功能低下,肾血流量、肾小球滤过率降低。肝脏对药物的解毒功能降低,任何药物代谢、排泄均较慢。

5.麻醉前用药

麻醉前的镇静、镇痛药可省略,若用时可减量,避免对循环、呼吸的抑制。

(二)麻醉管理

老年创伤患者的麻醉管理更为重要。

1.局麻

局麻对生理干扰小,用于老年人更安全。但老年人对局麻药的耐受量低,故用局麻药的种类、浓度、剂量都应特别注意。

2.硬膜外麻醉

股骨近端骨折为老年常见的创伤,如股骨颈骨折、粗隆部骨折,多为选择性手术。包括三刃钉内固定,或人工股骨头和全髋置换术,脊柱无损伤时均可选用硬膜外麻醉。给药时要少量分次,严密观察,维持血压的稳定。

3.腰麻

腰麻要慎重,要预防血压剧烈波动或急骤下降。近年来多选腰麻－硬膜外联合麻醉(CSEA),麻醉效果好,并发症少。

4.全麻

全麻要维持最浅的麻醉。用药量要小,有时少量的麻药即可出现深麻醉的表现,要掌握适当。术后即醒,对患者有利。

八、挤压综合征手术的麻醉处理

(一)特点

四肢或躯干严重创伤之后常并发挤压综合征,系肌肉长时间受压致大批肌肉缺血坏死,病死率很高。近年来应用人工透析治疗,病死率已明显下降。临床表现为皮肤肿胀、变硬、张力增加、水疱形成、皮下瘀血、小血管阻塞、肢体缺血;坏死组织释出毒素后,被组织吸收出现严重全身中毒症状、肾功不全、神智恍惚、呼吸深快、躁动、恶心、少尿或尿闭、脉快、高热、心律失常等;化验检查示肌红蛋白尿、高血钾、贫血、酸中毒和氮质血症。

(二)麻醉处理

麻醉处理困难,须手术治疗。早期行筋膜间隔切开减压,才能阻止挤压综合征继续恶化和促进受损肢体功能恢复;对肢体感染坏死、全身中毒严重者须行截肢手术。麻醉处理应极谨慎。

(三)麻醉选择

麻醉选择以不影响肾功能为原则。

1.硬膜外阻滞

患者不存在休克,下肢截肢可选硬膜外阻滞麻醉。经 $L_{2\sim3}$ 椎间隙穿刺,向头侧置管,辅助氟哌利多、哌替啶。

2.全麻

如为多发损伤或伴低血容量性休克选用气管内全麻。以咪达唑仑＋丙泊酚静脉注射诱导;氯胺酮复合氟芬合剂、吸入恩氟烷或异氟烷维持。高钾者免用氯琥珀胆碱;输高渗糖＋胰岛素,必要时输新鲜血、碱性液、利尿等。

(徐学敏)

第八节 四肢创伤手术麻醉

随着现代工业及各种现代化交通工具的飞速发展,各种创伤的发生率也随之快速增长。肢体是人类活动最多的器官,因此也最易遭受意外伤害。另外,对四肢创伤的处理正确与否关系到创伤患者今后的生活质量。因此,四肢创伤的手术在急症外科手术中占有重要地位。

一、四肢创伤手术及麻醉的特点

四肢创伤包括开放性损伤和闭合性损伤,创伤可累及组织结构包括骨、神经、血管、肌肉、肌腱以及其他软组织。开放性损伤均需紧急手术处理。闭合性损伤以骨折最多见,除非合并重要血管或神经损伤,一般可视患者全身情况决定处理时机。但近年来主张对四肢长骨骨折应尽早手术内固定,避免患者长期卧床牵引带来的诸多负面影响,并能减轻伤后疼痛,为后期功能康复创造条件,也有利于减少严重并发症,降低病死率,明显改善预后。

单纯四肢创伤手术范围多较局限。但若伤及血管、神经,修复手术则要求精细,尤其是断肢再植手术需时较长,对麻醉也有特殊要求。四肢创伤常合并有胸腹内脏及颅脑等多器官损伤,手术处理宜分轻重缓急,先处理致命伤,待患者生命体征相对稳定以后,再处理四肢伤。如情况许可,也可同期处理四肢损伤。

低血容量是四肢创伤患者常见的并发情况,开放性损伤的失血量依受伤部位和严重程度有所不同,闭合性骨折不显性失血大致为单侧股骨 $800\sim1\,200$ mL,胫腓骨 $350\sim500$ mL,肱骨 200~500 mL,尺桡骨 300 mL。对创伤患者失血量的评估直接关系到麻醉选择和术中处理,应综合患者的伤情和全身表现,尽可能做出准确评估。

若接诊时患者已经出现血压下降、心率加快,提示失血量可能已超过血容量的 30%,应立即采取输血补液等救治措施。

饱胃是创伤患者的另一个重要问题,紧张、休克和疼痛可使胃排空时间明显延长,因此,防止呕吐、误吸极为重要。临床上对急症患者应一律视为饱胃患者,尤其是在全身麻醉诱导时尤应注意防止呕吐误吸。

二、术前准备与麻醉选择

(一)术前评估与麻醉前准备

四肢创伤患者急诊手术时,因时间紧,难免准备不充分,因此麻醉师在选择麻醉前应对患者一般病情进行简要的评估。

1.既往病史

着重了解有无明显心血管、呼吸系统及与麻醉相关的其他疾病并存及其治疗情况,药物使用情况,近期有无呼吸道感染等。是否接受过麻醉及麻醉中有无异常情况,尤其是有无局麻药变态反应史。

2.进食情况

急症手术应了解末次进食时间,尤其是进食后与受伤之间的间隔时间。同时还应了解进食内容,伤后有无呕吐。对饱胃患者尽量选择神经阻滞或椎管内麻醉,术中慎用镇静药。手术必须在全身麻醉下进行时,应选择气管内麻醉,可在充分表面麻醉下患者清醒时插管,也可采用快速诱导气管插管,插管诱导同时压迫环状软骨,避免胃内容物反流误吸。术后亦应待患者清醒后再拔除气管导管。

3.合并损伤

检查是否合并有其他部位的损伤,尤应注意有无气道梗阻、气胸、血胸或腹腔脏器损伤等紧急情况。若需同时手术应综合考虑手术需要选择合适麻醉方法。

4.失血量

尽可能准确评估失血量。对低血容量状态应在麻醉前初步纠正。心率、皮肤颜色和毛细血管充盈时间是失血纠正满意与否的可靠指标。大量失血需快速输血补液,监测 CVP 可帮助判断血容量情况,也可防止液体过多。

5.实验室检查

血细胞比容和血红蛋白含量可大致提示失血纠正情况;血气分析可反映患者酸中毒情况,而心电图及 X 线检查也有助于对患者全身情况的综合了解,对决定麻醉方法和麻醉中处理也有一定参考和指导作用。

6.手术前精神准备及用药

解除紧张患者的精神焦虑,必要时给予适量苯巴比妥、地西泮等镇静和(或)镇痛药物。

7.术中监测

常规监测心电图、脉搏氧饱和度、无创血压。全身麻醉患者监测呼气末二氧化碳浓度。危重患者最好监测有创动脉血压,以便及时发现血压变化,并可间断取血进行血气分析。麻醉开始前建立可靠的静脉通路,为输血补液及药物治疗提供给药途径。

（二）麻醉选择

1.全身麻醉

全身麻醉多用于下列情况。

（1）儿童或不合作患者。

（2）不适用局麻或强迫体位难以完成椎管内阻滞或神经阻滞操作的患者。

（3）合并其他部位损伤需同时手术或估计术中难以保持气道通畅的患者。

（4）合并有其他损伤（如脊柱或骨盆骨折等）而不能于侧卧位下行椎管内阻滞或神经阻滞者。

（5）长时间手术时，可采用全身麻醉与区域阻滞联合应用的方法，在减轻患者术中不适的同时可为肢体再植手术提供良好的血流灌注条件。

全身麻醉是否气管插管，取决于患者的手术体位、术中能否维持满意的气道控制、是否需要应用肌肉松弛药及手术时间。一般短小手术的患儿不需肌松者，可在静脉或吸入麻醉下不插管完成手术；也有些短时间的操作，如闭合性骨折复位等，可在开放吸入麻醉下完成。其优点是苏醒迅速，可提供一定程度的肌松，但不宜常规应用。

对重度软组织挤压伤患者行快诱导气管插管时，可能由于存在高血钾状态，应用琥珀酰胆碱有诱发心搏骤停的危险。

2.椎管内麻醉

（1）概况：椎管内麻醉包括蛛网膜下隙阻滞、连续硬膜外麻醉和蛛网膜下隙－硬膜外间隙联合阻滞，多用于下肢手术，可提供完善的镇痛和肌肉松弛，伴发的交感神经阻滞可为肢体再植手术提供良好的灌注状态。

（2）蛛网膜下隙阻滞：蛛网膜下隙阻滞是下肢手术常用的麻醉方法。其优点是操作简单，局部麻醉药用量少、麻醉效果确定、肌肉松弛完善等。常见并发症为手术中低血压和手术后头痛及尿潴留。当患者血容量不足时，血压波动更为明显，麻醉前注意纠正血容量不足，控制阻滞的范围可减少其对循环功能的影响；通过应用细针穿刺或使用改良的铅笔头式侧孔穿刺针，术后头痛发生率明显减少。尿潴留和作用时间受限，是目前限制蛛网膜下隙阻滞应用的主要原因。

蛛网膜下隙阻滞时多采用等比重溶液，如 0.5％丁哌卡因 12～15 mg 单次注射，可维持下肢手术 3～4 h。虽然连续蛛网膜下隙阻滞在国内也有开展，但报道很少。

（3）连续硬膜外麻醉：是目前国内应用最广，技术最成熟的麻醉方法之一。其优点是不受手术时间限制；不受阻滞节段限制；对血流动力学及呼吸影响相对较小；无蛛网膜下隙阻滞后头痛；保留导管可用于术后镇痛等。其缺点是起效慢，失败率相对较高；使用不当时，仍有呼吸及循环抑制问题。因此，术中仍应密切监测患者呼吸情况，辅助吸氧以维持正常血氧含量。

（4）蛛网膜下隙-硬膜外间隙联合阻滞：是近几年来开展比较广泛的椎管内阻滞方法。它集中了蛛网膜下隙阻滞与硬膜外间隙阻滞的优点，如阻滞起效快、镇痛完全、肌肉松弛良好、局部麻醉药用量相对较少；不受手术时间的限制，并可保留硬膜外导管进行手术后镇痛治疗等。

应用蛛网膜下隙-硬膜外间隙联合阻滞时，采用等比重小剂量局麻药行蛛网膜下隙阻滞既可达到满意的阻滞效果，又对循环功能的影响较小。1～2 h 后开始硬膜外间隙阻滞时，要注意常规给予实验剂量，给药后要密切注意测量阻滞平面的变化，预防出现连续蛛网膜下隙阻滞。

（5）椎管内麻醉的注意事项：对术前已存在严重低血容量状态，或有败血症及凝血功能障碍的患者，应慎用或禁用椎管内麻醉。有些严重创伤强迫体位患者，改变体位可引发伤处剧痛，常难以配合完成椎管内麻醉操作，应选择其他麻醉方法。

3.周围神经阻滞麻醉

臂丛神经阻滞是上肢手术最常用的麻醉方法。下肢手术尤其是膝关节以下的手术也可在股神经阻滞、坐骨神经阻滞以及其他周围神经的阻滞下完成。

随着周围神经刺激器的广泛应用，周围神经阻滞技术越来越多地用于临床。周围神经刺激器的刺激频率通常为 $1\sim2$ Hz，刺激强度从 $1.0\sim1.2$ mA 开始，逐渐降低。当刺激强度下降到 0.5 mA 以下，相对应的肌肉还有收缩反应，即可注药。常可达到满意的阻滞效果。刺激阈值越低，神经阻滞的效果越好。

神经阻滞麻醉可提供满意的镇痛、肌松和制动作用，同时对呼吸、循环影响很少，术后可保持一定时间的镇痛作用，伴发的血管扩张还可增进肢体血液循环，尤其适用于断肢再植和血管修复手术。缺点是局麻药用量较大，发生血管内误注时可产生严重的局麻药中毒反应。阻滞成功率受麻醉者操作熟练程度的影响较大，穿刺操作有出现气胸和血管神经损伤的可能。单次注射时，麻醉作用时间受药物性能的限制。

三、四肢手术常用神经阻滞方法

（一）臂丛神经阻滞

1.阻滞途径

臂丛神经阻滞适用于从肩部到手任何部位的手术。上臂内侧、前臂及手部的手术，大多选用腋路臂丛神经阻滞法，对于肩部和上臂外侧的手术，可选择锁骨上或肌间沟臂丛神经阻滞。

（1）肌间沟阻滞：该法适用于肩、臂部手术，手和前臂尺侧麻醉效果欠佳。较易合并膈神经阻滞，可出现霍纳征，进针过于平直偶可伤及椎动脉，或误注药至硬膜外或蛛网膜下隙。

（2）锁骨上阻滞：本法可阻滞整个臂丛神经。偶尔阻滞欠佳时加大药量可改进效果。但仍有发生穿破胸膜的危险，门诊患者慎用。寻找异感时，若患者咳嗽表示针近胸膜，需格外小心。合并膈神经、喉返神经及星状神经节阻滞偶见报道。

（3）腋路阻滞：腋路阻滞的并发症最少，适于门诊患者。缺点是肌皮神经阻滞不全。本法单点注药量较大，应避免血管内注射导致局麻药中毒反应。

2.注意事项

任何途径的臂丛神经阻滞均需要一定时间才能作用完全，20 min 左右，偶尔潜伏期更长。臂丛神经阻滞时运动神经阻滞出现较早，肘部不能抬伸是腋路臂丛阻滞成功的最早表现。肌间沟和锁骨上法最早影响肩部活动，若注药后 10 min，仍未见肌无力表现，则成功可能性不大。准确定位是保证臂丛阻滞成功的关键，异感是定位准确的可靠指标。但应注意异感传导的范围，肩部异感常因刺激神经分支引发，并不表明针的位置准确。腋路臂丛有时无法引出异感。应用神经刺激器能引出异感，但不能保证阻滞一定成功，可能是由于鞘内神经间的膜性结构可通过电流刺激但能阻止药物扩散的原因。

对长时间手术单次注药无法完成或需术后镇痛时，可试用导管法。即用套管针穿刺定位后留置导管妥善固定，需要时可重复注药。也可从不同路径间断分次阻滞臂丛，如先经腋路阻滞，然后经锁骨上或肌间沟阻滞；这样可在手术持续进行下完成第二次阻滞。

(二)上肢周围神经阻滞

1.概况

上肢周围神经单支阻滞作用有限,较大手术需多点注射并辅助浸润麻醉,主要用于臂丛神经阻滞不全时补充辅助,或为手部短小手术提供镇痛。操作时应避免将药物直接注入神经内,防止患者剧痛或引发神经炎。

局麻药选用丁哌卡因或利多卡因,注药后需一定时间才出现麻醉作用,有时可延迟到15 min才作用完全。

2.常用的上肢周围神经麻醉

(1)尺神经阻滞:尺神经掌支可在茎突水平阻滞,在尺侧屈腕肌腱与尺动脉之间以细针与皮肤成直角刺入,如引出异感,将针保持原位注药 2～4 mL。无法引出异感时,可将针刺及深筋膜及骨,然后退针至皮下,退针同时注药 5～10 mL,也可获得满意的麻醉效果。阻滞尺神经背支,需从尺侧屈腕肌腱处绕腕部皮下环形注入局麻药 4 mL。

(2)正中神经阻滞:在腕部屈侧皮肤横纹处针贴掌长肌桡侧或自桡侧屈腕肌近中线 1 cm处垂直进针,神经位于皮下约 2 cm 深处。可沿前臂长轴扇形移动针体寻找异感,引出异感后缓慢注药 2～4 mL,另在皮下注射 1 mL 阻滞到手掌的皮支。

(3)桡神经阻滞:较简单的方法是在腕关节处自桡侧向手背做环形皮下浸润,绕手背半环注药 4 mL,注意勿伤及皮下静脉。

(4)指神经阻滞:适于门诊手指手术。局麻药内不加血管收缩药。针由指根背侧边进针边注药,手捏注药点下方手指两侧,注药中觉有压力为止。两侧指根各注药 1～2 mL,注药量大,局部组织压力过高,可能有害。

(三)下肢周围神经阻滞

1.概况

由于椎管内麻醉可提供完善的下肢手术条件,因此下肢神经阻滞麻醉相对少于上肢。膝关节以下的手术可应用坐骨神经阻滞、腰丛神经阻滞和股神经阻滞,有时还需辅助阻滞闭孔神经和股外侧皮神经。下肢周围神经阻滞可避免椎管内麻醉的血压波动,但由于大量应用局麻药,需要注意局麻药毒不良反应的危险。

2.常用的下肢周围神经麻醉

(1)股神经阻滞:股神经支配整个大腿前部的肌肉和相应皮肤区域。股神经解剖定位方便,患者取平卧位,于股动脉外侧 1 cm 腹股沟皱褶水平为穿刺点,选择长度为 5 cm 的穿刺针,穿刺针向头侧倾斜 45°进针。观察到股四头肌收缩或髌骨跳动为注药的指征。常用的局部麻醉药为 1‰利多卡因,0.25％丁哌卡因或 0.5％罗哌卡因 15～20 mL。

(2)闭孔神经阻滞:闭孔神经支配大腿内侧皮区和大腿内收肌群。阻滞时令患者仰卧,小腿轻度外展,在耻骨联合下外 2 cm 处进针直刺,针及耻骨水平支后退针向上外与皮肤成 80°重新进针,避开耻骨支,继续进针到闭孔区注药 15 mL。

(3)坐骨神经阻滞:坐骨神经是人体最粗大的周围神经,在梨状肌下经过坐骨大孔离开盆腔后壁,走行于坐骨结节与股骨大转子之间连线中点稍内方。阻滞常采用后入路。患者取侧卧位,患侧在上。健侧腿伸直,患肢屈曲,由股骨大转子与髂后上棘作一连线,其连线中点的垂线与股骨大转子－骶裂孔连线的交点即为穿刺点。选择长度为 10 cm 的穿刺针,垂直进针,调整进针深度,当观察到腓肠肌随着刺激的频率出现收缩,或观察到足趾跖屈时,即可注药,注药后再进行刺激一般不会再出现肌肉收缩反应。因此应在确定刺激满意后二次给药,常用的局部麻醉药为 1％利多卡因、0.25％丁哌卡因或 0.5％罗哌卡因 20~25 mL。

(4)腰丛神经阻滞:在第四腰椎棘突旁开 4~5 cm 垂直进针达椎板,拔针稍向外侧滑过椎板,继续推 1~2 cm 体会阻力消失感觉;此时针尖位于椎间孔水平,注入局麻药 20~30 mL,可阻滞整个腰丛支配区域,配合坐骨神经阻滞可进行腿部麻醉与镇痛。

(5)股外侧皮神经阻滞:适用于在坐骨神经和股神经联合阻滞下需要使用止血带的患者。在髂前上棘内侧 1.5 cm 向下与腹股沟韧带下缘交点为穿刺点,穿刺针与皮肤呈 45°向下、向外进针,穿过阔筋膜,因其为皮神经,通常不能用神经刺激器诱发出肌肉收缩反应,出现异感即为注药指征或行扇状浸润阻滞。常用的局部麻醉药为 1％利多卡因 5~7 mL。

四、四肢创伤手术麻醉的特殊问题

(一)局麻药的毒不良反应

四肢创伤手术多在神经阻滞或椎管内麻醉下进行,局麻药用量较大,意外血管内注射或单次用药量过大均可出现局麻药的毒不良反应。主要表现为变态反应和全身毒性反应。

真正的局麻药变态反应极少见。酯类局麻药如普鲁卡因是大多数变态反应的原因。酰胺类化合物由于不具备刺激抗体形成的能力,应用中不应出现变态反应。事实上有些所谓变态反应是机体对药物保存剂(如尼泊金甲酯)或稳定剂的反应。对曾有局麻药过敏史的患者术前可做皮肤敏感实验,原则上避免应用酯类局麻药。

全身毒性反应通常是周围大量局麻药快速静脉内注射引起;首发症状是中枢神经表现,如头晕、耳鸣、口周麻木感、眼震和细小肌颤。处理应立即停止用药,保证气道通畅,吸氧。严重时可出现局部或全身抽搐性或强直性痉挛。由于局麻药体内再分布很广,血药浓度水平迅速下降,痉挛常可自止。对持续发作者可小量、分次静脉注射地西泮。此期处理应开放气道、吸氧,并过度换气;心血管功能抑制出现最晚;发生后可静脉输液,适当应用血管活性药和正性肌力药。

(二)脂肪栓塞

所有长骨骨折患者肺功能均有不同程度损害,很大程度上是由于脂肪栓塞造成的,但仅有 10％~15％的患者出现临床症状,导致脂肪栓塞综合征(FES)。FES 多发生于骨折后 72 h 内,出现呼吸困难、低氧血症、心动过速、意识状态变化,在结膜、上肢和上胸部等处出现瘀点、瘀斑。尿中出现脂肪滴不能确诊为脂肪栓塞;胸片检查显示肺部绒毛状沉积浸润可以确定肺损伤的存在。

比较严重的脂肪栓塞多发生于股骨和胫骨骨折术后。尽早处理骨折损伤,减少扩髓幅度可以降低栓塞危险程度。脂肪栓子可能通过未闭的卵圆孔和肺循环进入体循环,由此造成心脑血管等栓塞。在全麻患者中,脂肪栓塞的征象可能表现为呼气末二氧化碳分压和动脉氧饱和度的降低,肺动脉压力升高,心电图出现缺血性 ST 段改变和右心劳损。

处理包括预防和支持疗法。四肢长骨骨折早期制动、复位可降低 FES 发病率;适当控制扩髓幅度;完善监测以及早发现栓塞的出现;保证充分供氧,必要时行持续气道正压通气,呼吸衰竭患者给予机械呼吸支持;适当控制输液量,避免或及时纠正低血容量状态可提高治愈率;注射清蛋白可结合血液中游离脂肪酸,其他如肝素、肾上腺皮质激素、低分子右旋糖酐及抑肽酶等均可试用,但疗效尚难定论;创伤发生后短期内使用大剂量激素可减轻临床症状,尤其适用于出现脑水肿患者,本病经充分支持治疗后可暂行缓解,大多数患者仅需充分供氧防止低氧血症和适当的液体输注即可安全度过围术期,后遗残疾与脑灶性损害有关,总病死率为5%～15%。

(三)止血带相关并发症

止血带常用于上、下肢手术,可以最大限度减少手术出血,并提供良好的手术视野,但是止血带非生理性阻断肢体血流,有可能导致很多不良反应。止血带充气时间上肢以1 h为限,下肢不宜超过1.5 h,充气压力高于收缩压100～150 mmHg,充气时间过长(>2 h)或压力过高易造成神经损害;为减少神经损伤,时间长的手术应用止血带时,应在90～120 min松开止血带,5～10 min后重新充气。

止血带充气8 min后,线粒体内的氧分压即可降至零,机体进行无氧代谢;超过60 min即可导致细胞内酸中毒。低氧和酸中毒导致肌红蛋白、细胞内酶和钾离子释放,内皮细胞完整性受损使毛细血管通透性增加,由此产生组织水肿,影响切口缝合和组织修复。放松止血带后,随肢体的灌注,无氧代谢产物进入循环系统,由此可能导致静脉氧饱和度下降,核心体温下降,呼气末二氧化碳分压增加,若无明显的肺内分流存在,动脉氧饱和度一般无明显下降。

止血带充气前应先抬高肢体;充分驱血,由此增加回心血量,外周血管阻力增加,临床可观察到中心静脉压或动脉压力增加。心功能不全患者有可能由于回心血量的突然增加导致心力衰竭,尤其是双侧同时驱血充气时。放气后缺血肢体发生再灌注,中心静脉压和动脉压降低,全身反应一般较轻,患者多无自觉症状。

严重时可能出现"止血带休克",临床表现为脉搏和呼吸加速、心悸、冷汗、四肢冰冷、循环系统不稳定,有时可能出现精神症状。主要是由于放松止血带后外周阻力下降,血液滞留于肢体内导致机体短时间内代偿不能,有效循环血容量减少,心脏充盈不足,心排血量减少;肢体无氧代谢产生的乳酸等代谢产物快速涌入循环系统,造成电解质紊乱和酸碱失衡,抑制循环系统。

神经阻滞下手术时,止血带超过1 h后有可能出现远端肢体的疼痛和烧灼感,造成止血带疼痛,可能与细胞内酸中毒有关,静脉注射吗啡类镇痛药效果欠佳,可放松止血带10～15 min后再重新充气,加强神经阻滞的深度较之扩大麻醉平面更为有效。尽量减少止血带充气时间,充足的血容量、吸氧和完善的监测有利于减少相关并发症的产生。

(四)静脉血栓栓塞

骨科手术围术期常出现深静脉血栓,由此导致的肺栓塞也是术后死亡的主要原因。上肢手术深静脉血栓形成发生率低,但下肢创伤患者则发生率明显增高。

下肢创伤患者长时间卧床增加血栓形成的可能,手术期间血液淤滞和凝血活性物质增多进一步增加了血栓形成的机会。缩短手术时间,改善肢体血流灌注,预防性给予抗凝药可有效减少血栓的形成。椎管内阻滞可降低肢体血管张力,改善血流灌注,减少血液淤滞;而且可以降低血液黏稠度和凝血活性,由此减少深静脉血栓形成及肺栓塞的可能,较全身麻醉而言更为安全,但远期效果二者并无区别。术后早期活动有利于减少血栓疾病的发生;不能活动者可以抬高下肢,使用间歇性下肢气囊压迫装置改善血流;手术后预防性给予小剂量抗凝剂(阿司匹林、华法林和低分子肝素等)可以减少血栓栓塞性疾病的发生。硬膜外术后镇痛有助于患者早日活动肢体,避免下肢深静脉血栓的形成。

(殷茂静)

参 考 文 献

［1］宫钦恩,梅少平,王锦涛,等.临床外科疾病诊断与治疗［M］.上海:第二军医大学出版社,2012.

［2］厉春林,舒凯.神经外科疾病诊疗护理指南［M］.武汉:湖北科学技术出版社,2013.

［3］徐健,彭志清,刘群亮,等.现代普通外科疾病诊疗学［M］.天津:天津科学技术出版社,2011.

［4］杨登科,陈书奎.实用泌尿生殖外科疾病诊疗学［M］.北京:人民军医出版社,2015.

［5］李晓兵.神经外科疾病诊疗新进展［M］.西安:西安交通大学出版社,2015.

［6］夏照帆.烧伤外科学高级教程［M］.北京:人民军医出版社,2014.

［7］李占忠.临床外科疾病诊断治疗学［M］.长春:吉林科学技术出版社,2013.

［8］段瑞华.新编临床普通外科疾病诊疗［M］.天津:天津科学技术出版社,2013.

［9］曹波,彭衍琛,李汉智,等.外科常见病诊治［M］.石家庄:河北科学技术出版社,2013.

［10］欧阳晨曦,郭晓波,刘晓刚,等.临床普通外科疾病诊疗学［M］.石家庄:河北科学技术出版社,2012.

［11］姜立新,孙华君,宫向前,等.现代外科疾病诊疗学［M］.上海:第二军医大学出版社,2011.

［12］关继奎,张克非,盖赵辉,等.外科疾病现代治疗学［M］.哈尔滨:黑龙江科学技术出版社,2012.

［13］盛卓人.实用临床麻醉学［M］.北京:中国医药科技出版社,2009.

［14］张涛.外科常见疾病诊断与治疗［M］.北京:科学技术文献出版社,2012.

［15］陈孝平.普通外科疾病诊疗指南［M］.北京:科学出版社,2014.

［16］李宁.外科诊疗常规［M］.北京:人民卫生出版社,2014.